Michaela Amering und Margit Schmolke

Recovery

Das Ende der Unheilbarkeit

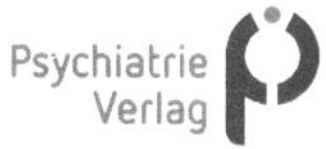

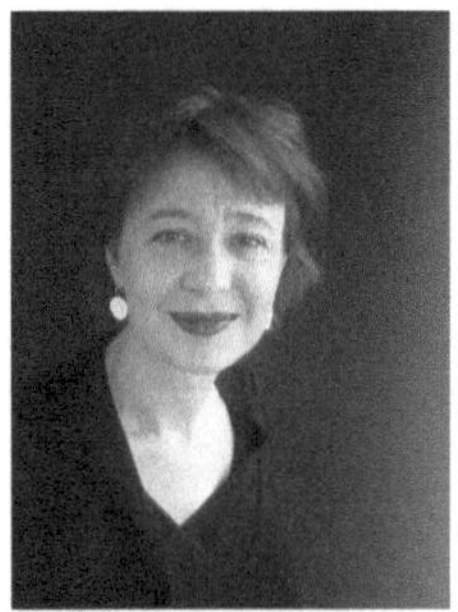

Michaela Amering, Jg. 1961, ist Professorin und Oberärztin der Abteilung für Sozialpsychiatrie der Universitätsklinik für Psychiatrie an der Medizinischen Universität Wien. Sie ist im Vorstand der Sektion »Public Policy and Psychiatry« des Weltverbandes für Psychiatrie, der Sektion »Women's Mental Health« des Verbandes Europäischer Psychiaterinnen und des Weltverbandes für Sozialpsychiatrie. Seit vielen Jahren verfolgt sie die internationale Entwicklung der Betroffenenbewegung und beschäftigt sich mit den großen Chancen, die durch eine starke Betroffenenbewegung und eine trialogische Gestaltung der Psychiatrie entstehen.

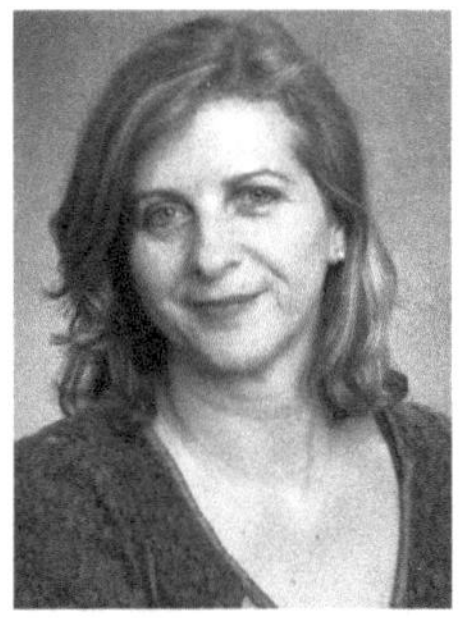

Margit Schmolke, Jg. 1957, Dr. phil., ist Psychologische Psychotherapeutin und Psychoanalytikerin im Raum München. Sie arbeitet am Lehr- und Forschungsinstitut der Deutschen Akademie für Psychoanalyse und ist Mitglied der Sektionen »Psychoanalyse in der Psychiatrie« und »Prävention und Psychiatrie« des Weltverbandes für Psychiatrie. Ihre Doktorarbeit zu Gesundheitsressourcen von Menschen mit Schizophrenie-Diagnose erschien 2001 im Psychiatrie Verlag.

Michaela Amering und Margit Schmolke

Recovery

Das Ende der Unheilbarkeit

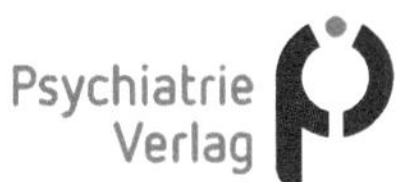

Michaela Amering und Margit Schmolke

Recovery

Das Ende der Unheilbarkeit

5., überarbeitete Auflage 2012

ISBN-Print: 978-3-88414-540-1

ISBN-PDF: 978-3-88414-783-2

Bibliografische Informationen der Deutschen Nationalbibliothek
Die Deutsche Nationalbibliothek verzeichnet diese Publikation in der Deutschen Nationalbibliografie; detaillierte bibliografische Daten sind im Internet über http://dnb.ddb.de abrufbar.
Bibliographic information published by Die Deutsche Nationalbibliothek
Die Deutsche Nationalbibliothek lists this publication in the Deutsche Nationalbibliografie; detailed bibliographic data is available in the Internet at http://dnb.d-nb.de.

Psychiatrie Verlag im Internet: www.psychiatrie-verlag.de

Lektorat: Anne Katrin Bläser, Bonn
Umschlaggestaltung: GRAFIKSCHMITZ, Köln unter Verwendung eines Fotos von Formbar, Photocase
Typografiekonzeption: Iga Bielejec, Nierstein
Satz: Psychiatrie Verlag, Köln
Druck und Bindung: KN Digital Printforce GmbH, Erfurt
Zum Schutz von Umwelt und Ressourcen wurde für dieses Buch FSC®-zertifiziertes Papier verwendet.

Vorwort zur 5. Auflage 9

Grußwort zur 1. Auflage 12

Geleitwort zur 1. Auflage 15

Was ist Recovery? Was ist Resilienz? Und warum dieses Buch? 17

Recovery – Entwicklung und Bedeutung 21

Recovery – Grundlagen und Konzepte 25

Definition 25

Politische Strategie 35

Zusammenarbeit 41

Resilienz – ein dynamischer Recovery-Faktor 50

Recovery, Prävention und Gesundheitsförderung 72

Recovery und Lebensqualität 92

Recovery und Empowerment 96

Recovery und evidenzbasierte Medizin 99

Recovery und Remission 102

Persönliche Erfahrung als Evidenz und Basis der Modellentwicklung 105

Ron Coleman/Großbritannien: Recovery – ein fremdartiges Konzept 105

Dan Fisher und Laurie Ahern/USA: Ein Empowerment-Modell für Recovery 111

Pat Deegan/USA: Verschwörung zur Hoffnung 120

Helen Glover/Australien: Bewahrerin der Hoffnung 132

Mary Ellen Copeland/USA: Aktionsplan zu Wellness und Recovery 140

Wilma Boevink/Niederlande: Zwei Seiten von Recovery **149**

Christian Horvath/Österreich: Ohne Recovery kein Empowerment **158**

Herausforderungen und Hindernisse **163**

Das Ende der Unheilbarkeit **163**
Unheilbarkeit **164** | Chronizität **164** | Andere Missverständnisse **167** | Ist das Glas halb voll oder halb leer? **169** |

Schizophrenie – eine Diagnose oder ein Urteil? **170**
Heterogenität des Verlaufs **172** | Prognose **178** | Diagnose **183** | Wissenschaftliche und klinische Verantwortung für den Patienten **186** |

Klassische Denktraditionen **193**
Krankheitseinsicht **193** | Compliance **199** | Urteils- und Einsichtsfähigkeit **202** | Zwang und Gewalt **203** |

Psychiatrische Behandlung und Versorgung **211**
State of the art **211** | Unter- und Fehlversorgung **217** | Neuere Entwicklungen **220** |

Vom Patienten zum Bürger **225**
Stigmatisierung und Diskriminierung **225** | Stigma-Forschung **226** | Einstellungsforschung **228** | Iatrogenes Stigma **232** | Stigma – Erfahrungen und Erwartungen **235** | Internalisiertes Stigma und Selbststigmatisierung **237** | Positives Stigma und Stigmaresistenz **240** | Resilienz: Selbstprotektive Strategien zur Überwindung von Stigma **241** | Empowerment und Coping **243** | Soziale Inklusion **245** | Die Stimmenhörer-Bewegung **250** |

Recovery – Bedeutung für die wissenschaftliche Verantwortung **255**

Die Bedeutung von Recovery für die Forschungspolitik **256**

Die zunehmend aktive Rolle von Nutzern in der klinischen Forschung in Großbritannien **259**

Kann man Recovery messen? **271**
Grundlagen **272** | Beispiele publizierter Instrumente **277** |

Recovery als Prozess – internationale Forschungsergebnisse 282
Wendepunkte – mit Widersprüchen leben 282 Ergebnisse aus vier Ländern 293 Identität und Recovery in persönlichen Schilderungen psychischer Erkrankung 300 Recovery im Alltag 305 Qualitative Forschung als ein Königsweg 311

Recovery – Bedeutung für die klinische Verantwortung 314

Austausch 315
Trialog 315 Offener Dialog 316 Gemeinsame Vision 318 Sharing Voices Bradford 319

Alternativen 321
Alternatives Conferences 321 Alternativen zur Psychiatrie 322 Das Internationale Netzwerk für Alternativen und Recovery (INTAR) 323

Recovery-Faktoren in der therapeutischen Beziehung und in psychiatrischen Einrichtungen 324
Recoveryorientierte professionelle Helferinnen 324

Recovery und Psychopharmakologie 333
Neue Ziele der pharmakologischen Behandlung von Psychosen 333 Pat Deegans Konzept der »personal medicine« 340 Ein Programm zur Unterstützung der gemeinsamen Entscheidungsfindung 348

Evaluierung der Implementierung von Recovery-Orientierung in Einrichtungen 351
Recovery Self Assessment (RSA) 351 Messung der Recovery-Orientierung im Krankenhaus 353 Das Recovery Knowledge Inventory (RKI) 354 Developing Recovery Enhancing Environments Measure (DREEM) 357

Systemwandel 358
Recoveryorientierte Hilfeangebote 358 Recovery-Orientierung in der Versorgung: Richtlinien aus Boston und London 360 Ein Vier-Phasen-Modell 366 Praxisrichtlinien für die recoveryorientierte psychosoziale Versorgung 370 Peer-Support und nutzergesteuerter Wandel 373 Zertifizierte Peer-Spezialisten 375 Step Up 376

Recovery in Hollywood – »A beautiful mind« 379

Zur Bedeutung der Entdeckung von Recovery für die Autorinnen 382

Literatur 387

Nützliche Internet-Adressen zu Recovery 426

Register 427

Stichwortregister 427

Personenregister 429

Vorwort zur 5. Auflage

Die Tatsache, dass wir Ihnen eine 5. Auflage von »Recovery. Das Ende der Unheilbarkeit« vorstellen können, ist Teil einer rasanten Entwicklung der Recovery-Bewegung auch im deutschsprachigen Raum. Das große Interesse, das diesem Buch entgegengebracht wurde, begleitet eine Fülle von Aktivitäten und Initiativen, die sich an vielen Orten derzeit für die Förderung von Nutzer- und Angehörigenbeteiligung, Empowerment und die Umgestaltung von Lehre, Forschung und Praxis im Sinne der Recovery-Orientierung einsetzen. Weithin sichtbare Zeichen davon sind ganze Kongresse, die sich dem Thema Recovery widmen, sowie die neue Rolle von Nutzerinnen und Angehörigen als Lehrer und Vortragende in Aus-, Fort- und Weiterbildung.
Die Änderungen gegenüber den ersten Auflagen haben sich daraus ergeben, dass unser Buch 2009 in einer erweiterten und aktualisierten Übersetzung als Publikation des Weltpsychiatrieverbandes im renommierten Wiley-Verlag in englischer Sprache erschienen ist. Dafür hatten wir einige Teile auf den damals aktuellen Stand gebracht, die Inhalte neu geordnet, manche Kapitel weggelassen und einige neue hinzugefügt sowie das Inhaltsverzeichnis detaillierter und übersichtlicher gestaltet und einen Index beigestellt. Diese Erweiterungen liegen nun der 5. Auflage zugrunde.
Zu unserer großen Freude hat das englischsprachige Buch im Herbst 2010 den begehrten Open Book Award 2010 für medizinische Fachbücher der Medical Journalists' Association mit Sitz in London erhalten. Helen Glover (S. 132 in diesem Buch) schrieb in ihrem sowohl persönlich als auch fachlich geprägten Vorwort zur englischsprachigen Ausgabe unter anderem:

» Was ich gebraucht hätte, wäre gewesen, *dieses* Buch in einem der vielen durchsuchten Bücherregale zu finden. Ich frage mich oft, wie der Prozess, meine psychische Erkrankung zu überwinden, anders verlaufen wäre, wenn irgendjemand sich getraut hätte, mir etwas von den Möglichkeiten, wieder ein aktives Leben jenseits der Erkrankung zu führen, erzählt hätte. Traurigerweise ist die Geschichte von niedrigen Erwartungen, vorsichtigen Aussagen zum Verlauf und mangelndem

Glauben an die Möglichkeiten von Recovery nicht nur meine alleinige, sondern die vieler anderer. (...) Die Autorinnen bestärken uns darin, der wachsenden Evidenz dafür, dass Menschen ihr Leben zurückgewinnen und sich über die Krankheitserfahrung hinaus entfalten können, gerecht zu werden. «

Im Jahr 2009 und ebenfalls bei Wiley's erschien das erste Handbuch für Nutzerbeteiligung an der psychiatrischen Forschung – herausgegeben von Jan Wallcraft, Beate Schrank und Michaela Amering mit Beiträgen von vielen international prominenten Exponenten der betroffenengeleiteten Forschung.

Insgesamt ist international eine bewegte Zeit im Hinblick auf Recovery. Die UN-Behindertenrechtskonvention aus dem Jahr 2008 wurde mittlerweile von über hundert Staaten ratifiziert, darunter die BRD und Österreich. Die Rechte von Menschen mit psychiatrischen Behinderungen sind dabei explizit Teil der Konvention. Auch das keine Selbstverständlichkeit, sondern ein bemerkenswerter Erfolg der internationalen Betroffenenbewegung.

Das WHO-EC Empowerment Partnership-Projekt mit seinen hundert Empowerment-Praxis-Beispielen und 19 Indikatoren zur Einschätzung von Empowerment in einzelnen Ländern Europas schließt an den Europäischen Aktionsplan an und bietet Orientierung für die Weiterentwicklung von empowermentorientierten Arbeitsweisen, Richtlinien und Gesetzgebungen im Europa der nächsten Jahre (www.euro.who.int).

Der Weltpsychiatrie-Verband hat 2010 eine erste Arbeitsgruppe eingesetzt, die trialogisch besetzt ist und deren Empfehlungen zur Einbeziehung von Betroffenen und Angehörigen in allen Bereichen der psychiatrischen Arbeit im globalen Kontext wesentliche Anstöße geben werden (www.wpanet.org).

Das sind allesamt bemerkenswerte Entwicklungen, die große Chancen enthalten, wenn es tatsächlich auf der Praxis- und Lebensweltebene genug Engagement von Betroffenen, Angehörigen und Profis gibt, die mit Energie und ausreichenden Ressourcen die Umsetzung gestalten und vorantreiben. Europäische Praxisprojekte wie EX-IN, Initiativen zur Anstellung von Psychiatrie-Erfahrenen als Klinikmitarbeiterinnen wie in Bremerhaven oder Pläne zur Gestaltung ganzer Dienste im Sinne von Recovery wie in Winterthur und Kilchberg, trialogische Beschwerdestellen und unabhängige kritische Initiativen von

Betroffenen, das ganz neue irische Trialog-Netzwerk als Beispiele für viele andere sind Teile eines möglichen umfassenden Systemwandels.

Michaela Amering und Margit Schmolke
Wien und München, 27. Juni 2011

Grußwort zur 1. Auflage

Recovery und eine Psychiatrie für die Person

Der Begriff »Recovery« wurde in den frühen 90er-Jahren in der Rehabilitation geprägt. Damals wurde klar, dass der Sinn professioneller Bemühungen nicht einfach darin bestehen sollte, sich einseitig mit der Krankheit und der Verbesserung der Funktionstüchtigkeit zu beschäftigen. Vielmehr sollten professionelle Bemühungen das Ziel haben, in Zusammenarbeit mit dem Individuum die Ganzheit der Person zu berücksichtigen – die Person als Eigentümerin ihrer einzigartigen Geschichte und Werte, die ein spezifisches Spektrum von Potenzialen besitzt. Dieses neue Konzept verspricht nicht nur größere therapeutische Effektivität, sondern erfüllt deutlicher die ethischen Erfordernisse. Die Kraft des Recovery-Modells für den gesamten Bereich der klinischen Tätigkeit wurde rasch erkannt, und wir beobachten nun den Entfaltungs- und Entwicklungsprozess dieses Konzeptes.

Bemerkenswert in diesem Zusammenhang sind eine Reihe politischer Dokumente aus verschiedenen Ländern. Die Psychiatrie-Kommission des US-Präsidenten verlangte 2003 eine drastische Re-Organisation des Gesundheitssystems, wie vor allem von Nutzerinnen und Nutzern sowie den Gemeinden formuliert wurde. Diese Forderungen betrafen die Beachtung von Minderheiten, die Integration von Versorgungsangeboten und die Entwicklung einer direkt anwendbaren Forschungsbasis. Ebenfalls betonte 2003 die Konferenz zur Psychiatrieplanung in Montpellier die Bedeutsamkeit der Beziehung zwischen Patienten und Klinikern. 2005 wurde in Helsinki auf der ersten von der Weltgesundheitsorganisation organisierten europäischen Ministerkonferenz zum Thema psychische Gesundheit deren hohe Bedeutung für die Bevölkerung hervorgehoben, insbesondere die des Empowerments der einzelnen Menschen und der patientenzentrierten Integration von Versorgungsangeboten. Schließlich ein Beispiel aus einem Entwicklungsland: An der Fassade des Gebäudes des peruanischen Gesundheitsministeriums in Lima ist die Erklärung seiner Mission zu lesen: Personen, die für Personen sorgen.

Diese neuen konzeptuellen und politischen Entwicklungen stehen mit einigen der grundlegenden Postulate antiker Zivilisationen in Übereinstimmung. Der Begriff »Gesundheit« in Sanskrit (die Mutter der indoeuropäischen Sprachen) bedeutet Vollständigkeit oder Ganzheit. Die zentrale Aussage der hippokratischen Medizin lautet: Wenn das Ganze nicht wohl ist, dann kann auch der Teil nicht wohl sein.

Ausgehend von den oben beschriebenen Perspektiven, also einem solchen Verständnis von Wissenschaft und Humanismus, kann man sagen, dass während der letzten zehn Jahre innerhalb der Weltgesellschaft für Psychiatrie (WPA) in Zusammenarbeit mit der WHO ein Umgestaltungsprozess der Diagnostik und klinischen Arbeit stattgefunden hat. Vorgeschlagen wurde beispielsweise das personenzentrierte Diagnostikmodell mit den internationalen Richtlinien für die diagnostische Erhebung als dessen Kernstück. Zur Konsolidierung dieser Entwicklung gründete die Generalversammlung der WPA 2005 das »Institutionelle Programm einer Psychiatrie für die Person: Von der klinischen Versorgung zur Public Health«. Das Programm proklamiert die ganze Person des Patienten in ihrem Kontext als Zentrum und Ziel klinischer Versorgung und Gesundheitsförderung auf der individuellen sowie der Gemeindeebene. Das Programm fördert eine Psychiatrie *der* Person (in ihrer Ganzheit, die Dienstleistungen in Anspruch nimmt), eine Psychiatrie *durch die* Person (durch Psychiater und andere Professionelle, die sich selbst als ganze Personen zur Verfügung stellen und nicht nur als heilende Techniker), eine Psychiatrie *für die* Person (mit dem Ziel, ihr Lebensprojekt zu erreichen und nicht nur reines Krankheitsmanagement) und schließlich eine Psychiatrie *mit der* Person (eine respektvolle Zusammenarbeit mit der Person, die Hilfe sucht, statt eine einseitige Behandlung eines passiven Krankheitsträgers).

Die Ziele des vorliegenden Buches »Recovery – Das Ende der Unheilbarkeit« stehen in völliger Übereinstimmung mit jenen des Institutionellen Programms einer Psychiatrie für die Person (IPPP) der WPA. Die Betonung der persönlichen Lebensgeschichte von Personen mit einer psychiatrischen Diagnose spiegelt das Ethos unseres WPA-Programms wider, und wir begrüßen daher dieses Buch als einen ersten Beitrag dazu. Die Autorinnen Michaela Amering und Margit Schmolke haben eine leitende Funktion in den WPA-Sektionen »Public Policy« und »Präventive Psychiatrie« und sind Mitglieder der zentralen Arbeitsgruppen des IPPP. Ihre professionellen Erfahrungen beinhalten Forschung und Behandlung auf der Basis einer ethischen und personenzentrierten Grundhaltung. Diese Expertisen sind tragende Elemente einer Psychiatrie durch die Person. Aus den genannten Gründen habe ich die große Freude, diesen bemerkenswerten Beitrag für unser Berufsfeld willkommen zu heißen.

New York, im Dezember 2006
Professor Juan E. Mezzich
Direktor des Institutionellen Programms
einer Psychiatrie für die Person der WPA
Präsident der Weltgesellschaft für Psychiatrie

Geleitwort zur 1. Auflage

Die nächste Wende

Als sich – angestoßen durch die legendäre »Befreiung der psychisch Kranken von den Ketten« durch Philippe Pinel und andere Ärzte – seit der französischen Revolution die Medizin der psychisch Kranken anzunehmen begann, schien sich das Schicksal der Betroffenen grundlegend zu wenden. Davor waren sie weggesperrt und in Ketten gelegt worden, wie alle, die zum Produktionsprozess nichts beitrugen, unabhängig davon, ob sie dies nicht wollten oder nicht konnten. Ab nun kamen die Letzteren zunehmend in Krankenhäuser und statt Ketten sollte es Therapien geben. Die ließen allerdings noch eineinhalb Jahrhunderte auf sich warten. Heute ist die Psychiatrie stolz darauf, dass sie über ein breites therapeutisches Instrumentarium verfügt und dass gemeindenahe Dienste und Einrichtungen das psychiatrische Krankenhaus ersetzen oder zumindest ergänzen.

Unbehagen ist trotzdem vorhanden: Viele, die mit der Psychiatrie in Kontakt kommen, erleben andere Formen von Ketten: Stigma und Diskriminierung, wodurch Lebens-chancen und Freiheitsgrade genommen werden; Zwangsmaßnahmen – manchmal tatsächlich notwendig, aber in der Praxis oft nicht mit dem erforderlichen Respekt vor der Würde des Menschen eingesetzt; schließlich, und am heimtückischsten, Hoffnungslosigkeit, von außen kommuniziert und oft auch von innen erlebt.

Vor dreißig Jahren regten sich erste Anzeichen einer Reaktion auf dieses Unbehagen, erste Hinweise auf eine neue Wende. Die Angehörigen meldeten sich zu Wort – ich durfte die ersten Stunden dieser Bewegung erleben und im Buch »Die andere Seite der Schizophrenie – Patienten zu Hause« schon 1977 nachzeichnen und dann verfolgen. Bald darauf wurden die Betroffenen selbst aktive und treibende Kraft: »Nicht nur Symptombekämpfung, sondern auch Lebensqualität« wurde zu einer Devise. Autonomie, Selbstbestimmung und Selbstgestaltung wurden wichtige Ziele ihrer Bewegung, und Empowerment und Recovery wurden zu Symbolbegriffen für eine optimistische, lösungsorientierte Sicht.

In der Darstellung der Recovery-Bewegung in diesem Buch wird deutlich, wie kompetent und erfindungsreich die Betroffenen sind, welche neuen Konzepte und praktische Vorschläge sie zu erarbeiten in der Lage sind und welche Chancen sich dadurch ergeben. Die Recovery-Bewegung ist aber auch eine Herausforderung für die Psychiatrie und ihre aktuellen Konzepte: So erinnert sie daran, dass die meisten in den Diagnosenschemata definierten psychischen Krankheiten keine »natürlichen« Einheiten sind (wie etwa Diabetes eine ist) und es schon allein deshalb schwierig ist Prognosen zu stellen.

Hier ist eine neue Wende im Gang. Michaela Amering und Margit Schmolke sind durch die großartige Zusammenschau dieser neuen Entwicklung schon heute ihre kompetenten Chronistinnen, denen ich zu diesem stimulierenden Buch herzlich gratuliere.

Univ. Prof. Dr. Heinz Katschnig
Wien, im Jänner 2007
Leiter der Universitätsklinik für Psychiatrie
Medizinische Universität Wien

Was ist Recovery? Was ist Resilienz? Und warum dieses Buch?

Soll nun nach Empowerment schon wieder ein englisches Wort die psychiatrische Praxis inspirieren? Wir antworten mit »Ja!«. Das internationale Interesse an Recovery nimmt rasant zu. Die Konsequenzen dieses Interesses nehmen bedeutsame Formen an. Eine befriedigende Übersetzung ist nicht zu erwarten. Im Wörterbuch finden wir unter »Recovery« Folgendes: Erholung, Besserung, Genesung, Gesundung, Bergung, Rettung, Rückgewinnung, Wiedergewinnung, Wiederfinden. Wir möchten Sie also einladen, Recovery als Interessensgebiet kennenzulernen und uns bei einer Reise durch wissenschaftliche Erkenntnisse, Konzepte und Lebensgeschichten zu folgen.

Recovery als Entwicklung aus den Beschränkungen der Patientenrolle hin zu einem selbstbestimmten sinnerfüllten Leben hat für Menschen, die schwere psychiatrische Erkrankungen zu bewältigen haben, schon immer eine bestimmende Rolle gespielt. Der Aufbau von *Resilienz*, also den Kräften des Widerstandes und der konstruktiven Anpassung an schwierige Situationen, den Energien, die mobilisiert werden, um die Person vor demoralisierender Resignation und Selbststigmatisierung zu bewahren, ist ein essenzieller Vorgang im Heilungsprozess.

Die professionellen Hilfen sind für Recovery-Prozesse oft wichtig, greifen aber häufig wesentliche Chancen nicht auf oder sind sogar hinderlich für die Anstrengungen der Person zur Genesung. Seit die Nutzerinnen psychiatrischer Hilfen ihre Geschichten nicht nur erzählen, sondern aufschreiben, ordnen und beforschen, sind ihre kostbaren Erfahrungen und ihre Erkenntnisse nun allgemein zugänglich. Die Fachwelt hat rasch reagiert. Recovery-Konzepte wurden aufgegriffen und Konsequenzen für Praxis und Forschung formuliert. Recoveryorientierte Hilfen wurden gefordert und entwickelt. Neue Forschungsdesigns werden gesucht und erprobt. Definierte Kriterien von Remission und Recovery sollen dazu führen, die Erwartungen höher anzusetzen und neue Formen von Unterstützung zu entwickeln, die daran gemessen werden, wie viel sie zur Stärkung von Resilienz und Gesundheit von Menschen mit schweren psychiatrischen Erkrankungen beitragen können.

Gesundheitsförderung und die Integration von sozialen und Gesundheitsleistungen auf allen Gebieten der Medizin sind neue Antworten auf Defizite in der derzeitigen Krankenversorgung. Diese Integration soll zur Überwindung der Fragmentierung beitragen – nicht nur im Hinblick auf die Finanzierung und Organisation der Versorgung, sondern auch im Blick auf die ganze Person mit ihren Hoffnungen, Plänen und Ressourcen. Die Erweiterung einer krankheitsorientierten Behandlung zu einer integrativen Perspektive von psychischer Gesundheit und Krankheit beinhaltet die Stärkung einer positiven Einstellung und die Reduzierung der vorherrschenden Skepsis bezüglich einer möglichen Gesundung.

Ist die Hoffnung, die für Recovery Voraussetzung ist, gerechtfertigt? Wir denken, dass Sie nach der Lektüre dieses Buches mit uns die Frage mit »Ja« beantworten werden. Alle wissenschaftlichen Daten zu Verlauf und Behandlungsmöglichkeiten von schweren psychiatrischen Erkrankungen weisen darauf hin, dass es keinen Sinn macht, sich von einer Diagnose zu einer ungünstigen Prognose verleiten zu lassen. Die Tatsache, dass psychiatrische Erkrankungen sehr unterschiedlich verlaufen können, darf uns nicht dazu verführen, das Schlimmste anzunehmen. Die schwierige Arbeit zur Bewältigung einer momentanen Überforderung durch eine Krankheitsepisode darf nicht dazu verleiten, sich in Prognosen für die weitere Zukunft zu flüchten. Sätze wie »Sie sind zu krank für eine Gesprächstherapie« oder »Das Tanzen werden Sie als Beruf nicht ausüben können« sind genauso unangebracht wie »Alles wird wieder wie früher sein« oder »Auf eigenen Füßen wird er nie stehen können«. Vorhersagen dieser Art sind nicht nur falsch, sondern brandgefährlich. Wir wissen, welche zerstörerische Kraft solche Aussagen haben können. Zerstörte Lebensträume sind Katastrophen, die man nicht als zusätzliche Belastung brauchen kann, wenn man gerade versucht, eine psychiatrische Erkrankung durchzustehen. Und wir wissen, wie wichtig es ist, neue Entwicklungsmöglichkeiten, Hoffnungen und Auswege aus der Situation zu erkennen.

Die Fakten sind teilweise schon lange bekannt. Das Gleiche gilt für Vorurteile und falsche Traditionen. Offenbar kann es lange dauern, bis gewisse Tatsachen anerkannt werden und Haltungen sich verändern. Bisweilen kippen Paradigmen aber ganz schnell, und möglicherweise erleben wir gerade eine Zeit, in der das passiert. Das Stigma der Unbeeinflussbarkeit und der Unheilbarkeit kann überwunden werden.

Von vielen Seiten in unseren Fachkreisen wurden wir gefragt, wann es endlich für den deutschsprachigen Raum einen Überblick über die neuesten Entwicklungen gibt angesichts der Vielfalt an Veröffentlichungen über Recovery und Resilienz in Fachzeitschriften, Büchern, auf Webseiten von einzelnen Personen oder Selbsthilfeorganisationen, in der sogenannten grauen Literatur und vor allem im Internet – in englischer Sprache. Inzwischen gibt es eine spannende eigenständige Forschungsrichtung, in denen die Nutzer psychiatrischer Hilfen ihre Forschungsprojekte – oft in Doppelidentität auch als Wissenschaftlerinnen – selbst entwickeln und durchführen. Viele spannende Kollaborationen von Forschern mit und ohne eigene Erfahrung mit psychiatrischer Erkrankung und Behandlung sind entstanden. Betroffene bringen ihre Expertise auch direkt in die klinische Arbeit ein als Klinikerinnen, Berater, Ausbilderinnen und in ihren eigenständigen Einrichtungen und Projekten. Im englischsprachigen Raum beginnen Regierungen damit, diese Zusammenarbeit zur Recovery-Orientierung in den Richtlinien der Gesundheitspolitik zu verankern. Damit wollen sie einerseits die Effizienz der bestehenden Versorgungsangebote und Forschungsvorhaben erhöhen, andererseits auch neue Initiativen und Konzepte fördern und etablieren. Die Idee, dass sich dabei insgesamt Einsparungseffekte ergeben, sollte angesichts des Nachholbedarfes kein Thema sein.

Wir stellen hier die wesentlichen Konzepte und Daten vor, die das Recovery-Modell und die Evidenz für Resilienz ausmachen. Die Darstellungen von relevanten Herausforderungen und Hindernissen, wissenschaftlichen Untersuchungen und Vorschlägen zur Umsetzung in Praxis und Forschung sind der Kontext für das Herzstück und die Motivation unseres Buches: Das sind die eindrucksvollen Recovery-Geschichten von Personen, die über die Überwindung ihrer schweren Leidenszustände im Rahmen von psychiatrischen Erkrankungen nicht nur öffentlich berichten, sondern die ihre Erkenntnisse auch als Evidenzbasis zur Modellbildung, Forschung und Umsetzung von Konzepten zu Recovery und Resilienz nutzen und zur Verfügung stellen.

Wir danken ihnen dafür. Wir danken dem Psychiatrie Verlag für das Interesse, die Unterstützung unseres Vorhabens und das feinfühlige und sachkundige Lektorat. Wir danken Beate Schrank für ihr Feedback und ihre Anregungen zum Manuskript. Sie fand, dass das Buch so geschrieben ist, dass alle es lesen können – Betroffene, Angehörige, professionelle Helferinnen, Politiker, Forscherinnen und aus anderen Gründen Interessierte. Wir hoffen, dass sie Recht hat, denn das ist unser Ziel und unser Wunsch.

Recovery – Entwicklung und Bedeutung

Recovery ist nichts Neues. Schon immer hat der Begriff auf die eine oder andere Art und Weise zum medizinischen Diskurs gehört. In den letzten Jahren jedoch hat das Thema »Recovery bei psychiatrischen Erkrankungen« eine rasante Dynamik erfahren, sind Klinikerinnen, Gesundheits- und Versorgungsplaner, Politikerinnen und Aktivisten, Managerinnen und Wissenschaftlerinnen aktiv dabei, Recovery zum Ziel und Kernkonzept ihrer Anstrengungen zu machen (für nähere Informationen siehe die Publikation »The Roots of the Recovery Movement in Psychiatry. Lessons Learned« (DAVIDSON et al. 2010). Zur Erklärung der derzeitigen Wiederentdeckung von Recovery und des damit verbundenen Paradigmenwechsels ziehen RAMON et al. (2007) mehrere Faktoren heran, darunter Langzeit-Follow-up-Studien und die Konsequenzen der Deinstitutionalisierung. Wichtig sind den Autorinnen vor allem die Erkenntnisse der Betroffenenbewegung und der starke Einfluss praktischen Wissens, einerseits das Sozialmodell der Behinderung, das auf die Interaktion zwischen Umwelt und Individuum fokussiert, und andererseits das Modell basierend auf Stärken und Ressourcen und einem Fokus auf der Bekämpfung der Stigmatisierung und der verstärkten Eingliederung in die Gesellschaft. Recovery in ihrer neuen Bedeutung umfasst das Ziel wie auch den Prozess, die Handlungsfähigkeit wie auch die gegenseitige Abhängigkeit. Sie schneidet die Themen Risikovermeidung und Risikobereitschaft an und bewegt sich weg vom Defizitmodell in Richtung Empowerment, Resilienz und Hoffnung, um bei den gesellschaftlichen, gesundheitspolitischen und psychiatrischen Richtlinien eine Veränderung zu bewirken, was letztlich auch Implikationen für die Nutzer und deren Versorgung hat. Wenn es der Psychiatrie gelingt, Selbstbestimmung, Wahlfreiheit und Hoffnung zu stärken, dient sie der Recovery; schwächt sie die Selbstbestimmung und vermittelt Pessimismus und Hoffnungslosigkeit, so wird sie ihr im Gegenteil schaden.

Zentral für das Verständnis der derzeitigen Entwicklung ist das Zusammentreffen von Interessen und Aktivitäten von Betroffenen und Profis im Gesundheitswesen. Diese Entwicklung ist Fortsetzung und logische Konsequenz der Erfolge der Betroffenenbewegung. Das Neue an Recovery in ihrer heutigen Bedeutung ist die zunehmende Bereitschaft und Expertise in der Zusammenarbeit zwischen Betroffenen, professionellen Helfern und Planerinnen. Das Empowerment der Betroffenen und deren eindrucksvolle Erfolge sowie die Tatsache, dass die Betroffenenbewegung Wege und Formen gefunden hat, das professionelle System zu verstehen und zu beeinflussen, bilden die Basis für ein Fortschreiten in Richtung Recovery. Die meisten konzeptuellen und politischen Erwägungen und Entscheidungen sind durch die Zusammenarbeit zwischen Betroffenen, Profis und Politikerinnen zustande gekommen. Viele der einflussreichsten Publikationen zum Thema kommen von aktuellen und ehemaligen Betroffenen sowie von Arbeitsgruppen für Menschen mit und ohne Psychiatrie-Erfahrung.

Recoverybasierte Praxis beruht auf der Wissenssynthese von Berufs- und gelebter Erfahrung, sie ist nicht einfach nur ein Zusatz zur herkömmlichen Praxis. Diese Synthese von Berufs- und gelebter Erfahrung zu einer gemeinsamen Wissensbasis muss ständig im Mittelpunkt der Aufmerksamkeit stehen, damit aus der Recovery-Praxis authentisches Wissen gewonnen und weiterentwickelt werden kann (GLOVER 2005, S. 2). Die positiven Aspekte von Recovery als ein breites, übergeordnetes Konzept wurden eindrucksvoll von Rachel Perkins (TURNER-CROWSON u. WALLCRAFT 2002, S. 249) aufgezeigt – »Egal, ob psychische Probleme biologisch, sozial, psychologisch oder spirituell betrachtet werden – Recovery ist immer ein notwendiger Prozess« (Übersetzung der Autorinnen), oder wie es Wesley SOWERS (2007, S. 5) formuliert: »Recovery schafft eine Gemeinschaft, an der alle teilhaben können, weil hier unsere Unterschiede aufgrund von Stellung, Alter, Hautfarbe, Religion, Sprache und Bildung aufgelöst und wir in unserer gemeinsamen Menschlichkeit verbunden sind. Wenn es uns nicht gelingt, die verbindende Kraft von Recovery zu erkennen, verschwenden wir eine großartige Gelegenheit zur Integration unseres stark fragmentierten und isolierten Versorgungssystems. Wenn wir nicht begreifen, dass wir alle in den gleichen Kampf verwickelt sind, werden wir die Gelegenheit verpassen, uns mit Empathie für jene einzusetzen, die Trost und Hoffnung suchen« (Übersetzung durch die Autorinnen).

Recovery ist »common sense« (AMERING 2008). Ist sie aber auch ein »common purpose« (ROBERTS u. HOLLINS 2007), also ein gemeinsames Ziel? In der Psychiatrie Beschäftigte äußern oft Angst vor

Missverständnissen, Illusionen und unrealistischen Erwartungen, sie bemängeln das Fehlen klarer Definitionen und wissenschaftlicher Evidenz (ROBERTS u. HOLLINS 2007). Die Auffassung, dass eine Recovery-Orientierung nur durch Forschungsevidenz überleben und an Einfluss gewinnen kann, ist unter Fachleuten, die über Richtlinien- und Systemveränderungen nachdenken, ziemlich verbreitet (siehe z.B. SLADE u. HAYWARD 2007; LIBERMAN u. KOPELOWICZ 2005). Andere Hindernisse seien beispielsweise das Finanzierungssystem, das auf Programme für Nutzergruppen abziele und keinen Raum für individuelle Gestaltung lasse. Problematisch sei auch der Pessimismus der Dienstleister und das Vermeiden aller Risiken (RAMON et al. 2007). Außerdem müsse das Fachpersonal bereit sein, seine Macht mit anderen zu teilen. Es wurden auch Befürchtungen geäußert, dass das Konzept zur Einsparung von Dienstleistungen missbraucht werden könne (ROBERTS u. HOLLINS 2007), was die ohnehin schon beklagenswerte Situation, in der die Ressourcen für die psychiatrische Versorgung von »Knappheit, Ungerechtigkeit und Ineffizienz« und die Wahrung der Menschenrechte von psychisch Kranken weltweit bedroht sind, zynischerweise noch weiter verschlimmern würde (SAXENA et al. 2007). Nutzer, Interessenvertreter sowie Forscher mit gelebter Erfahrung äußern Bedenken im Hinblick auf das »Risiko der professionellen Kolonialisierung dieser so besonderen und andersartigen Wissensbasis« (GLOVER 2005), die Vereinnahmung der Recovery-Bewegung sowie die Verharmlosung ihrer Probleme durch die Psychiatrie.

Wesentliches Element der ursprünglichen Recovery-Bewegung der 1980er-Jahre ist die Betroffenenbewegung. Hier arbeiten verschiedene Interessengruppen zusammen und bringen ihre jeweilige Expertise ein, die auf eigener Erfahrung sowie den Ergebnissen der nutzergeleiteten und -kontrollierten Forschung beruht. Diese Zusammenarbeit sollte der Psychiatrie eine multiperspektivische Evidenzbasis für Richtlinien und Entwicklung liefern (ROSE et al. 2006), was wiederum das Wachstum und den Einfluss einer Bürgerrechtsbewegung zur Befreiung von Menschen mit psychiatrischen Erkrankungen von Marginalisierung, Ausschluss und Ablehnung fördere (THORNICROFT 2006).

Noch wissen wir nicht, ob andere Sprachen außer dem Englischen auch einen Begriff entwickeln, der die möglichen Bedeutungen und Definitionen von Recovery ausdrückt, oder ob sie den englischen Begriff in die eigene Sprache aufnehmen werden. Doch sind wichtige Aspekte der heutigen Form von Recovery mit ihren Werten der Personenorientierung, Selbstbestimmung, Entscheidungsfreiheit und Wachstumspotenzial (FARKAS 2007) zum Beispiel auch in dem Aktionsplan formuliert, den die Gesundheitsministerinnen der europäischen Länder der WHO 2005 im Europäischen Aktionsplan zur psychischen Gesundheit niederlegten (WHO 2005a). Dieser Aktionsplan nennt als eine von fünf Prioritäten für die nächsten zehn Jahre die Notwendigkeit, umfassende, integrierte und effiziente psychosoziale Versorgungssysteme zu entwerfen und zu implementieren, die Gesundheitsförderung, Prävention, Behandlung und Rehabilitation, Pflege und Recovery vorsehen. Des Weiteren enthält der Plan einen Aufruf, die Erfahrung und das Wissen der Betroffenen und Angehörigen als wichtige Grundlage für die Planung und Entwicklung von psychosozialen Diensten anzuerkennen und gemeinsam gegen Stigma, Diskriminierung und Ungleichheit anzugehen, Menschen mit psychiatrischen Gesundheitsproblemen und ihre Angehörigen zu stärken und zu unterstützen, damit sie sich an diesem Prozess aktiv beteiligen können.

Recovery – Grundlagen und Konzepte

Definition

»... ein zutiefst persönlicher, einzigartiger Veränderungsprozess der eigenen Überzeugungen, Werte, Gefühle, Ziele, Fertigkeiten und Rollen. So eröffnen sich Möglichkeiten, um ein befriedigendes, hoffnungsvolles und aktives Leben zu führen, und zwar auch mit den von der Erkrankung verursachten Einschränkungen. Während man über die katastrophalen Auswirkungen der psychischen Erkrankung hinauswächst, gewinnt das Leben eine neue Bedeutung, kann man einen neuen Sinn entwickeln.« (ANTHONY 1993, S. 13)
William Anthonys Definition wird am häufigsten zitiert, um zu beschreiben, was Recovery ist oder sein kann (SLADE et al. 2008). »Recovery ist weder Endprodukt noch Resultat. Es geht auch nicht darum, einfach ›geheilt‹ oder in der Gemeinde stabilisiert zu sein. Recovery bedeutet oft eine Transformation des Selbst, bei der man sowohl eigene Grenzen akzeptiert, als auch eine neue Welt von Möglichkeiten entdeckt. Darin liegt das Paradox von Recovery: Indem man akzeptiert, was man nicht tun oder nicht sein kann, beginnt man zu entdecken, wer man sein und was man tun kann. Recovery ist ein Prozess. Es ist ein Lebensstil« (DEEGAN 1996, S. 13; Übersetzung der Autorinnen). Pat Deegan war eine der ersten, die sehr treffend zum Ausdruck brachte, wie sie und andere von einer psychotischen Erkrankung und der Diagnose Schizophrenie Betroffene über ihre Patientenrolle hinauswachsen, in Recovery leben, ein sinnvolles Leben aufbauen, sich an Erfolg und Gesundheit erfreuen, statt ein Leben in dem manchmal »desolaten Ödland psychiatrischer Programme und Einrichtungen« zu führen (DEEGAN 1996, S. 3). Den genannten Definitionen zufolge bedeutet Recovery nicht, zu einem »prämorbiden« Zustand zurückzukehren. Stattdessen geht es um persönliches Wachstum und um die Überwindung der häufig negativen persönlichen und gesellschaftlichen Auswirkungen davon, eine Diagnose zu erhalten, besonders in Verbindung mit einer traditionell negativen Prognose, die einen Recovery-

Prozess und den vollen Nutzen von Coping-Strategien und Resilienz behindern.

Während der Begriff Recovery im engeren medizinischen Diskurs eine lange Geschichte hat, sprechen die oben genannten Definitionen eine völlig neue Sprache, nämlich von Leben, Hoffnung und Möglichkeiten. Sie stellen einen Versuch dar, einen facettenreichen, vielgestaltigen und mehrphasigen Prozess zu erfassen, denn:

» Recovery ist ein Prozess, ein Lebensstil, eine Einstellung und ein Weg, den alltäglichen Herausforderungen zu begegnen. Dieser Prozess ist aber nicht stringent linear, wie ja auch unser Lebensweg zuweilen unberechenbar ist: Wir geraten ins Stocken, fallen zurück, sammeln uns wieder und fangen von vorne an ... Es besteht das Bedürfnis, der Herausforderung der Behinderung zu begegnen und innerhalb der von der Erkrankung gesetzten Grenzen und darüber hinaus ein neues und positiv bewertetes Gefühl von Sinn und Integrität wiederherzustellen. Es besteht Hoffnung, in einer sozialen Umgebung, in der man einen wichtigen Beitrag leistet, zu leben, zu arbeiten und zu lieben. « (DEEGAN 1988, S. 15)

Eine Recherche, die DAVIDSON et al. (2005) in einem klassischen amerikanischen Wörterbuch durchführten, ergab folgende vier Definitionen von Recovery:

- die Rückkehr zum Normalzustand;
- ein Vorgang, eine Periode, ein Prozess;
- Wiederherstellung und Gewinn;
- ein Vorgang, bei dem nützliche Inhalte gewonnen werden aus an sich unnützen Quellen, wie z. B. beim Recycling.

Aus diesen vier Definitionen wird bei näherer Betrachtung offensichtlich, dass alle vier im Kontext von Krankheit und Gesundheit bedeutungsvoll sein können. Diese vier Definitionen voneinander abgrenzen zu wollen, ist sinnvoll, wenn man verstanden hat, dass im wirklichen Leben der einzelnen Person verschiedene Bemühungen von Recovery nebeneinander und sich gegenseitig ergänzend existieren und dass sie in verschiedenen Kombinationen zum Erfolg führen können.

Die Rückkehr zum Normalzustand

Akute körperliche Erkrankungen wie eine Erkältung oder ein Beinbruch beim Skifahren eignen sich am besten für die erste Definition. Das Ziel ist die Wiederherstellung des Normalzustandes, eine Rückkehr zur Normalität wie zuvor. Hierbei handelt es sich um einen klassischen Gebrauch und eine allgemein geläufige Definition von Recovery. In der deutschen Sprache würden wir das Wiederherstellung nennen. Trotzdem scheint es uns sinnvoll, darauf hinzuweisen, dass auch bei diesen einfachen Beispielen nicht übersehen werden soll, dass nach einer überstandenen Infektion die Immunsituation nicht dieselbe ist wie zuvor und dass ein an einer bestimmten Stelle verheilter Knochen tatsächlich eine andere Struktur hat als vorher. Diese Veränderungen behindern nicht einen Normalzustand, können sich aber sowohl als verstärkte Widerstandskraft, als Quelle von Resilienz, in der Zukunft äußern, können aber auch als sinnvolle Warnungen bezüglich individueller Risikofaktoren nützlich werden. Das trifft im Besonderen auf Erkrankungen mit einem Wiederholungsrisiko zu – und es gibt nicht viele, bei denen diese Gefahr nicht besteht. Aber bei allen Störungen, die über längere Zeit wirksam sein können, bei Erkrankungen, die sich nicht akut entwickeln und verlaufen können, ist die Wiederherstellung des Zustandes wie zuvor, also des vermeintlichen Normalzustandes, nicht das einzige und vorrangige Ziel. Also ist es sinnvoll, sich für solche Störungen nicht auf Recovery in diesem Sinn zu versteifen und festzulegen.

Ein Vorgang, eine Periode, ein Prozess

Recovery in der zweiten Definition, die den Vorgang, den Prozess von Recovery in den Mittelpunkt stellt, hat eine Tradition in der Traumatheorie. Nach traumatischen Erlebnissen ist nicht die Rückkehr zum vorhergehenden Zustand das Ziel, sondern die Integration einer Erfahrung, die häufig das bisherige Bild von der Welt und der eigenen Situation in der Welt dramatisch verändert. Recovery ist hier ein aktiver Prozess, der dazu führen soll, dass weder durch Verleugnung noch durch eine fortgesetzte Situation als Opfer das Leben eingeschränkt bleibt. Recovery nach einem Trauma kann ein langwieriger Prozess sein. Im Wesentlichen geht es darum, das Erlebte zu verstehen und die Kontrolle über die eigene Sicherheit und das eigene Leben wiederzugewinnen. Wege vom Geschädigten zum Überlebenden, vom Opfer zum Sieger, sind auch wesentlich in den Darstellungen vom Erleben und Umgang mit lebensgefährlichen Erkrankungen wie z. B. manche Krebserkrankungen und Aids.

Wiederherstellung und Gewinn

Wiederherstellung und Gewinn spielen seit langer Zeit eine tragende Rolle in den Selbsthilfebewegungen bei Abhängigkeitserkrankungen. Abstinenz ist häufig ein wesentliches Ziel. Für ein gesundes Leben mit der Gefahr von Rückfällen ist es unumgänglich, die eigene Neigung zum Suchtverhalten zu verstehen. Auch geht es darum, Ursachen und Auswirkungen der Problematik zu bearbeiten, die nicht unmittelbar mit der Droge zu tun haben. Kontrolle zu gewinnen hat nicht nur Bedeutung in Bezug auf die Droge, sondern auf das Leben als Ganzes. Oft geht es hier ganz und gar nicht darum, zu einem vorhergehenden Zustand zurückzukehren, sondern es geht darum – oft zum ersten Mal – eine Situation herzustellen, die ein sinnvolles Leben unter eigener Kontrolle ermöglicht. So kann der Gewinn aus der Konfrontation und der Bewältigung des Suchtproblems ein sehr großer sein, der viele Aspekte des Lebens und der eigenen Identität betrifft.

Da der Verlauf von psychiatrischen Erkrankungen so heterogen ist, ist auch die mögliche Bedeutung von Recovery unterschiedlich. Während für viele betroffene Personen, die sich nach der Episode einer Depression oder Psychose wieder in dem Zustand ihrer vorhergegangenen Normalität befinden, die erste Definition von der Rückkehr zum Normalzustand passend ist, kann eine solche akute und einmalige Episode auch Eigenschaften einer traumatischen Erfahrung haben. Wir wissen, dass sowohl psychotische Erlebnisse als auch manche Aspekte der Akutbehandlung traumatisierend wirken können. In einem solchen Fall kann ein Prozess der Aufarbeitung und Integration der Erfahrung nötig sein. In diesem Fall ist sinnvollerweise nicht die Rückkehr zum vorhergehenden Zustand das alleinige Ziel, sondern ein Zugewinn an Erfahrung, Erkenntnis und Bewusstsein.

Ein Vorgang, bei dem nützliche Inhalte aus an sich unnützen Quellen gewonnen werden

Die Recovery-Bewegung von Betroffenen und Aktivistinnen der Psychiatrie-Szene beschäftigt sich hauptsächlich damit, wie man neue Ansätze für psychiatrische Langzeitstörungen mit ungewissem Verlauf entwickeln kann. Hier besteht eine Analogie zur Selbsthilfebewegung von Menschen mit Alkoholproblemen, in der einerseits Abstinenz Voraussetzung für einen gesunden Lebensstil ist, andererseits jedoch verlangt wird, dass die eigene Anfälligkeit für Sucht, die Vulnerabilität, nicht beiseitegeschoben wird, sondern Teil der Identität wird: das Umgestalten der eigenen Identität durch ein holistisches Selbstverständnis, das die psychiatrische Störung miteinschließt, diese aber nicht als definierenden Lebensaspekt fokussiert (Onken et al. 2007). Nicht alle Krankheitssymptome müssen verschwunden sein. Um eigenverantwortlich und in freier Entscheidung ein selbstbestimmtes Leben zu führen, reicht es, mit individuellen Anfälligkeiten und Besonderheiten konstruktiv umzugehen. Einige der prominentesten Vertreterinnen der Recovery-Bewegung weisen nachdrücklich darauf hin, dass ein erfolgreiches und sinnerfülltes Leben auch mit Symptomen und einigen Behinderungen möglich ist. Dabei kann ein Behinderungskonzept angewandt werden, oder Phänomene wie das Stimmenhören können von ihrer Krankheitsbedeutung befreit und als individuelle bzw. gar nicht so seltene Besonderheit erlebt werden, die unter Umständen sogar eine Bereicherung darstellt. Es ist beeindruckend, wenn Menschen davon berichten, wie eine als unnützes, unsinniges und ungerechtes Leid empfundene psychiatrische Erkrankung dazu führte, dass sich ihr Leben über die Bewältigung der Erkrankung hinaus zum Besseren verändert hat. Symptome können in einem Krankheitskonzept verstanden und so unter Kontrolle gebracht wurden, dass sie das Leben nicht behindern. Auch daraus kann nicht nur Mühsal, sondern auch gewinnbringende Erkenntnis entstehen. Dasselbe gilt für das Erkennen und Akzeptieren von Limitierungen, die mit Erkrankungen und Behinderungen verbunden sind. Krankheits- und Behinderungskonzepte können eher psychologisch, rein biologisch, sozial oder von einer Mischung geprägt sein.

Sowohl die große Bandbreite psychischer Störungen und Krankheitsverläufe als auch die Betonung individueller Entscheidungen und Ansatzweisen bei der Verwendung von Recovery sollen deutlich machen, warum eine klar umrissene und allgemeingültige Definition von Recovery so schwierig ist und warum wir ein ganzes Buch darüber schreiben. Aus unserer Erfahrung ist sowohl wichtig, dass nicht vergessen wird, dass eine Veränderung in Richtung Gesundheit und Wiederherstellung tatsächlich – und oftmals zur Überraschung aller Beteiligten – fast zu jedem Zeitpunkt möglich ist – ganz plötzlich mitten aus einer Krise heraus, nach der es einer Person wesentlich besser geht als vorher, oder ganz langsam nach langer Krankheit. Ebenso wichtig aber erscheint uns, nie zu vergessen, dass in jeder Lebens- und Krankheitslage gleichzeitig auch Gesundheit gelebt wird, die manchmal übersehen wird.

Was wir aber ganz entschieden nicht wollen, ist, dass Druck entsteht in der Weise, dass jede und jeder einem allgemeinen Gebot von Gesundheit entsprechen sollte. Da halten wir es lieber mit Albert Camus, der im »Mythos des Sisyphos« Abbé Galiani zu Madame d'Epinay sagen lässt: »Wichtig ist nicht, gesund zu werden, sondern mit seinem Leiden zu leben« (Camus 2005, S. 54). Auch danken wir Helen Glover für ihre Warnung davor, die »Falle der Chronizität« gegen die »Falle der Recovery« einzutauschen:

» Zerbrochenheit und Verletztheit sind unsere Gaben. Niemand ist vollkommen. Unsere Zerbrochenheit, Verletztheit und Unvollkommenheit zu akzeptieren, stärkt unser Immunsystem und unseren Widerstand gegen die Sehnsucht nach der ›reinen Recovery-Lehre‹. « (Glover 2003)

Zwei und mehr Bedeutungen

Viele Versuche zur Konzeptualisierung von Recovery unterscheiden zwischen inneren und äußeren Faktoren. Als innere Faktoren zählen Nora Jacobson und Dianne Greenley (2001) Hoffnung und Gesundheit – sowohl im Sinne von Identität und Selbstwert jenseits der Krankheit als auch im Hinblick auf die Selbstbestimmung. Wichtig sind auch Beziehungen zu anderen Menschen. Äußere Faktoren sind geprägt von der Menschen- und Patientenrechtssituation und den Möglichkeiten der beruflichen und gesellschaftlichen Integration. Notwendig ist hier eine positive Kultur, die Mitwirkung und Verantwortung der Bürgerinnen fördert, sowie ein an Recovery ausgerichtetes psychiatrisches Versorgungssystem.

Die Unterscheidung zwischen inneren und äußeren Faktoren korrespondiert oft mit der immer wieder auftauchenden Auffassung, Recovery habe zwei Bedeutungen. Klassisch ist die Diskussion zur Trennung in »klinische« und »soziale« Recovery, wobei traditionelle Behandlungszieldefinitionen wie z. B. Symptomreduktion, Funktionsfähigkeit und Lebensqualität Ersterer, die ökonomische und soziale Unabhängigkeit Letzterer zugeordnet werden. Nach klinischem Verständnis wird Recovery von einer Krankheit als ein Ziel definiert und unterscheidet sich daher ziemlich von dem Prozess, »in Recovery zu sein« (Davidson u. Roe 2007), der sich entlang von Selbstbestimmung und einem Leben in der Gemeinde, ungeachtet von Symptomen, Erkrankung oder Behinderung, definiert. Auch Bellacks Unterscheidung zwischen »wissenschaftlichen« und »nutzerorientierten« Modellen (Silverstein u. Bellack 2008) beschäftigt sich mit der Messbarkeit der Ergebnisse von Recovery – üblicherweise in Form von Symptomen, Schweregrad- und Funktionsskalen, im Gegensatz zu dem fortlaufenden Prozess der Bewältigung von Belastungen und des Strebens nach dem, was wichtig ist im Leben eines Einzelnen und was als »persönliche Recovery« bezeichnet wird (Slade et al. 2008). Die Unterscheidung zwischen Ergebnis und Prozess wird als wesentlich betrachtet (Meehan et al. 2008) und entfacht die ausschlaggebende Diskussion um die Entwicklung neuer Tests und Methoden zur validen Ergebnismessung in einem recoveryorientierten klinischen und wissenschaftlichen Kontext (Slade u. Hayward 2007).

Auch Onken et al. (2007) beschreiben die Verbindung zweier Perspektiven, interessanterweise unter Betonung des Prozesses der »Kontextualisierung von Recovery im Lichte der Symptomatologie« (S. 14). Sie unterscheiden zwischen jenen, »die meinen, Recovery sei die Abwesenheit von Symptomen«, und jenen, »die Recovery als positives Selbsterleben trotz andauernder Symptome oder in Anerkennung der überwundenen sozialen Belastungen der Erkrankung betrachten«, während sie die Wichtigkeit des Symptommanagements betonen, ohne aber notwendigerweise auch »die Abwesenheit der Symptome zu fordern«. In der Diskussion möglicher fundamentaler Unterschiede sind diese wohl die wichtigsten: klinische und persönliche Recovery, klinische und soziale oder klinische und rehabilitative Modelle sowie angebotsbasierte und nutzerbasierte Recovery. Ob und wie man zwischen diesen Bedeutungspolen am besten kommuniziert, ist wohl eine ganz grundsätzliche Frage.

ONKEN et al. (2007) ziehen eine Parallele zwischen dem fehlenden Konsens bei der Definition von Recovery und dem fehlenden Konsens bei der Definition psychischer Erkrankungn. Probleme der Definition psychiatrischer Behinderung sowie der Erfassung psychischer Gesundheit kommen hinzu. In diesem Zusammenhang beachtenswert ist die Tatsache, dass die Konsenserklärung der zum US-Gesundheitsministerium gehörenden »Substance Abuse and Mental Health Services Administration« (SAMHSA) den Begriff »psychische Erkrankung« gar nicht enthält:

» Psychische Recovery ist eine Reise der Heilung und Transformation, die einem Menschen mit psychischen Problemen erlaubt, ein sinnvolles Leben in der Gemeinschaft seiner Wahl zu führen und das eigene Potenzial voll zu verwirklichen. « (DEL VECCHIO u. FRICKS 2007)

Ein umfassendes Fachgremium erarbeitete für SAMHSA folgende zehn wesentlichen Bestandteile von Recovery (www.mentalhealth.samhsa.gov; 13.5.08):

- Selbstbestimmung,
- individualisiert und personenzentriert,
- Empowerment,
- ganzheitlich,
- nicht linear,
- stärkenbasiert,
- Peer-Unterstützung,
- Respekt,
- Verantwortung,
- Hoffnung.

Diese Definition, bei der mehr die einzelne Person im Mittelpunkt steht, wird durch einen Kommentar ergänzt, der das gesellschaftliche Interesse an Recovery hervorhebt:

» Von Recovery in der Psychiatrie profitieren nicht nur einzelne Personen mit psychiatrischen Behinderungen durch Konzentration auf ihre Fähigkeiten zu leben, zu arbeiten, zu lernen und voll an der Gesellschaft teilzuhaben, sondern sie bereichert darüber hinaus auch die Gestaltung des Miteinanders in der amerikanischen Gesellschaft. Amerika erntet die Früchte dessen, was Menschen mit psychischen Behinderungen beitragen, und entwickelt sich dadurch zu einer stärkeren und gesünderen Nation. «

In ihrem Definitionsüberblick bringen Onken et al. (2007) auch verschiedene Gruppierungen von Recovery-Elementen. Dies sind *personenzentrierte* Elemente wie zum Beispiel: Hoffnung, Selbstwirksamkeit, Selbstbestimmung, Sinn und Zielgerichtetheit, Bewusstheit und Möglichkeit; *wiederherstellende* Elemente von Recovery wie Coping, Heilung, Wohlbefinden und Gedeihen; den *sozialen Austausch* betreffende Elemente wie Funktionieren in sozialen und gesellschaftlichen Rollen, Macht, Wahl zwischen bedeutsamen Optionen sowie *gemeinschaftsorientierte* Elemente wie soziale Verbundenheit/Beziehungen, soziale Umstände/Chancen und Integration. Parallel zu dieser Gruppeneinteilung liefern die Autoren einen ökologischen Rahmen, der auch die Dimension der Interaktion zwischen verschiedenen veränderungsbedürftigen Teilen eines Systems miteinschließt. Diese ökologische Perspektive berücksichtigt auch das »dynamische Zusammenspiel komplexer, synergetischer und miteinander verknüpfter Kräfte«, die Recovery fördern oder behindern können, wie auch die »dynamische Interaktion zwischen Eigenschaften des Individuums (wie z. B. Hoffnung), der Umwelt (wie z. B. Chancen) und Eigenschaften des sozialen Austauschs zwischen Individuum und Umwelt (wie z. B. Entscheidungsfreiheit)«. Des Weiteren plädieren Onken et al. (2007) mit Watzlawick für eine Unterscheidung zwischen Veränderungen erster Ordnung »innerhalb einer gegebenen Systemeinheit, während das System jedoch unverändert bleibt«, Veränderungen zweiter Ordnung innerhalb des Systems und Interaktionen zwischen den Veränderungen verschiedener Systemteile und dem System selbst.

Einen »vorläufigen Konsens« aus der Literatur »zu wagen«, wonach »Recovery schwierig, idiosynkratrisch und von Vertrauen abhängig – aber möglich« – sei, ergebe laut Hopper (2007) vier Themen, die sich der »gebräuchlichen Bedeutung« von Recovery annähern:

- Erneuerung der Wahrnehmung von Möglichkeiten,
- Wiedererlangung von Kompetenzen,
- Wiederverbindung und ein Platz in der Gesellschaft,
- Vergangenheitsbewältigung und Aussöhnung.

Nach seiner Untersuchung der Bemühungen, eine Recovery-Ausrichtung auf der Ebene des Gesundheitssystems einzuführen, kommt Hopper zu dem Schluss, dass ähnlich wie im Rahmen von Recovery-Geschichten auch im Rahmen der staatlichen Planung die tatsächliche Rauheit der

Alltagsrealität häufig ausgespart bleibt. In diesem Zusammenhang thematisiert er die materiellen Mängel und die Ungerechtigkeiten und Ungleichheiten und fordert gesellschaftliche und Systemreformen. Die daraus resultierenden Spannungen und großen Herausforderungen bringen ihn auf Amartya Sen's Capabilities Approach und seine mögliche Anwendung auf den Recovery-Ansatz (Hopper 2007). Dies würde einen Rahmen für eine konstruktive Thematisierung der größten Unklarheiten und ernsthaften Konflikte der Recovery-Debatte bieten, besonders in Bezug auf die politisch-ökonomischen und sozialen Konsequenzen eines echten Systemwandels.

Letztendlich sollten die Freude an der Vielfalt und der konstruktive Umgang mit der Komplexität des Themas stärker sein als die Enttäuschung über den Mangel an strikten Bestimmungen, Definitionen und Regelungen. Klar ist, dass das Recht auf Partizipation und Selbstbestimmung und der Schutz vor Diskriminierung zentrale Bedingungen für Recovery sind. Für eine Definition lässt sich zusammenfassen, dass es bei Recovery um die Entwicklung aus den Beschränkungen der Patientenrolle heraus hin zu einem selbstbestimmten, sinnerfüllten Leben innerhalb der Gesellschaft geht. Es handelt sich dabei meist um individuell fortlaufende Prozesse, die sich an den Werten und Zielen orientieren, die für den einzelnen betroffenen Menschen wesentlich sind.

Die Hilfen, die Menschen auf dem Weg zu Recovery brauchen, sind vielfältig und von individuellen Prioritäten abhängig. Wenn sie Betroffenen ermöglichen sollen, im Sinne von Empowerment und Recovery Kontrolle über ihr Leben zu gewinnen, müssen sie sich weg von einem traditionellen Modell, das psychiatrische Erkrankungen lediglich als Defizite beschreibt, hin zu einem ressourcenorientierten Ansatz bewegen. Grundlage der modernen psychiatrischen Versorgungsplanung ist ein »personenzentrierter Ansatz«, der sich flexibel und mobil am individuellen Unterstützungsbedarf und an den Bedürfnissen und Ressourcen der Person im eigenen Lebensumfeld orientiert, anstatt deren Anpassung an bestehende Einrichtungen zu fordern. Auf der Ebene der therapeutischen Beziehung lösen partizipative Modelle zur gemeinsamen Entscheidungsfindung und Behandlungsvereinbarungen sowie Patientenverfügungen für akute Krisen paternalistisch geprägte Compliance-Modelle ab. Diese Innovationen mit neuen Rollen und Fähigkeiten werden die Beziehungen zwischen Nutzerinnen und Anbieterinnen im Gesundheitssystem erheblich verändern. Sie können sich jedoch nur dann nachhaltig entwickeln, wenn sich die Politik sichtbar hinter sie stellt und die nötigen Rahmenbedingungen für ihre Umsetzung schafft.

Politische Strategie

Viele englischsprachige Länder wie Großbritannien, Kanada, Australien und Neuseeland haben in den letzten Jahren die Gesundheitsplanung auf Recovery-Orientierung ausgerichtet. Am pointiertesten ausgedrückt hat es die Regierung der USA im Rahmen der »New Freedom Commission on Mental Health« (US Department of Health and Human Services 2003):

» Wir sehen eine Zukunft mit Recovery für jede/n mit einer psychischen Erkrankung, eine Zukunft, in der psychiatrische Erkrankungen verhindert oder geheilt werden können, in der psychische Störungen früh erkannt werden, eine Zukunft, in der jede Person mit einer psychiatrischen Erkrankung in jeder Phase des Lebens vollen Zugang zu effektiven Behandlungen und Unterstützungen hat – alle wesentlichen Elemente, um zu leben, zu arbeiten und voll am Leben in der Gemeinde teilzunehmen. « (Übersetzung der Autorinnen)

Die Kommission hebt drei Punkte hervor, die dieser Zukunft derzeit im Wege stehen:

- das Stigma, das psychische Erkrankungen noch immer umgibt;
- die weiter vorherrschenden Ungerechtigkeiten und Ungleichbehandlungen im Versicherungssystem;
- das fragmentierte psychiatrische Versorgungssystem.

An diesen drei Punkten können wir deutlich erkennen, dass bei allen Unterschieden zwischen Europa und den USA die Hauptprobleme identisch und schwierig zu überwinden sind. Die strategischen Lösungsansätze sind in vielen Ländern der westlichen Welt sehr ähnlich. Die Zukunft wird zeigen, wo sich die Gesamtsituation am ehesten und besten verändern wird.

Das staatliche Gesundheitswesen NHS (National Health Service) in Großbritannien stellt derzeit für seine Gesundheitsplanung Recovery ganz in den Mittelpunkt seiner Strategie (s. S. 260) und seiner neuen Richtlinien. Viele wesentliche Elemente beziehen sich nicht nur auf die psychiatrische Versorgung, sondern auch auf den Umgang mit vielen anderen Gesundheitsproblemen. Ein wesentlicher Fokus ist dabei die zentrale Rolle der Betroffenen und ihrer Familien. Deren Forderungen sind es, die in die Planung Eingang gefunden haben, und es ist klar vorgesehen, dass sie in allen Schritten der Implementierung eine aktive Rolle spielen werden. In den Gremien sind die Betroffenen und ihre Familien bereits vertreten. Im englischen Gesundheitswesen ist großteils Realität, dass kein Gremium, das politische Bedeutung hat bzw. politischen Einfluss gewinnen will, ohne Betroffene und ihre Familien auskommen kann. Dan Fisher ist Mitglied in der US-amerikanischen Kommission. Ihn werden Sie später (s. S. 111) noch genauer kennenlernen. Zusätzlich zu seiner Qualifizierung als Psychiater bringt er seine Erfahrung als Person mit einer Schizophrenie-Diagnose und als Direktor des National Empowerment Center (NEC) ein. Ebenso stellen die von der EU ausgehenden Initiativen, wie der 2005 von der Ministerkonferenz in Helsinki beschlossene Aktionsplan für psychische Gesundheit, die aktive Rolle der Betroffenen und die Zusammenarbeit auf allen Ebenen in den Mittelpunkt ihrer Planungen und Empfehlungen.

Im Folgenden werden wir das Beispiel einer regionalen Initiative zur Umstellung auf Recovery-Orientierung vorstellen: das schottische Recovery-Netzwerk. Später – im Kapitel »Persönliche Erfahrung als Evidenz und Basis der Modellentwicklung« – zeigen wir eine Reihe von Recovery-Modellen, die von Betroffenen entwickelt wurden und Eingang gefunden haben in Praxis und Planung. Die Einbeziehung der Betroffenen in Forschungsvorhaben wird später in einem eigenen Kapitel gewürdigt. Auch das Beispiel des Schottischen Recovery-Netzwerks zeigt deutlich, dass die Zusammenarbeit zwischen Profis und Betroffenen eine Kernvoraussetzung zur Umsetzung von Recovery-Konzepten ist. Deswegen erzählen wir anschließend daran davon, was Betroffenen-Einbeziehung auf verschiedenen Ebenen und in verschiedenen Bereichen der Medizin bedeuten kann. Wir werden Berichte präsentieren, die es zu Erfahrungen mit neuen Formen der Kooperation zwischen Klinikerinnen, Gesundheitsplanern und den Nutzerinnen der Einrichtungen gibt.

Das Schottische Recovery-Netzwerk

Das Schottische Recovery-Netzwerk wurde in Glasgow offiziell 2004 als eines von vier Initiativen innerhalb des Nationalen Programms zur Verbesserung von psychischer Gesundheit und psychischem Wohlbefinden (The National Programme for Improving Mental Health and Wellbeing) gegründet (im Internet: www.scottishRecovery.net, Stand 12.7.2005).

In den letzten zwei Jahren wurden zahlreiche Veranstaltungen und Workshops mit dem Ziel abgehalten, die Förderung von Recovery von chronischen psychischen Erkrankungen in Schottland zu untersuchen. Als Ergebnis davon formulierte eine Gruppe von unterschiedlichen Organisationen einen detaillierten Vorschlag, das Scottish Recovery Network formal als ein Forum für Lernen über und Ideenaustausch rund um das Thema Recovery zu gründen.

Die Mitarbeiter des Netzwerkes sind überzeugt, dass Recovery ein Thema für jeden ist. Das Schottische Recovery-Netzwerk möchte daher mit Gemeinden und verschiedenen Interessengruppen zusammenarbeiten einschließlich der Nutzerinnen mit psychischen Langzeitproblemen, Freunden und Angehörigen, Professionellen, verschiedenen Einrichtungen sowohl innerhalb als auch außerhalb des psychiatrischen Systems und mit Menschen aus der breiten Öffentlichkeit.

Im Internet wird zu einem Austausch mit Nutzern und Interessentinnen eingeladen, es werden Diskussionsforen angeboten über Vorträge und Artikel zu Recovery. Außerdem werden aktuelle Informationen über die Zusammenarbeit mit anderen Zentren, z. B. in Neuseeland, weltweit weitergegeben. Menschen mit Erfahrungen von psychiatrischen Symptomen werden eingeladen, ihre persönlichen Geschichten zu erzählen und diese auf der Internetseite des Netzwerkes anonym zu veröffentlichen.

Die Mitarbeiter des Netzwerkes sind sich klar, dass es bei Recovery nicht um ein neues »Modell« oder um ein neues Konzept in der Psychiatrie geht. Recovery soll auch nicht als eine Ideologie definiert werden. Sie versuchen, mehr darüber zu erfahren, was hilft, gesund zu bleiben oder zu werden, und sich über diese Informationen so weit als möglich mit einzelnen Betroffenen und mit anderen Zentren auszutauschen.

Die Grundidee ist, dass Menschen sogar von den schwerwiegendsten psychischen Erkrankungen »recovern« können. Recovery bedeutet, die Möglichkeit zu haben, ein befriedigendes und erfülltes Leben zu führen – in Anwesenheit oder Abwesenheit von bestehenden Symptomen. Die Reise oder das Erleben von Recovery von zwei Menschen werden nicht dieselben sein. Einstellungen und Werte können einen starken Einfluss auf den weiteren Verlauf von Recovery einer Person ausüben.

Recovery ist mehr als nur die Abwesenheit von Symptomen. Recovery ist ein tiefgehender persönlicher Prozess. Die Erwartung von Recovery und das Verständnis darüber, was Menschen hilft, Kontrolle über ihr Leben zurückzugewinnen, stellt einen wesentlichen Faktor dar.

Simon Bradstreet fasst in seinem Überblicksartikel »Elements of Recovery: International Learning and the Scottish Context« die bisher zusammengetragenen Erkenntnisse über Recovery in der internationalen Literatur zusammen. Dieser Artikel ist auf der Internetseite zugänglich. Dabei wird Recovery in einem weitergefassten Sinne verstanden. Es wird eine Definition von William Anthony (1993) angeboten, die ein befriedigendes, aktives und hoffnungsvolles Leben auch mit den Einschränkungen durch die Erkrankung beschreibt. Es geht um die Entwicklung einer neuen Bedeutung und eines neuen Sinns im Leben, während man über die katastrophalen Auswirkungen der psychiatrischen Erkrankung hinauswächst.

Folgende gemeinsame Elemente von Recovery werden von Simon Bradstreet aus der Literatur zusammengefasst:

Hoffnung: Recovery ist ohne Hoffnung nicht möglich. Es gibt keine Veränderung ohne den Glauben, dass ein besseres Leben sowohl möglich als auch erreichbar ist.

Bedeutung und Sinn: Menschen finden Bedeutung und Sinn in verschiedenen Bereichen des Lebens, z. B. durch Spiritualität und starke zwischenmenschliche oder gemeinschaftliche Verbindungen.

Potenzial zur Veränderung: Es besteht das Potenzial zur Veränderung von der pessimistischen Auffassung von psychischer (chronischer) Erkrankung hin zu einem Verständnis von Krankheitsepisoden als Entwicklungs- und Lernerfahrungen.

Kontrolle: Recovery kann verstanden werden als das subjektive Erleben, dass man die Kontrolle über das eigene Leben wieder zurückgewonnen hat.

Aktive Teilnahme: Vom passiven Empfänger von Hilfeleistungen ohne Mitsprache zur aktiven Übernahme von persönlicher Verantwortung,

oft in Zusammenarbeit mit Freunden, Familie, Unterstützern und Professionellen. Dabei können Selbstmanagement-Techniken, um mit Symptomen der Erkrankung umzugehen, hilfreich sein.
Ganzheitlicher Ansatz und soziale Einbeziehung: Recovery bedeutet die Einbeziehung aller Elemente, die für die Lebensqualität des Menschen wichtig sind, etwa das Genießen von guter Gesundheit und Wohlbefinden, beeinflusst von einer Bandbreite von sozialen, Umwelt- und individuellen Faktoren.
Umwelt: Äußere Faktoren, wie z.B. Stigma und Diskriminierung, Berufstätigkeit und Ausbildungsmöglichkeiten, Wohnsituation, soziale Ausgrenzung, haben einen starken Einfluss auf Recovery.
Optimistischer und realistischer Ansatz: Recovery ist selten ein linearer Prozess. Menschen werden Zeiten haben, in denen der Recovery-Prozess aufgrund der Erkrankung verlangsamt ist.
Kreativer Umgang mit Risiken: Dies wird gefordert anstelle von Risikomanagement als dem bisherigen Hauptanliegen in therapeutischen oder Rehabilitationsbemühungen.

Narratives Forschungsprojekt in Schottland

Mitarbeiter des Scottish Recovery Network (SRN) plädieren dafür, dass Recovery nicht als eine zusätzliche Maßnahme zu sonstigen therapeutischen Leistungen in der Psychiatrie verstanden wird, sondern im gesamten Gesundheitssystem gefördert und unterstützt werden sollte, beginnend mit der ersten Diagnosestellung. Im schottischen Gesundheitswesen sind die verantwortlichen Gesundheitspolitiker in der Psychiatrie gegenüber dem Recovery-Ansatz ausgesprochen aufgeschlossen und positiv eingestellt. Aus diesem Grund hält es das SRN für seine zentrale Aufgabe, die vielfältigen Faktoren zu untersuchen, die Recovery sowohl fördern als auch hindern.
Das SRN hat es sich zum Ziel gemacht, eine Evidenzbasis der wesentlichen Charakteristiken von Recovery-Erfahrungen in Schottland mit einer qualitativen Methodik zu gewinnen. Der Wert der individuellen Erfahrung als Evidenz ist dabei zentral.
Dieses Forschungsprojekt hat verschiedene Ziele und wird die zukünftige Arbeit von SRN prägen. Die Mitarbeiter erhoffen sich, aus den gesammelten Geschichten gemeinsame Faktoren von Recovery in Schottland identifizieren zu können und gleichzeitig von der Einzigartigkeit

des Erlebens jedes Einzelnen zu lernen. Durch diese Geschichten wird »anekdotische Evidenz« gewonnen, die dazu beitragen kann, die Gesundheitspolitik und -praxis in allen Sektoren in Schottland weiterzuentwickeln und ein besseres Verständnis davon zu gewinnen, was das Wohlbefinden des Einzelnen stärkt. Das Projekt ist mit der Hoffnung verknüpft, dass in den erzählten Geschichten die Rolle von diversen Einrichtungen und Leistungen (Gesundheitswesen, Wohnsituation, Sozialarbeit, Freiwilligenbereich) sowie die breitere Gemeinschaft, die auf Recovery von Menschen Einfluss nimmt, thematisiert werden.

Evidenzstudien aus anderen Ländern haben gezeigt, dass Jobvermittlung und Unterstützung bei beruflicher Tätigkeit bzw. sinnvoller Tätigkeit, Bildung, Kunst, Sport und körperliche Aktivität einen wichtigen Einfluss auf die Förderung von Recovery haben.

In den Monaten April und Mai 2005 haben Mitarbeiter von SRN die ersten persönlichen Recovery-Geschichten von Menschen mit psychiatrischen Problemen an sechs verschiedenen Orten in Schottland gesammelt. Die Teilnehmer für das Projekt wurden in erster Linie durch die nationale und lokale Presse gefunden und zusätzlich durch Unterstützungsgruppen im Internet, durch das E-Mail-Netzwerk des SRN, Nutzerinnen-Organisationen und öffentliche Veranstaltungen. Die Geschichten wurden durch halbstrukturierte Interviews gesammelt. Die Teilnehmer wurden gebeten, ihre Geschichten anonym mit zwei Interviewern zu teilen, die sie zu Transkriptionszwecken auf Tonband aufgenommen haben. Die Ergebnisse der Studie werden nach der Auswertung den Teilnehmern und anderen Interessierten im Internet zur Verfügung gestellt.

Den Mitarbeitern im SRN ist klar, dass dieses Projekt nur eine Momentaufnahme im Leben der interviewten Menschen und ihres Recovery-Prozesses sein kann. Um mehr dynamische Elemente und eine Langzeitperspektive einzuführen, könnte der Recovery-Prozess von Teilnehmern in einem Zeitraum von drei bis fünf Jahren verfolgt werden, z.B. durch Feedback zu verschiedenen Zeitpunkten in intermittierenden Intervallen. Alternativ dazu könnten die bereits interviewten Teilnehmer innerhalb von drei bis fünf Jahren noch einmal interviewt werden, um den bisherigen Prozess ihrer Recovery zu erfassen. Als zusätzliche Quellen könnten mit derselben qualitativen Methodik die versorgenden Personen (Freunde, Angehörige), Professionelle oder Perspektiven aus der Gemeinde erhoben werden.

Die ethischen Richtlinien bezüglich der Teilnehmer, Angestellten und Mitglieder im Netzwerk werden sehr ernst genommen. Den Teilnehmern wird versichert, dass sie nach den möglicherweise stressreichen Interviews nicht alleine gelassen werden. Es stehen qualifizierte Personen für etwaige Hilfe zur Verfügung. Den Teilnehmern wird die Möglichkeit gegeben, die Transkripte der Interviews noch einmal durchzulesen und möglicherweise zu verändern, z.B. sensible Inhalte klarzustellen bzw. herauszunehmen. Die Teilnehmer werden gebeten, ihre Einwilligung für alle Phasen ihrer Beteiligung am Projekt zu geben (Fragebogen, Interview u.a.). Die Forscher und Interviewer in dem Forschungsprojekt erhalten ein spezifisches Training, um sicherzustellen, dass sie in der Lage sind, mit den emotionalen Aspekten während der Interviews umzugehen. Zusätzlich wird im Bedarfsfall während des gesamten Projektes ein therapeutischer Berater anwesend sein, der sowohl für die Forschungsmitarbeiter als auch für die Teilnehmer zugänglich ist.

Das Schottische Recovery-Netzwerk ist ein Beispiel einer mutigen Initiative, die versucht, die internationalen Erfahrungen konkret für die schottische Situation nutzbar zu machen und von Anfang an ein durchlässiges System von Evidenz auf allen Ebenen anzubieten und zu entwickeln. Es wird spannend sein, die weiteren Entwicklungen zu beobachten. Eines kann man jetzt schon sagen: Die schottischen Nutzerinnen sind zur Zusammenarbeit in dieser Form von Initiative bereit.

Zusammenarbeit

Besonders die englische Szene lässt es zu, dass Erfahrungen mit Veränderungen der Rollen und veränderten Bedingungen der Zusammenarbeit zwischen Anbietern und Nutzerinnen derzeit ausgewertet und genutzt werden können. Die Zusammenarbeit umfasst die Planung, Durchführung und Evaluierung von psychiatrischen Hilfen. Viele der Beteiligten haben ihre Erfahrungen aufgeschrieben. Manches ist anekdotisch, manches ideologisch, manches wissenschaftlich aufbereitet.

Bei der Lektüre wird von Anfang an klar, dass der Aufruf zur Veränderung und zur gleichberechtigten Zusammenarbeit mit den Betroffenen bei den Profis nicht nur Begeisterung ausgelöst hat. Das geht so weit, dass offen Misstrauen in der Form ausgesprochen wurde, dass es für möglich gehalten wird, dass die Betroffenen-Einbeziehung dazu benutzt wird, um unliebsame und ungünstige Veränderungen – allen voran Sparmaßnahmen – demokratisch zu rechtfertigen. Das Kostenargument ist natürlich immer ein wichtiges. Und es scheint uns richtig, mitzudenken, dass Forderungen nach einer Stärkung der Eigenverantwortlichkeit im schlimmsten Fall mit der Hoffnung auf gleichzeitige Rücknahme der professionellen Hilfen verbunden sind. Andererseits gibt es natürlich auch die Sorge, dass ein System, das Wahlfreiheit und individuelle Hilfeplanungen propagiert, sehr teuer werden kann. Insgesamt kann man schon sehen, dass die Kritik und die Forderungen der Betroffenenbewegung durchaus damit verbunden sind, dass ein Teil der derzeitigen Ausgaben als nicht gerechtfertigt angesehen wird und dass neue Verteilungsmechanismen für die Mittel gefordert werden. Das kann unter Umständen Einbußen für manche liebgewonnenen Einsatzfelder von Profis bedeuten.

Eine andere entscheidende Frage ist, ob die Einbeziehung der Betroffenen im Rahmen einer allgemeinen Entwicklung von partizipativer Demokratie zu sehen ist, oder ob sie im Rahmen einer spezifischen Intervention konzipiert ist, die dem Empowerment von Menschen dient, die an einem Mangel an Selbstbewusstsein und Selbstwirksamkeit leiden. Wahrscheinlich ist es nötig, beide Aspekte im Auge zu behalten. Die Psychiatrie ist natürlich Teil von allgemeingesellschaftlichen Entwicklungen – wie der Stärkung der Patientinnenrechte – und selbstverständlich Teil der allgemeinen Entwicklungen in der Gesundheitspolitik, was z. B. die abnehmende Bedeutung und damit die abnehmende Finanzierung von stationären Hilfsangeboten betrifft.

Eine wesentliche offizielle Argumentation für die Einbeziehung von Betroffenen ist der Nutzen ihrer Expertise für die Qualität der Einrichtungen und Interventionen. Darüber hinaus verspricht man sich ein besseres Verständnis für psychiatrische Probleme und deren Überwindung sowie Anstöße für neue und alternative Entwicklungen. Dass es einen solchen Nutzen geben kann, wird wenig bestritten, aber welche beabsichtigten und unbeabsichtigten Wirkungen das darüber hinaus haben kann, gibt manchen Anlass zur Sorge. Und es bleibt natürlich die Frage, wie das praktisch gehen soll. Die folgenden Fragen und Schwierigkeiten machen dies deutlich: In Großbritannien sind die politischen Vorgaben so, dass Betroffene auf allen Ebenen mit einbezogen werden.

Das kann die übergeordnete Behörde sein, in der ein Manager plötzlich mit einem Entscheidungsgremium konfrontiert ist, in dem eine Person mitentscheidet, die ihm vorher nur im Rahmen einer therapeutischen Beziehung bekannt war. Auch im eigenen Leitungsgremium sollen nun plötzlich die Nutzer der Einrichtung vertreten sein. Geht es denn nun darum, die Nutzerinnen zu konsultieren, bevor Entscheidungen getroffen werden? Werden gut dargestellte Entscheidungen dann von Nutzern, die ja Laien sind, abgenickt? Wie ist mit einem eventuellen Veto umzugehen? Oder muss man von Anfang an alle Diskussionen und Pläne dadurch komplizieren, dass die Betroffenen in alle Gespräche und Phasen mit einbezogen sind?
Die Antworten auf diese Fragen hängen eng mit der Antwort auf die Fragen zusammen: Wer sind diese Nutzerinnen überhaupt, die nun in den Gremien sitzen sollen und wollen? Und unter welchem Titel tun sie das? Wie werden sie bezahlt? Oder sind das unbezahlte Aufgaben? Tun sie das, um sich persönlich zu profilieren? Ist das therapeutisch wirksam für sie? Sind sie nun Kolleginnen? Sind sie weniger qualifiziert, weil sie vorher hier nicht mitgearbeitet haben? Oder sind sie mehr qualifiziert, weil sie auch die andere Seite kennen? Handelt es sich bei dieser Patientenvertretung um so etwas wie eine Gewerkschaft? Aus den Berichten über die Schwierigkeiten mit dieser neuen Politik fassen Tait und Lester (2005) die Hindernisse zur Betroffenen-Beteiligung wie folgt zusammen:

- Mangel an Information;
- Kosten der Einbeziehung von Betroffenen (Zeit und Geld);
- Widerstände der Profis gegenüber der Idee einer gleichberechtigten Einbeziehung von Betroffenen;
- Sorgen um die Repräsentativität.

Die ersten drei Punkte machen allesamt klar, was nicht zu übersehen ist. Wollen wir die Psychiatrie dadurch verändern und verbessern, dass die Nutzerinnen unserer Hilfsangebote in allen Bereichen gleichberechtigt mitbeteiligt sind, dann ist das eine riesige Veränderung. Selbst diejenigen unter uns, die darin eine großartige Chance sehen, müssen erleben, wie sehr uns Erfahrung, Expertise und guter Rat fehlen. Wir wissen noch nicht, wie wir mit dieser Möglichkeit umgehen sollen. Und um uns das Know-how anzueignen, um dieser Aufgabe gerecht zu werden, brauchen wir Zeit und Geld, Training und Supervision – An-

gebote vonseiten der Betroffenenbewegung gibt es schon, z. B. »How to successfully include people with psychiatric disabilities on boards and committees: Overcoming the barriers and providing support« von Patricia E. Deegan Ph. D. und Deborah Anderson M. S. W., ein Ratgeber-Büchlein, das man über Pat Deegans Webseite für 20 Dollar bestellen kann (im Internet: www.patdeegan.com, Stand 6.7.2006).
Der gute Wille allein reicht nicht aus. Wir wissen, dass der Prozess einer solchen Neuorientierung spannend und lehrreich sein wird, aber es ist auch sonnenklar, dass Rückschläge zu ertragen sein werden und Enttäuschungen verarbeitet werden müssen, ja, dass gänzlich neue und ungeahnte Probleme auftauchen werden.
Eines dieser Probleme formuliert sich häufig über die Frage, wie repräsentativ diejenigen Betroffenen sind, die nun plötzlich in den Gremien und Arbeitsgruppen sitzen, mitplanen und abstimmen. »Repräsentativ für was oder wen?« ist die nächste Frage, und beim Nachdenken darüber kann man schon in eine Grundsatzdiskussion gelangen. Praktisch kann das so aussehen: Diejenigen, die nun in den Gremien sitzen, sind Leute mit großem Engagement und häufig auch dem Talent, solche Situationen zu nutzen, um Kritik und Veränderungsvorschläge anzubringen. Für die Profis entsteht die Sorge, dass jene Patientinnen, die ihnen üblicherweise ruhig und zufrieden gegenübertreten, hier gar nicht vorkommen. Sie sind der Meinung, dass ihre anderen Patienten, wie sie sie aus therapeutischen Kontakten kennen, ganz anders und viel bedürftiger und nicht so fordernd und selbstbestimmt sind.
Die Nutzervertreterinnen antworten, dass wohl die Pflegepersonen oder Ärzte sich ja auch nicht gerade durch jene vertreten lassen würden, die am wenigsten eloquent und durchsetzungsfähig seien. Sie wissen um die Sorgen und Wünsche anderer Patientinnen, die ihnen manches anvertrauen, was sie den Helfern gegenüber im Einzelkontakt nicht ausdrücken würden. Oft haben die Aktivistinnen viel Erfahrung in der Selbsthilfe, die sie jetzt nutzen können. RUTTER et al. (2004) gehen hier weiter und fragen: Geht es um repräsentative Nutzer oder geht es eben um repräsentative Perspektiven? Wie kann man repräsentativ werden? Durch eine demokratische Wahl? Wer wäre da stimmberechtigt? Durch ein statistisches Verfahren? Muss man mittelschwer krank und mittelmäßig gesund sein, um repräsentativ für andere Patientinnen sein zu können? Oder geht es einfach darum, dass

die Nutzervertreter in unseren Augen dem entsprechen sollen, was wir uns unter einem typischen Patienten vorstellen?

Insgesamt macht es Sinn, diese Fragen im Rahmen aller neuen sozialen Bewegungen zu diskutieren. Es sind immer die gleichen Fragen, die auftauchen, wenn eine Gruppe beginnt mitzureden, die traditionell nichts mitzureden hatte. Das ist vergleichbar mit der Arbeiterbewegung, der Gewerkschaftsbewegung, der Frauenbewegung oder dem Auftauchen der Grünen in den Parlamenten. Und es ist auch klar, dass wir noch nicht wissen, ob sich langfristig ausreichend Leute finden werden, die für diese Art von Tätigkeit zur Verfügung stehen werden.

Meine (M.A.) persönliche Erfahrung in der Zusammenarbeit mit Betroffenen in der klinischen Praxis und der Selbsthilfebewegung stimmt mich äußerst hoffnungsvoll in dieser Richtung. In Birmingham, wo Ron Coleman (vgl. das erste Kapitel in »Persönliche Erfahrung als Evidenz und Basis der Modellentwicklung«) Mitarbeiter und Berater in dem Assertive Outreach Team war, in dem ich gearbeitet habe, war eindrucksvoll, wie Ron gerade mit Menschen, deren Lebens- und Psychiatrie-Erfahrung von Gewalt geprägt war, in einer Weise umgehen konnte, die viel zur Deeskalation beigetragen hat. Die Expertise aus seiner eigenen Erfahrung mit ähnlichen Situationen eröffnete neue Chancen, die ohne seine spezielle Rolle niemals denkbar gewesen wären. Auch ein betroffenengeleitetes Krisenhaus, das Betreuungsplätze alternativ zu Krankenhausbetten zur Verfügung gestellt hat, bedeutete eine deutliche Erleichterung und Bereicherung der Interventions- und Hilfemöglichkeiten. Diese Erfahrungen und der Kontakt mit betroffenengeleiteten psychosozialen Einrichtungen in New York im Rahmen eines Forschungsprojektes zeigen deutlich, dass die dramatische Vergrößerung der Palette von Hilfen und Interaktionen durch die Einbeziehungen von Nutzerinnen als Mitarbeiterinnen oder auch Leiterinnen von psychosozialen Einrichtungen ganz besondere Chancen für recoveryorientierte klinische Arbeit birgt.

Gerade Interventionen in Richtung Motivation und Übernahme von Verantwortung durch Betroffene selbst, das Durchbrechen von Chronifizierungstendenzen und Traditionen, die durch eine Konzentration auf »Stabilisierung« gelähmt wirken und sind, kommen aus der Reihe der Mitarbeiter und Leiter, die eigene Erfahrung mit Recovery haben. Es ist bei Weitem nicht nur ihr Beispiel, das hier wirksam wird. Es sind Techniken und Methoden und neue Formen der Beziehungsgestaltung, die vorgezeigt werden. Häufig können sie auch klar formuliert und unterrichtet werden, sodass auch Helferinnen ohne eigene Erfahrung von Recovery daraus lernen und ihre Arbeit effizienter gestalten können. Ist – wie oben ausgeführt – genug Zeit, Geld, Trainings- und Supervisionsmöglichkeit für diese neuen Herangehensweisen vorhanden, ist auch das Potenzial solcher Veränderungen im Kampf gegen das Burnout der professionellen Mitarbeiter nicht zu unterschätzen. Natürlich sind auch für diese neue Berufsgruppe, die ihre Expertise zum Teil aus der eigenen Erfahrung bezieht, Regeln, Ausbildungsordnungen und Karrierepläne notwendig. In der Suchtbehandlung gibt es für diesen Einsatz von Peers als Teil therapeutischer Teams Modelle, die Vorbildwirkung haben können.

Auf der Webseite des National Empowerment Centers in Washington (im Internet: www.power2u.org, Stand 19.11.2006) kann man sich über derzeit laufende Forschungsvorhaben informieren, die die Effektivität von Consumer-Operated Services Programs (COSP), also von Betroffenen betriebene psychosoziale Einrichtungen, untersuchen. In England gibt es nun zwar einige Erfahrung, aber noch keine klaren Studien, die zeigen würden, was die Vor- und Nachteile von Teams mit Nutzerinnen-Beteiligung für die Nutzer dieser Einrichtungen sind. Konzeptuell ist klar, dass man sich zusätzlichen Nutzen und Erhöhung der Effektivität erwartet. Graham Thornicroft und Michelle Tansella (2005), die Autoren des derzeitig wichtigsten europäischen Lehrbuches zu gemeindepsychiatrischer Arbeit, stellen fest, dass Betroffene zu allen neun Kernprinzipien der gemeindenahen Psychiatrie entscheidende Beiträge leisten:

- Autonomie,
- Kontinuität,
- Effektivität,
- Zugänglichkeit,
- Umfang,
- Gerechtigkeit,
- Verantwortlichkeit,
- Koordination,
- Wirksamkeit.

Und sie deklarieren klar die Erwartungen an die Nutzerinnen-Beteiligung an der wissenschaftlichen Forschung (vgl. S. 257 ff.).

Die Relevanz von Nutzer-Einbeziehung im Hinblick auf Recovery-Orientierung habe ich noch auf einer anderen Ebene eindrucksvoll erlebt. In Birmingham waren Nutzerinnen auch in den Auswahlkomitees für Bewerber beteiligt. Ein Nutzer-Kollege im Auswahlverfahren für eine leitende Fachärztin kann folgende Frage stellen: »Ich habe erlebt, dass ich 18-jährig erstmals in der Psychiatrie aufgenommen war. Diagnose – wie ich jetzt nach Aktenstudium weiß – war paranoide Schizophrenie. Sie sind im Nachtdienst tätig, und ich stelle Ihnen folgende Frage: Man hat mir gesagt, ich hätte eine Psychose. Was ist das und wie wird es mit mir weitergehen?« Geprüft wird hier, welche Antworten Hoffnung und Kraft erhalten und welche Antworten zu Verzweiflung und Resignation führen. Und in der Vorbereitung auf ein solches Hearing lernt man so nachzudenken, dass man darauf vorbereitet ist, solche Fragen erfolgreich zu beantworten.

Evidenz für die Qualitätsverbesserung der Lehre durch Einbeziehung von Betroffenen gibt es ausreichend. Die beschriebenen Probleme und Hürden ähneln denen für die klinische und Planungsarbeit. Wie wird bezahlt? Wie verhindert man Burnout und Überforderung? Wie geht man mit Status-Unterschieden um? Erste Untersuchungen zum Einsatz von Betroffenen im Unterricht kamen aus den Bereichen der Rheumatologie, Diabetologie, Kardiologie und Onkologie. Inzwischen hat die Psychiatrie nachgezogen.

Die Psychiatrie mit ihrer Expertise im therapeutischen Kontakt, in der Kommunikation unter schwierigen Umständen könnte und sollte unserer Meinung nach eine Vorreiterrolle in der Implementierung von neuen Formen der Kooperation zwischen Betroffenen und Klinikerinnen spielen. Es ist erfreulich, dass sie hier langsam an Boden gewinnt, und wir hoffen, dass weitere Entwicklungen folgen werden.

Der Europäische Aktionsplan für psychische Gesundheit der Europäischen ministeriellen Konferenz in Helsinki hat 2005 die Zusammenarbeit von Betroffenen, Angehörigen und psychiatrischen Fachleuten in den Vordergrund seiner Empfehlungen gestellt. Es ist zu hoffen, dass die Psychiatrie die Chancen, die eine Umsetzung dieser Pläne bieten könnte, ausreichend nutzen kann. Derzeit ist die Bereitschaft von Betroffenen, in Planung, Versorgung und Forschung mit uns zusammenzuarbeiten, so groß wie nie zuvor, und erste Untersuchungen zeigen, dass Profis in Österreich eine sehr optimistische Einschätzung zu neuen Formen der Kooperation haben (Sibitz et al. 2008). Die tatsächlichen

Erfahrungen in der BRD mit der EX-IN-Ausbildung haben eine vielversprechende Entwicklung für eine Praxis der Zusammenarbeit eingeleitet (Utschakowski et al. 2009).

Dieses großartige Projekt geht wichtige Schritte in Richtung einer Praxis der Beteiligung von Nutzerinnen:

1. Im Rahmen des Pilotprojektes wurden unterschiedliche Erfahrungen und Konzepte der Beteiligung von »Experten durch Erfahrung« in Europa zusammengestellt.
2. Vorhandene Studien über die Auswirkungen der Beteiligung von Psychiatrie-Erfahrenen wurden verglichen sowie neue Untersuchungen durchgeführt.
3. Die Qualifikationssysteme und die Anerkennungsmöglichkeiten der angestrebten Ausbildung in den verschiedenen beteiligten Ländern wurden verglichen.
4. Die Ausbildungsbedarfe von Psychiatrie-Erfahrenen bezogen auf die angestrebte Qualifizierung wurden beschrieben.
5. Geeignete, innovative Ausbildungsmethoden wurden beschrieben und entwickelt.
6. Kernmodule wurden entwickelt, insbesondere solche, die geeignet sind, das Erfahrungswissen von Psychiatrie-Erfahrenen in Ausbildungs- und Versorgungsprozesse einfließen zu lassen.
7. Ein Curriculum wurde entwickelt, das Psychiatrie-Erfahrenen mit unterschiedlichen Hintergründen sinnvolle Fähigkeiten und Wissen bietet, um in den genannten Feldern tätig zu werden (im Internet: www.ex-in.info, Stand 12.4.2011).
8. Die Bedingungen für eine offizielle Anmeldung werden überprüft mit dem Ziel, diese zu erreichen.

Die teilnehmenden Länder haben sich verpflichtet, zumindest teilweise für die Umsetzung der Projektergebnisse zu sorgen. Das könnte ein entscheidender Schritt in der Verbesserung der Chance sein, die dieser Zukunftsbereich bietet. Die Erfahrungen und Erkenntnisse der Psychiatrie-Erfahrenen fließen in die Erstellung von Lehr- und Lernmaterialien und die Zusammenstellung für Curricula ein, die eine Qualifizierung als Lehrende und Mitarbeiter bestätigen können.

Ein anderes Modell verfolgt der Verein »Für alle Fälle e. V.«. Er wurde 2002 von »langjährigen antipsychiatrischen Aktivistinnen« gegründet (im Internet: www.faelle.org, Stand 12.4. 2011). Der Verein widmet

sich sehr aktiv der Fortbildung aus der Perspektive der Betroffenen sowie dem Engagement in betroffenenkontrollierter Forschung.
Das Fortbildungsprogramm umfasst die Themen:

- Alternativen zur Psychiatrie;
- Beratung von gewalt- und psychiatriebetroffenen Frauen;
- Umgang mit psychiatrischen Pharmaka;
- Antipsychiatrie und Betroffenenbewegung;
- Vorausverfügungen;
- Selbsthilfe, Empowerment und Projektaufbau.

Die meisten Angebote wenden sich sowohl an Betroffene wie auch an Mitarbeiter psychiatrischer Angebote und Organisationen.
Für Personen, die sich dafür interessieren, Angebote aus der Perspektive von Nutzerinnen und Betroffenen zu überprüfen, empfiehlt sich die wunderbare Broschüre »Blickwechsel« von Rainer Deiters und Jasna Russo, die man über den paritätischen Wohlfahrtsverband Berlin beziehen kann (im Internet: http://www.faelle.org/dbfiles/BlickWechsel.FaF2005_Hompage.pdf, Stand 24.6.2011). Die Broschüre wendet sich sowohl an Projekte im psychosozialen Bereich, die an der Beteiligung von Betroffenen interessiert sind, als auch an Nutzer, die die Angebote in dieser Weise beeinflussen möchten.
Andreas Knuf und pro mente sana haben in der Schweiz ihr Spektrum in Richtung Recovery erweitert. Die Seminare zu »Gesundungswegen« bieten eine Einführung in die Arbeit mit Recovery-Konzepten für in der Psychiatrie tätige Personen an (im Internet: www.promentesana.ch, Stand 24.6.2011). Ein 2005 erschienenes Pro-mente-sana-aktuell-Heft zum Thema »Wieder gesund werden« (zu bestellen über www.promentesana.ch) berührt mit 15 Recovery-Geschichten, die Freude und Mut machen, ebenso wie die DVD »Recovery – wie die Seele gesundet«.
Diese und andere Pionierprojekte haben den Weg bereitet für mehr oder weniger zögerliche, aber auch sehr schwungvolle Initiativen in BRD (z. B. trialogische Beschwerdestellen), Schweiz (z. B. www.pflege-in-der-psychiatrie.eu/html/recovery.html) und Österreich (z. B. www.dieschwalbe.at). Eine Fülle von Initiativen, oft an überraschenden Orten zu überraschenden Zeitpunkten, die uns optimistisch stimmt.
Wenn man sich – wie wir hier – mit der Einbeziehung der Nutzerinnen in Planung, Durchführung und Evaluation psychiatrischer Angebote

beschäftigt, erscheint sie zwingend notwendig, einleuchtend und machbar. Da sie aber ein grundlegendes Umdenken in der Psychiatrie-Landschaft und eine echte Bereitschaft zur Machtteilung erfordert, ist klar, dass mit den Erfolgen der Nutzer-Projekte und -Initiativen auch Probleme und Machtkämpfe mit den etablierten Systemen zu erwarten sind, sodass »wir wahrscheinlich noch lange an einem zweigeteilten Gesundheitssystem herumlaborieren werden: einerseits die ärztlich verschriebene Ordnung, andererseits die von Betroffenen propagierte ›Unordnung‹ der persönlichen Heilung« (Stastny 2000, S. 275).

Resilienz – ein dynamischer Recovery-Faktor

In den 1970er-Jahren entwickelte sich das Resilienzparadigma zum einen aus den Ergebnissen einer Forschungsagenda zum Thema Risiko in der Psychopathologie, zum anderen aus einer politischen Agenda der Unzufriedenheit mit dem im Allgemeinen in der Psychologie vorherrschenden Defizitmodell und im Besonderen mit dem der klinischen Psychologie. Therapeuten wurde allmählich klar, dass durch den ausschließlichen Fokus auf der Psychopathologie sowie den Defiziten und Problemen die zur menschlichen Natur gehörenden positiven und adaptiven Aspekte der Funktionsfähigkeit ignoriert worden sind (Coatsworth u. Duncan 2003). In den USA entwarf eine Forschergruppe ein Programm zur Untersuchung des Risikos für Schizophrenie. An der Entwicklung von Kindern, bei denen ein Risiko für diese Erkrankung festgestellt worden war, wurde beobachtet, dass viele von ihnen keine Defizite und Unterentwicklung aufwiesen, sondern stattdessen deutliche Kompetenzen, Wohlbefinden und positive Anpassung (Garmezy 1974, 1985). Seither tragen Resilienzprogramme eine Menge zum Verständnis der natürlichen Resilienzphänomene bei.

Resilienz als psychische Widerstandskraft steht in unmittelbarer Wechselbeziehung zum Recovery-Prozess. Resilienz bringt Energie und kann ein Motor für Recovery sein. Im Laufe eines Recovery-Prozesses entwickeln sich zunehmend resiliente Kräfte. Helen Glover (2003) setzt diese Beziehung in einen wichtigen Zusammenhang:

» Eine Diagnose einer psychiatrischen Erkrankung hindert einen nicht daran, Resilienz zu entwickeln. Wenn man sich jedoch zu vollständig mit der Krankheit und deren implizierten Beschränkungen identifiziert, kann dies einen davon abhalten, den negativen Erfahrungen und Gefühlen sinnvolle eigene Reaktionen und Antworten entgegenzusetzen. « (Übersetzung der Autorinnen)

Das Interesse an und Veröffentlichungen über Resilienz sind in den letzten Jahren stark gestiegen, und dies wird als bedeutsames Gegengewicht zu den Veröffentlichungen der traditionellen Risikofaktoren-Forschung begrüßt. Im Jahr 2002 waren in der Datenbank PSYCHINFO mehr als 1 600 wissenschaftliche Arbeiten zum Thema Resilienz verzeichnet.

Allerdings warnen einige Forscher davor, dass »Resilienz« zu einem Modewort verkommt und als solches in der populärwissenschaftlichen Szene vermarktet wird, ohne viel darüber zu wissen. Es besteht das Risiko, dass Resilienz als »mystische Kraft« betrachtet wird, die den Einzelnen mit unbegrenzter Unverletzbarkeit ausstattet. Die bisherigen Forschungsergebnisse entkräften diese Mystifizierung und setzen ihr eine realistische Sichtweise entgegen.

Erfreulicherweise hat die Resilienz in der internationalen Psychiatrie als einer der Faktoren von positiver Gesundheit einen zentralen Stellenwert erhalten. Der frühere Präsident des Weltverbandes für Psychiatrie Juan MEZZICH (2005) hebt hervor, dass bisher der Pathologie ein monopoler Stellenwert in der Diskussion um Gesundheit und klinische Versorgung eingeräumt wurde. Die positiven Aspekte von Gesundheit wurden weitgehend in der Psychiatrie und in der Forschung vernachlässigt. Zu den zentralen Aspekten von positiver Gesundheit zählt der Autor:

- Funktionsfähigkeit und Resilienz,
- Ressourcen und Unterstützung sowie
- Lebensqualität.

In der Gesundheitsförderung – ein zunehmend wichtiges Gebiet für die Prävention und klinische Behandlung – wird die Resilienz als bedeutsamer Faktor im Heilungsprozess anerkannt. Weitere positiv formulierte Ansätze für Heilungsprozesse sind Hoffnung, wiedererlernter Optimismus, Selbsthilfe-Aktivitäten und unterstützende soziale Netzwerke, um nur einige zu nennen (SCHMOLKE u. LECIC-TOSEVSKI 2003; SELIGMAN u. PETERSON 2003; RÖHRLE u. SOMMER 1999).

Es gibt neuere Ergebnisse, die nachweisen, dass die Förderung der psychischen Gesundheit der Entwicklung von körperlichen Erkrankungen deutlich entgegenwirken kann (Raphael et al. 2005; Herrman 2005) – nach dem Motto »Es gibt keine Gesundheit ohne psychische Gesundheit« (New York City Department of Health and Mental Hygiene 2003). Courtenay Harding (2005) untersucht derzeit an ihrem Institut zum Studium der menschlichen Resilienz an der Universität Boston, USA, systematisch spezifische Prozesse der Resilienz und der Wiederherstellung nach psychischer Krankheit.

Das Konzept der Resilienz betont die Komplexität von Psychopathologie, hilft die Möglichkeiten für die Prävention zu erhellen und gibt Grund zur Hoffnung in der klinischen Praxis – so der englische Psychiater Wolff von der Universität Edinburgh (1995). Er plädiert für verstärkte Anstrengungen der Wissenschaft, Erkenntnisse über Resilienz stärker zu verbreiten. Denn die Öffentlichkeit und Politiker sollten darüber informiert werden, wie Entscheidungen über Wohnsituationen, Arbeitsverhältnisse, Sozialleistungen, Bildung und in der Justiz auf die Entwicklung von Kindern Einfluss nehmen und welche Veränderungen in der Makro-Umwelt die Resilienz von Kindern erhalten und vergrößern können.

Was verstehen wir unter »Resilienz«?

Der Begriff »Resilienz« stammt ursprünglich aus der angloamerikanischen Ingenieurwissenschaft und bezeichnet Schlagfestigkeit, Widerstandskraft, Stabilität oder Haltbarkeit eines Werkstoffs gegenüber Gewichtsbelastung, Schlag, Druck, Reibung, Fliehkraft und anderen potenziell störend und zerstörend einwirkenden Kräften (Fengler 2004). »Resilienz« bedeutet auch Elastizität, Flexibilität, Spannkraft (Vigor), Rückfederung, Nachgiebigkeit, Biegsamkeit (biegen statt brechen) – alles Synonyme aus dem technischen Bereich.

In der klinischen Psychologie und Psychotherapie gewinnt der Begriff »Resilienz« erst seit wenigen Jahren an Bedeutung. Hier bedeutet er Widerstandskraft, Elastizität, Wiedergewinnung der ursprünglichen seelischen Stabilität nach einer Belastung.

Resilienz wird verstanden als:

- psychische Widerstandskraft oder als Anpassungsprozess angesichts einer Belastung, Tragödie oder eines hohen Stressniveaus (Rutter 1995);
- elastische Widerstandsfähigkeit (Bender u. Lösel 1998);

- motivationale Kraft (RICHARDSON 2002);
- der Prozess, bei dem Kinder, Jugendliche und Erwachsene den Quellen von Herausforderungen widerstehen, und als Muster, wieder auf die Beine zu kommen (»bouncing back«) oder sich von solchen Bedingungen wieder zu erholen (COATSWORTH u. DUNCAN 2003);
- eine Reihe von Phänomenen, die gekennzeichnet sind von positiven Ergebnissen trotz ernsthafter Bedrohung der psychischen Anpassung oder Entwicklung (MASTEN 2001);
- die Fähigkeit, aus den widrigsten Lebensumständen gestärkt und mit größeren Ressourcen ausgestattet herauszukommen, als dies ohne diese schwierigen Lebensumstände der Fall gewesen wäre (WALSH 1998).

Es wird hervorgehoben, dass es sich bei der Resilienz nicht um starre Kräfte eines Individuums handelt, die gegen pathogene äußere Einflüsse gerichtet sind, sondern um eine flexibel und situationsangemessen entwickelte dynamische Energie, also eine bio-psycho-soziale Kompetenz (GUNKEL u. KRUSE 2004). Analog zu biologischen Prozessen wird die psychische Resilienz von LÖSEL (2005) verstanden als

- Prozesse der Protektion (z. B. das Immunsystem),
- Prozesse der Reparatur (z. B. die Wundheilung) und
- Prozesse der Regeneration (z. B. der Schlaf).

Das Konzept der Resilienz und seine Erforschung

Es gibt viele Geschichten von Menschen, denen es gelang, sozial gut zu funktionieren, obwohl sie mit Symptomen einer körperlichen oder psychischen Erkrankung konfrontiert gewesen sind, oder die wieder auf die Beine kamen nach einer Phase mit schweren Belastungen. Die Resilienzforschung ist das wissenschaftliche Studium von solchen Lebensgeschichten. Es geht um das Bemühen, die Lebensgeschichten dieser Menschen zu verstehen und nachzuvollziehen, wie sie die Schwierigkeiten überwinden und ein produktives und erfülltes Leben leben konnten. Und es geht darum, von diesen Erkenntnissen zu lernen und sie auf die Verbesserung von Präventions- und Behandlungsprogrammen anzuwenden (COATSWORTH u. DUNCAN 2003).

Konzeptionell enwickelt und empirisch untersucht wurde die Resilienz seit den 80er-Jahren hauptsächlich in der Entwicklungspsychologie, Pädagogik und Entwicklungspsychopathologie. Bekannte Vertreter sind beispielsweise Sir Michael RUTTER (1985) aus England, Emmy

Werner (1993) und N. Garmezy (1991) aus den USA sowie Friedrich Lösel (1994) und Günther Opp (1999) aus Deutschland.
Die Forschung zeigt, dass Resilienz mehr ist als Anpassung an widrige Verhältnisse und mehr ist als pures Durchstehen oder Überleben. Einige Forscher vertreten eine radikalere Auffassung: Resilientes Verhalten zeigt ein Mensch nicht *trotz* widriger Umstände, sondern *wegen* dieser. Extreme Stresserfahrungen können Stärken in einem Menschen hervorrufen, die er selbst bis dahin niemals für möglich gehalten hätte. »Mitten im Winter habe ich erfahren, dass es in mir einen unbesiegbaren Sommer gibt«, schrieb Albert Camus – ein Satz, den Rosmarie Welter-Enderlin als Leitthema für ihren Züricher Resilienz-Kongress im Jahr 2005 wählte (Welter-Enderlin u. Hildenbrand 2006).
Es besteht generell Übereinstimmung, dass Resilienz nicht einfach mit sozialer Kompetenz oder psychischer Gesundheit gleichzusetzen ist. Resilienz wird nicht bestimmt von statischen, sondern von dynamischen protektiven Faktoren, durch die multiple oder gehäufte Risiken abgemildert werden können (Rutter 1985).
Die Psychologie und die Psychiatrie des Kindesalters haben als Schutz- bzw. Resilienzfaktoren, die einen heranwachsenden Menschen im Falle massiver psychischer, physischer oder psychosozialer Belastungen vor der Dekompensation bewahren, u. a. folgende Aspekte erkannt:

- positives Selbstwertgefühl (Selbstwirksamkeit),
- positives Sozialverhalten und aktives Coping,
- ein intaktes Elternhaus,
- positive Beziehungen zu anderen kompetenten und fürsorglichen Erwachsenen,
- gute intellektuelle Fähigkeiten,
- Attraktivität,
- Überzeugung von der Sinnhaftigkeit des Lebens und Glaubensbindung/Spiritualität,
- gute Schulbildung und
- sozioökonomische Vorteile.

Das Resilienz-Konstrukt hat auch in der Gerontologie an Bedeutung gewonnen (Foster 1997). Dort gilt Resilienz nicht nur als Gegengewicht zur Vulnerabilität, sondern als »Wohlbefindensfaktor bei Älteren«. Dieser umschreibt eine aktive konstruktive Anpassungsleistung, die es einem Menschen im höheren Lebensalter ermöglicht,

- die hiermit verbundenen Anforderungen erfolgreich zu bewältigen;
- nach erlittenem Trauma die normale Funktionsfähigkeit wiederherzustellen;
- ein zufriedenstellendes »Verlust- und Mangelmanagement« zu betreiben (Gunzelmann et al. 2003).

Resilienz steht auch in enger Verbindung mit anderen Konzepten, wie z.B. der »emotionalen Intelligenz« (Edward u. Warelow 2005), der »Selbstregulation« (Buckner et al. 2003) oder der »Selbstorganisation« (Cicchetti u. Rogosch 1997). Auch der israelische Medizinsoziologe Aaron Antonovsky (1987) wollte mit seinem Konzept der »Salutogenese« mehr über die Gründe erfahren, warum einige Personen eine relativ intakte Entwicklung trotz hoher Risikofaktoren in ihrem Leben durchlaufen und warum sie besser und schneller traumatische Ereignisse bewältigen als andere. In der systemischen Familientherapie wird die Resilienz nicht als Persönlichkeitseigenschaft verstanden, sondern als eine Disposition zum Handeln, die innerhalb des Familiensystems erworben wird. Später im Leben tragen Einflüsse außerhalb der Familie zusätzlich zur Resilienz des Einzelnen bei (Hildenbrand 2005).

Protektive Faktoren in der Person und in der Umwelt

Die Forschungsergebnisse sind bemerkenswert übereinstimmend, was die Charakteristika des Kindes und der Umwelt hinsichtlich resilienter Ergebnisse betrifft. Diese Charakteristiken werden oft »protektive Faktoren« genannt, weil sie die Fähigkeit besitzen, die Wirkungen von schweren Belastungen, traumatischen Ereignissen und gehäuften Risiken abzumildern bzw. abzupuffern (Rutter 1995).

Fast jede Umwelt birgt Risiken, doch wenn es genügend Schutzfaktoren gibt, die Jugendliche und Familien nutzen können, dann entwickelt sich Resilienz. Protektive Faktoren können das Kind vor drohenden Erkrankungen schützen, wenn es Risiken oder Belastungen ausgesetzt ist.

Masten und Reed (2002) beschreiben die Wirkungen von protektiven Faktoren auf verschiedenen Ebenen:

Individuelle Charakteristiken wie z.B. gute intellektuelle Funktionen, eine anziehende und freundliche Persönlichkeit, hohes Selbstvertrauen und Vertrauen in andere, Spiritualität/Glaube sowie Talente, die von der Person selbst und von anderen erkannt werden.

Familien sind wichtige Quellen von protektiven Faktoren. Wenn Familienmitglieder positive und optimistische Überzeugungen und Werte teilen, wenn die Familienmitglieder Sinnhaftigkeit für die Familie vermitteln, dann werden sie die Kinder schützen und ihre Resilienz fördern (WALSH 1998). Andere protektive Faktoren beinhalten ein hohes Organisationsniveau und Stabilität, Zusammenhalt unter den Familienmitgliedern und eine klare offene Kommunikation.
Gemeindefaktoren wie z. B. das Bereitstellen von Ressourcen, die Familien unterstützen und den Jugendlichen Möglichkeiten geben, in sinnvollen Aktivitäten involviert zu sein sowie sozialer Zusammenhalt unter den Mitgliedern in der Gemeinde.

Resilienz – keine außergewöhnliche Fähigkeit

Ann MASTEN (2001) von der Universität Minnesota, USA, hat in ihrem Artikel »Ordinary magic« hervorgehoben, dass Resilienz keineswegs raren oder speziellen Qualitäten entspringt, sondern eher »verankert (ist) in der Magie gewöhnlicher menschlicher Ressourcen«, also im Geist, Gehirn und Körper junger Menschen, in ihren Familien sowie in den Beziehungen und Gemeinschaften, in denen sie leben.
Die Ergebnisse ihrer Studien mit Kindern, die unter belastenden und benachteiligten Bedingungen aufwuchsen, führten die Autorin zu der Schlussfolgerung, dass Resilienz als das erfolgreiche Funktionieren der grundlegenden menschlichen Anpassungssysteme zu verstehen ist. Einige dieser Anpassungssysteme sind Aspekte des Menschen, andere sind Aspekte des Einzelnen in Beziehung zu seinen unmittelbaren sozialen Systemen und Umwelten. Beispiele für diese grundlegenden Systeme sind:

- Bindungssysteme, die die sozialen Verbindungen zwischen Menschen herstellen;
- das zentrale Nervensystem, das für die kognitive Entwicklung und das Lernen zuständig ist;
- Familiensysteme;
- Gemeindestrukturen und -organisationen.

COATSWORTH und DUNCAN (2003) greifen diese Gedanken auf und meinen, dass die Resilienz als effektives Anpassungssystem eine Vielfalt von Interventionsmöglichkeiten beinhaltet. So bedeutet die Förderung von Resilienz nicht notwendigerweise eine Intervention, die den Einzelnen betrifft. Die wirkungsvollsten Interventionen mit dem am längsten anhaltenden Effekt zielen nach ihrer Erfahrung auf multiple Systeme und auf Interaktionen innerhalb und zwischen den Systemen. Beispielsweise können diese Interventionen protektive Familien und Gemeinschaften hervorbringen, die wiederum die Resilienz ihrer Jugendlichen fördern.

Zur Erfassung des Konstrukts »Resilienz«

Freitas und Downey (1998) geben einen Überblick über Forschungsergebnisse hinsichtlich Resilienz, die darauf hinweisen,

- dass besondere Merkmale selten ausschließlich Risiko- oder Schutzfunktionen haben,
- dass Personen zwar auf einem Gebiet resilient sind, nicht aber in anderen Bereichen,
- dass Personen in unterschiedlichen Kontexten oftmals nicht gleich starke Resilienz besitzen.

Diese Ergebnisse sprechen für eine dynamische Konzeptualisierung der Resilienz, die Aufschluss darüber geben kann, warum Kinder auf unterschiedliche Art und Weise Stressoren bewältigen je nach Bereich, Entwicklung und Kontext. Die Autoren gehen der Frage nach, warum einige Kinder Resilienz besitzen, wenn sie mit Belastungen konfrontiert sind, während andere mit Schwierigkeiten reagieren. Dazu bedarf es der Klärung folgender Aspekte:

- der Inhalt von und die Beziehungsstruktur zwischen relevanten psychologischen Mediatoren, wie z. B. Kompetenzen, Erwartungen, Werte und Ziele;
- die Beziehung zwischen diesen psychologischen Mediatoren und bedeutsamen Charakteristiken der Umwelt.

Die Autoren illustrieren die Umsetzung dieses Ansatzes, indem sie die Beziehung zwischen Intelligenzquotienten und Verhaltensproblemen von Jugendlichen untersuchten.

Es existieren mittlerweile auch Erfassungsinstrumente des Persönlichkeitsmerkmals Resilienz, die sich in der Validierungsphase befinden (Wagnild u. Young 1993; Friborg et al. 2003; Leppert 2002; Connor u. Davidson 2003; Oshio et al. 2003).

Die bekannten US-amerikanischen Resilienzforscher Luthar, Cicchetti und Becker (2000) auf dem Gebiet der kindlichen Entwicklung geben einen Überblick über die Kritik an der konzeptuellen und methodischen Erfassung des Resilienzkonzeptes. Die Hauptkritikpunkte beziehen sich im Allgemeinen auf

- die Widersprüche in der Definition und der zentralen Terminologie,
- die Heterogenität der erfahrenen Risiken und Belastungen und die Heterogenität der Kompetenzen, die Personen entwickeln, die als resilient eingeschätzt werden,
- die Instabilität des Phänomens Resilienz und
- Einwände bezüglich der Nützlichkeit von Resilienz als theoretisches Konstrukt.

Die Autoren kommen zu dem Schluss, dass die Arbeit an der Resilienz ein wichtiges Potenzial darstellt, mehr über die Prozesse und Einflüsse auf Personen in hohen Risiko- und Belastungssituationen zu erfahren. Sie werben um kontinuierliche wissenschaftliche Aufmerksamkeit auf die konzeptuellen und methodologischen Schwierigkeiten, die sowohl von Skeptikern als auch von Befürwortern des Resilienzkonzeptes beschrieben werden.

Einige Ergebnisse aus der Resilienzforschung

Kauai-Langzeitstudie: Resilienz in Hochrisikofamilien

Die Psychologin und Pionierin der Resilienzforschung Emmy Werner von der University of California wurde bekannt mit ihrer berühmten Kauai-Studie (Werner 1993). Sie und ihre Mitarbeiter begleiteten in ihrer Langzeitstudie über vier Jahrzehnte hinweg 698 Kinder, die 1955 auf der Hawaii-Insel Kauai geboren wurden. Psychologen, Kinderärzte, Krankenschwestern und Sozialarbeiter prüften die Entwicklung im Alter von 1, 2, 10, 18, 32 und 40 Jahren. 210 der Teilnehmer (ca. 30 %) wuchsen unter äußerst schwierigen Bedingungen auf. Armut, Krankheit der Eltern, Vernachlässigung, Scheidung, Misshandlungen prägten ihre Kindheit. Emmy Werner interessierte sich besonders für diese Risikokinder und fragte sich, wie sie sich über die Jahre entwickeln und ob sie eine Chance auf ein problemloses Leben haben werden. Für zwei Drittel der belasteten Teilnehmer mussten diese Fragen (zunächst) negativ beantwortet werden. Sie fielen im Alter von zehn bis

18 Jahren durch Lern- und Verhaltensprobleme auf, waren mit dem Gesetz in Konflikt geraten oder litten unter psychischen Problemen. Doch ein Drittel der 210 Risikokinder entwickelte sich erstaunlich positiv. Zu keinem Zeitpunkt der Untersuchung konnte die Autorin mit ihrem Team irgendwelche Verhaltensauffälligkeiten bei diesem Drittel entdecken. Diese Studienteilnehmer »waren erfolgreich in der Schule, gründeten eine Familie, waren in das soziale Leben eingebunden und setzten sich realistische Ziele. Im Alter von 40 Jahren war keiner aus dieser Gruppe arbeitslos, niemand war mit dem Gesetz in Konflikt geraten und niemand war auf die Unterstützung von sozialen Einrichtungen angewiesen« (WERNER 2005).

Das widerstandsfähige Drittel mit günstiger Langzeitprognose war insofern in geschützten Verhältnissen aufgewachsen, als dass keiner im ersten Lebensjahr eine längere Trennung von der Hauptbezugsperson zu verkraften hatte, keine vor dem zweiten Lebensjahr die elterliche Zuwendung mit einem Geschwisterkind zu teilen hatte und alle eine nahe primäre Bindung an eine Bezugsperson hatten entwickeln können. Kauai-Bewohner mit erlittenen neurologischen Geburtsschädigungen zeigten im Erwachsenenalter vor allem dann keine Auffälligkeiten, wenn sie in einem stabilen und wirtschaftlich gesicherten Elternhaus heranwuchsen. Aber auch von den Kindern mit mehreren Risikofaktoren (Geburtsstress, wirtschaftliche Probleme, broken home) erwiesen sich eine ganze Reihe später als erfolgreich und zwar hauptsächlich diejenigen, die eine sichere Bindung zu einem anderen Erwachsenen aufbauen konnten (GUNKEL u. KRUSE 2004).

» Aus der Schule schienen sie ein zweites Zuhause gemacht zu haben, einen Ort der Zuflucht, wenn ihre Familie zerrüttet war. Als wir sie im Alter von 18 Jahren befragten, nannten viele dieser Jugendlichen einen Lieblingslehrer, der für sie zum Rollenmodell, Freund und Vertrauten geworden war und der sie besonders in Zeiten unterstützte, in denen ihre eigene Familie von Konflikten bedrängt oder von Auflösung bedroht war. « (WERNER 1989)

Resiliente Kinder verfügen über Schutzfaktoren, welche die negativen Auswirkungen widriger Umstände abmildern: Sie finden Halt in einer stabilen emotionalen Beziehung zu Vertrauenspersonen außerhalb der zerrütteten Familie. Großeltern, ein Nachbar, ein Lieblingslehrer, der Pfarrer oder auch Geschwister bieten vernachlässigten oder misshandelten Kindern einen Zufluchtsort und geben ihnen die Bestätigung,

etwas wert zu sein. Diese Menschen fungieren als soziale Modelle, die dem Kind zeigen, wie es Probleme konstruktiv lösen kann.
Wichtig ist auch, dass an ein Kind, das im Elternhaus Vernachlässigung und Gewalt erlebt, früh Leistungsanforderungen gestellt werden und es Verantwortung entwickeln kann. Zum Beispiel indem es für jüngere Geschwister sorgt oder ein Amt in der Schule übernimmt.
Auch individuelle Eigenschaften spielen eine Rolle: Resiliente Kinder verfügen meist über ein »ruhiges« Temperament, sie sind weniger leicht erregbar. Sie haben die Fähigkeit, offen auf andere zuzugehen und sich damit Quellen der Unterstützung selbst zu erschließen. Und sie besitzen oft ein spezielles Talent, für das sie die Anerkennung von Gleichaltrigen bekommen (vgl. NUBER 2005; GROSSMANN 2003).
Auf einer Tagung über Resilienz in Zürich schloss Emmy Werner mit dem Fazit: »Die Annahme, dass sich ein Kind aus einer Hochrisikofamilie zwangsläufig zum Versager entwickelt, wird durch die Resilienzforschung widerlegt.« (WERNER 2005)

Bielefelder Invulnerabilitätsstudie

Friedrich LÖSEL und Doris BENDER (1994) von der Universität Erlangen untersuchten 144 Heimkinder aus Multiproblemmilieus. Davon entwickelte sich eine Gruppe von 66 Jugendlichen (die »Resilienten«) deutlich positiver als die anderen Studienteilnehmer (die »Auffälligen«). Die resilienten Jugendlichen hatten ein weniger impulsives Temperament, setzten sich aktiv und selbstbewusst mit Problemen auseinander, verfügten über feste Bezugspersonen außerhalb der Familie, fanden Unterstützung in der Schule und erlebten auch die Situation im Erziehungsheim als positiv. Zusammenfassend lagen – ähnlich wie in der Untersuchung von Emmy Werner – bei den »Resilienten« gehäuft folgende Schutzfaktoren vor (vgl. GUNKEL u. KRUSE 2004):

- eine stabile emotionale Beziehung zu einem Erwachsenen in der Kindheit, idealerweise zu einem Elternteil;
- die Verfügbarkeit sozialer Unterstützung sowie sozialer Modelle für eine konstruktive Problemlösung (z. B. ältere Geschwister, Lehrer);
- eine frühe Konfrontation mit Leistungsanforderungen und Verantwortungsübernahme;
- eine intellektuelle Begabung zur Bewältigung von Traumata;
- »günstige Voraussetzungen hinsichtlich des Temperaments«.

Western Sydney Studie: Leben mit Schizophrenie und Entwicklung eines resilienten Selbst

Rene Geanellos (2005), Forscher im Bereich der Pflegewissenschaften an der Universität von Western Sydney, Australien, führte eine qualitative Studie zur Erforschung der subjektiven Erfahrungen von Menschen durch, die mit Schizophrenie leben. Er untersuchte die persönlichen Schilderungen von 19 Personen, die in der bekannten US-amerikanischen Zeitschrift »Schizophrenia Bulletin« in der Sektion First Person Accounts in der Zeit zwischen 1990 und 2003 veröffentlicht wurden. Manche Berichte wurden anonym veröffentlicht. Der Autor untersuchte die persönlichen Lebensgeschichten mit der hermeneutischen Methode von Hans-Georg Gadamer. Die angewandte Hermeneutik öffnet sich dem Text gegenüber und versucht zu verstehen, wie sich das Erleben von Schizophrenie »anfühlt«, ohne es durch ein übergestülptes Konzept (z. B. das Recovery-Konzept) zu filtern.

Als ein zentrales Ergebnis fand der Autor heraus, dass sich die Resilienz auf einem Kontinuum bewegt: Je nach Umständen, Zeit und Raum ist Resilienz bei den von ihm untersuchten Lebensgeschichten zu einem größeren oder geringeren Grad vorhanden. Die Menschen, die mit Schizophrenie leben, erleben Zyklen von Resilienz, d. h., das Selbst und die Resilienz befinden sich in Veränderung.

Die Ergebnisse deuten darauf hin, dass das Leben mit Schizophrenie Möglichkeiten bereitstellt, Resilienz zu entwickeln, da das Selbst sich der Erkrankung unerwartet und ungeplant anpasst. Die Erkrankung verändert das Leben und das Selbst übergreifend und grundlegend. Im Rahmen des Untersuchungskontextes bedeutet Anpassung an die Belastung einer schizophrenen Erkrankung,

- weise zu leben, d. h. das Selbst-mit-Schizophrenie und Leben-mit-Schizophrenie in ihrem Wesen zu verstehen,
- achtsam zu leben, d. h. bewusst zu verstehen, und
- entschlossen zu leben, d. h. gezielt zu handeln.

Um dies zu erreichen, sammeln diese Menschen Energie, bauen Willensstärke auf, suchen wirksame Ressourcen, stellen unterstützende Beziehungen her und entwickeln ein stabiles, sinnvolles Leben und ein anderes, mehr resilientes Selbst. Aus den Lebensschilderungen wurden vier Hauptthemen und 18 Unterthemen entwickelt. Das Meta-Thema umfasste alle Themen und wurde »Belastung als Chance: Leben mit Schizophrenie und ein resilientes Selbst entwickeln« genannt.

Die vier Hauptthemen sind:

Fragmentierung – gefährdete Resilienz und das vulnerable Selbst: Dazu gehört der verzweifelte Versuch, die eigene Fassade von Normalität aufrechtzuerhalten, beträchtliche Angst und quälendes Leid, das die Betroffenen alleine und ohne Hilfe von außen ertragen mussten. Es fand Stigmatisierung durch andere und die Person selbst statt. Hoffnungslos psychisch krank zu sein, war das vorherrschende Gefühl.

Desintegration – gebrochene Resilienz und das überschwemmte Selbst: Die Personen fühlten sich vom täglichen Leben überwältigt, isoliert durch zerbrochene Beziehungen, der Gesundheitszustand verschlechterte sich. Angst, Verwirrtheit, ein »innerer Sturm« nahmen zu, die Verrücktheit eskalierte, die Personen erlebten sich von sich selbst, anderen und der Realität abgeschnitten.

Reintegration – wiedererlangte Resilienz und wiederhergestelltes Selbst: Die Personen spürten den Impuls, Hilfe zu suchen und einen Wendepunkt in ihrem Leben herbeizuführen. Sie kämpften gegen destabilisierende Kräfte und darum, die Kontrolle zurückzugewinnen. Sie entdeckten hilfreiche und vielfältige Verhaltensweisen, die ihr Wohlbefinden förderten, und bemühten sich darum, die richtige Unterstützung zur richtigen Zeit zu erhalten.

Rekonstruktion – erneuerte Resilienz und das veränderte Selbst: Die Personen fingen an, eine länger dauernde Krankheit zu akzeptieren, und lernten Kräfte zu erkennen und zu sammeln, die wieder Stabilisierung herbeiführten. Sie waren wieder bereit, sich anderen Menschen anzuschließen und mit dem Leben klarzukommen, und erkannten, dass sie sich mit ihrer Erkrankung nützlich machen konnten, indem sie anderen halfen.

Die Schlussfolgerung des Autors ist, dass es ein harter und schmerzhafter Weg für die Menschen mit Schizophrenie ist, zur Phase der Rekonstruktion zu gelangen. Sie müssen mit dem Unterschied klarkommen, wie ihr jetziges Leben ist und wie ihr Leben ohne die Krankheit hätte sein können. Dazu gehören Gefühle der Enttäuschung und der Trauer. Sie müssen lernen, mit den Einschränkungen und den Konsequenzen der Krankheit zu leben, die sie nicht wollten und für die sie nicht vorbereitet waren. Das Wesen des Lebens mit Schizophrenie zu verstehen, ermöglicht allerdings die Fähigkeit, das Selbst zu verändern und umzugestalten. Die Wiederverbindung mit dem Leben resultiert aus einer grundlegend veränderten Sichtweise des eigenen Selbst und des eigenen Lebens. Sich dem Leben wieder anzuschließen geschieht als aktiver Prozess durch vielfältige Aktivitäten und Beziehungen mit anderen. Einigen der Personen, die mit Schizophrenie leben, gelang es, über sich und ihr Leben hinauszublicken, und sie hatten das Bedürfnis, anderen mit derselben Erkrankung zu helfen, ihnen über ihr Leben zu berichten und ihnen Ratschläge zu geben, z. B. in einer eigenen Webseite im Internet.

Der Autor versteht Belastungen und Schwierigkeiten als Chance und Möglichkeit, sich den Herausforderungen des Lebens anzupassen und die eigene Resilienz zu stärken. Resilienz ist wichtig, da sie die Anpassung vermittelt und den Menschen ermöglicht, auf ihre innere Stärke zu bauen, hilfreiche Beziehungen zu nutzen und Talente und Kreativität zu entwickeln, um sich den Lebensanforderungen zu stellen. Somit bedingen sich Resilienz und Anpassung einander: Resilienz verstärkt Anpassung und umgekehrt. Die Untersuchungsergebnisse deuten darauf hin, dass Menschen, die mit Schizophrenie leben, Belastungen auf diese Art und Weise handhaben. Die Kennzeichen ihrer Resilienz sind: Achtsamkeit, zielgerichtetes Handeln, Hartnäckigkeit, Mut, die Fähigkeit, mit dem Unerwarteten umzugehen und trotz Schwierigkeiten weiterzugehen.

Für die Praxis bedeuten die Ergebnisse der Studie Folgendes: Die Resilienz auf einem Kontinuum zu sehen bedeutet, dass Intervention möglich ist. Zum Beispiel kann eine Krankenschwester dem Einzelnen helfen, seine Resilienz zu stärken, wenn diese sich gerade auf einem niedrigen Niveau befindet, z. B. in der Phase der Desintegration. Eine Intervention erfordert jedoch das Verständnis und Wissen aufseiten der Kliniker darüber, wie Menschen sich an Herausforderungen des Lebens anpassen. »Resilienz auf einem Kontinuum« heißt auch, dass Kliniker sich das Wissen aneignen sollten, wie die Resilienz ihrer Patientinnen gefährdet ist und auf welche Weise sie wieder zurückgewonnen werden kann in Richtung Rekonstruktion.

Skandinavien und Los Angeles: Effiziente rechte Hirnhemisphäre und sichere Bindung als frühe Resilienzfaktoren

Per Svanberg (1998) gibt einen Überblick über Ergebnisse aus der Bindungsforschung und Entwicklungspsychopathologie, die einen wissenschaftlichen Rahmen liefern für die primäre Prävention und frühe Interventionen in Bezug auf psychische Gesundheit. Es gibt Belege für erfolgreiche Interventionen, die bereits in der Schwangerschaft beginnen. Der Autor kommt zu folgender Schlussfolgerung: Eine sichere Bindungsbeziehung zur primären Bezugsperson, die in den sehr frühen Lebensjahren eines Kindes aufgebaut werden kann, versorgt das Kind mit der notwendigen Resilienz, um später zahlreiche belastende Lebensereignisse als Erwachsener zu bewältigen, ohne psychiatrische Symptome zu entwickeln. Die Studien enthalten praktische Vorschläge und Aktionen hinsichtlich einer umfassenden primären Prävention, deren vorherrschendes Ziel es ist, die Resilienz und soziale Kompetenz von frühester Kindheit an zu stärken.

Allan Schore (2001) von der University of California, Los Angeles, USA, bezieht folgende Daten aus verschiedenen Disziplinen in seine Forschungsbemühungen ein, um ein tieferes Verständnis der psychoneurobiologischen Mechanismen zu entwickeln, die der kindlichen psychischen Gesundheit zugrunde liegen:

- Bindungsforschung über die dyadische emotionale Kommunikation;
- Neurowissenschaft über die frühe Entwicklung der rechten Hirnhemisphäre;
- Psychophysiologie über Stresssysteme;
- Psychiatrie über die Psychopathogenese.

Die frühe Entwicklung der rechten Hirnhemisphäre hat tiefe Verbindungen mit dem limbischen und autonomen Nervensystem und ist dominant bei der menschlichen Reaktion auf Stress. So ermöglicht eine sichere Bindungsbeziehung die Ausweitung der Bewältigungsfähigkeiten des Kindes. Das vom Autor vorgeschlagene Konzept legt nahe, dass die durch Anpassung stattfindende kindliche psychische Gesundheit grundlegend definiert werden kann als der früheste Ausdruck flexibler Strategien, mit Neuheit und Stress umzugehen. Diese effiziente Funktion der rechten Hirnhälfte nennt Allan Shore einen Resilienzfaktor für optimale Entwicklung in den späteren Lebensphasen.

Kieler Studie an Unfallopfern

Eine in Kiel durchgeführte Studie konnte die Hypothese bestätigen, dass resiliente Menschen weniger dazu neigen, Ursachen negativer Ereignisse, persönlicher Misserfolge bzw. eines eingetretenen Desasters *internal* zu attribuieren, d. h. sich selbst zuzuschreiben, sondern eher *externale* Ursachenzuweisungen (Schuldzuweisungen an andere) favorisierten. So wurden nach der Einlieferung in ein Krankenhaus Unfallopfer nach der Verursachung bzw. Vermeidbarkeit sowie ihrer selbst wahrgenommenen Möglichkeit zur Einflussnahme auf die Gesundung gefragt. Patienten, die ihrer Lage eine positive Seite abgewinnen konnten, meinten am Unfall schuldfrei zu sein und nahmen diesen als gegeben hin, erholten sich schneller von ihren Verletzungen als jene Unfallopfer, die den Unfall für vermeidbar hielten, sich aus diesem Grunde Vorwürfe machten und mit ihrem Schicksal haderten. Letztere benötigten durchschnittlich 140 Tage bis zur Wiederaufnahme ihrer Berufstätigkeit, während die Rekonvaleszenzdauer bei den optimistischen Personen nur 80 Tage betrug (Rogner et al. 1987, aus Gunkel u. Kruse 2004).

England: Risiken und Resilienz in Fällen von emotionalem Missbrauch

In ihrem Forschungsüberblick bezieht sich die Psychologin Dorota Iwaniec et al. (2006) vom Institute of Child Care Research, Belfast, auf Faktoren, aufgrund derer das psychosoziale Funktionieren von Kindern nach Erfahrungen von emotionalem Missbrauch vorhergesagt werden kann. Insbesondere werden Faktoren, die die Risiken und die Resilienz bei Kindern bestimmen, diskutiert. Diese sind

- vorhergehende Faktoren (z. B. frühe Erfahrungen in der Erziehung),
- auslösende Faktoren (z. B. Häufigkeit, Intensität und Dauer des Missbrauchs),
- intrinsische Faktoren des Kindes (z. B. Arbeitsmodelle über sich selbst und andere, innere und äußere Zuschreibungen, Verhaltens- und Copingstrategien, Selbstwertgefühl und Disposition) und
- externe Faktoren (z. B. Schule, Vorhandensein von unterstützenden Beziehungen).

Es wird die Notwendigkeit hervorgehoben, den besonderen Verletzlichkeiten und Schutzfaktoren Aufmerksamkeit zu schenken, die zu jedem emotional missbrauchten Kind gehören, um auf wirksame Weise die Resilienz der Kinder zu stärken.

Michigan, USA: Studie über Resilienz von Frauen mit erlittenem sexuellen Missbrauch

Judy LAM und Frances GROSSMAN (2006) untersuchten die Beziehung zwischen Schutzfaktoren und der Anpassung im Erwachsenenalter in einer nichtklinischen Stichprobe von 264 Frauen. Eine Gruppe von 44 Frauen berichtete erlittenen sexuellen Missbrauch in ihrer Kindheit, eine andere Gruppe erlitt keinen sexuellen Missbrauch. Es wurden folgende Ergebnisse erzielt:

- Ein hohes Ausmaß an Schutzfaktoren geht einher mit einem hohen Ausmaß an Anpassung und Funktionieren im Lebensalltag bei allen Frauen.
- Frauen mit sexuellem Missbrauch als Kind und ausgestattet mit einem hohen Ausmaß an Schutzfaktoren sind bezüglich Anpassung den Frauen ohne Missbrauchserfahrung ähnlich.
- Obwohl die Schutzfaktoren für die meisten Frauen aus beiden Gruppen hilfreich waren, waren sie deutlich hilfreicher für die Frauen, die als Kind sexuell missbraucht wurden.

Mit anderen Worten: Frauen mit Missbrauchserfahrung können deutlich mehr von vorhandenen protektiven Faktoren profitieren und sie besser nutzen als Frauen ohne eine solche negative Erfahrung.

Indien: Schutzfaktoren bei gefolterten tibetischen Flüchtlingen

Eine retrospektive Studie aus Indien (HOLTZ 1998) untersuchte 35 tibetische Mönche und Laienschüler, die gefangen genommen und gefoltert wurden. Als Kontrollgruppe diente eine gleichgroße Gruppe von Mönchen und Laienschülern, die keine Gefängnis- und Foltererfahrung hatten. Alle Studienteilnehmer waren Flüchtlinge von Tibet nach Indien. Sie wurden mit der Hopkins Checklist-25 auf Angstsymptome, affektive Störungen, somatische Beschwerden und soziale Beeinträchtigung getestet. Die Folteropfer hatten signifikant höhere Angstwerte als die Kontrollgruppe, jedoch nicht in den Werten für depressive Symp-

tome. Die Ergebnisse legen nahe, dass das Erleiden von Folter über die Folgen von Entwurzelung, Flucht aus dem Heimatland und Leben im Exil hinaus Langzeitfolgen für die psychische Gesundheit hat, obwohl diese zusätzlichen Wirkungen eher gering waren.
Folgende Faktoren dienten in der Gruppe der Gefolterten und Gefangenen als Resilienzfaktoren und aktive Schutzmechanismen gegen psychologische Negativfolgen:

- das politische Engagement;
- soziale Unterstützung im Exil;
- das vorherige Wissen und Vorbereitetsein auf Gefängnis und Folter;
- der buddhistische Glaube.

Implikationen der Resilienzforschung für praktische Interventionen und Forschung

Resilienzforscherinnen zufolge ist Resilienz kein zufälliges menschliches Attribut und emotionale Widerstandsfähigkeit keine Glückssache. Manche Menschen können ihre Fähigkeiten aus eigener Kraft gebrauchen, andere wiederum benötigen spezifisch auf sie zugeschnittene Unterstützung. Forschungsergebnisse haben Ärzte und Therapeuten dazu motiviert, ihre klinischen und präventiven Interventionen zu vertiefen und zu erweitern, und die Art und Weise verändert, wie Anbieter psychiatrischer Dienstleistungen ihre Interventionen konzipieren, nämlich weg von ausschließlich defizitorientierten hin zu stärkebasierten Rahmenmodellen. Die Ergebnisse lieferten Prävention und Therapie nicht nur die so dringend benötigte Hoffnung, sondern vermittelten auch die Botschaft von Chancen und Optimismus. Um wirksam zu sein, muss »die Resilienzforschung die Haltungen und Meinungen der professionellen Helferinnen sowie deren Arbeitsweise beeinflussen« (Coatsworth u. Duncan 2003, S. 6).

Implikationen für die Pädagogik

Der US-amerikanische Psychologenverband (APA 2008; Newmann 2005; Kersting 2003) vermittelt speziell geschulte Psychologen in Grundschulen, um Kindern beizubringen, wie sie mit den unvermeidlichen Widrigkeiten des Lebens am besten fertig werden. Die in diesem Programm vermittelten resilienten Verhaltensweisen sollen den Kindern helfen, mit alltäglichen Stresssituationen (z. B. Schikane, schlechte Noten) konstruktiv umzugehen und vor schwerwiegenderen Problemen (z. B. Vernachlässigung, Scheidung der Eltern, Gewalterfahrung) nicht zu kapitulieren. Ähnliche Ansätze zur Resilienzförderung werden auch an deutschen Tageseinrichtungen für Kinder durchgeführt. Auf diese Weise können Erziehende mit ihrem Handeln im alltäglichen Umfeld zum Wohlbefinden des Kindes beitragen. Durch Aufmerksamkeit auf solches Verhalten kann das Kind Vertrauen in die eigene Kraft und die eigenen Fähigkeiten gewinnen, sich selbst als wertvoll erleben und die Erfahrung machen, dass es die eigenen Handlungsweisen verändern kann (Wustmann 2004).

Implikationen für Prävention und Gesundheitsförderung

Zusammenfassend kann gesagt werden, dass die bisherigen Forschungsergebnisse zur Resilienz umfassende und wichtige Implikationen für die Prävention und die Gesundheitsförderung haben. So sind präventive Interventionen eine natürliche Erweiterung der Resilienzforschung. Denn es ist viel besser, die Leistungsfähigkeit gegenüber Widrigkeiten zu steigern, statt eine manifeste Anpassungsstörung zu behandeln (Albee u. Gullotta 1997). Obwohl sich die Prävention ursprünglich auf die Reduzierung von Risikofaktoren für eine Erkrankung konzentrierte, zeigen neuere Untersuchungen, dass neben dieser Aufgabe auch die Stärkung der Schutzfaktoren sehr wirksam ist (Pollard et al. 1999).

Das Fundament für Resilienz wird schon früh in der menschlichen Entwicklung beobachtet, nämlich an einer sicheren Beziehungsdyade zwischen dem Säugling und seiner primären Bezugsperson. Ein früher Aufbau einer solchen Bindung führt beim Kind zu einer erfolgreichen Affektregulation und zu der Entwicklung von Coping-Fähigkeiten. So haben sich Programme zur Unterstützung von in Armut lebenden Erstgebärenden und minderjährigen Müttern als hilfreich erwiesen. Solche Präventivmaßnahmen fördern den Aufbau der natürlichen Bindungsbeziehung zwischen Mutter und Kind, stärken das Selbstvertrauen der Mütter in ihre Fähigkeit, den Kurs ihres Lebens zu ändern, und auch deren Selbstwirksamkeit. Ein Beispiel für eine derartige Intervention ist die Nurse Family Partnership, ein Programm für in Armut lebende Erstgebärende (Olds et al. 1998).

Resilienz ist nichts Statisches und Gegebenes, sondern das Resultat von aktiven Anpassungs- und Bewältigungsprozessen, die oft schmerzhaft und schwierig sind und das Leben eines Einzelnen mehr oder weniger stark verändern können. Indiziert ist daher eine einfühlsame Unterstützung und Begleitung während dieser subtilen und komplexen Prozesse, in allen Phasen des Lebens.
Resilienz ist ein spannendes und noch junges Forschungsgebiet, von dessen Ergebnissen viele unterschiedliche Disziplinen im klinischen und nichtklinischen Bereich profitieren können. So wurde auf dem Weltkongress für Psychiatrie 2005 in Kairo ein spezielles Symposium zum Thema »Resilience in Mental Health Promotion: Interdisciplinary Perspectives« abgehalten, mit Vertretern der Psychologie, Psychoneuroimmunologie, Onkologie sowie des Gesundheitswesens (Schmolke 2005; Ray 2005; Riba 2005; Herrman 2005). Gespannt sein können wir insbesondere auf das, was die interdisziplinäre Forschung der Psycho-Neuro-Endokrino-Immunologie über die Untersuchung komplexer Wechselwirkungen zwischen verschiedenen menschlichen Systemen und der materiellen und sozialen Umwelt beitragen wird.

Implikationen für die Behandlung

Resilienzforschung lässt sich weder direkt in eine bestimmte Therapieform umsetzen noch führt sie zu dem Schluss, dass ein Ansatz einem anderen überlegen sei. Vielmehr folgen daraus allgemeinere Praktiken, von denen eine ganze Bandbreite von Therapieansätzen profitiert.
Ein Therapieansatz, in dem sich die Resilienzforschung ganz direkt niederschlägt, ist das »Reframing«, mit dessen Hilfe Klientinnen Lebensereignisse kognitiv und affektiv verarbeiten können. Dabei wird das Negative nicht verleugnet. Stattdessen wird auf dem Positiven aufgebaut, wodurch die Realität des Erfahrenen ins Selbstbild integriert werden kann. Reframing, eine verbreitete Technik der Familientherapie, ist in mancher Hinsicht vergleichbar mit der in der Kognitiven Verhaltenstherapie angewandten Technik der positiven kognitiven Umstrukturierung (Rutter 1999). Rutters Empfehlung für Familientherapeuten zufolge kann die Verminderung negativer und die Förderung positiver »Kettenreaktionen« das Ausmaß bestimmen, in dem die Auswirkungen von Stressoren chronifizieren. Neuere Erfahrungen oder Veränderungen innerhalb des Familienlebens können einen Wen-

depunkt zum Positiven bringen. Auch wenn positive Erfahrungen per se keinen besonders protektiven Effekt haben, können sie sich trotzdem als nützlich erweisen, wenn sie die Neutralisierung einiger Risikofaktoren unterstützen.
Allgemeiner ausgedrückt steht Resilienz in Verbindung mit Körper, Seele und Geist des Einzelnen, mit dessen Familie und Lebensumfeld. Auf diese Gebiete richten sich folglich auch die praktischen Interventionen. Also kann Resilienz grundsätzlich vorhanden sein oder sich später entwickeln und sie lässt sich erlernen, sobald jemand in einer ernsthaften Stresssituation fähig ist, die notwendigen protektiven Faktoren zu aktivieren. Diese funktionieren

- innerhalb der Person (z. B. als Hoffnung),
- in einem sozialen oder therapeutischen Kontext (z. B. in Form von resilienzkundigen Behandlern, anderen Betroffenen mit ähnlichen Erfahrungen, die somit über ein entsprechendes Expertenwissen sowie über ein erhöhtes Einfühlungsvermögen verfügen) und/oder
- in einem makro-sozialen Kontext (z. B. ambulante Angebote, die nicht ausschließlich auf Psychopathologie ausgerichtet sind; positive Begegnungen mit anderen Betroffenen oder Kollegen in Schulen oder am Arbeitsplatz etc.).

Und schließlich stellt Resilienz auch eine Gegenkraft zur Stigmatisierung dar. Viele stigmatisierte Menschen berichten, dass sie jedes Mal, wenn sie mit den negativen Folgen von Stigmatisierung konfrontiert wurden, an Kraft gewonnen und wertvolle Lektionen für ihr Leben gelernt haben (siehe »Stigmatisierung und Diskriminierung« im Kapitel »Vom Patienten zum Bürger«, S. 225).

Implikationen für die Forschung

Michael Rutter (2006) legt eine konzeptuelle Klärung des Begriffes Resilienz vor, schlägt verschiedene methodische Untersuchungsmethoden vor und gibt eine Übersicht über das, was man aus der Resilienzforschung lernen kann. Der Autor trennt zwischen den traditionellen Konzepten von Risiko und Schutz auf der einen Seite und Resilienz auf der anderen. Beim Risiko wie beim Schutz liegt der Fokus zunächst auf Einflussvariablen und kommt dann zu den Ergebnissen. Dabei wird angenommen, dass die Auswirkungen von Risiko- und Schutzfaktoren bei jedem in etwa gleich sind und dass Ergebnisse jeweils von der Mischung und der Ausgewogenheit beider abhängen. Im Gegensatz dazu geht die Resilienz von einer großen individuellen Bandbreite menschlicher Reaktionen auf die gleichen Erfahrungen aus. Laut Evidenz lassen sich viele verschiedene psychopathologische Folgen auf die Kombinationswirkungen von Risiko- und Schutzfaktoren zurückführen. Ganz wichtig ist aber auch, Resilienz als etwas Interaktives zu verstehen, das man nur mithilfe einer sorgfältigen Messung der Risiko- und Schutzfaktoren untersuchen kann. »Kurz, Resilienz erfordert eine Voruntersuchung von Risiko und Schutz, fügt dann aber etwas anderes, Neues hinzu« (Rutter 2006, S. 3). Aus den Ergebnissen der Resilienzforschung zieht Rutter (2006, S. 10f.) drei klare Schlussfolgerungen:

1. Da Resilienz keine allgemeine, angeborene Fähigkeit im Sinne einer Charaktereigenschaft ist, muss die Forschung sich auf die Prozesse konzentrieren, die, als Reaktion auf Umweltgefahren, individuellen Unterschieden zugrunde liegen, statt auf Resilienz als eine abstrakte Einheit.
2. Weil Resilienz bezüglich aversiver Kindheitserlebnisse sich aus positiven Erlebnissen im Erwachsenenalter entwickeln kann, ist ein Ansatz, der alle Lebensphasen einbezieht, notwendig, damit sich späte Wendepunkteffekte untersuchen lassen.
3. Aufgrund der Wichtigkeit der Gen-Umwelt-Interaktion ist eine Kombination von psychosozialen und biologischen Ansätzen notwendig und die Verwendung einer vielseitigen Forschungsstrategie (wie etwa funktionelle Bildgebung kognitiver Prozesse, neuroendokrine Tests, Untersuchungen von Überzeugungen und Haltungen sowie die Verwendung verschiedener Tierversuche).

Die Ergebnisse der Resilienzforschung ergeben nach Rutter fünf wesentliche Implikationen zum wissenschaftlichen Verständnis signifikanter Effekte:

a) Widerstandsfähigkeit gegenüber Gefahren erwächst eher aus einer kontrollierten Risikoexposition als einer Risikovermeidung (z.B. in der Verhaltenstherapie Konfrontation mit dem angstauslösenden Objekt statt Vermeidung, weil Letztere zum Andauern der Angst führt).
b) Widerstandsfähigkeit könnte aus riskanten Eigenschaften oder Umständen entstehen, wenn die auslösenden Gefahren aus der Umwelt wegfallen (z.B. kann einer Studie von Duyme et al. 1999 zufolge für

Kinder, die in ihrer frühen Kindheit von ihren Eltern missbraucht oder vernachlässigt wurden, eine Adoption äußerst vorteilhaft sein).

c) Widerstandsfähigkeit könnte eher von körperlichen oder psychischen Bewältigungsprozessen herrühren als von äußeren Risiko- oder Schutzfaktoren (das hieße, dass man sich nicht ausschließlich auf äußere Risiken konzentriert, sondern auf die Art, *wie* ein Mensch mit diesen äußeren Risiken umgeht; nach einer Studie von Hauser et al. 2006 z. B. zeigten junge, langzeithospitalisierte Menschen drei für Resilienz sehr charakteristische Merkmale: Selbstwirksamkeit und ein Interesse, Widrigkeiten zu überwinden, einen selbstreflexiven Stil sowie den Willen, sich auf Beziehungen einzulassen).

d) »Wendepunkt«-Effekte im Erwachsenenleben können noch spät zu Resilienz-Entwicklungen führen (z. B. wenn man als erwachsener Mensch einen unterstützenden Partner heiratet und so Mitglied eines neuen protektiven Familien- und Freundeskreises wird; siehe Laub u. Sampson 2003).

e) Resilienz kann durch biologische Faktoren gebremst werden oder durch die schädliche Wirkung von Stress/Widrigkeiten auf neurale Strukturen eingeschränkt werden.

Rutter (2006) weist darauf hin, dass die Untersuchung dynamischer Prozesse, einschließlich der kognitiven und emotionalen Mechanismen zum Umgang eines Menschen mit äußeren Risiken, qualitative Methoden zur Hypothesengenerierung erfordert. Quantitative Messungen sind zum Test der so aufgestellten Hypothesen sinnvoll. Die derzeitige Resilienzforschung schätzt er folgendermaßen ein: »Wir beginnen gerade erst zu verstehen, wie wir die Ergebnisse der Resilienzforschung für die Prävention und für psychosoziale Interventionen nutzen können« (Rutter 2005).

Recovery, Prävention und Gesundheitsförderung

» Es handelt sich nicht um die bloße Übereinstimmung von Ursache und Wirkung, von Eingriff und Erfolg, sondern um eine verborgene Harmonie, um deren Wiedergewinnung es geht, und in der schließlich das

Wunder der Rekonvaleszenz und das Geheimnis der Gesundheit liegt. Sie bedeutet Geborgenheit. « (Hans-Georg GADAMER 1993, S. 148)

Prävention und Gesundheitsförderung

Während der letzten zwei Jahrzehnte sind ein steigendes Interesse und aktive Bemühungen um eine neue Konzeptualisierung von Gesundheit und innovativen Forschungsrichtungen in den Bereichen Prävention und Gesundheitsförderung festzustellen. An dieser Entwicklung sind hauptsächlich Gesundheits- und Sozialwissenschaftler beteiligt. Einer der Gründe für das steigende Interesse besteht darin, dass sich die hohen Morbiditätsraten und die Chronifizierung von Krankheiten trotz erheblicher Fortschritte in der Ätiologieforschung und in den Behandlungskonzepten nicht verringert haben. Daher ist es zwingend geworden, verstärkt die Perspektiven der Prävention und der Gesundheitsförderung in die allgemeine Diskussion einzuführen, obwohl sie im Vergleich zur Akutbehandlung einen eher noch geringen Stellenwert in der allgemeinen Gesundheitsversorgung haben.

In Deutschland, Österreich und der Schweiz sind mittlerweile Prävention und Gesundheitsförderung als gesetzlich verankerte Gesundheitsleistungen eingeführt worden bzw. stehen kurz davor (SCHREINER-KÜRTEN 2003). Die Begründung für ein Präventionsgesetz in Deutschland wurde auf dem 109. Deutschen Ärztetag gegeben: »Durch die Förderung der Gesundheit und gezielte Präventionsmaßnahmen lassen sich Krankheiten vermeiden, mögliche Risikofaktoren für Erkrankungen positiv beeinflussen, Erstmanifestationen von Krankheiten rechtzeitig erkennen und behandeln sowie Krankheitsverläufe stabilisieren und verbessern.« (Deutsches Ärzteblatt 2006, S. 284)

Es gibt konzeptionelle und historische Unterschiede zwischen Prävention und Gesundheitsförderung. Die traditionelle Prävention hat zum Ziel, Ausgangsbedingungen und Risiken für Krankheiten zu verhindern und abzuwenden. Ein klassischer Bereich ist die Verhütung der Ausbreitung von Infektionskrankheiten. Dazu bedarf es der Kenntnis pathogenetischer Faktoren, d.h. von der Entwicklung und dem Verlauf des Krankheitsgeschehens auf individueller und kollektiver Ebene. Wenn es um die Förderung und Aufrechterhaltung von Gesundheit geht, dann stößt allerdings das traditionelle Konzept der Prävention, das auf dem Risikofaktoren-Modell basiert, an Grenzen. »Versteht man unter Prävention nicht Krankheitsverhinderung, sondern Gesundheitsförderung, so gilt es, sich vom Pathogenese-Konzept zu verabschieden«, so leiten Alexa Franke und Michael Broda (1993, S. 1) ihr interdisziplinäres Buch mit dem Titel »Psychosomatische Gesundheit« ein.

Gesundheit kann nicht nur durch Prävention und Behandlung von Krankheiten erreicht werden, was ebenso für psychische Krankheiten gilt (Orley 1998). Daher hat die noch relativ junge Disziplin der Gesundheitsförderung zum Ziel, salutogenetische Kenntnisse in die Praxis umzusetzen sowohl bei der Förderung von Individuen als auch von sozialen, kulturellen und ökonomischen Bedingungen (vgl. Hurrelmann et al. 2004). Im Vergleich zur Prävention ist der Bereich für Interventionen bei der Gesundheitsförderung größer und möglicherweise vielfältiger, und es werden mehr Zielgruppen angesprochen.

Die Interventionsformen der Prävention und Gesundheitsförderung werden mittlerweile nicht mehr als strikt getrennte Bereiche, sondern komplementär verstanden, wobei je nach Situation und Zielgruppen einmal die eine und einmal die andere Interventionsform die angemessenere und erfolgversprechendere sein kann. Letztendlich haben beide Bereiche das Ziel, Gesundheitsgewinn zu erzielen, aber auf unterschiedliche Art und Weise. Während die Prävention dies durch das Zurückdrängen von Krankheitslast erzielen will und ihr Augenmerk auf Risikofaktoren für Krankheit richtet, interessiert sich die Gesundheitsförderung mehr für die Stärkung von Ressourcen und gesunderhaltenden Schutzfaktoren (vgl. Hurrelmann et al. 2004). Es wurde z. B. erkannt, dass bei der Prävention von Suchterkrankungen sich die reine Informationsvermittlung, die auf Abschreckung beruht, als wenig effektiv herausgestellt hat. In konkreten Programmen, etwa zur Prävention von Depression und Sucht (Bühringer u. Bühler 2004), wird heute deshalb an zwei Polen gleichzeitig angesetzt, was erfolgversprechender ist:

- die Verminderung der Risikofaktoren (z. B. Verfügbarkeit von alkoholischen Getränken oder Gruppendruck in der Peergruppe) und
- die Stärkung von Schutzfaktoren (z. B. Lebenskompetenztraining, zu dem etwa das Ablehnen von Drogenangeboten oder verbale Auseinandersetzung in Konfliktsituationen gehört).

In der internationalen Psychiatrie-Szene spiegelt sich diese Tendenz ebenfalls wider: Prävention und Gesundheitsförderung ergänzen sich.

Die Sektion »Präventive Psychiatrie« der Weltgesellschaft für Psychiatrie (WPA) hat ihr Konsenspapier zur psychiatrischen Prävention mit folgenden Worten eingeleitet, die Grund geben zum Optimismus:

» Psychische Krankheiten gehören weltweit zu den führenden Ursachen von Behinderung. Deshalb sollten Psychiater und andere Professionelle im Bereich der psychischen Gesundheit ihren vollen Einsatz leisten, um diese ›Epidemie‹ in der Gesellschaft mit Programmen der Prävention und Gesundheitsförderung zu reduzieren. Traditionelle krankheitsorientierte Behandlung sollte sich erweitern zu einem integrativen, multidimensionalen Ansatz von psychischer Gesundheit und Krankheit. Dieser beinhaltet die Stärkung einer positiven Einstellung und die Reduzierung der vorherrschenden Skepsis bezüglich der möglichen Prävention und Behandlung. « (Lecic-Tosevski et al. 2003, S. 307, Übersetzung der Autorinnen)

Ziele der Förderung der allgemeinen und seelischen Gesundheit

Die zentralen Grundgedanken zur Gesundheitsförderung sind von der WHO 1986 in der Ottawa-Charter entwickelt worden. Den positiven Gesundheitspotenzialen und der Stärkung der vielfältigen Ressourcen, die sowohl dem Individuum als auch der Gemeinde innewohnen, wurde explizit ein zentraler Stellenwert gegeben. Nach der Ottawa-Charter wird Gesundheit nicht (mehr) als vorrangiges Lebensziel verstanden, sondern vielmehr als ein aktiv herzustellender wesentlicher Bestandteil des täglichen Lebens. Gesundheit ist mehr als nur die Abwesenheit von Krankheit, sie wird positiv formuliert. Gesundheit wird – so verstanden – von den Menschen in ihrer alltäglichen Umwelt geschaffen und gelebt, nämlich dort, wo sie spielen, lernen, arbeiten und lieben (WHO 1986).

Es gibt inzwischen einen besonderen Zweig in der Gesundheitsförderung, nämlich den, der auf die Förderung der seelischen Gesundheit (mental health promotion) abzielt. Viele Experten stimmen überein, dass Interventionen, welche erst dann einsetzen, wenn eine seelische Störung besteht, häufig zu spät kommen. Außerdem könnten die Interventionen nur Teilaspekte der Störung beeinflussen, wenn sie sich auf die reine Behandlung beschränkten. Notwendig erscheint vielmehr ein grundsätzliches Umdenken in Richtung einer »ganzheitlichen, die Gesamtheit der Lebensbezüge reflektierenden Sichtweise« (vgl. Ber-

GER 2006a), auf die auch das bereits vorgestellte WPA-Projekt »Eine Psychiatrie für die Person« abzielt. Berger et al. beziehen sich dabei auf das biopsychosoziale Modell von ENGEL (1976) und das Salutogenese-Konzept von ANTONOVSKY (1979), welches von der WHO in der Ottawa-Charter aufgegriffen wurde.
Die Förderung der seelischen Gesundheit beinhaltet im Sinne der weitgefassten Definition der WHO (1999b) alle Strategien, die darauf abzielen, positive Effekte auf die psychische Gesundheit zu haben. Darunter fallen die Förderung und Wiederentdeckung von individuellen Ressourcen, Fertigkeiten und Fähigkeiten sowie Verbesserungen in der sozioökonomischen Umwelt. Seelische Gesundheit wird verstanden als »ein Zustand des Wohlbefindens, indem der Einzelne seine eigenen Fähigkeiten erkennt, mit den normalen Anforderungen des Lebens umgehen kann, produktiv arbeiten kann und in der Lage ist, einen Beitrag für seine Gemeinschaft zu leisten« (WHO 2001; Übersetzung der Autorinnen). Es gibt Verfechter, die sich gegen die Spezialisierung der »seelischen Gesundheitsförderung« aussprechen, wie der australische Forscher David SEEDHOUSE (2002), der meint, man könne nicht den »seelischen« von allen anderen sozialen und körperlichen Bereichen isolieren, da sie ineinandergreifen und zusammengehören würden.
Nach ANDERSON und JENKINS (2003) sind die revolutionärsten Aspekte der Ottawa-Charter folgende:

- Die medizinische Domäne ist nicht mehr in dem Konzept der Gesundheitsförderung enthalten. Stattdessen wird die Macht der Medizin an die Menschen zurückgegeben.
- Gesundheitsförderung ist gekennzeichnet von ihren positiven Ansätzen und Inhalten statt von paternalistischen oder einschränkenden edukativen Strategien.

Einige Experten betonen, dass Gesundheitsförderung nicht nur eine von oben verordnete Intervention sein solle, sondern vielversprechend seien die Initiativen auch aus den Nichtregierungsorganisationen, aus den Gemeinden und von den Menschen selbst. Denn die erfolgreichsten Programme seien zusammen entwickelt worden mit den Menschen, statt im Rahmen eines Ansatzes, der »von oben nach unten« (top-down) angelegt sei, so Helen HERRMAN (2001), die bekannte australische Forscherin auf dem Gebiet der Gesundheitsförderung. Die »stillen Stimmen und Zeichen«, Veränderungen in Gesellschaft und Kultur, die langfristig einen Einfluss auf die psychische Gesundheit haben können, sollten achtsam zur Kenntnis genommen und berücksichtigt werden (ANDERSON u. JENKINS 2003). Da die Wertebasis von Gesundheitsförderung in engem Zusammenhang damit steht, die Menschen als Subjekte ihres eigenen Lebens zu sehen, werden Empowerment und echte Beteiligung als grundlegende Eigenschaften aller gesundheitsfördernden Aktivitäten betrachtet (RAEBURN u. ROOTMAN 1998; TONES u. TILFORD 2003).

Seit Anfang der 90er-Jahre wurden innovative Programme ins Leben gerufen, wie z.B. Gesunde Städte, Gesunde Inseln, Gesundheitsfördernde Schulen und Krankenhäuser. Beispielsweise geht es bei dem Konzept der Gesundheitsfördernden Schule um die Stärkung kommunikativer und emotionaler Kompetenzen, die Förderung von Konfliktlösungsfähigkeiten und die Vermittlung von einer gewaltfreien Streitkultur (vgl. WHO, UNESCO & UNICEF 1992; Barmer Ersatzkasse 1998; BERGER 1999; PAULUS u. BRÜCKNER 2000).

Mit der Deklaration von Ottawa wurde ein Aktionsfeld begründet, das von gesundheitsfördernder Politik, Umwelt und Aktionen in der Gemeinde bis hin zur Entwicklung von persönlichen Kompetenzen (life skills) und Re-Orientierung der Gesundheitsdienste reicht.

Europaweite Leitlinien zur seelischen Gesundheitsförderung

Inzwischen ist in Europa ein Netzwerk von Allgemeinkrankenhäusern gegründet worden, das sich verpflichtet hat, Projekte der Gesundheitsförderung in den Kliniken umzusetzen. Hartmut BERGER (2003; 2006 a) von der deutschen Walter-Picard-Klinik in Riedstadt ist Koordinator und fasst die Eckpfeiler der spannenden Projekte dieses Netzwerkes zusammen. Zentrale Strategien des europaweiten Netzwerkes folgen dem Empowerment-Konzept, d.h. der Vermittlung von Wissen und Fertigkeiten mit dem Ziel, die eigenen Ressourcen zu verstärken und zu aktiver Lebensbewältigung zu befähigen (BERGER 2006 b). Unter dieser Devise haben sich inzwischen europaweit 600 Kliniken zu einem von der WHO unterstützten Netzwerk zusammengefunden (LOBNIG et al. 1999). Im Jahre 1998 wurde innerhalb dieses Netzwerkes die Task Force on Health Promoting Psychiatric Services (d.h. Arbeitsgruppe von gesundheitsfördernden psychiatrischen Diensten) gegründet, ein Netzwerk, das inzwischen hundert Mitgliedsinstitutionen umfasst.

Aus dieser Kooperation heraus sind »Leitlinien für die Gesundheitsförderung in psychiatrischen Diensten« und zahlreiche Modelle guter Praxis der Gesundheitsförderung in der psychiatrischen Versorgung entstanden. Diese Leitlinien umfassen acht Themenschwerpunkte (im Internet: www.hpps.net, Stand 12.8.2006). Danach sollen gesundheitsfördernde psychiatrische Dienste

» • den einzelnen Menschen in der Gesamtheit seiner Lebensbezüge betrachten,
• auf einem ganzheitlichen Konzept von Gesundheit und Krankheit basieren,
• die vorhandenen Ressourcen unterstützen und verstärken,
• die aktive Partizipation und Verantwortlichkeit für die eigene Gesundheit von Patienten und deren Angehörigen fördern,
• ihre Aktivitäten an menschlicher Würde, Gleichheit und Solidarität unter Berücksichtigung der spezifischen Bedürfnisse von Gruppen unterschiedlicher kultureller Herkunft innerhalb der Gesellschaft ausrichten,
• ihr Handeln auf das Wohlbefinden der Patienten, ihrer Familien und der Mitarbeiter ausrichten,
• gesunde Arbeitsbedingungen für die Mitarbeiter in psychiatrischen Diensten fördern,
• die Gesamtheit der Gesundheitsdienste insgesamt im Blick behalten und die Kommunikation und Kooperation aller Dienste, die im Bereich seelischer Gesundheit und psychiatrischer Behandlung aktiv sind, fördern. « (Berger 2006a)

In inzwischen 137 Projekten wurden diese Leitlinien bereits umgesetzt und seit 1998 in jährlich stattfindenden europäischen »Health Promoting Hospitals«-Konferenzen vorgestellt. Die Arbeitsgruppe von gesundheitsfördernden psychiatrischen Diensten, von der EU finanziert, befasst sich zusammen mit anderen Projekten mit der Umsetzung von Gesundheitsförderung und Prävention seelischer Krankheiten in Europa.
Aus diesen Projekten heraus sind einerseits die »Leitlinien zur seelischen Gesundheitsförderung und Verhütung seelischer Krankheiten« (im Internet: www.imhpa.net, Stand 24.8.2006) entstanden, andererseits das sogenannte Grünbuch der EU (Kommission der Europäischen Gemeinschaften 2005), in dem ebenso wie in der Europäischen Erklärung und in dem Europäischen Aktionsplan der EU-Gesundheitsminister-Konferenz

(WHO 2005a; WHO 2005b, im Internet: www.euro.who.int, Stand 24.8.2006) »Strategien zur Förderung der psychischen Gesundheit in der Europäischen Union« formuliert sind. Mit diesen Diskussionsprozessen und Aktionen hofft BERGER (2006a), dass die Förderung der seelischen Gesundheit und die Prävention seelischer Krankheiten von ihrem bisher eher »randständigen Dasein« befreit und zukünftig ein zentraler Bestandteil des Gesundheitswesens sein werden.

Über die europäischen Grenzen hinaus gehen Kooperationen von großen internationalen Organisationen, die sich derzeit alle für das gemeinsame Ziel der Förderung der seelischen Gesundheit von Menschen in Ländern mit hohem und niedrigem Einkommen zusammenschließen. Es handelt sich um folgende internationale Organisationen:

- World Psychiatric Association (WPA);
- World Health Organization (WHO);
- World Federation for Mental Health (WFMH).

Die Hauptbotschaft der führenden Vertreter dieser Organisationen lautet, dass die seelische Gesundheit u.a. von sozioökonomischen und Umweltfaktoren bestimmt wird und dass sie durch effektive Maßnahmen des öffentlichen Gesundheitswesens gestärkt werden kann. Zu den ersten fünf Zielen, die von der WPA formuliert werden, gehören:

1. Erweiterung von Wissen und Fähigkeiten, die notwendig sind, um auf dem Gebiet der seelischen Gesundheit zu arbeiten;
2. Verbesserung der Behandlung von psychisch Erkrankten;
3. Verhütung von psychischen Erkrankungen;
4. Förderung der psychischen Gesundheit;
5. Schutz der Rechte der psychisch Erkrankten (vgl. HERRMAN et al. 2006).

Zahlreiche spannende Projekte wurden bereits durchgeführt oder befinden sich in Planung. Viele davon werden in dem WHO-Buch von HERRMAN et al. (2005) geschildert.

»Es gibt keine Gesundheit ohne seelische Gesundheit«

Die Verbesserung von seelischer Gesundheit ist eng mit der Verbesserung der körperlichen Gesundheit und mit Änderungen des Verhaltens verbunden. Empirische Studien in einigen westlichen Ländern belegen die komplexen Interaktionen zwischen seelischer Gesundheit und Bildung, Produktivität am Arbeitsplatz, unterstützenden Beziehungen in Familien und der Gemeinde sowie niedrigeren Kriminalitätsraten – so australische Experten auf dem Gebiet der Gesundheitsförderung (vgl. Herrman et al. 2003; Walker u. Rowling 2002).

Gesundheitspolitiker aus angelsächsischen Ländern sehen auf der politischen, ökonomischen und öffentlichen Gesundheitsebene klare Zusammenhänge zwischen körperlicher und psychischer Gesundheit der Bürger. So hat das US-amerikanische Gesundheitsministerium erkannt, dass die »psychische Gesundheit grundlegend für die allgemeine Gesundheit« ist (U.S. Department of Health and Human Services 1999). Und dem britischen Gesundheitswesen zufolge hat die Förderung der psychischen Gesundheit ein breites Spektrum von gesundheitlichen und sozialen Vorteilen, etwa verbesserte körperliche Gesundheit, erhöhte emotionale Resilienz, stärkere soziale Integration und Partizipation sowie höhere wirtschaftliche Produktivität (Department of Health, UK 2001).

Das Fazit »Es gibt keine Gesundheit ohne seelische Gesundheit« war das Ergebnis einer Gesundheitsumfrage von 10000 Einwohnern von New York City. Schlechte allgemeine Gesundheit wurde dreimal häufiger bei Personen gefunden, die hohem emotionalen Stress ausgesetzt waren. Es wurde festgestellt, dass erheblicher emotionaler Stress (z.B. Depression, Angst, Nervosität, Traurigkeit, Hoffnungslosigkeit, Wertlosigkeit) in signifikantem Zusammenhang steht mit körperlichen Erkrankungen (etwa Diabetes, Übergewicht, Asthma, Bluthochdruck) und gesundheitsriskanten Verhaltensweisen, zu denen mangelnde Bewegung, erhöhter Alkohol- und Zigarettengenuss und schlechte Ernährung gehören (New York City Department of Health and Mental Hygiene 2003).

In einer Studie zur Gesundheit von älteren Personen in Thailand wurde die Wechselbeziehung zwischen körperlicher und psychischer Gesundheit herausgearbeitet. Zu den täglichen gesundheitsförderlichen Aktivitäten dieser Menschen gehörten gute Ernährung und regelmäßige körperliche Übungen. Sie vermehrten ihr Wissen über Gesundheit und gingen religiösen Aktivitäten nach, hatten gute Beziehungen mit anderen und kontrollierten mit Sorgfalt ihre finanziellen Mittel und Ausgaben – all dies mündete in hohe Lebenszufriedenheit (Othaganont et al. 2002).

Die Einflüsse von sozialen und Umweltfaktoren auf einen schlechten Gesundheitszustand sind vielfältig und schließen Verhaltensmechanismen und direkte physiologische Parameter ein, die zu neuroendokrinen oder immunologischen Funktionen in Beziehung stehen. Zwischenmenschliche Beziehungen, Umwelteinflüsse und individuelle Erfahrungen haben einen möglichen positiven Einfluss auf biologische Prozesse und insbesondere auf Gehirnregionen, die sogar auf die Steuerung der Gene des Menschen einwirken können (Bauer 2004). Auf die starke gesundheitsförderliche Wirkung von »Sozialenergie« auf körperliche und psychische Prozesse gleichermaßen hat auch Ammon (1983) hingewiesen. Dabei handelt es sich um den intensiven emotionalen und sozialen Austausch unter einzelnen Personen sowie innerhalb von Gruppen im therapeutischen wie nichttherapeutischen Bereich.

Soziale Unterstützung gehört zu den zentralen Ressourcen, die seit vielen Jahren im Bereich der Gesundheitsförderung erforscht werden. Es wird übereinstimmend festgestellt, dass Menschen, die in Isolation leben, einem erhöhten Mortalitäts- und Krankheitsrisiko ausgesetzt sind. Studien konnten z.B. den Zusammenhang von sozialer Unterstützung und dem Überleben von Herzinfarkt belegen (Mookadam u. Arthur 2004). Soziale Unterstützung wird dann als gesundheitsförderlich angesehen, wenn sie für ein Zugehörigkeitsgefühl und für Intimität sorgt und wenn sich die Menschen dadurch kompetenter und selbstwirksamer erleben (vgl. Berkman 1995; House 2001). Unterstützung durch soziale Netzwerke und in der Gemeinde haben dann eine protektive Wirkung für die einzelnen Personen, wenn das Erleben von starkem Vertrauen und einer engen Gruppenmitgliedschaft gegeben ist (vgl. Fisher et al. 1999).

In einer qualitativen Studie (King et al. 2006) wurde der Zusammenhang von sozialer Unterstützung und Anpassung von chronisch kranken Personen untersucht, die unter zerebraler Lähmung, Spina bifida und Aufmerksamkeitsdefizitstörung litten. Dabei wurden drei verschiedene Arten von sozialer Unterstützung erlebt, die in Verbindung standen mit Selbstwahrnehmung und positiver Überzeugung der Personen:

- emotionale Unterstützung (Wertschätzung und Akzeptanz führten zur Wahrnehmung, dass man an sie glaubt, und zu Selbstwertgefühl);
- instrumentelle Unterstützung (Anleitung und Zur-Verfügung-Stellen von Strategien führten zu Selbstwirksamkeit);

- kognitive Unterstützung (Aufforderung, Bestätigung und neue Perspektiven führten zu einer Kohärenz im Selbstkonzept und in der Weltsicht).

Mit den wechselseitigen Einflüssen von psychischer und körperlicher Gesundheit befassen sich auch Raphael et al. (2005) in einem Kapitel des umfangreichen Buches der WHO zur Förderung der psychischen Gesundheit.

Verbindungslinien zwischen Gesundheitsförderung und Recovery

Mit dem erweiterten Verständnis von Gesundheit als »wesentlicher Bestandteil des täglichen Lebens« und der Philosophie, die Menschen als Subjekte und Akteure ihres eigenen Lebens zu sehen, werden die konzeptionellen Verbindungslinien und Überschneidung von Teilbereichen der Gesundheitsförderung und von Recovery deutlich. Die gemeinsamen Verbindungslinien beziehen sich auf die folgenden positiv formulierten Inhalte: subjektiv unterschiedliche Heilungs- und Gesundungsprozesse, Hoffnung, wiedererlernter Optimismus, Resilienz, vielfältige Selbsthilfe-Aktivitäten, Bewältigungsmechanismen, unterstützende soziale Beziehungen und Netzwerke, um nur einige zu nennen. Gesundheit und Gesundungsprozesse werden höchst subjektiv eingeschätzt und gleichzeitig im Rahmen von sozialen Netzwerken innerhalb der Gemeinde, im Lebensalltag der Menschen verortet. So verstanden könnte Gesundheitsförderung als Metabegriff für all diese Prozesse betrachtet werden. Wenn es um die Teilaufgabe der Gesundheitsförderung, nämlich um die »Stabilisierung und Verbesserung von Krankheitsverläufen« geht, dann hat das Konzept der Recovery einen sinnvollen Platz in der innovativen Gesamtkonzeption von Gesundheit.

Man könnte sagen, dass die »harte« Definition von Recovery aus der klinischen Ergebnis-Forschung stammt und folgende Voraussetzungen für Recovery deklariert: Man soll keine klinischen Symptome oder andere damit in Verbindung stehende Einschränkungen mehr haben und man soll in der Lage sein, unabhängig von der Hilfe anderer zu funktionieren. Die »weichere« Definition von Recovery, die aus der Nutzerinnen-Bewegung und dem Independent Living Movement in den USA stammt, spielt in der neueren Rehabilitationsliteratur (z. B.

Anthony 1993) eine zunehmende Rolle. Sie beinhaltet, dass Recovery nicht notwendigerweise eine Verbesserung oder Beseitigung von Symptomen oder Defiziten voraussetzt, sondern bezieht sich auf den Lernprozess, wie man mit länger andauernden Einschränkungen leben und diese handhaben oder kompensieren kann und trotzdem oder darüber hinaus so aktiv und erfüllt wie möglich am Leben in der Gemeinschaft teilhat. Dieses Verständnis von Recovery trifft dann auch auf diejenigen zu, die noch nicht ihre Symptome (z. B. Psychosen) oder andere krankheitsbedingte Einschränkungen überwunden haben und sich mitten im Prozess von Recovery befinden (vgl. Davidson et al. 2005).

Eine weitere Verbindungslinie von Gesundheitsförderung und Recovery besteht in der Berücksichtigung von Faktoren, die auf die individuellen Krankheits- und Gesundungsprozesse Einfluss nehmen. Die zahlreichen Beispiele von Personen mit schweren psychischen und körperlichen Erkrankungen geben Zeugnis über die Vielfältigkeit von möglichen Wegen und Entwicklungen, die zu momentaner oder längerfristiger Stabilisierung, zu Rückschlägen, Zuwachs von oft schmerzlichen Einsichten, Zugewinn von kreativen Kräften oder einem Leben mit einer gestärkten und gereiften Identität führen können. Diese erfahrenen und dokumentierten Lebensgeschichten von Menschen, die oftmals einen langen und verschlungenen Genesungsweg hinter sich haben, führten schließlich zu dem »weichen« Recovery-Konzept.

Das Konzept der Gesundheitsförderung ist auch entstanden – allerdings nur in der Sichtweise von Professionellen – aus der Erkenntnis, dass objektive Parameter nicht mehr ausreichen und die subjektive Perspektive notwendig ist, um Gesundheit in ihrer Komplexität und ihrem ganz spezifischen sozialen und kulturellen Kontext zu verstehen. Die Erforschung der vielfältigen persönlichen, sozialen und materiellen Ressourcen ist nur eine von mehreren Zugangsmöglichkeiten zur individuellen und kollektiven Gesundheit.

Koexistenz von Gesundheit und Krankheit

Zu den Gemeinsamkeiten von Gesundheitsförderung und Recovery gehört auch ein relatives und Prozessverständnis von Gesundheit und Krankheit. Es ist nicht möglich, beide in klar abgegrenzten und voneinander getrennten Kategorien zu betrachten, wie sie etwa in der me-

dizinischen Forschung nach definierten Parametern angewandt werden. Wie Topor in seiner differenzierten empirischen Arbeit von 2001 zeigt, geht es bei einer gelungenen Recovery darum, mit den Widersprüchen zu leben. Dabei geht es nicht um die Vorstellung, »entweder gesund oder krank«, sondern »beides gleichzeitig« zu sein, d.h., dass man sowohl krank als auch gesund zur gleichen Zeit sein kann.
Dies entspricht dem Kontinuum von Gesundheit, das der israelische Medizinsoziologe Antonovsky (1987) konzipiert hat, demzufolge ein Mensch sich an einem bestimmten Punkt auf dem Kontinuum in Richtung mehr oder weniger ausgeprägter Gesundheit bewegt. Demnach ist ein Mensch nie vollständig krank und nie vollständig gesund. Im Bereich der seelischen Gesundheitsförderung verortet man »krank-gesund« ähnlich. Psychische Störungen und positive psychische Gesundheit werden nicht als die entgegengesetzten Endpunkte einer linearen Skala verstanden, sondern als zwei sich überschneidende und aufeinander bezogene Komponenten eines einzigen Konzeptes von psychischer Gesundheit (Detels et al. 2002).
In einer eigenen empirischen Untersuchung (Schmolke 2001) von protektiven Faktoren bei Menschen mit der Diagnose »Schizophrenie« in ihrem Lebensalltag konnten ähnliche Ergebnisse gewonnen werden – damals in völliger Unkenntnis des Recovery-Konzeptes, also zeitgleich mit zahlreichen wissenschaftlichen Arbeiten, die zu den wichtigen Erkenntnissen zu Recovery beigetragen haben. Ein Ergebnis dieser Untersuchung war, dass die Interviewteilnehmer sich die meiste Zeit als gesund erlebt haben und nur dann als krank, wenn sie sich gerade in einer akuten psychotischen Krankheitsphase befanden und intensivere Behandlung benötigten. Die Teilnehmer verfügten in ihrem Lebensalltag über vielfältige individuelle Ressourcen und mussten gleichzeitig extrem stressreiche Anforderungen und krankheitsbedingte Einschränkungen handhaben. Paradoxerweise hatten manchmal Dinge, die im Sinne von Risikofaktoren üblicherweise als destruktiv gelten, für Einzelne eine enorm stützende und Gesundheit aufrechterhaltende Funktion (z.B. ein alkoholkranker Partner, der mit seinen Forderungen einer antriebsgelähmten Interviewteilnehmerin aus ihrer Isolation heraushalf). Die Untersuchung wurde theoretisch eingebettet in den konzeptionellen Rahmen der Gesundheitsförderung.
Für Thomas Bock, den Begründer des ersten Psychose-Seminars in Hamburg, sind Gesundheit und Krankheit in falscher und unnötiger Weise

zu Gegenpolen im Sinne von »Gesundheit ist erstrebenswert, Krankheit zu vermeiden – um jeden Preis« geworden. So verstanden werde ein gelungenes Lebenskonzept oft mit körperlicher und seelischer Gesundheit gleichgesetzt, für Krankheit bleibe aber nur Mitleid. Eine »Gesundheit als unbedingtes Ideal« würde chronisch Kranke und Behinderte ins Abseits bringen (Bock 1992). In diesem Zusammenhang ist zu erwähnen, dass Anfang der 90er-Jahre zu diesem dialektischen Thema ein interdisziplinärer Kongress abgehalten wurde, der sich mit der Frage »Wie gesund sind Kranke?« beschäftigt hat (Lutz u. Mark 1995).

Protektive, gesundheitsförderliche Ressourcen und positive Gesundheit können mit manchmal schweren psychopathologischen Symptomen koexistieren – wie zahlreiche Recovery-Lebensgeschichten ebenfalls dokumentieren. Dies bedeutet, dass in der klinischen Praxis in den Bereichen Diagnostik, Behandlung und Rehabilitation sowohl psychopathologische Symptome und funktionale Einschränkungen einerseits und Stärken, Fähigkeiten und persönliche Anstrengungen in Richtung Recovery andererseits erfasst und aufeinander bezogen werden sollten. Es wird dafür plädiert, dass Interventionen und Programme der Gesundheitsförderung nicht isoliert von der klinischen Praxis umgesetzt werden. Mit anderen Worten: Ein kranker Mensch benötigt ebenso Dinge, die ihm guttun und ihn aufbauen, wie jeder andere auch. Dieser integrierten Sichtweise wurde ein Spezialheft zum Thema »Gesundheitsförderung – eine integrale Komponente von effektiver klinischer Versorgung« gewidmet (Schmolke u. Lecic-Tosevski 2003).

Beispiele aus der Praxis

Diagnostik

Juan Mezzich arbeitet in seinem Beitrag zu Diagnostik und Gesundheitsförderung die konzeptionelle Verbindung von beiden Bereichen heraus. In einem integrativen Verständnis habe die Diagnostik neben der standardisierten Erfassung von Psychopathologie außerdem die Aufgabe, die Aspekte der positiven Gesundheit der Person zu erfassen und neben Behandlungsvorschlägen auch Vorschläge zu einer spezifischen Gesundheitsförderung zu formulieren (Mezzich 2003).

Selbsthilfegruppen

In dem Spezialheft einer schweizer Broschüre aus der Psychiatrie-Szene wurden 1999 zu dem Themenschwerpunkt »Gesundheitsförderung und Prävention: Stiefkind Psychiatrie« verschiedene Projekte beschrieben, die der Stärkung der Gesundheit der einzelnen Menschen dienen. Darin stellt VOGELSANGER (1999) die Arbeit von Selbsthilfegruppen vor, die als unverzichtbarer Teil der Gesundheitsförderung betrachtet werden. Ihnen wurden folgende positive Wirkungen zugeschrieben:

- sie heben soziale Isolation auf;
- sie geben Orientierung;
- sie regen zum Mitdenken und Mitreden an;
- es werden Informationen und Wissen erarbeitet;
- sie vermitteln neuen Lebenssinn.

Selbsthilfegruppen z. B. zu Angst und Panikattacken, Zwängen, Sucht, Inzest- und anderen Opferschicksalen würden dazu beitragen, dass aus seelischen Störungen nicht chronische Krankheiten werden müssen. Menschen mit seelischen Erkrankungen hätten außerdem andere körperliche oder soziale Probleme, die sie bei der Wahl einer Selbsthilfegruppe in den Vordergrund stellten. Umgekehrt wird vermutet, dass es wahrscheinlich in Selbsthilfegruppen für körperliche Erkrankungen auch viele Menschen mit seelischen Krankheiten gibt. In einer Selbsthilfegruppe für depressive Menschen äußert sich eine Frau über den Unterschied zwischen somatischem und psychischem Kranksein in folgenden Worten:

» Nach einem Herzinfarkt war ich einige Wochen im Spital und machte eine völlig neue Erfahrung. Ich konnte kaum glauben, wie viele Briefe, Blumen, Besuche ich da erhielt. Da war so viel Anteilnahme. Das war früher, als der Hospitalisationsgrund die Depression war, völlig anders. Es meldete sich kaum jemand und die Kontakte verliefen so verkrampft, dass ich bald lieber ganz darauf verzichtete. Es ist schon viel einfacher, etwas ›Richtiges‹ zu haben. « (ebd., S. 14)

Was bedeutet für mich Gesundheit?

Im gleichen Heft werden in zwei verschiedenen Artikeln Menschen zu den Fragen interviewt, was für sie persönlich Gesundheit bedeute und was sie für ihre eigene Gesundheit tun würden. In den folgenden Beispielen wird deutlich, dass sich Menschen mit oder ohne psychische Beeinträchtigungen in ihren gesundheitsfördernden Aktivitäten unseres Erachtens nicht groß unterscheiden.

» Gesundheit ist für mich ein weit gefasster Begriff, mit dem ich Lebensqualität, Zufriedenheit, In-der-Mitte-Leben verbinde, den Umgang mit meiner Umwelt und Freude an Begegnungen mit Menschen. Ich suche immer wieder körperbezogene Erholung, sei es mit einem Spaziergang, mit einer Feldenkraisübung, beim Turnen oder bei einem Besuch im Walt-Disney-Land mit meinem Patenkind. Aber auch ein Buch zu lesen, das mit meiner Arbeit absolut nichts zu tun hat, und genügend Schlaf tun mir gut. Es ist mir wichtig, die Leistungsanforderungen, die an mich und an meine Mitarbeiterinnen gestellt werden, kritisch zu betrachten. Wie viel ist realistisch, wo besteht die Gefahr des Burnouts? Und ich leiste mir, krank zu sein, das gehört für mich auch zur Gesundheit. « (Leitende Gesundheitspolitikerin in der Schweiz; pro mente sana 1999 a, S. 24)

» Wenn ich gerne aufstehe und meine Arbeit in Angriff nehme, wenn ich spüre, dass ich Ausstrahlung habe, wenn ich keine Schmerzen habe, keine bösen Gedanken und keinen Streit. Ich fühle mich gesund, wenn ich mich gerne bewege, meine Sinne bewusst einsetze, wenn mich die Umgebung interessiert und ich aufmerksam bin. Liebe zu geben oder zu empfangen gehört auch dazu. Wenn ich Zukunftspläne schmieden kann und mir das Leben Freude macht, wenn ich noch Platz habe in meinem Herzen, wenn ich jemandem helfen kann und wenn ich keine Geldsorgen habe, dann fühle ich mich wohl. Auch wenn mir das Schlafen und Träumen keine Angst macht, wenn ich keine schlechten Gefühle und keine Angst habe und wenn ich lachen kann. Andauernde Wut ist nicht gut für meine Gesundheit, da fühle ich mich auch muskulär wütend. « (Interviewteilnehmerin mit einer psychischen Erkrankung; pro mente sana 1999, S. 4)

Wissen – genießen – besser leben

»Wissen – genießen – besser leben«, so heißt ein neues psychoedukatives Gruppenseminar für Menschen mit Psychoseerfahrung, das Michaela Amering, Ingrid Sibitz und Mitarbeiter von der Universitätsklinik für Psychiatrie in Wien entwickelt haben (Amering et al. 2002; Sibitz et al. 2006). Es handelt sich dabei nicht nur um die klassischen psychoedukativen Themen, sondern auch um die Steigerung der Lebensqualität, also um die Faktoren, die jenseits der Erkrankung das Wohlbefinden stärken. Die beiden Themenschwerpunkte werden in je vier Einheiten vermittelt. Das Seminar richtet sich an Menschen, die an einer Psychose aus dem schizophrenen Formenkreis erkrankt waren oder sind und Interesse für die Seminarinhalte mitbringen. Neunmal treffen sich die Teilnehmer, die Treffen finden einmal wöchentlich statt.

Im ersten Themenschwerpunkt können die Teilnehmer Fragen stellen zu folgenden krankheitsspezifischen Themen:

- Wie verringere ich meine Vulnerabilität?
- Was kann ich gegen Symptome tun?
- Was bewirken Medikamente?
- Wie gehe ich mit Vorurteilen und Benachteiligungen um?

Im zweiten Themenschwerpunkt werden sie bei der Entdeckung von Aktivitäten und Bedürfnissen angeleitet, die ihre Lebensqualität erhöhen. Dabei geht es um folgende Fragen:

- Wie steigere ich mein Wohlbefinden?
- Wie bleibe ich fit?
- Wie kann ich mich mit anderen wohlfühlen?
- Wie kann ich mein Leben aktiv gestalten und planen?

Die Moderatorinnen lernen auf diese Weise immer wieder neue Aspekte der Erkrankung durch die oftmals berührenden und authentischen Schilderungen der Teilnehmer, wenn sie über ihr Erleben der Psychose erzählen. Diese Schilderungen geben den Moderatorinnen Einblick und helfen ihnen zu erkennen, welche Vorgehensweisen im Umgang mit Patienten förderlich bzw. ungünstig sind. Noch ein Vorteil für sie ist, dass sie in der Diskussion über die Steigerung der Lebensqualität selbst lernen, besser zu leben. So wird das Prinzip »Wissen – genießen – besser leben« für alle zum Lebensmotto. Der Austausch untereinander, der Seminarcharakter, die Möglichkeit, Neues zu lernen und neue Kontakte zu knüpfen, wurde von vielen Teilnehmern bei den Rückmeldungen als positiv eingeschätzt. Es wurde als entlastend erlebt, dass man nicht alleine von dieser Erkrankung betroffen ist und von den anderen zu hören, wie sie damit umgehen. Nach dem Besuch des Seminars beschreiben sich die Teilnehmerinnen als »stärker, mutiger, aktiver und motivierter«. Eine Teilnehmerin beschreibt ihre

Rückmeldung so: »... und dann hat man das Gefühl, nicht so ausgeliefert zu sein. Man kann selber etwas tun – das ist auch eine sehr große psychische Stärke.« (Sibitz u. Amering 2003, S. 31)

Angebote zur Gesundheitsförderung für Menschen mit psychiatrischen Behinderungen

Hutchinson et al. (2006) wollen Wellness-Konzepte in Gesundheitsförderungsprogramme für Menschen mit psychiatrischen Behinderungen integrieren. Ihrer Meinung nach verdeutlicht das Wellness-Konzept, wie wichtig das Engagement für bestimmte gesundheitsfördernde Verhaltensweisen ist, nicht einfach nur zum Zwecke der Prävention oder besseren Krankheitsbewältigung, sondern auch zur Verbesserung des Wohlbefindens und der Lebensqualität. Während bei der Primärprävention die Betonung auf dem »Verhindern von Störungen, besonders in Situationen mit hohem Risiko« liegt, geht es bei der Verbesserung des Wohlbefindens vor allem darum, »die psychische Gesundheit und das physische Wohlbefinden bei allen Menschen, nicht nur bei denen mit hohem Risiko, zu fördern« (S. 241).
Die Autoren weisen darauf hin, dass Menschen mit einer ernsten psychischen Erkrankung ein Recht auf optimale Gesundheit haben und dass es ihnen auch mit einer psychiatrischen Diagnose gut gehen kann. Mullen (1986) zufolge schließt die Erfahrung psychiatrischer Symptome oder Behinderungen nicht die von Wohlbefinden aus. Umfrageergebnisse dokumentieren, dass Menschen mit einer psychischen Krankheit zur Verbesserung ihres Wohlbefindens und Wiedereingliederung in die Gesellschaft sehr für ein breites Angebot integrativer und komplementärer Gesundheitspraktiken und Therapien sind und diese auch anwenden (z.B. Ridgeway et al. 2002). Beispielsweise hat Copeland (1997), eine amerikanische Recovery-Aktivistin, zum Wellness-Training Materialien und Hilfsmittel entwickelt, die trotz der mangelnden Aufmerksamkeit innerhalb des Psychiatriesystems zum Einsatz für Gesundheitsförderung und Wohlbefinden nutzbar sind (s. S. 147 in diesem Buch).
In ihrem Rahmenkonzept für die Integration von gesundheitsfördernden Interventionen im Psychiatriesystem definieren Hutchinson et al. (2006) Wellness als »Wachstum hin zu einem gesunden körperlichen, geistigen und spirituellen Lebensstil, der sich in einer gesunden

Umwelt und der Verringerung komorbider Gesundheitsprobleme und Störungen äußert« (S. 245). In ihrer Arbeit sollte das Wellness-Konzept mit einem gesundheitspolitischen Ansatz einhergehen. Die Autoren plädieren für die Integration des Wellness-Konzepts in das schon bestehende System der psychosozialen Angebote und formulieren die folgenden Prinzipien der Gesundheitsförderung für Menschen mit schweren psychiatrischen Behinderungen (HUTCHINSON et al. 2006, S. 247):

- Gesundheit und Zugang zur Gesundheitsfürsorge sind universelle Rechte für alle Menschen;
- Gesundheitsförderung erkennt das Potenzial für Gesundheit und Wohlbefinden für Menschen mit psychiatrischen Behinderungen an;
- Ideal ist die aktive Teilhabe von Menschen mit schwerer psychiatrischer Behinderung bei gesundheitsfördernden Aktivitäten;
- Gesundheitserziehung ist der Eckstein in der Gesundheitsförderung für Menschen mit psychiatrischer Behinderung;
- Gesundheitsförderung für Menschen mit psychiatrischer Behinderung befasst sich mit den Gesundheitsmerkmalen der Umgebung, in der Menschen leben, lernen und arbeiten;
- Gesundheitsförderung ist ganzheitlich und eklektisch;
- Gesundheitsförderung geht auf die Bedürfnisse des einzelnen Menschen ein;
- Gesundheitsfördernde Aktivitäten sollten Unterschiede in der Veränderungsbereitschaft miteinbeziehen.

Die Autoren geben Beispiele für gesundheitsfördernde Aktivitäten und Interventionen für Menschen mit psychiatrischer Behinderung, die bereits in die Praxis umgesetzt werden (ebd., S. 247 f.):

- Einsatz einer Pflegeperson in psychosozialen Diensten, die sich darum kümmert, dass alle Betroffenen optimal untersucht, versorgt und behandelt werden. Diese Pflegepersonen könnten innerhalb des Gesundheitssystems edukative Maßnahmen anbieten, individuelle Ermutigung leisten und als Patientenanwälte fungieren;
- Unterricht von Strategien und Verhaltensweisen zur positiven Selbstfürsorge und Gesundheitsförderung in gemeindenahen psychosozialen Diensten;
- Einführung medizinischer Ausweise, die die Betroffenen bei sich tragen und die Informationen über deren Gesundheitszustand, Pflegeper-

sonen und Behandlungswahl liefern, um das Risiko, dass körperliche Beschwerden als psychiatrische Symptome behandelt werden, zu verringern;

- Durchführung von Fitness-Programmen in psychiatrischen Einrichtungen;
- Verstärkte Kommunikation zwischen psychiatrischem und medizinischem Hilfesystem.

Zusammenfassend schreiben die Autoren, dass es zwar vielversprechende Evaluationsstudien gesundheitsfördernder Interventionen für Menschen mit schweren psychischen Erkrankungen gibt, es vielen aber an der für das Etikett »evidenzbasiert« notwendigen methodischen Strenge fehlt. Ihrer Meinung nach ist es unabdingbar, in Bezug auf das Recovery-Ergebnis die Wirkung der üblichen Dienstleistungen in Kombination mit den gesundheitsfördernden zu untersuchen. Die Wirkungen der Gesundheitsförderung müssen nicht nur unter dem Aspekt der menschlichen, sondern auch der finanziellen Vorteile untersucht werden. »Nur so können gesundheitsfördernde Dienstleistungen finanziert werden, damit sie ihren rechtmäßigen Platz im Repertoire der grundlegenden Leistungen für Menschen mit schweren psychischen Erkrankungen einnehmen können« (Hutchinson et al . 2006, S. 248).

Verbindungslinien von Gesundheitsförderung, Prävention und Recovery

Zum Schluss noch einige Gedanken zu den gemeinsamen Verbindungslinien von Gesundheitsförderung, Prävention und Recovery, die ursprünglich von unterschiedlichen Positionen, historischen Konzepten und Praxisfeldern ausgehen. Gemeinsam ist ihnen jedoch ein umfassendes ganzheitliches Gesundheitsverständnis, welches Gesundheit nicht nur als Abwesenheit von Krankheit versteht. Alle Bereiche können voneinander lernen und sich wechselseitig inspirieren. Wenn wir genauer und detaillierter wissen, was zu Heilung und zu Rekonvaleszenz von schweren psychischen Erkrankungen führt, wie dies im Recovery-Konzept beschrieben wird, dann können die Gesundheitsförderung und die Prävention eine Menge davon lernen. Und umgekehrt, wenn wir noch genauere Details gesammelt haben über die Faktoren, die die allgemeine Gesundheit des Einzelnen fördern und aufrechterhalten im Zusammenspiel mit den sozialen, kulturellen, materiellen und Umweltfaktoren, dann können die Recovery-Experten davon profitieren. Schließlich können verfeinerte moderne Präventionsprogramme die kritischen Punkte, etwa Rückfallgefahren von Personen auf dem Weg zur Gesundung, in ihren Interventionen berücksichtigen. Eine gelungene praktizierte Gesundheitsförderung ist die beste primäre Prävention, d.h., der Beginn einer seelischen Erkrankung kann so verhindert werden.

Wir können uns nur wünschen, dass das bisher vorhandene Wissen und der reiche Erfahrungsschatz über Recovery-Prozesse, über positive Gesundheit und deren Förderung in die tägliche klinische Praxis Eingang findet und dass Kliniker sich öffnen mögen für diese neuen Sichtweisen. Denn der »Therapeut als Individuum« und die wichtige, manchmal lebenswichtige Beziehung zwischen Klinikerinnen und Hilfesuchenden sind nicht zu unterschätzende Ressourcen im Gesundungsprozess.

Auf eine mögliche Gefahr wäre noch hinzuweisen: Die zahlreichen autobiografischen Berichte von (Ex-)Nutzerinnen über ihre Krankheits- und Genesungswege liefern uns ein profundes Verständnis des Erlebens einer psychischen Erkrankung, zu dem wir sonst keinen Zugang erhalten. Es besteht jedoch das Risiko, dass diese autobiografischen Berichte von den Klinikern und Forscherinnen ganz schnell transformiert werden in ihre medizinische bzw. therapeutische Fachsprache, die sie sich im Laufe ihrer professionellen Sozialisierung angeeignet haben. Mit einer solchen Transformation würde vieles Wertvolle und Authentische wieder verloren gehen. Darauf weisen HATFIELD und LEFLEY (1993) in ihrem wichtigen Buch hin, in dem viele Betroffene mit ihren persönlichen Recovery-Geschichten zu Wort kommen.

Recovery und Lebensqualität

In der Medizin und in der Psychiatrie erhält man über die Erfassung der Lebensqualität einen wichtigen Einblick in die subjektive Befindlichkeit von Personen, die an einer bestimmten Krankheit leiden. Deshalb sind viele Klinikerinnen und Forscher auch an dem Ausmaß an Lebensqualität ihrer Patienten interessiert. Im Gegensatz zu lediglich krankheitsbezogenen Parametern geben Messinstrumente zur Lebensqualität auch Rückmeldungen über die allgemeine Zufriedenheit, die Befindlichkeit und das Funktionieren in sozialen Rollen. Diese Rückmeldungen haben sich zur Messung des Behandlungserfolgs – über Symptomreduzierung oder kürzere stationäre Behandlungsdauer etc. hinaus – breit etabliert. In vielen psychosozialen und medizinischen Feldern sind die Lebensqualitätsmessungen mit dem Anliegen, die Erfahrung und das subjektive Erleben der Patientinnen zu erfassen, nicht mehr wegzudenken (Katschnig et al. 2006).

Parallel dazu geht es in Forschungsprojekten und Evaluationsstudien, die von Nutzern selbst durchgeführt werden, auch um subjektive Einschätzungen und um die Definition von Prozess- und Ergebnisvariablen, wozu Recovery, Zufriedenheit mit psychiatrischen Dienstleistungen, Lebensqualität und Empowerment gehören (vgl. Campbell 1997; Faulkner 2000; Rose 2001). Der Schwerpunkt liegt dabei auf der Erfassung von subjektiven Aussagen der Untersuchungsteilnehmer, etwa anhand von Empowerment-Skalen, Recovery-Skalen und qualitativen Aussagen, die auf halbstrukturierten Interview- oder Beobachtungsmethoden basieren und so den Zugang zum subjektiven Erleben ermöglichen.

In ihrem Buchkapitel zum Thema Lebensqualität wundern sich Peter Stastny und Michaela Amering (2006), dass das Konzept der Lebensqualität relativ wenig Aufmerksamkeit im Rahmen der nutzergeleiteten Forschungsaktivitäten erhalten hat. Es erscheint den Autoren, als ob weder die Beiträge der Lebensqualitätsexpertinnen noch die Forschungsbeiträge der Nutzer sich wechselseitig wesentlich beeinflusst oder befruchtet haben.

Dies ist deswegen so überraschend, weil es Betroffenen in ihren Forschungsfragen explizit ein Anliegen ist, das Leben der Nutzer von psychiatrischen Dienstleistungen zu verbessern. Und deshalb könnte man meinen, dass das Lebensqualitätskonzept für sie attraktiv sein könnte, um darüber den Einfluss von Selbsthilfe und anderen nutzerorientierten Interventionen zu messen. Und umgekehrt ist man ebenso erstaunt, dass die Lebensqualitätsforscher zwar an der Erfassung subjektiven Erlebens interessiert sind, es aber nicht darüber zu einem Dialog mit den Nutzern gekommen ist. Es ist zu bedauern, dass es auf diesem gemeinsamen Interessengebiet in den letzten Jahren nicht zu wesentlichen Einstellungsänderungen oder gemeinsamen Projekten gekommen ist. Es hat keine Integration von Nutzer-Werten und Lebensqualität stattgefunden, die beiden Gebiete entwickeln sich als »parallele Universen«.

Um den Grund für diese parallelen Prozesse zu verstehen, ist es notwendig, sich die neueren Forschungsrichtungen vonseiten der Nutzer anzuschauen, die die Parameter für Therapieziele und Ergebnisse neu definiert haben. Dies ist in dem großangelegten kalifornischen Forschungsprojekt zum Wohlbefinden von Nutzern psychiatrischer Einrichtungen getan worden, in dem Betroffene in allen Forschungsphasen einbezogen wurden (CAMPBELL u. SCHRAIBER 1989). Es stellte sich heraus, dass die Nutzerinnen andere Prioritäten und Ergebnisvariablen benannten als die professionellen Forscher. Immerhin einer von acht Themenkomplexen betraf das Thema »Wohlbefinden und Lebensqualität«. Als Antwort auf die Frage »Was würde Ihr jetziges Leben verbessern?« betonten die meisten Nutzer sozioökonomische Faktoren wie »ein schönes Zuhause, ein Job, Unabhängigkeit, ein vernünftiges Einkommen« und »gute Freunde«, alles Themen, die von der Lebensqualitätsforschung als subjektive und »objektive« Komponenten von Lebensqualität diskutiert werden. Ein ähnlich angelegtes Forschungsprojekt in Großbritannien kam zu ähnlichen Ergebnissen. Zusätzlich betonten die Nutzer die Bedeutung der Natur, das Ausmaß und die Qualität von Beziehungen zu anderen, einschließlich zu Peers (FAULKNER u. THOMAS 2002).

In anderen Studien (DUMONT u. CAMPBELL 1994) wurden folgende Bereiche als für Nutzer am wichtigsten benannt: Rechtsfragen, der Einfluss von Nutzerinnen auf die Einrichtung und das psychiatrische Gesamtsystem, Unterdrückung und Rassismus, Zwangsmaßnahmen und Kontrolle, die Wahrung der persönlichen Integrität, schädliche Wirkungen der Behandlung, Alternativen zu herkömmlichen Behandlungen, Bürgerrechte, Lebensqualität, Arbeit und die Validität von Forschung. Auch hier war Lebensqualität nur eine unter vielen Ergebnisvariablen. In den späten 1990er-Jahren begann Recovery ein zentrales Forschungsthema zu werden und hat möglicherweise das Interesse, das die Nutzerinnen an Lebensqualitätsthemen gehabt hatten, auf sich gezogen. So wurde in einer Aufzählung von recoveryorientierten Messinstrumenten kein spezifisches Instrument zur Erfassung der Lebensqualität benannt (RALPH et al. 1999). Stattdessen entwickelten sich die Lebensqualitätsforschung und die neuen Konzepte von Recovery und

Resilienz parallel mit wenig Verbindung. Die Idee, dass auch Personen mit langwierigen und komplexen psychischen Störungen in der Lage sind, Resilienz zu entwickeln, indem sie von Recovery erfahren und in Recovery leben, steht in der betroffenenkontrollierten bzw. -beeinflussten Forschung ganz im Mittelpunkt des Interesses. Ein weiterer Unterschied zeichnete sich im Forschungsdesign ab. Während für Recovery traditionsgemäß die Personen- und Prozessorientierung und qualitative Forschungsmethoden im Vordergrund stehen, werden in der Lebensqualitätsforschung eher Kohorten im Querschnitt oder vor und nach Interventionen quantitativ untersucht. Im Sinne der Aktionsforschung spiegelt sich auch das Empowerment-Konzept in den Forschungen der Nutzerbewegung wider, indem ein Rollenwechsel vom passiven Forschungsobjekt zur aktiven Teilnahme angeregt wird. Ein verstärkter Austausch zwischen der Lebensqualitätsforschung und den Konzepten von Recovery und Resilienz könnte durchaus zu vielversprechenden Ansätzen und Erfgebnissen führen. Für die beiden bisher getrennten Forschungsbereiche könnte, neben der wichtigen Rolle, die die Erfahrungen und Einschätzungen der Nutzer in Bezug auf die Recovery-Orientierung der Hilfeangebote und möglicherweise auch im Hinblick auf Lebensqualität spielen, das Empowerment-Konzept eine wichtige Brückenfunktion haben.

Einer der Gründe für das fehlende Interesse von Personen mit gelebter Erfahrung am Konstrukt der Lebensqualität mag das ernste Problem der Beziehung zwischen objektiver und subjektiver Lebensqualitätsmessung sein. Noch schwerwiegender scheint das Problem, wenn man sich vor Augen hält, wie klein und wenig signifikant die Zusammenhänge zwischen objektiven und subjektiven Messwerten sind. Immer wieder wird debattiert, welche vorrangig seien, aber auch argumentiert, es handle sich um völlig unterschiedliche Arten von Daten (Warner 1999). Die traurige Geschichte von Menschen, die aufgrund von schweren psychischen Problemen, Diskriminierung und sozialer Ausgrenzung unter schrecklichen Bedingungen leben und trotzdem ihre subjektive Lebensqualität als gut angeben – wahrscheinlich aufgrund einer Anspruchsminderung bei mangelnden Vergleichsmöglichkeiten –, sowie andere Probleme, die Warner als »das Emische und das Etische der Lebensqualitätsmessung« bezeichnete (Warner 1999), illustrieren, was Menschen von diesem Forschungsgebiet abhalten könnte.

Vor Kurzem hat die Einführung des Capabilities Approach mit seinem Fokus auf Handlungsfähigkeit und Wahlmöglichkeit, Verbundenheit und Bürgerrecht (Hopper 2007; Ware et al. 2007) einen Rahmen für das Konzept der Lebensqualität bei psychiatrischen Behinderung geliefert, das Handlungs- und Entscheidungsmöglichkeiten über subjektive Zufriedenheit und Funktionieren im Alltag stellt, und der Diskussion eine neue Dimension verliehen. Dadurch ist es vielleicht eher möglich, das zu beforschen, »worum es wirklich geht« (Ware et al. 2008), und es könnte Expertinnen mit gelebter Erfahrung an Bord bringen.

Recovery und Empowerment

Empowerment ist wie Recovery ein komplexes Konstrukt. Selbstermächtigung, Selbstbestimmung und Selbstwirksamkeit sind wesentliche Elemente von Recovery-Prozessen (Corrigan 2006). Daher ist anzunehmen, dass Empowerment einen messbaren Einfluss auf Recovery ausübt.

Eine Untersuchung in Yale (Resnick et al. 2005) beschäftigte sich mit den Problemen der empirischen Basis für Recovery. Die Forschungsgruppe entschloss sich, Recovery als eine Einstellung zu konzipieren. Das entspricht einer Orientierung an einem Prozess-Modell von Recovery, bedeutet aber auch, dass diese Einstellung – wie alle Einstellungen – auch gemessen und im richtigen Zusammenhang auch als Ergebnismessung angewendet werden kann.

An der Untersuchung nahmen über 1000 Personen mit einer Schizophrenie-Diagnose teil. Verschiedene existierende Messgrößen, die für Recovery infrage kommen – wie Hoffnung und Optimismus, Lebensqualität und Empowerment, Wissen zum Umgang mit Hilfesystemen, soziales Netzwerk, Zufriedenheit und Unabhängigkeit – wurden einem komplexen statistischen Verfahren unterworfen. Das Ziel war es, die wesentlichen Dimensionen von Recovery zu identifizieren und mit einem neuen Instrument messbar zu machen. Vier zentrale Bereiche wurden dabei gefunden:

- Empowerment;
- das Gefühl, sich mit der Erkrankung und den Hilfesystemen auszukennen;

- Zufriedenheit mit der Lebensqualität;
- Hoffnung und Optimismus.

Die Autorinnen sehen ihr Instrument zur Messung der Recovery-Einstellung als Beitrag zur wissenschaftlichen Entwicklung in Richtung evidenzbasierter Betreuung. Sie leiten aus ihren Ergebnissen Vorschläge ab, welche Interventionen wahrscheinlich zu einer Recovery-Haltung beitragen und daraufhin untersucht werden können.

Empowerment ist der stärkste Faktor. Das bedeutet, dass Interventionen, die zu Selbstwertzunahmen führen, hier starke Wirkungen haben können. Die Behandlung muss darauf ausgerichtet sein, dass Betroffene lernen können, eigene Entscheidungen zu treffen und diesen auch zu vertrauen. Es geht aber nicht nur darum, selbst Verantwortung für Entscheidungen zu tragen, sondern auch in Übereinstimmung mit dem Hilfesystem handeln zu können. Die Hilfe muss in der Lage sein, die Ziele ihrer Klienten zu unterstützen, aber auch dazu dienen, die eigenen Ziele erst zu suchen und klarzustellen. Empowerment hängt natürlich auch mit Lebensqualität zusammen und mit Wissen zum Umgang mit Hilfesystemen. Ganz wesentlich ist auch der Zusammenhang von Empowerment und sozialer Unterstützung sowie gesellschaftlichem Einbezug. Nicht überraschend zeigt die Datenlage, dass Empowerment, die Förderung der Selbstbefähigung (Knuf et al. 2007), ein wesentlicher Teil der recoveryorientierten Arbeit ist.

Eine andere Untersuchung zu dem Zusammenhang zwischen Recovery und einer Empowerment-Orientierung der Betreuung (Crane-Ross et al. 2006) zeigt ebenfalls, dass die subjektive Einschätzung von Empowerment in einer Betreuungssituation den größten Einfluss auf recoveryassoziierte Messgrößen (Funktionsniveau, Lebensqualität, Symptomatologie und Anteil an gedeckten Bedürfnissen) hat. Dabei ist insbesondere zu beachten, dass dies nur auf das durch die Nutzerinnen selbst eingeschätzte Ausmaß von Empowerment zutrifft, nicht aber auf die Einschätzungen durch die professionellen Helfer. Es gab erhebliche Unterschiede in der Einschätzung zwischen Nutzerinnen und Helferinnen in Bezug auf Empowerment im Hilfesystem.

Es geht also auch wesentlich darum, dass Profis und Nutzer sich ausführlich darüber beraten, wie ein Hilfsangebot tatsächlich zu Empowerment beitragen kann. Die Motivation dazu sollte hoch sein, wenn man weiß, dass Empowerment einen wesentlichen Beitrag zu Recovery leistet.

Laugharne und Priebe (2006) kommen zu dem Schluss, dass Empowerment die organisatorische Ebene wohl stärker beeinflusst hat als die der individuellen Betreuung. Ihrer Vermutung nach reflektiert dies die Tatsache, dass das Machtgefälle zwischen Anbietern und Nutzern ein extrem hartnäckiges Phänomen ist und daher sogar in »personenzentrierten« und von Betroffenen geleiteten Einrichtungen weiterlebt. Deshalb warnen sie auch davor, die ethischen und die ökonomischen Argumente für Entscheidungsfreiheit von Patientinnen zu verwechseln. Wahlmöglichkeiten können sich nämlich darauf beschränken, zwischen mehreren paternalistischen Angeboten wählen zu können.

Durch Empowerment und Recovery erhalten Patienten in ihrer Behandlung eine neue Rolle und Verantwortung, wobei der Fokus nunmehr auf einer gemeinsamen Entscheidungsfindung und Wahlfreiheit liegt. Diese Aussicht auf eine echte Machtveränderung führt im Berufsfeld zu Konflikten. Unter den »Top Ten der Einwände gegen Recovery, denen man im Zuge der Transformation des Psychiatriesystems begegnet« (Davidson et al. 2006a), findet sich nicht nur vornehmlich das Thema Ressourcen, sondern auch das Thema Risiko. Die Wahlfreiheit der Klienten erscheint als mögliche Quelle der Vernachlässigung unter dem Deckmantel von Recovery als auch als Risikofaktor aufseiten des Hilfesystems: »Wenn Recovery in der Verantwortung der Person liegt, warum bekomme dann ich die Schuld, wenn etwas schiefgeht?« Fortschritte in Wissenschaft und Praxis der Risikobewertung werden als Verbesserungen dieser schwierigen Situation betrachtet (Davidson et al. 2006b; Meehan et al. 2008). Patientenverfügungen gelten als veränderungsfördernd (Onken et al. 2007) und als Schutz der professionellen Helferinnen, die jedoch »so lange übervorsichtig sein werden, bis sie sicher sein können, dass das System sie im Notfall unterstützen wird« (Meehan et al. 2008). Es wäre von Vorteil – besonders im Hinblick auf die Vermeidung von Stigmatisierung und Diskriminierung –, wenn die Psychiatrie sich der allgemeinen Medizin annähern könnte, die Probleme dieser Art nicht hat. Um dabei erfolgreich zu sein, »müssen wir darauf achten, zwischen der Person, die (aus unserer Sicht) eine dumme oder selbstschädigende Entscheidung trifft, und der Person, die wirklich gefährdet ist, genau zu unterscheiden« (Deegan 1996). Nur so können wir den Kernkonzepten der »Würde des Risikos« und dem »Recht, Fehler zu machen« gerecht werden. Bezüglich der Patienten- und Menschenrechte wäre es ein entscheidender Schritt in Richtung

Gleichstellung, wenn es nur mehr ein einziges Gesetz für die gesamte Medizin gäbe, das Fälle eingeschränkter Entscheidungsfähigkeit regelt, anstelle einer speziellen Rechtssituation für eine von der Medizin getrennte Psychiatrie (Dawson u. Szmukler 2006).
Wie wir später zeigen werden, ist der Recovery-Prozess von vielen anderen Aspekten geprägt. Empowerment ist einer davon. Nicht für alle Betroffenen steht Empowerment an erster Stelle, sondern weniger aktive, auf Rückzug und Ruhezonen besonnene Bedürfnisse werden in bestimmten Phasen genannt. Ingeborg Schürmann (1997) stellt in diesem Zusammenhang dem »männlich« geprägten Empowerment-Ansatz eher »weibliche« Werte wie etwa Kommunikation, Kooperation und Fürsorge gegenüber, die sie – besonders in der therapeutischen Beziehung mit Personen mit Schizophrenie-Diagnose – für wesentlich hält. Wer das Empowerment-Buch von Knuf, Osterfeld und Seibert (2007) gelesen hat, versteht jedoch, warum Empowerment dem Recovery dient und dass Selbsthilfe und Selbstbestimmung zu den wesentlichen Pfeilern von Recovery-Konzepten gehören.

Recovery und evidenzbasierte Medizin

Derzeit gibt es in der gesamten Medizin wie auch in der Psychiatrie eine Diskussion zum Thema »evidenzbasierte Medizin«. Evidenzbasiert bedeutet, dass nur solche medizinische Hilfen angeboten werden sollen, die wissenschaftlich bewiesen haben, dass sie bei einer größeren Gruppe von Menschen hilfreich sind und tatsächlich eine Wirkung haben. Wahrscheinlich haben Sie diese Diskussion auch schon in den Medien erlebt. Häufig liest man derzeit in den Zeitungen im deutschsprachigen Raum über die Frage, ob die Krankenkassen sogenannte komplementäre Therapien zahlen sollen bzw. welche davon.
Für die Homoöpathie, von der sehr viele Menschen das Gefühl haben, dass sie ihnen hilft, konnte jüngst wieder einmal nicht der wissenschaftliche Nachweis der Wirksamkeit (Evidenzbasis) erbracht werden, und in der Schweiz gab es 2005 eine Einschränkung in Bezug auf die Bezahlung einiger alternativer Therapien. Die Kenner und Anbieter der Homöopathie argumentieren, dass diejenigen wissenschaftlichen Methoden, die als evidenzbasiert anerkannte Resultate bringen können,

dieser Art von Therapie nicht adäquat sind. Auch innerhalb der etablierten Medizin gibt es solche Fälle. Ein einfaches Beispiel, warum bestimmte Therapien evidenzbasierte Resultate nicht erbringen können, ist die Forderung nach zufällig zusammengestellten Vergleichsgruppen und die nach einem Vergleich mit Plazebos. Diejenigen wissenschaftlichen Untersuchungen, welche zufällig zugeordneten Vergleichsgruppen verschiedene Therapien anbieten, ohne dass der Untersucher und die Versuchsperson das merken – also z.B. ein Medikament und ein gleich aussehendes Scheinmedikament ohne Wirkstoff – werden als höchste Stufe aller evidenzbasierten Resultate angesehen. Das kann man nun mit Medikamenten gut machen, aber um z.B. verschiedene Modelle der Wohnrehabilitation zu testen, sind solche Methoden nicht geeignet. Hier spielt die subjektive Entscheidung und Vorliebe für die eine oder andere Form eine ausschlaggebende Rolle, und man kann nicht erwarten, dass es nach denselben Kriterien beurteilt werden kann, wenn jemandem zufällig die eine oder andere Wohnform zugeteilt wird. Auch kann man keine Scheintherapie wie ein medikamentöses Plazebo anbieten, und vor allem wissen natürlich alle Bescheid, was passiert. Also diskutiert man derzeit darüber, welche Arten von wissenschaftlicher Evidenz zugelassen werden können, um den Kriterien von evidenzbasierter Medizin zu genügen.

Was ist Evidenz?

Derzeit besteht noch eine klare Hierarchie von Evidenzen: Ganz oben stehen – die ebenfalls methodisch sehr problematischen – Meta-Analysen, also Analysen, die mehrere Einzelstudien beurteilen, und eben die randomisierten klinischen Studien. Wie bei den Leitlinien und Konsensusstatements, die meist von den universitären Forschern geprägt sind, eignen sich diese Arten von Evidenz aber nur mäßig dazu, die Versorgungspraxis und die Planungspolitik zu beeinflussen.

Es gibt also sowohl praktische und politische wie auch wissenschaftliche Gründe dafür, andere Arten von Evidenz zuzulassen und neue Arten von wissenschaftlichem Erkenntnisgewinn und Konsensus zu fördern. Die meisten Überlegungen hierzu betreffen quantitative Methoden, die Untersuchungen an großen Gruppen mit statistischen Verfahren durchführen. Diese bringen Erkenntnisse, die man auf Gruppen von Menschen anwenden kann. Die Evidenz besteht in Wahrscheinlichkeiten für bestimmte, meist über eine Diagnose definierte Menschen und bestimmte – mehr oder weniger gut definierte – Behandlungssituationen. Was diese Ergebnisse für den individuellen Patienten bzw. für eine individuelle therapeutische Situation bedeuten, ist nicht immer klar herauszufiltern. Für viele in der Praxis tätige Helferinnen ergibt sich aus dieser Diskrepanz auch das Misstrauen gegenüber Leitlinien und »evidenzbasierten« Regeln, die in der Realität des Alltags mit seinen unterschiedlichen Kontexten und individuellen Situationen oft ganz und gar nicht passend erscheinen. Ideografische Verfahren und qualitative Forschungsmethoden, die individuelle und kontextuelle Faktoren ins Zentrum stellen können, werden aber in naturwissenschaftlichen Zusammenhängen eher den Geisteswissenschaften zugeordnet und traditionell minder geachtet.

Derzeit ist hier klar eine Veränderung im Gange. Qualitative Forschungsmethoden gewinnen an Bedeutung und auch an Qualität. Gleichzeitig ist auch die von Betroffenen in Auftrag gegebene oder durchgeführte Forschung zu einem beträchtlichen Teil qualitativ oder zumindest gemischt qualitativ-quantitativ. Und das führt gleich zum nächsten Schritt der Entwicklung von evidenzbasierter Forschung und evidenzbasierter Planung. Als Experten werden nicht mehr nur medizinische Fachleute herangezogen, sondern auch die Betroffenen und ihre Angehörigen. Dazu kommen Manager, Ökonomen und Sozialforscherinnen, die ihre Standpunkte in eine multiperspektivische Evidenzbasis (Rose et al. 2006) für die medizinische Versorgung einbringen.

»Kämpft für beides!«

Ganz praktisch geht es nun weiter mit Fred Frese, einem Psychologen aus Ohio, USA, der an Schizophrenie erkrankt ist. Er arbeitet sehr erfolgreich als Forscher und hat gemeinsam mit einer Forschergruppe klar formuliert, dass für die recoveryorientierte Praxis zwei unterschiedliche Anliegen zu beachten sind. Einerseits kämpfen Angehörige und Fachleute aus der Psychiatrie für »evidenzbasierte« Interventionen. Sie tun dies vor allem für Menschen, die nicht für sich selbst sprechen können und besonders geschützt werden müssen vor falschen oder riskanten Hilfsangeboten. Im Sinne des Konsumentenschutzes müssen ihnen Angebote gemacht werden, deren Nutzen ausreichend nachgewiesen ist und deren Wirkungen und Nebenwirkungen objektiv an großen Patientengruppen

getestet worden sind. Dieses wichtige Anliegen ist jedoch noch lange nicht erreicht. Wir wissen, dass nur ein Bruchteil der schwer psychisch erkrankten Patientinnen eine Behandlung erhält, die umfassend ist und dem aktuellen Stand der Wissenschaft entspricht. So gilt als sicher, dass störungsspezifische Psychotherapieformen, die es mittlerweile für alle psychiatrischen Diagnosen gibt, wirksam sind. Trotzdem werden sie nicht regelmäßig angeboten. Gleiches gilt für spezielle Formen der Arbeitsrehabilitation und viele andere Hilfsangebote. Diese Mangelsituation ist natürlich frustrierend und ein Anlass, sich politisch dafür einzusetzen, dass dieses Wissen flächendeckend umgesetzt wird.
Andererseits gibt es ehemalige Patienten, die für einen Recovery-Ansatz kämpfen, der auf Subjektivität, Autonomie und Wahlfreiheit baut. Viele Menschen, die sich von psychischen Erkrankungen erholt haben, wissen, dass ihnen nicht nur wissenschaftlich evidenzbasierte Angebote geholfen haben. Oft waren es ganz individuelle, originelle Ansätze, die halfen. Der einzige Beweis ihrer Wirksamkeit besteht darin, dass sie beim Genesungsprozess einzelner Personen eine zentrale Rolle gespielt haben. Die behandelnden Fachleute sind manchmal geneigt, von solchen originellen Heilmethoden abzuraten, da wissenschaftliche Daten über ihre Wirksamkeit fehlen. Für die Betroffenen sind aber häufig gerade diese persönlichen Hilfen von großer Bedeutung. Die Forschergruppe um Fred Frese fordert daher: Die meisten Patientinnen brauchen beides: evidenzbasierte Interventionen *und* individuelle, unübliche Lösungen. Daher: Kämpft gemeinsam! Forscht in beide Richtungen!

Recovery und Remission

Die wissenschaftliche Diskussion darum, wie der Langzeitverlauf der Schizophrenie zu messen ist, hat 2005 eine neue Dimension erhalten: Führende US-amerikanische Schizophrenie-Forscher haben sich zu einer Arbeitsgruppe »Remission in Schizophrenia«, also Remission im medizinischen Sinn bei Schizophrenie, zusammengetan (Andreasen et al. 2005). Remission kann je nach Krankheitstyp bedeuten, dass keinerlei Krankheitszeichen mehr vorhanden sind oder dass die Symptome so leicht sind, dass sie zu keinen wesentlichen Behinderungen im Alltagsleben führen. Für Depression, Angststörungen und bipolare

Störung gibt es bereits seit Jahren solche Remissionskriterien, an denen sich verschiedene Interventionen, vor allem psychopharmakologische, messen können. Als Grund für diese neue Initiative für Schizophrenie geben die Autoren das zunehmende Interesse an, das Patienten, Familien und Aktivistinnen, aber auch Fachleute an dem Thema »Recovery« entwickelt haben.

Einleitend argumentieren sie, dass bisher sehr unterschiedliche Kriterien angewendet worden sind, dass sich neue Therapien – psychosozial und psychopharmakologisch – etabliert haben und es wissenschaftliche Evidenz dafür gibt, dass die traditionell negativen Einschätzungen zum Verlauf der Schizophrenie übertrieben waren. Auch nehmen sie Bezug auf jüngere Daten, die ergeben haben, dass manche Ausprägungen von Symptomen, die der Schizophrenie zugeordnet werden können, wie Halluzinationen und Wahnideen, aber auch reduzierter Antrieb, auch in der Allgemeinbevölkerungen nicht so selten vorkommen, ohne zu einer Diagnosestellung oder Behandlung zu führen und oft Lebensläufe ohne objektive und subjektive Einschränkungen ermöglichen. Deshalb halten sie es als Remissionskriterium für ausreichend, wenn die Symptome von milder und nicht behindernder Ausprägung sind. Als Zeitkriterium schlagen sie sechs Monate vor.

Die europäische Antwort auf diesen Vorstoß (van Os et al. 2006) unterstützt das Ziel der amerikanischen Arbeitsgruppe, klare Kriterien für Verlaufsbeurteilungen zu definieren, um sie messbar und vergleichbar zu machen. Auch sie empören sich über prominente Ignoranz und Fehleinschätzungen bezüglich des Verlaufs der Schizophrenie. Auch die Autorinnen begrüßen es, dass derzeit von wissenschaftlich höchster Seite klargemacht wird, dass Remission von Symptomen bei Schizophrenie ein wichtiges Ziel ist, an dem sich Interventionen messen lassen müssen. Van Os et al. weisen darauf hin, dass die Definition von Remission ausschließlich über Symptome nichts mit Recovery gemein hat. Sie sehen das Abklingen der Symptome als einen notwendigen Schritt in Richtung Recovery. In beiden Papieren ist Recovery aber als wesentlich mehr definiert. Das Funktionieren in sozialen Rollen, Arbeit, soziale Beziehungen und Lebensqualität werden als wichtige, aber noch schwer messbare Kriterien genannt. Die europäischen Autoren definieren Recovery außerdem als »moving forward«, was etwa »Weiterkommen« oder »Vorwärtsgehen« bedeutet, und das »Leben wiederaufbauen«. Sie äußern die Hoffnung, dass es in Zukunft auch für

Recovery operationale Kriterien geben wird, die Konstrukte wie Funktionen in verschiedenen psychosozialen Bereichen, Lebensqualität und Empowerment enthalten werden.

Die reduktionistische Konzeption einer symptomdefinierten Remission gibt selbstverständlich Anlass zur Kritik (Katschnig 2006). Eine solche begrenzte Perspektive steht in gewisser Weise zu differenzierten Recovery-Konzepten im Widerspruch.

Stellt man aber die einhellige Empörung sowohl der US-amerikanischen wie der europäischen Initiative in den Vordergrund, die sich der negativen prognostischen Generalisierung klar entgegenstellt, so ergibt sich schon ein eindrucksvolles Bild. Beide Initiativen wollen die Informationen, die Betroffene und Familien bekommen, in die Richtung verändern, dass die Behandlungsziele höher geschraubt werden, dass Hoffnung entsteht und dass Bemühungen in Richtung Recovery kraftvoll unterstützt werden.

In diesem Zusammenhang ist noch ein wichtiger Unterschied zwischen der amerikanischen und der europäischen Publikation zu notieren. Die Europäer weisen ausdrücklich darauf hin, dass die Anwendung der Remissionskriterien nicht damit verbunden ist, Annahmen zu den Ursachen der Erkrankung zu stellen. Und die Kriterien sollten unabhängig davon angewendet werden, ob die Remission mit oder ohne Behandlung erfolgt.

Das trifft selbstverständlich auch für die Vorschläge von Kriterien zu, die Recovery definieren könnten (Corrigan 2006). Für Recovery als Ergebnis, das man messen kann, werden die folgenden Bereiche als messbare Größen vorgeschlagen:

- Abklingen der Symptome;
- Unabhängigkeit in Bezug auf die Wohnsituation;
- zumindest Teilzeitbeschäftigung oder -ausbildung;
- regelmäßige soziale und Freizeitkontakte.

Für Recovery als Prozess geht es um den hoffnungsvollen Ausblick in die Zukunft, das subjektive Wohlbefinden, Zielorientiertheit und Empowerment. Diese Kriterien sind aber nicht nur wichtiger als die Symptome allein, sondern auch wesentlich schwerer zu messen und mit den derzeit üblichen wissenschaftlichen Methoden auszuwerten. Es ist zu hoffen, dass wir diesen Schwierigkeiten gewachsen sind, um sinnvolle Forschung in Richtung Recovery betreiben zu können.

Persönliche Erfahrung als Evidenz und Basis der Modellentwicklung

Ron Coleman/Großbritannien: Recovery – ein fremdartiges Konzept

Wo und wann?

Ron Colemans Buch »Recovery – an alien concept« ist erstmals im Jahr 2000 in Großbritannien erschienen. Es ist wie auch andere Publikationen – z. B. »Working Towards Recovery« (Ron Coleman, Paul Baker, Karen Taylor) – über seine Webseite (im Internet: www.roncolemanvoices.com, Stand 12.8.2006) zu beziehen.

Wer?

Ron war zwischen 1982 und 1991 Patient mit der Diagnose »Schizophrenie«. Über sechs Jahre davon war er in stationärer Behandlung. 1991 kam er mit der Stimmenhörerbewegung in Kontakt, wurde deren Koordinator in England und ist seither als Berater und Trainer im Gesundheitsbereich international äußerst erfolgreich. Mehrere Bücher und Manuale sind in englischer Sprache erschienen und liegen auch in anderen Sprachen vor. Auf Deutsch ist seine Arbeitshilfe zum Umgang mit Stimmenhören (gemeinsam mit Mike Smith) als Psychosoziale Arbeitshilfe 14 im Psychiatrie Verlag erschienen. Er lebt mit seiner Frau und Geschäftspartnerin Karen Taylor und seinen fünf Kindern in Schottland.

Für wen?

Ron Coleman wendet sich in seinem Buch an Betroffene und an professionelle und private Helfer. Das Buch enthält neben seiner eigenen Geschichte eine Konzeptualisierung von Recovery sowie einen persönlichen Recovery-Plan, der Betroffenen und deren Helferinnen Orientierung für mehrere Schritte zu erwünschten Veränderungen im Leben gibt.

Grundidee

Offenbar ist die Idee von Recovery sowohl den Betroffenen als auch den Profis abhanden gekommen. So sehr ist die Idee, dass man auch wieder gesund werden kann, in Vergessenheit geraten, dass sie fremd (»alien«) geworden ist. Es kann nicht nur um eine Stabilisierung eines Zustandes gehen, sondern darum, Gesundheit wiederzuerlangen. Rons eigene Geschichte ist keine Ausnahme. Recovery ist für viele möglich.

Die Reise in die Krankheit

Rons Geschichte handelt von einem Knaben, der im Alter von elf Jahren davon beseelt ist, Priester zu werden. Der sexuelle Missbrauch, den er erfahren muss, ist ein Schock und ein Trauma. Ron glaubt, dass er dieses eine Trauma unbeschadet hätte überstehen können. Aber sehr bald erlebt er eine andere Tragödie von großem Ausmaß: Seine erste Lebensgefährtin Annabelle nimmt sich völlig überraschend das Leben. Einige Zeit später beginnt Ron nach einem Sportunfall Stimmen zu hören. Er sucht medizinische Hilfe, lehnt eine stationäre Aufnahme aber ab und wird drei Tage später dazu gezwungen. Die Diagnose lautet »paranoide Schizophrenie«. Zehn Jahre lang lebt Ron als psychiatrischer Patient, einen Großteil dieser Zeit verbringt er in psychiatrischen Krankenhäusern. Die Medikamente helfen wenig, die Anteilnahme und Unterstützung der Betreuerinnen tun wohl, bewegen jedoch nichts in Richtung einer Verbesserung.

Die Recovery-Reise: Wegbereiter und Navigatoren

Nicht sein eigener Glaube, dass ihm noch zu helfen sei, holte Ron aus dieser Situation heraus. Eine Betreuerin glaubte daran, dass Ron von der Selbsthilfegruppe der Stimmenhörer profitieren könnte, und sie begleitete ihn dorthin. Es waren andere Stimmenhörerinnen, neue Freunde und Profis, die ihm einerseits ermöglichten, sich mit seinen eigenen Stimmen auseinanderzusetzen, andererseits seinen früheren Interessen wieder nachzugehen. So wird in ihm der Glaube an eine Veränderung seiner Situation geweckt. Recovery kann nicht in Isolation passieren, sondern geschieht im Kontakt mit anderen Menschen. Kann man diese Menschen als Bausteine im Recovery-Gebäude sehen, so ist man selbst der Eckpfeiler.

From victim to victor – vom Opfer zum Sieger

Die größte Hürde zu Recovery ist man selbst. Die Patientenrolle legt nahe, dass man Hilfe und Orientierung von anderen bekommt. Für Recovery muss man die Idee, dass man hauptsächlich krank ist, aufgeben und stattdessen der Idee Raum geben, dass man aus der Patientenrolle heraustreten kann. Dazu muss man den eigenen Wert in und für die Gesellschaft akzeptieren, die eigenen Rollen als Mitglied der Gemeinschaft der Bürger annehmen. Es braucht Selbstwert und Selbstachtung. Selbsterkenntnis verhilft dazu zu verstehen, wo die eigenen Stärken und Schwächen liegen. Erlerntes Verhalten, das einem selbst im Wege steht, soll erkannt und verändert werden. Man muss Verantwortung für sich selbst übernehmen. Wenn Ron von sich selbst sagt »psychotic and proud« (»psychotisch und stolz«), dann ist ihm das sehr ernst. Selbstbewusstsein dafür, wer und wie ich bin sowie wer und wie ich sein kann, ist eine wesentliche Voraussetzung für die Schritte »from victim fo victor« – »vom Opfer zum Sieger«. Es ist eine Entscheidung, ob man weiterhin in Selbstmitleid als arme kranke Person ständig auf die Hilfe anderer angewiesen ist oder ob man sein Leben selbst in die Hand nimmt. Man kann sich dazu entscheiden, sich auf den Recoveryweg zu begeben.

Eigene Entscheidungen zu treffen, bedeutet auch, eigene Fehler zu machen. Solange man seine Identität über die Krankheit definiert, kann man bei Fehlern zurück in die Psychiatrie laufen. Man kann die Verantwortung an die Biologie der Krankheit abgeben, anstatt sich mit der eigenen Menschlichkeit auseinanderzusetzen. Wenn man Entscheidungen trifft, macht man auch Fehler. Verantwortung wird übernommen für gute und schlechte Entscheidungen. Es ist ein Unterschied, ob man einen Fehler macht oder ob man schlicht einen Rückfall hat. Verantwortung für eigene Entscheidungen zu übernehmen, bedeutet auch, neue Erfahrungen mit sich selbst zu machen, seine Schwächen kennenzulernen und sich verändern und verbessern zu können.

»Choice« bedeutet Wahlfreiheit und ist der Zement zum Recovery-Gebäude. Die Freiheit der Bürgerinnen, ihre eigene Wahl bezüglich Lebensstil und Beziehungen zu treffen, gehört zu den Grundfesten demokratischer Gesellschaften. Psychiatrische Einrichtungen sehen in ihren Leitlinien ebenfalls ein wesentliches Element ihrer Qualität darin, dass sie sich nach den Entscheidungen ihrer Patientinnen oder Klienten richten wollen. Die Realität sieht oft anders aus. Psychiaterinnen entscheiden für ihre Patienten. Betreuerinnen wissen zu wenig über Alternativen zu konventionellen Behandlungen. Patienten werden selten ausreichend informiert, um tatsächlich eine volle Entscheidungsgrundlage zu haben. Patientinnen werden nach stationären Aufnahmen in Umgebungen entlassen, die ihre Verletzlichkeit erhöhen. Wahlfreiheit kann nicht nur bedeuten, dass man sich zwischen bestehenden Optionen entscheiden kann – z. B. das eine Medikament oder das andere –, sondern dass man auch eigene Ideen einbringen und umsetzen kann. Professionelle Helfer sollten sich in ihrem Angebot nicht nur da-rauf beschränken, was ihnen selbst als Bedürfnis ihrer Klientinnen so einfällt, sondern müssen unvoreingenommen versuchen, die Wünsche der Patientinnen zu erfassen. Dazu muss man lernen, als Klient die eigenen Wünsche und Bedürfnisse zu kennen und auch ausdrücken zu können. Ron brauchte die Hilfe eines Patientenanwalts, um seine Fragen an die Psychiater vorzubereiten und aufzuschreiben. So konnte er zumindest seine Stimme erheben, während er vorher in der Hitze der Diskussion der Visitensituation regelmäßig vergaß, was er eigentlich alles gewollt hatte.

»Ownership of the experience« – Anerkennen und Nutzung der eigenen Erfahrung

Als Ron anfing, Stimmen zu hören, war das für ihn ein Zeichen von Wahnsinn. Das isolierte ihn nicht nur von anderen, sondern auch von sich selbst. Er beschreibt ein entfremdetes Selbst, ängstlich, später ängstlich und wütend. Er traute seiner eigenen Erfahrung nicht mehr. Und er fand keinen Sinnzusammenhang für seine Erfahrungen in unserer Gesellschaft. Er hatte seine Erfahrungen den psychiatrischen Expertinnen überlassen, und diese hatten die Diagnose »Schizophrenie« gestellt und die entsprechende Behandlung angeboten. Aber Diagnose, medikamentöse Therapien, Elektrokrampfbehandlungen halfen ihm nicht. Erst als er durch den Kontakt mit anderen Stimmenhörern begann, seine eigene Erfahrung ernst zu nehmen und mit seiner Lebensgeschichte in Verbindung zu bringen, änderte sich etwas. Den wesentlichen Beginn seiner Recovery sieht Ron darin, dass er aufhörte, »Ron, der Schizophrene« zu sein, sondern sich selbst als »Ron, der Stimmenhörer« finden konnte. Ron kritisiert die Definitionsmacht der Psychiatrie nicht nur wegen der mangelnden wissenschaftlichen Validierung der Diagnose »Schizophrenie«. Er sieht Selbstwert und Selbstakzeptanz dadurch gefährdet, dass die persönliche Erfahrung auf den Ausdruck einer Erkrankung reduziert wird und der Eindruck eines defekten und reparaturbedürftigen Selbst entsteht. Man muss sich dazu entscheiden, die Erfahrung selbst in Besitz zu nehmen und zu nutzen. Nur wenn man die Erfahrung des Verrücktseins »besitzt«, kann man auch Recovery in Besitz nehmen.

Es ist ein Akt der Befreiung, die eigene Erfahrung wieder in Besitz zu nehmen. Dabei geht es nicht nur um Selbstermächtigung, sondern um Rückgewinnung der Macht, die an die psychiatrischen Expertinnen abgegeben worden war. Das bedeutet nicht, dass professionelle Helfer nicht großen Anteil an Recovery-Prozessen ihrer Klientinnen haben können. Ron selbst arbeitet heute als Profi im Feld der Psychiatrie. Ein wichtiges Kapitel des Buches ist der Rolle von professionellen Helferinnen gewidmet, die als wirksame Kräfte in der Recovery ihrer Klienten arbeiten. Beschreibungen von Rons eigener Arbeit mit Klientinnen nach seinem C. O. P. S. Recovery-Plan sind eindrucksvolle Beispiele von Recoveryarbeit und -ermöglichung.

Das C. O. P. S. Recovery Programm

Planen ist von großer Wichtigkeit. Personenzentrierte Hilfeplanung ist das Schlagwort dazu, wobei Ron in seinem Vorschlag zum Recovery-Plan als wesentlich herausstreicht, dass es seiner Meinung nach nicht so sehr um Hilfe geht, sondern um Entwicklung. Entwicklungen können geplant werden auf der Basis von Fragen nach Erfolgen, auf denen man aufbauen kann, sowie Hürden und Schwierigkeiten, die überwunden werden müssen. Es muss unterschieden werden zwischen Zielen, die man aus eigener Kraft erreichen kann, und Zielen, für die man Hilfe braucht. Damit eine solche personenzentrierte Entwicklungsplanung erfolgreich sein kann, sollte man sich zuvor die Person, die einen beim Planen unterstützt, gut ausgesucht haben. Es ist ein Fehler, dass sich Klienten und Helferinnen in psychiatrischen Einrichtungen nicht gegenseitig aussuchen können. So entstehen nutzlose und unter Umständen sogar gefährliche Situationen, in denen Klientin und Betreuerin nicht miteinander können. Einrichtungen, die es ermöglichen, dass Klienten sich die Betreuer aussuchen, oder solche, wo es zumindest möglich ist, bei Bedarf einen Betreuerinnenwechsel vorzunehmen, machen damit gute Erfahrungen. Viele Probleme und Spannungen lösen sich auf diese Art. Vertrauensvolle Beziehungen entstehen rascher. Und die sind eine wichtige Basis für einen Recovery-Plan.

Der persönliche Recovery-Plan des C.O.P.S. Recovery Programms (dabei stehen die Abkürzungen für Choice = Wahlfreiheit, Ownership = Besitz, People = Menschen, Self = Selbst) wendet sich direkt an die Person, die ihre eigene Recovery planen möchte, und erklärt kurz, von wem und wozu diese Arbeitshilfe entwickelt wurde. Gleich am Anfang wird klargestellt, dass man jedoch selbst entscheiden muss, wann und mit wem man den Plan machen möchte, wie lange man dazu braucht, wo man die Notizen aufbewahrt und wer Einsicht haben darf. Auch kann man Teile auslassen und überspringen oder die Reihenfolge ändern. »Du hast die Kontrolle!«, sagt der Plan, »du triffst die Entscheidungen«. Aber es gibt auch Forderungen gleich zu Beginn. Es gibt drei unumgängliche Voraussetzungen, ohne die man gar nicht anzufangen braucht:

- Sei ehrlich zu dir selbst!
- Übernimm Verantwortung für dich selbst!
- Sei deiner eigenen Recovery verpflichtet!

Dementsprechend beginnt der Plan mit Phase 1: »Was Recovery für mich bedeutet.« Dann geht es weiter über die eigene Lebensgeschichte, wichtige Erinnerungen, Erfahrungen, Vorlieben und Fakten aus verschiedenen Lebensphasen und -bereichen. Die nächsten Kapitel fordern auf, Schwierigkeiten und Bewältigungsstrategien sowie die bisherigen Erfahrungen mit der Psychiatrie zu beschreiben. Schließlich können erwünschte Veränderungen definiert werden, die jeweils mit einem Entwicklungsplan über Wege und Hürden angereichert werden. Erfolge müssen deutlich dokumentiert werden.

Das Buch endet mit einer optimistischen Note: Das Konzept Recovery wird in die Praxis umgesetzt. Die Idee lebt. Die Bewegung setzt sich durch. Es ist Zeit, sich an der eigenen Recovery zu erfreuen.

Dan Fisher und Laurie Ahern/USA: Ein Empowerment-Modell für Recovery

Wo und wann?

Das »National Empowerment Center«, kurz NEC, in Lawrence/Massachusetts in den USA ist seit vielen Jahren sehr erfolgreich aktiv dabei, die Botschaft von Recovery und Empowerment zu verbreiten. Es ist eine von Betroffenen geleitete Organisation – staatlich finanziell gefördert – die eine Fülle von Informationen verteilt (www.power2u.org). Mit ihren Publikationen, Konferenzen und Auftritten in den Medien sind sie prominent in der US-amerikanischen Diskussion zur Psychiatrieplanung vertreten. Dan Fisher, einer der Direktoren von NEC, war Mitglied der »New Freedom Commission« über psychische Gesundheit und konnte mit dieser, den US-amerikanischen Präsidenten beratenden Kommission durchsetzen, dass der Bericht an den Präsidenten die Vision einer Zukunft enthält, »in der jede/r mit einer psychischen Krankheit ›recovern‹ kann«. NEC führt große Forschungsprojekte durch und entwickelt Unterrichtsprogramme zu Empowerment und Recovery für Profis, Betroffene und Planerinnen. NECs Ziel ist eine Veränderung der institutionszentrierten traditionellen Psychiatrie hin zu recoveryorientierten Hilfen.

Wer?

Laurie Ahern ist Associate Director of Mental Disability Rights International (im Internet: www.mdri.org, Stand 24.8.2006), einer internationalen Menschenrechtsorganisation zum Schutz der Menschenrechte von Menschen mit psychiatrischen Diagnosen und geistigen Behinderungen. In ihrem Lebenslauf beschreibt sie sich als Überlebende sexuellen Missbrauchs und als eine Frau, die, nachdem sie 19-jährig hospitalisiert und mit dem Etikett »Schizophrenie« versehen wurde, wieder gesund geworden ist. Sie ist heute eine eindrucksvoll erfolgreiche Frau und unternimmt im Rahmen ihrer Tätigkeit zum Schutz der Menschenrechte ausgedehnte Reisen zu psychiatrischen Institutionen, Waisenhäusern und Heimen in Lateinamerika, Osteuropa und dem mittleren Osten. Sie unterrichtet über Implementierung von »peer support trainings« und Recovery auf der ganzen Welt.

Zehn Jahre lang war sie eine der Direktorinnen des NEC, wo sie dessen preisgekrönte Zeitschrift herausgab. Zusammen mit Dan Fisher entwickelte sie das »Empowerment model of Recovery« und PACE (Personal Assistance in Community Existence), ein Programm zur recoveryorientierten Hilfe für Menschen mit schwerwiegenden psychischen Leidenszuständen. Ihre Arbeiten zu Recovery haben wie ihre journalistischen und herausgeberischen Leistungen in anderen Gebieten große Erfolge verzeichnet, wurden in viele Sprachen übersetzt und mehrfach ausgezeichnet. Sie verbreitet das Recovery-Konzept in zahlreichen Vorträgen, Workshops und Kongressen für Betroffene, Angehörige und Profis.
Dan Fisher beschreibt sich selbst als eine Person »recovered« von Schizophrenie. Von Beruf ist er Psychiater. Er war mehrmals mit der Diagnose »Schizophrenie« in Krankenhausbehandlung, bevor er sich entschloss, Psychiater zu werden. Zusätzlich zu seinem Status als Facharzt für Psychiatrie hat er einen akademischen Grad in Biochemie erworben. Neben seiner Arbeit als einer der Direktoren des NEC ist Dan Fisher als klinischer Psychiater in einem psychosozialen Dienst in Massachusetts tätig.

Für wen?

Laurie Ahern und Dan Fisher machen Öffentlichkeitsarbeit im großen Stil. Sie vertreten nationale und internationale Organisationen in ihrer Arbeit zu Menschenrechten und Recovery. Der unten beschriebene Recovery-Leitfaden PACE wendet sich an Individuen, die als Betroffene, Familien und Profis mit psychiatrischen Erkrankungen zu tun haben, aber auch an politisch Verantwortliche und vor allem an die Planer von psychiatrischen Einrichtungen. PACE ist ein Modell, das als die bessere Alternative zu PACT (Programm for Assertive Community Treatment), dem derzeitigen Modell der psychiatrischen Versorgung in den USA, angeboten wird. Die Unterschiede zwischen diesen beiden Modellen sind im Recovery-Leitfaden deutlich benannt.

Grundidee

Das »Empowerment Model of Recovery« und PACE stellen eine gewaltlose recoveryorientierte Alternative zu traditionellen psychiatrischen Hilfsangeboten dar.

PACE geht davon aus, dass sich jeder Mensch auch von schwersten psychischen Erkrankungen erholen kann. Laurie Ahern, Dan Fisher, Judi Chamberlain, Pat Deegan und andere Mitarbeiterinnen im NEC sind Beispiele dafür. Sie erzählen ihre Geschichten, um anderen Menschen Mut zu machen, denn für Recovery braucht es Hoffnung: Niemals aufgeben!
Die psychiatrischen Einrichtungen – im Krankenhaus wie auch außerhalb – arbeiten in dem Glauben, dass psychische Erkrankungen lebenslange sind und Patienten niemals wieder richtig gesund werden können. Die Ziele von medizinischen und rehabilitativen Konzepten sind Erhaltungstherapie und Stabilisierung. Es geht um Optimierung der Funktion, während man jedoch krank bleibt. Basierend auf Recovery-Forschung, die zeigt, dass mit der richtigen Kombination von Haltung und Unterstützung Menschen komplett gesund werden können, schlagen Laurie Ahern und Dan Fisher daher ein Empowerment-Modell von Recovery vor und haben daraus ein neues Behandlungskonzept entwickelt, wie man Menschen zu Recovery verhilft: PACE.

Prinzipien von PACE

- Menschen können auch von schwersten Formen psychischer Erkrankung »recovern«.
- »Psychische Erkrankung« ist ein Etikett für schwerwiegende emotionale Leidenszustände, die das Leben einer Person in der Gesellschaft stören.
- Menschen sehnen sich nach emotionaler Verbindung mit anderen, besonders wenn sie unter emotionalen Störungen leiden.
- Vertrauen ist ein Eckpfeiler von Recovery.
- Menschen, die an dich glauben, können dir helfen zu recovern.
- Menschen müssen ihren eigenen Träumen folgen, um zu recovern.
- Misstrauen führt zu vermehrtem Kontrollbedürfnis und stört die Recovery.
- Selbstbestimmung ist essenziell für Recovery.
- Menschen, die recovern, und die Menschen um sie herum müssen an Recovery glauben.
- Respekt und Würde sind von vitaler Bedeutung für Recovery.
- Alles, was wir über die Wichtigkeit von Beziehungen wissen, trifft genauso auf Menschen mit dem Etikett »psychische Erkrankung« zu.

- Sich emotional sicher zu fühlen in Beziehungen, ist unerlässlich dafür, Gefühle auszudrücken, was wiederum zur Recovery beiträgt.
- Bedeutung und Sinn von schweren emotionalen Leidenszuständen zu verstehen, hilft zur Recovery. (Übersetzung der Autorinnen)

Diese Prinzipien leiten sich aus der Forschungstätigkeit von NEC ab.

Forschungsergebnisse

NEC hat über viele Jahre Daten von Menschen gesammelt, die sich von schweren psychiatrischen Erkrankungen vollkommen erholt haben. Deren Aussagen werden in fünf Hauptkategorien zusammengefasst:

- Recovery beliefs – Glaube an Recovery;
- Recovery relationships – Beziehungen, die zu Recovery verhelfen;
- Recovery skills – Fertigkeiten, die man sich aneignen kann;
- Recovery identity – eine Identität als ganzer Mensch finden;
- Recovery community – eine Rolle in der Gemeinschaft finden.

Recovery beliefs – Glaube an Recovery: Das Allerwichtigeste ist es, daran zu glauben, dass man irgendwann nicht mehr »psychisch krank« ist. Man darf niemals aufgeben. Man braucht Menschen um sich herum, die einem zutrauen, dass man in der Lage ist, irgendwann wieder sein eigenes Leben zu leben, eigene Träume, Freunde, Job und Wohnung zu haben. Das steht im Widerspruch zu der Überzeugung, dass Menschen für immer krank sein werden. Hoffnung ist essenziell: »Niemand von uns würde sich so anstrengen, wenn wir denken würden, es wäre umsonst.« Du musst an dich selbst glauben! Man muss sich darauf konzentrieren, eine neue Zukunft zu schaffen, nicht einfach dorthin zurückkehren wollen, wo man war, bevor man das Etikett »psychisch krank« oder »schizophren« erhalten hat.

Recovery relationships – Beziehungen, die zu Recovery verhelfen: Die Menschen, die gesund geworden sind, erzählen, dass es wesentlich für sie war, jemanden zu finden, der oder die an sie geglaubt hat. Dass jemand ihnen zugetraut hat, sich wieder ein eigenes Leben zu schaffen, Verantwortung zu übernehmen, etwas in ihrem Leben verändern zu können. Dazu gehört, dass diese Menschen über lange Zeit durchhalten und die Hoffnung nicht aufgeben. Für Recovery braucht man Menschen, denen man vertrauen kann, mit denen man sich sicher fühlt. Und auch Leute, die einem mal einen praktischen Rat geben. Besonders geeignet dafür sind die Menschen, die selbst Erfahrungen mit psychischen Krisen und Erkrankungen gemacht haben. Deswegen sind Peers und peergeleitete Projekte so wichtig in der Versorgungslandschaft. Unter den Profis werden diejenigen als hilfreich erlebt, die wenig professionelle Distanz zeigen, sondern menschlich nahe und oft auch mit Humor helfen können. Für Profis ist es wichtig, jemandem in ihrem oder seinem individuellen Tempo beizustehen und zu erlauben, die eigenen Ziele und Träume zu verfolgen, und nicht professionelle Ziele aufzudrängen oder gar zu erzwingen. Freundschaft und Anteilnahme sind auch von professionellen Helferinnen gefragt.

Recovery skills – Fertigkeiten, die man sich aneignen kann: Zuerst einmal ist es wichtig, die Fähigkeit zu erlangen, in Beziehungen gefühlsmäßig zu reagieren. Es geht darum, Ärger, Traurigkeit, Liebe und Ängste anderen gegenüber ausdrücken zu können. So findet man Freunde, und so lernt man, auf sich selbst zu achten. Zu lernen, welches die Dinge sind, die einem gut tun, und wie man dazu kommen kann, hilft sehr. Ob das ein Spaziergang ist, Meditation, Schreiben oder vieles andere mehr, muss man selbst herausfinden. Verantwortung für sich selbst zu übernehmen, ist ein wichtiger Schritt. Man muss aufhören, die Krankheit für alle Probleme, die man im Leben hat, verantwortlich zu machen, und sich damit herauszureden, dass man eine chemische Instabilität im Gehirn hat. Man sollte auch nicht ins Gegenteil verfallen und sich alle Schuld geben oder gar glauben, sich selbst bestrafen zu müssen. Das macht keinen Sinn. Auch sich selbst muss man vergeben lernen, verstehen, dass man manche Entwicklungen und Ereignisse nicht unter Kontrolle haben kann. Sich selbst zu vergeben ist einfacher, wenn man Freunde hat, die einem verzeihen können. Auch eine persönliche Prioritätenliste an Zielen ist hilfreich, um Erfolge verzeichnen zu können.

Recovery identity – eine Identität als ganzer Mensch finden: Sich nicht ausschließlich als Patientin zu identifizieren, sondern als Gesamtperson, ist wesentlich. Sich daran zu erinnern, was man vor der Erkrankung bereits geschafft hat, kann hier helfen. Um Stigma und Diskriminierung zu überwinden, kann es helfen, sich in der Betroffenenbewegung zu engagieren. Etiketten wie »die psychisch Kranken« sollten keine Chance haben. »Person first«-Sprache bedeutet immer »Personen mit …« einer Diagnose, einer Krankheit etc. zu sagen, damit klar ist, dass eine Person immer als Ganzes zu sehen ist. Das bedeutet, dass man von sich und/oder anderen nicht als von »schizophrenen Menschen« spricht, sondern von »Menschen mit Schizophrenie«, dass man »manisch-depressiv« z. B. nicht als Eigenschaftswort verwendet. Sich als ganze, vollständige Person zu bezeichnen und zu fühlen, macht Recovery möglich.

Recovery community – eine Rolle in der Gemeinschaft finden: Identität und Lebenssinn baut man in der Gesellschaft auf, in der man lebt. Die internationale Betroffenenbewegung hat es für viele Menschen ermöglicht, durch Beteiligung und Engagement positiven Sinn zu finden, und sich selbst und anderen zu Empowerment zu verhelfen. Arbeit und sinnvolle, regelmäßige Tätigkeit waren für viele die zentrale Therapie. Arbeit und häufig die Möglichkeit, anderen Menschen zu helfen, gibt Sinn und Bedeutung fürs eigene Leben. Wie die Gesellschaft als Ganzes über die Möglichkeit von Recovery denkt, bestimmt, was einzelne Menschen für möglich halten und worum sie sich bemühen können. Ein Paradigmenwechsel im Denken über den Verlauf von psychischen Erkrankungen würde vielen Menschen neue Gelegenheit zur Recovery geben. Allen voran muss sich die Psychiatrie in ihren Konzepten und ihrer Praxis dahingehend ändern, dass Hoffnung anstelle von Resignation bei den Betroffenen entsteht. Verständnis für die Rolle von Verlusten und für Traumata, die für die Entstehung von psychiatrischen Erkrankungen eine Rolle spielen, wird von den Profis in ihren diagnostischen und therapeutischen Überlegungen verlangt.

Konzepte und Sprache von PACE

Die wichtige Rolle der Sprache wird auch darin deutlich, dass ein zentrales Kapitel der aus dem Programm hervorgegangenen Broschüre sich mit Aussagen beschäftigt, mit denen Menschen konfrontiert werden, wenn sie psychiatrische Hilfe suchen. Die Aussagen, die dem medizinischen und rehabilitativen Modell zugeschrieben werden, sind dem Empowerment-Modell von Recovery gegenübergestellt.

»Du erlebst ein schweres emotionales Leid, das dein Leben empfindlich stört«, ist laut PACE näher an der Wahrheit als die Aussage »du bist psychisch krank«. Die Botschaft der meisten psychoedukativen Initiativen – »die Ursache für deine psychische Erkrankung ist eine genetisch oder biochemisch hervorgerufene Gehirnerkrankung« – greift zu kurz. PACE sagt dazu: »(…) dein Leid ist das Ergebnis einer Kombination aus Verlusten, Verletzungen und mangelnder Unterstützung«. Einer der wesentlichsten Unterschiede ist, dass PACE seinen Klienten zu verstehen gibt: »Du kannst wieder ganz gesund werden«, und niemals Aussagen, dass eine Störung dauerhaft sein wird, treffen würde. Auch die Idee, dass man erst wieder arbeiten kann, wenn man keine Symptome mehr hat, wird in PACE ersetzt durch den Ratschlag: »Fang sobald als möglich wieder damit an, etwas Sinnvolles zu tun!«

Den Medikamenten wird eine selbstbestimmte wichtige Bedeutung beigemessen: »Medikamente könnten dir jetzt helfen, während du lernst, mit deinen Problemen umzugehen und wieder gesund zu werden.« Niemals jedoch würde man Botschaften verbreiten wollen, die der »traditionellen« psychiatrischen Kultur zugeschrieben wird: »Du musst ein Leben lang Medikamente nehmen!«

Das gleiche gilt für Aussagen wie »Du wirst für immer fachliche Hilfe in Anspruch nehmen müssen.« Im Gegenteil: PACE schlägt vor, andere Formen der Unterstützung im Zentrum zu sehen: »Du wirst die hauptsächliche Hilfe von deinen Peers und von deinen Freunden erhalten können.«

Während traditionelle fachliche Ratschläge vermitteln, sich unbedingt vor »Stress« zu schützen, ist es PACE wichtig zu vermitteln, dass »du wieder zu deinen Träumen und Herausforderungen zurückkehren kannst, um dein Leben wieder voll aufzunehmen«.

Es macht keinen Sinn davon auszugehen, dass »du deine Krankheit bist«, sondern immer zu wissen: »(...) du bist ein vollständiger Mensch«.

Auch im akuten Stadium einer Krankheit darf man sich nicht damit abfinden, wenn gesagt oder gedacht wird: »Aufgrund deiner Erkrankung kannst du deine Gefühle nicht ausdrücken und keine Beziehungen aufnehmen«, sondern man kann verstehen, was vorübergehend die Beziehungen stören kann: »Du erlebst so extreme Gefühle, dass es dir derzeit zu unsicher ist, diese zu zeigen. Irgendwann wirst du dich wieder sicher genug fühlen, um deine Gefühle und die von anderen zu verstehen und Beziehungen aufzunehmen.« Das bedeutet auch: »Du kannst einen Partner und Kinder haben, wenn es dir wieder besser geht.«

Schließlich hält PACE fest: »Du bist nicht gefährlicher als andere Menschen in dieser Gesellschaft« und »du hast vollen Anspruch auf alle Bürgerrechte.«

PACE weiß und vermittelt, dass jeder Mensch psychisch krank werden kann. Daher sind wir alle gleich in unserer Menschlichkeit. Eine Diagnose bekommt man, weil man wegen eines schweren emotionalen Leidenszustandes im Leben gestört ist, sie bedeutet nicht, dass man an einer andauernden Gehirnerkrankung leidet. Die Kontrolle bleibt immer bei den Betroffenen, es wird kein Zwang und keine Nötigung durch ein psychiatrisches Helferinnenteam ausgeübt. Das Tempo des Genesungsprozesses wird von den Betroffenen vorgegeben, nicht vom Team. Die Beziehungen sind von Begegnung unter Gleichberechtigten geprägt, nicht durch professionelle Distanz. Eckpfeiler der Unterstützung ist nicht die Medikation, sondern sind die Menschen, die an dich glauben. Die Hilfseinrichtungen sind von Peers geleitet und nicht durch professionelles Terrain bestimmt. Die Menschen- und Patientenrechte werden beachtet und nicht verletzt. Das Ziel ist nicht Abhängigkeit und Mangel an Eigenverantwortung, sondern Selbstbestimmung und Verantwortungsgefühl. Die Betroffenen haben die Wahl, welche Hilfen sie in Anspruch nehmen, während traditionelle medizinische Settings als wenig Auswahl bietend und sehr auf Medikamente konzentriert beschrieben werden. Die Hilfe wird nicht durch einen Casemanager koordiniert, sondern es gibt »persönliche Assistentinnen«. Um finanzielle Hilfe und Hilfe beim Wohnen zu bekommen, muss man nicht erst zeigen, dass man compliant, willig und einverstanden ist mit allen anderen Angeboten. Sie wird unabhängig von der Akzeptanz anderer Arten von Hilfen geleistet. Medikamente werden als ein Instrument zur selbstbestimmten Bewältigung eingesetzt und nicht als lebenslange Versicherung angesehen.

Der PACE Recovery-Leitfaden

Neben den oben beschriebenen Inhalten enthält der Recovery-Leitfaden noch einige Berichte über psychiatrische Forschungsergebnisse, die den Optimismus bezüglich Recovery stützen, sowie Berichte von und über Menschen, die Recovery gelebt haben.

Der Leitfaden endet mit Antworten auf häufig gestellte Fragen zum Recovery-Konzept:

- Was ist die Ursache von psychischen Erkrankungen?
- Hat man noch Symptome, wenn man recovered ist?
- Ist es möglich, dass man recovered ist und noch Medikamente nimmt?

Die Antworten auf diese Fragen illustrieren noch einmal eindrucksvoll, worum es uns geht: Menschen sind komplexe Wesen. Gesundheit und Krankheit spielen sich auf verschiedenen Ebenen ab – beeinflusst von sozialen, emotionalen und kulturellen Faktoren. Eine ausschließliche Konzentration auf biologische Faktoren greift zu kurz und nimmt den Menschen Hoffnung, Kraft, Verantwortung und macht sie abhängig von Experten, von denen man »Reparatur« erwartet.

Das bedeutet nicht, dass nicht auch das Leben »in Recovery« Probleme bringt und Leidenszustände beinhaltet. Auch hier wird das Beispiel vom Stimmenhören gewählt, ein Phänomen, das einen verrückt machen kann, mit dem man aber auch gesund leben kann, wenn man genug über sich selbst und das Leben weiß, um die Erfahrung integrieren zu können. Viele Menschen nehmen Psychopharmaka, ohne als psychisch krank etikettiert zu werden. Die Tatsache, dass man Medikamente nimmt, bedeutet nicht, dass man als Kranker leben muss. Es kommt darauf an, selbst die Kontrolle zu behalten, Medikamente als eine unter anderen Hilfen zu sehen, die man freiwillig und voll informiert nutzt.

Andere Publikationen zu PACE und Recovery von Laurie Ahern und Dan Fisher

Neben der Internetseite www.power2u.org (Stand 19.11.2006) gibt es von Laurie Ahern und Dan Fisher auch noch ein Lehrbuch mit Videos zu den Prinzipien von PACE: »Personal Assistance in Community Existence«.

»Recovery through Peer Support« von Dan FISHER und Judi CHAMBERLAIN ist ein Unterrichtssystem mit Broschüre und Video, das sich speziell den Erfahrungen von Betroffenen widmet, die als Profis für die Recovery von anderen arbeiten. Judi CHAMBERLIN ist eine Ikone der Betroffenenbewegung und ihr Buch »On Our Own« (1978) ist ein Klassiker der Literatur über betroffenenkontrollierte Alternativen zur Psychiatrie.

In dem Selbsthilfe-Manual »New Vision of Recovery – You Too Can Recover From Your Mental Illness« wendet sich Dan Fisher nochmals an alle, die Recovery für sich erreichen wollen. Er beschreibt darin die Werte, nach denen er lebt und die ihn gesund erhalten, und gibt vielfältige Tipps zum selbstbestimmten Umgang mit Hilfen und zur Gestaltung von Beziehungen, die zur Recovery helfen.

Außer dem oben beschriebenen, frei zugänglichen Recovery-Leitfaden gibt es jede Menge nützliche Informationen und Instruktionen gratis, z. B. Pat Deegans »Reclaiming your power during medication appointments with your psychiatrist«, ein konstruktiver Leitfaden zum selbstbestimmten Umgang mit Medikamenten und vor allem auch mit Psychiaterinnen. Zum Glück gibt es jetzt auch einen Medikamenten-Ratgeber auf Deutsch (Greve, Osterfeld, Diekman 2007).

Pat Deegan/USA: Verschwörung zur Hoffnung

Wo und wann?

Patricia E. Deegan ist unabhängige Beraterin, Senior Director des Joshua Tree Center for Ex-Patient Studies und Mitbegründerin des Institute for the Study of Human Resilience am Boston University Sargent College of Health and Rehabilitation Sciences (im Internet: www.patdeegan.com, Stand 9.8.2011).

Wer?

Pat Deegan erhielt als Teenager zum ersten Mal die Diagnose »Schizophrenie«. Heute ist sie Aktivistin in der Expatienten-Bewegung und eine der aktivsten und bekanntesten Vertreterinnen der Recovery-Bewegung in den USA. Sie hat 1984 an der Universität Duquesne in Klinischer Psychologie promoviert. 1988 war Pat Deegan Programmdirektorin des Northeast Independent Living Program in Lawrence/Massachusetts, wo sie ein Modell entwickelte und einführte, um psychiatrisch kranken Menschen trotz ihrer Einschränkungen zu einem selbstständigen Leben und Wohnen zu verhelfen. Von 1992 bis 2001 war sie Beraterin des National Empowerment Center (NEC, s. S. 111) – ein Zentrum, das ausschließlich von Nutzerinnen geleitet und kontrolliert und mit staatlichen Mitteln finanziell unterstützt wird. In ihrer Eigenschaft als Fortbildungsleiterin dort entwickelte und vermittelte Pat Deegan zahlreiche Selbsthilfestrategien zur Unterstützung von Menschen in ihrem Recovery-Prozess.

Pat Deegan (2005 a) weiß aus ihrer Erfahrung, dass viele Menschen, bevor sie aktive Vertreter in der Recovery-Bewegung werden, sich in Zuständen von tiefster Apathie und Gleichgültigkeit befunden haben. Sie haben ein »hartes Herz« bekommen und ihnen ist alles egal geworden. Sie fühlen sich alleine, verlassen, ohne Ziel, ohne Zeit. Genauso erlebte sich Pat Deegan selbst auch. Im Alter von 17 Jahren wurde sie zum ersten Mal psychotisch. Sie wurde mit Haldol behandelt und saß nur noch den ganzen Tag Zigaretten rauchend und steif in einem Sessel und starrte ins Nichts. Über lange Zeit beinhaltete ihre Zeitstruktur Aufstehen (was ihr schwerfiel), Zigaretten rauchen, das Einnehmen der Mahlzeiten und wieder ins Bett gehen.

Damals versuchten die Menschen, sie zu motivieren, etwas zu tun, sie versuchten, sie dazu zu überreden, Brot zu backen und zu verkaufen oder bei einer Bootsfahrt mitzumachen. Aber nichts interessierte sie mehr, es war ihr alles gleichgültig. Sie hatte aufgegeben. Aufgeben war eine Lösung für sie, während ihre Umwelt sie als »unmotiviert« betrachtete. Aufgeben hatte eine Schutzfunktion für sie, es schützte sie davor, irgendetwas zu wollen, weiter zu versagen, verletzt zu werden. Die Zeit verging und ihr war alles gleichgültig. Ihre Freunde gingen auf das College und begannen ein neues Leben, aber ihr war alles gleichgültig. Sie erinnert sich, dass eine Freundin, die ihr einmal sehr wichtig gewesen ist, sie besuchte. Sie saß da, rauchte und sagte fast gar nichts. Sobald es 20:00 Uhr war, unterbrach sie die Freundin mitten im Satz und bat sie, nach Hause zu gehen, weil sie ins Bett gehen wollte. Ohne sich zu verabschieden, ging sie sich schlafen legen. Ihr Herz war hart, ihr war alles gleichgültig.

Mit 18 Jahren kam sie zum dritten Mal in eine psychiatrische Klinik. Als sie ihren Psychiater fragte, was mit ihr los sei, antwortete dieser, dass sie eine Krankheit namens chronische Schizophrenie habe. Dies sei eine Krankheit wie Diabetes. Wenn sie Medikamente für den Rest ihres Lebens nehmen und Stress vermeiden würde, dann könne sie möglicherweise gut damit leben. Als der Psychiater diese Worte ausgesprochen hatte, konnte Pat Deegan ihr Gewicht spüren und ihre bereits zerbrechlichen Hoffnungen, Träume und Lebensziele waren zerstört. Sogar nach 22 Jahren gehen ihr diese Worte in schmerzhafter Weise noch nach.

Heute versteht sie, warum dieses Erlebnis für sie so schädlich gewesen ist. Im Grunde gab der Psychiater ihr zu verstehen, dass ihr Leben mit dem Label »Schizophrenie« ein geschlossenes Buch bedeutete und ihre Zukunft bereits besiegelt war. Mit dieser negativen Prognose waren all ihre Träume und Lebensziele reine Phantasie, dadurch verlor die Gegenwart ihre Orientierung und war nur noch eine Aufeinanderfolge von unzusammenhängenden Momenten.

Heute weiß sie, dass dieser Psychiater damals wenig fundiertes Wissen besaß. Er betrachtete sie als »die Schizophrene«, so wie es ihrer Ansicht nach seit Generationen durch Bleuler und Kraepelin gehandhabt worden ist. Er hat *sie* nicht als Person gesehen, sondern als eine Krankheit. Pat Deegan schreibt, dass sie sich zusammen mit so vielen anderen Betroffenen in einem entmenschlichenden Transformationsprozess befand, vom »Person-Sein« hin zu eine »Krankheit-Sein«: eine Schizophrene, eine Multiple, eine Bipolare (DEEGAN 1992). Ihre Identität (personhood) und das Gefühl von sich selbst (sense of self) schrumpften zusammen, »die Krankheit« erstarkte als ein mächtiges »Es«, als eine völlig andere Einheit, über die sie keinen Einfluss mehr hatte, so wie es ihr von den professionellen Helfern vermittelt wurde.

Pat Deegan fordert deshalb engagiert, dass die heutigen Studentinnen grundlegendes Wissen und Verständnis entwickeln und nicht lediglich eine Krankheit erkennen und diagnostizieren sollten. Sie sollten dem Menschen, der Hilfe sucht, mit ganzem Herzen begegnen. Das Wichtigste, das den Studenten beigebracht werden sollte, ist, dass die menschliche Beziehung das mächtigste Werkzeug ist, wenn man mit Menschen arbeitet. Deshalb bezeichnet Pat Deegan den Recovery-Prozess als eine »Reise des Herzens«. Sie fordert dazu auf, dass wir dort beginnen müssen, wo sich die leidenden Menschen gerade befinden, an dem Ort, an dem ihr Herz hart geworden ist, sie sich um nichts mehr kümmern und ihnen alles gleichgültig geworden ist. »Es ist eine Zeit, in der wir uns wie unter den lebenden Toten fühlen: alleine, verlassen, vor uns hintreibend auf einem toten und stillen Meer ohne Richtung (...).« (DEEGAN 2005 a, S. 60)

Für wen?

Pat Deegan wendet sich an Menschen, die einschneidende und schmerzhafte Erfahrungen in ihrem Leben erlitten haben (wie schwere Krankheit, Trauma, Behinderung oder Benachteiligung). Sie tut das mit der Überzeugung, dass diese Menschen resilient bzw. widerstandsfähig sind und ihren Heilungsprozess wesentlich verbessern können, wenn sie Zugang zu Wissen, Mitteln zur Selbsthilfe, gut ausgebildeten Professionellen, einer fördernden Umwelt und sozialer Gerechtigkeit haben.

Pat Deegan veranstaltet heute innovative Fortbildungen und Programme. Dazu gehört z. B. eine auf Tonband aufgenommene Simulation von Stimmenhören. Das Programm »Stimmenhören« hat internationale Anerkennung erhalten und wird zur Fortbildung von Polizisten, Psychiatern, psychiatrisch Tätigen und Familienangehörigen mit dem Ziel eingesetzt, dass mit Menschen, die eine psychiatrische Erkrankungen haben, mitfühlender gearbeitet wird. Sie ist auch an Filmprojekten beteiligt, z. B. zu dem Thema »Innen Außen: Der Aufbau eines sinnvollen Lebens nach der Klinik« (Inside Outside: Building a Meaningful Life After the Hospital).

Seit einiger Zeit arbeitet Pat Deegan an einem qualitativen Forschungsprojekt, das von der Universität Kansas, USA, gefördert wird. Es geht darum zu erforschen, wie ein recoveryorientierter Ansatz beim Umgang mit Psychopharmaka aussehen und die vorhandene Resilienz der Behandelten mitberücksichtigen könnte. Die ersten Ergebnisse wurden veröffentlicht (DEEGAN 2005 b), sie werden in einem eigenen Kapitel in diesem Buch zusammengefasst (s. S. 340). Pat Deegan wird regelmäßig zu Vorträgen und Workshops in die USA, Kanada, Europa und Australien eingeladen. Dort berichtet sie über ihre persönliche Recovery-Geschichte und ihre Ansichten zu Recovery – über die lebensnotwendige Bedeutung von Hoffnung und die Notwendigkeit der Umgestaltung des psychiatrischen Versorgungssystems. Sie hat zahlreiche Artikel in Büchern, Zeitschriften, auf Videobändern, in Newslettern und auf Webseiten sowie in ihrer eigenen Online-Zeitschrift »Recovery Journal« zu Recovery und Empowerment veröffentlicht. Ihre Beiträge sind bisher ins Spanische, Hebräische, Französische, Portugiesische, Holländische, Norwegische, Schwedische und Deutsche übersetzt worden.

Grundidee

Die New Freedom Commission in den USA hat in den letzten Jahren dazu aufgerufen, das Psychiatriesystem in Richtung Recovery umzustrukturieren. Dazu bedarf es eines Umlernens und einer Neuorientierung der Mitarbeiter in Richtung recoveryorientierter Kompetenzen.

Die Prinzipien von Recovery – Wahlfreiheit, Selbstbestimmung und Empowerment – sollen in die tägliche Praxis der Psychiatrie, im Case-Management, in der Obdachlosenarbeit, in Einrichtungen für Patienten mit Doppeldiagnosen und in betreuten Wohneinrichtungen eingeführt werden. In den letzten zwölf Jahren arbeitete Pat Deegan aktiv mit psychiatrisch Tätigen von Einrichtungen in den USA, um zu vermitteln, wie in der Praxis die Recovery-Prozesse der Menschen mit psychiatrischen Erkrankungen unterstützt werden können.
Die wichtigsten Recoveryelemente sind für Pat Deegan das Aufrechterhalten der Hoffnung, und das Festhalten an der Überzeugung, dass Menschen mit einer psychiatrischen Erkrankung in erster Linie Menschen sind und nicht zu passiven Trägern einer klinischen Diagnose reduziert werden dürfen.

Hoffnung

Hoffnung ist für Pat Deegan nicht nur ein Wort, Hoffnung ist für sie und diejenigen mit einer psychiatrischen Diagnose, die viel Zeit in desolaten psychiatrischen Programmen und Einrichtungen verbracht haben, eine Sache von Leben und Tod. Hoffnung entsteht aus der Dunkelheit heraus, ähnlich wie eine Seerose, deren Samen im kalten, dunklen Winter unsichtbar heranreift. Pat Deegan erinnert sich an den Beginn ihrer Erkrankung:

» Wir wissen das, denn wie die Seerose kennen wir einen sehr kalten Winter, in dem alle Hoffnung aus uns herausgerissen schien. Es fing für die meisten von uns am Anfang unserer Jugend an. Zu Beginn konnten wir es nicht benennen. Es kam wie ein Dieb in der Nacht und raubte unsere Jugend, unsere Träume, unsere Ziele und unsere Zukunft. Es kam über uns wie ein furchtbarer Alptraum, von dem wir nicht erwachen konnten. « (Deegan 1996, S. 3; Übersetzung der Autorinnen)

Die wirkliche »Verschwörung zur Hoffnung« ist mit der Frage verbunden: Was muss sich in der Umgebung ändern, damit ein Samenkorn wachsen kann? Es geht nicht um die Frage, was falsch ist an den psychiatrisch Erkrankten, sondern wir müssen beginnen zu fragen: Wie können wir eine hoffnungsvolle, menschliche Umwelt und Beziehungen schaffen, in denen Menschen wachsen und sich entwickeln können?
Pat Deegan betont in ihrem Artikel »Recovery as a journey of the heart« (2005a), dass Hoffnung und biologisches Leben unauflösbar

miteinander verbunden sind, und bezieht sich in diesem Zusammenhang auf eine Geschichte, die Martin SELIGMAN (1975) in seinem bekannten Buch über Hilflosigkeit erwähnte:

» Es ist eine Geschichte, die von einem Major und Arzt in der US-Armee berichtet wurde, der im Vietnamkrieg verwundet worden war und von 1968 bis 1973 als Kriegsgefangener interniert gewesen ist. Dort traf der Major einen jungen US-Soldaten im Alter von 24 Jahren, der seit zwei Jahren interniert war. Er war intelligent, gut aussehend und konnte Schmerzen und Leiden gut aushalten. Wie die anderen Soldaten war er auf 90 Pfund abgemagert, er musste täglich ohne Schuhe lange Märsche mit schwerem Gepäck gehen. Trotz Mangelernährung und einer Hauterkrankung blieb er in guter körperlicher und psychischer Verfassung. Der Grund für seinen relativ guten Gesundheitszustand war für den Major klar. Der junge Soldat war überzeugt, bald nach Hause entlassen zu werden. Der Vietkong entließ, als Exempel, immer wieder einige Männer, die mit ihnen zusammengearbeitet hatten. Der junge Soldat hatte mit ihnen zusammengearbeitet, und der Lagerkommandant kündigte an, dass er in sechs Monaten als Nächster an der Reihe sei.

Der angekündigte Monat kam und verging, und der Soldat nahm eine veränderte Einstellung der Wärter ihm gegenüber wahr. Schließlich dämmerte ihm, dass er getäuscht worden war und nicht entlassen werden würde. Er hörte auf zu arbeiten und entwickelte Symptome einer schweren Depression: Er verweigerte das Essen, lag im Bett in einer embryonalen Haltung und saugte an seinem Daumen. Seine Gefangenenkameraden versuchten ihn wieder aufzubauen, sie nahmen ihn in den Arm und versorgten ihn. Wenn dies nichts half, versuchten sie ihn mit ihren Fäusten aus dem Stupor herauszuholen. Der junge Soldat kotete ein und urinierte ins Bett. Nach einigen Wochen war dem Major klar, dass dieser todkrank war, obwohl er im Vergleich zu seinen Kameraden immer noch in körperlich besserer Verfassung war. An einem Novembermorgen lag der junge Mann sterbend in den Armen des Majors und fokussierte nach Tagen im Dämmerzustand seine Augen. Er teilte dem Major seine exakte Adresse mit und sagte: ›Mama, Papa, ich liebe euch sehr.‹ Innerhalb von Sekunden war er tot.

Seligman kommentierte diese Geschichte: ›Die Hoffnung erhielt den jungen Soldaten aufrecht. Als er die Hoffnung aufgab und glaubte, dass all seine Bemühungen fehlgeschlagen sind und weiterhin fehlschlagen würden, starb er. (...) Wenn Tiere und Menschen lernen, dass ihre Aktionen umsonst sind, und es keine Hoffnung gibt, sind sie empfänglicher für den Tod. Umgekehrt kann der Glaube an die Kontrolle über die Umwelt das Leben verlängern.‹ « (ebd., S. 62, Übersetzung der Autorinnen)

Pat Deegan greift diese Geschichte auf und bezieht sie auf Menschen mit psychischen Erkrankungen. Sie meint, wenn diese Menschen denken, dass all ihre Anstrengungen umsonst sind; wenn sie erleben, dass sie keine Kontrolle über ihre Umwelt haben; wenn nichts, was sie tun, irgendeine Auswirkung hat oder ihre Situation verbessert; wenn das Team ihnen nicht zuhört und alle wichtigen Entscheidungen für sie fällt; wenn das Team entscheidet, wo und mit wem sie wohnen werden, wie sie ihr Geld ausgeben sollen, zu welcher Uhrzeit sie zurück sein müssen im Wohnheim etc. – dann beginnt sich ein tiefes Gefühl von Hoffnungslosigkeit und Verzweiflung im Herzen einzunisten. Und in dem Bemühen, die katastrophalen körperlichen Auswirkungen von grundlegender Hoffnungslosigkeit zu vermeiden, machen Menschen mit einer psychiatrischen Erkrankung das, was alle anderen auch tun. Sie entwickeln ein hartes Herz und hören auf, sich um sich selbst zu kümmern. Pat Deegan meint, es sei sicherer, hilflos zu werden als hoffnunglos.

Die große Gefahr ist, dass das psychiatrische Team die Intensität des existenziellen Kampfes der Person »mit dem harten Herzen« übersieht. Die Gefahr ist, dass das Team einfach Negativsymptome und eine schlechte Prognose attestiert und keine Erwartungen mehr an diese Person stellt. Oder das Team verurteilt sie schlicht als faul, unmotiviert und apathisch oder gibt seiner eigenen Verzweiflung freien Lauf, indem diese Person als jemand mit einem niedrigen Funktionsniveau abgeschrieben wird.

Pat Deegan plädiert engagiert dafür, dass Ausbilder und Lehrer der nächsten Generation von psychiatrisch Tätigen dazu beitragen sollten, dass die heutigen Studenten dieses Missverständnis nicht wiederholen. Den Studenten soll geholfen werden zu verstehen, dass Zustände von Gefühllosigkeit und Mangel an Selbstfürsorge von psychisch erkrankten Menschen eigentlich als hochmotivierte Anpassungsstrategien zu verstehen sind, die von verzweifelten Menschen benutzt werden, die in Gefahr sind, die Hoffnung zu verlieren (Deegan 2005 a).

Unsere Aufgabe – so Pat Deegan – ist es nicht, ein Urteil darüber zu fällen, wer nicht nur von psychischer Krankheit, sondern auch von den verheerenden Auswirkungen von Armut, Stigma, Entmenschlichung, Degradierung und gelernter Hilflosigkeit genesen wird und wer nicht. Es ist vielmehr unsere Aufgabe, an der Verschwörung mit der Hoffnung teilzuhaben. Und es ist unsere Aufgabe, eine »Gemeinschaft der Hoffnung« zu schaffen, in die Menschen mit einer psychischen Behinderung eingebettet sind, d.h. ein Umfeld, das Möglichkeiten zur eigenen Weiterentwicklung bietet. Es ist unsere Aufgabe, dem psychiatrischen Team den Geist der Hoffnung nahezubringen. Wir müssen die Menschen mit psychiatrischer Erkrankung fragen, was sie möchten und was sie brauchen, um zu wachsen, und ihnen die gute Erde geben, in der neues Leben heranwachsen kann. Und schließlich ist es unsere Aufgabe, geduldig zu warten, mit Erstaunen zu beobachten und mit Respekt Zeuge davon zu sein, wie sich das Leben eines anderen Menschen entfaltet (Deegan 1996).

Recovery und die notwendige Einstellungsänderung im therapeutischen Team

Pat Deegan ist kritisch gegenüber den neuen Trendnamen wie »Nutzerinnen-Integration«, »Empowerment«, »Clubhouse-Modell« und »Partnerschaft«, wenn diese gut klingenden Begriffe nur einem oberflächlichen Wandel der psychiatrischen Strukturen dienen. Sie sieht die große Gefahr, dass lediglich die neuesten Programme und eine politisch korrekte Sprache benutzt werden. Eine echte Veränderung der Strukturen, in denen psychisch leidende Menschen wachsen können, kann ziemlich unbequem und beschwerlich sein. Pat Deegan ist überzeugt, dass trotz der sich wandelnden Bezeichnungen die grundlegende Beziehung zwischen denen, die die Diagnose einer psychiatrischen Erkrankung erhalten, und denen, die sie nicht haben, sich bis heute nicht wesentlich geändert hat.

Der menschliche Umgang im Rahmen von psychiatrischen Behandlungsprogrammen und in der Gemeinschaft muss verändert werden, wenn Menschen sich in Bewegung setzen sollen vom bloßen Überleben hin zur Recovery-Reise. Es geht um das Mitfühlen und es geht darum, das Person-Sein eines Menschen zu erhalten, auch wenn er in sich verloren erscheint.

Oft wird mit einer übereifrigen Retterhaltung versucht, den lethargischen, apathischen Patienten aus seinem Zustand zu holen. Je mehr er sich zurückzieht, desto mehr dringen professionelle Helfer in ihn ein. Je mehr er aufgibt, desto stärker versuchen die Helfer, ihn zu motivieren. Je verzweifelter er wird, desto mehr verfallen sie in oberflächlichen Optimismus. Je mehr Behandlungspläne er verweigert, desto mehr Pläne werden für ihn gemacht. Schließlich finden sich die professionellen Helfer in einem Zustand des Burnouts wieder und sind erschöpft. Dann beginnt der Ärger über den Patienten. Die professionellen Helfer fühlen sich von dem benutzt, der ihre Hilfe ablehnt. Sie fühlen ihre Identität als Helfer von einem Menschen infrage gestellt, der sich im Schmerz und in der Gleichgültigkeit verloren hat. Es ist nicht unüblich, dass dann dem leidenden Menschen die Schuld gegeben wird, dass er als faul und hoffnungslos bezeichnet wird, dass er nicht krank, sondern manipulierend sei, oder dass er nicht verrückt, sondern schlecht sei. Es läge nicht an der angebotenen Hilfe, sondern dass ihm nicht geholfen werden kann und er keine Hilfe will. Er sollte aus dem Programm genommen werden und erst einmal hart auf den Boden fallen, damit er endlich aufwache und die gute Hilfe annehme, die ihm angeboten werde. In dieser Phase geschieht etwas sehr Interessantes: Auch das therapeutische Team gibt es auf, dem Menschen weiter zu helfen. Es schmerzt zu stark, wenn man dauernd versucht zu helfen und dann mit den Bemühungen fehlschlägt. Das therapeutische Team taucht ab, einige kündigen ihre Stelle, andere, die bleiben, werden hart, unsensibel oder zynisch. All dies sind Arten des Aufgebens und der Verzweiflung, die vom Team ausgelebt werden. Genauso wie ein Mensch mit einer psychiatrischen Erkrankung die Hoffnung aufgegeben hat, können dies Mitarbeiterinnen und Mitarbeiter in der Psychiatrie tun. Sie verbringen mehr Zeit, Teilnehmer aus einem Programm herauszunehmen als sie dazu einzuladen. Aufnahmekriterien werden rigide und unflexibel.

Wird so »Macht über« Menschen ausgeübt, dann produziert diese Haltung nur unnötige Abhängigkeit und gelernte Hilflosigkeit. Wir sollten anfangen, »Macht mit« den Menschen zu teilen, statt Kontrolle über sie zu haben. Auf diese Weise werden sich traditionelle Machtverhältnisse ändern, die historisch so unterdrückend für psychisch kranke Menschen gewesen sind. Konkret heißt das, dass Professionelle aufhören sollten, »im besten Interesse des Patienten/Klienten zu urteilen«. Stattdessen sollten sie sie fragen, was diese für ihr eigenes Leben möchten, und sie bei der Entwicklung der Fähigkeiten so zu unterstützen, dass sie es erreichen können (DEEGAN 1996, S. 10).

Die Voraussetzungen für eine grundlegende Veränderung sind nach DEEGAN (1996), dass Professionelle dafür sorgen,

- dass das radikale Ungleichgewicht von Macht zwischen den Leidenden und den Behandelnden ausgewogen ist,
- dass die Beziehungen geprägt sind von echter Gemeinsamkeit,
- dass die gewaltsamen Praktiken wie Zwangsbehandlung und Isolierung aufhören,
- dass die Basis einer gemeinsamen Menschlichkeit anerkannt wird und
- dass die negativen Auswirkungen der Entmenschlichung im Psychiatriesystem gestoppt werden.

Barrieren für Recovery

Pat Deegan plädiert dafür, dass die Barrieren abgebaut werden, die die Bemühungen von psychisch leidenden Menschen zu Recovery blockieren. Mit den folgenden gekürzten kritischen Fragen können dahingehende Untersuchungen angeleitet werden:

1. »Bekommen die Menschen, mit denen wir arbeiten, zu viele Medikamente?
2. Sind Nutzer/Überlebende sowohl in ambulanten Gemeinden als auch in Klinikprogrammen an der Beurteilung/Evaluation der Mitarbeiterleistung beteiligt?
3. Erhalten Teilnehmer eines Programms und Klinikpatienten ein Training von Mitpatienten (peer skills training), um erfolgreich an einer Besprechung des Behandlungsteams teilzunehmen, und bekommen sie dort das, was sie möchten?
4. Gibt es getrennte Toiletten und Speiseräume für Teammitglieder und Programmteilnehmer?
5. Wer kann Telefonapparate benutzen? Wer trifft die Entscheidungen? Wer hat die eigentliche Macht in diesem Programm?
6. Verstehen wir, dass Menschen mit psychiatrischen Erkrankungen über wertvolles Wissen und Expertise verfügen als Ergebnis ihrer Erfahrung?
7. Haben wir ein Umfeld geschaffen, in dem es für Teammitglieder möglich ist, ein menschliches Wesen mit einem menschlichen Herzen zu sein?
8. Arbeiten wir in einem System, das Passivität, Gehorsam und Compliance belohnt?

9. Folgen wir einem Konzept, das die ›Würde des Risikos‹ und das ›Recht, Fehler zu machen‹ gutheißt?
10. Gibt es für Menschen Möglichkeiten, im Rahmen des psychiatrischen Systems ihr Leben (Wohnen, Arbeit) wirklich zu verbessern?« (DEEGAN 1996, S. 10–12, Übersetzung der Autorinnen)

Recovery versus Rehabilitation

Pat Deegan macht eine wichtige Unterscheidung zwischen Recovery und Rehabilitation. Sie sagt engagiert: »Wir sind keine passiven Objekte, die von Professionellen rehabilitiert werden sollen. (...) Wir sind keine Objekte, für die gehandelt werden soll. Wir sind vollwertige menschliche Subjekte, die handeln können, und im Handeln können wir unsere Situation verändern.« (DEEGAN 1996, S. 11 f.) Sie wehrt sich damit gegen die unterdrückende Konnotation des Begriffs »Rehabilitation«. Niemand hat die Macht, das Leben eines anderen zu rehabilitieren. Sogar die besten und fortschrittlichsten Rehabilitationsprogramme für Menschen mit Behinderungen können fehlschlagen. Dazu zitiert Deegan den passenden Spruch: »Man kann ein Pferd zum Wasser führen, aber man kann es nicht zum Trinken bringen.« Etwas mehr als nur die guten Angebote ist notwendig. Dieses »etwas mehr« ist, was Pat Deegan als Recovery bezeichnet.

Das Recovery-Konzept unterscheidet sich vom Rehabilitationskonzept darin, dass im Recovery-Konzept die Menschen für ihr eigenes Leben verantwortlich sind und dass sie zu ihrer Behinderung und dem, was sie dabei belastet, einen eigenen Standpunkt vertreten. Deegan vertritt, dass die Menschen mit psychiatrischer Erkrankung keine passiven Opfer, sondern verantwortlich Handelnde in ihrem eigenen Recovery-Prozess sind. Sie fordert die Menschen auf, immer zuerst über die Person zu sprechen (»person first!«), also z. B. »Ich bin eine Person mit der Diagnose ›Schizophrenie‹«, statt zu sagen: »Ich bin ein Schizophrener.« Zuerst die Person zu nennen, erinnert immer daran, »dass wir an erster Stelle Menschen sind, die für sich einstehen und sagen können, was uns belastet« (DEEGAN 1996, S. 12).

Pat Deegan weiß aus ihrer langjährigen Erfahrung, dass jede Recovery-Reise eines Menschen einzigartig ist. Jeder muss für sich selbst entdecken, was seine Recovery fördert und was nicht. Einige finden, dass die Fortführung oder Unterbrechung der Behandlung ein wichtiger Teil ihres Recovery-Prozesses ist, andere hingegen finden es für sich besser, die Angebote des psychiatrischen Versorgungssystems endgültig zu verlassen, wie dies von Ogawa et al. (1987) in einer japanischen Studie festgestellt wurde. Für wieder andere, die in ihrem Leben selbst Drogen- oder Alkoholmissbrauch erlebt haben, in Suchtfamilien aufgewachsen sind oder sexuellen Missbrauch erlitten haben, kann die Teilnahme in verschiedenen Selbsthilfegruppen eine wichtige Rolle in ihrem Recovery-Prozess spielen. Für die meisten ist der Aufbau von Freundschaften, basierend auf echter Zuneigung und gegenseitigem Respekt, sehr wichtig für den Recovery-Prozess.

Grundlegende Voraussetzung für diesen Prozess ist eine stabile, günstige und voll integrierte Wohnsituation. Viele nehmen an einer spirituellen Gemeinschaft ihrer Wahl teil, was ihnen Kraft und Hoffnung gibt. Schließlich finden es viele hilfreich, in Netzwerken und Interessenvertretungen integriert zu sein, die von Nutzerinnenn geleitet werden. Diese Netzwerke versuchen, das psychiatrische Versorgungssystem zu verändern, Alternativen zu den traditionellen Leistungen anzubieten, die Regierung auf ihre Bedürfnisse aufmerksam zu machen, sich für die vollen Bürgerrechte einzusetzen und kollektiv für soziale Gerechtigkeit zu kämpfen.

Pat Deegan versteht Recovery nicht nur als Genesung von psychischer Erkrankung, sondern auch als Überwindung von Armut, Diskriminierung, internalisiertem Stigma, Missbrauch und Traumata, die durch einzelne »helfende« Professionelle oder das psychiatrische Versorgungssystem bewirkt wurden. Für Pat Deegan sind Selbsthilfe und soziale Aktion nicht voneinander zu trennen. Sich selbst zu helfen, bedeutet, sich zu einer Gruppe zusammenzuschließen, um gegen Ungerechtigkeit zu kämpfen, die die Menschen abwertet und sie in der Position von unterprivilegierten Bürgern hält.

Recovery bezieht sich nicht auf ein Endresultat, es bedeutet weder, dass der Mensch »geheilt« ist, noch heißt es, dass man einfach stabilisiert ist. Recovery bedeutet oft eine Transformation des Selbst, bei der der Einzelne sowohl seine Grenzen akzeptiert als auch eine neue Welt von Möglichkeiten entdeckt. Also ist Recovery ein Prozess, ein Lebensstil, eine Einstellung und eine Möglichkeit, den alltäglichen Herausforderungen zu begegnen. Es ist kein perfekter linearer Prozess. Wie bei der Seerose hat Recovery seine Jahreszeiten, seine Phasen von Dunkelheit und Licht. Auf jeden Fall ist Recovery ein langsamer, bewusster, manchmal schwieriger Prozess. Aber das Ergebnis ist für Pat Deegan oft wunderschön und erstaunlich. Warum sie sich diese schwierige Aufgabe ausgesucht hat?

» Weil wir Teil der Verschwörung zur Hoffnung sind, sehen wir im Gesicht jedes Menschen, der eine psychische Erkrankung hat, ein Leben, das nur wartet auf die gute Erde, in der es gedeihen kann. Wir widmen uns der Aufgabe, gute Erde zu schaffen. (...) Und deshalb feiere ich den starken und entschiedenen Geist der Menschen mit psychiatrischen Erkrankungen. Ich feiere den Menschen in jedem von uns. Ich feiere Hoffnung. Ich feiere unsere Verschwörung ... « (DEEGAN 1996, S. 13; Übersetzung der Autorinnen)

Weitere Veröffentlichungen von Pat Deegan

DEEGAN P (1988) Recovery: The lived experience of rehabilitation. Psychosocial Rehabilitation Journal XI (4): 11–19.

DEEGAN P (1990) Spirit breaking: When the helping professions hurt. The Humanistic Psychologist 18 (3): 301–313.

DEEGAN P (1997) Recovery and empowerment for people with psychiatric disabilities. Soc Work Health Care 25 (3): 11–24.

DEEGAN P (2001) Recovery as a self-directed process of healing and transformation. Occup Ther Mental Health 17: 5–21.

Helen Glover/Australien: Bewahrerin der Hoffnung

Wer?

Helen Glover, die in ihrer persönlichen Geschichte eindrucksvoll darüber schreibt, wie sie sich bereits als junge Frau beängstigend »anders« fühlte und Ängste hatte, dass statt Blut in ihren Adern eine scheußliche und infektiöse Flüssigkeit fließe, hat trotz dieses Gefühls eine gelungene Ausbildungs- und Berufskarriere als Lehrerin gelebt, hat geheiratet und ein erfolgreiches Sozialleben geführt, bevor sie den Entschluss fasste, sich einer Psychiaterin anzuvertrauen. Die damals angebotene, kurze psychiatrische Aufnahme zur Diagnostik war gefolgt von einer

dramatischen Patientinnenkarriere mit häufigen Aufnahmen, Dauerhospitalisierungen, prognostisch katastrophalen Einschätzungen und der Empfehlung an ihren Mann, sich scheiden zu lassen und sich eine andere Partnerin zu suchen.
Am anderen Ende dieses dunklen Kapitels gibt es für sie nun seit einigen Jahren schon Erfolg und Berühmtheit als inzwischen diplomierte Sozialarbeiterin und Recovery-Vertreterin. Sie entwickelt und leitet Peer-run-Programme in Neuseeland, Australien und England.
Helen Glover ist eine mitreißende Vortragende und Lehrerin. Sie beschreibt ein Leben in Recovery, das Episoden von psychotischen Krisen, Suizidalität und Vulnerabilität beinhaltet. Ganz klar jedoch ist ihre Identität geprägt von der Botschaft und der Arbeit für Recovery und nicht von chronischer Erkrankung und Behinderung. Eines ihrer Hauptanliegen ist es, die ihr häufig nahegelegte Ausnahmerolle zu entkräften. Sie weiß und sagt, dass Recovery für alle möglich ist und nicht nur für die »happy few«, die einen internationalen Bekanntheitsgrad wie den ihren erreicht haben.

Grundidee – jede und jeder hat das Potenzial zu recovern

Aus ihrer Erfahrung und ihrem Wissen um Menschen, die es geschafft haben, genau das zu finden, was ihnen zu Recovery verhilft, weiß Helen Glover, dass dies für jeden Menschen möglich ist. Ihr Anliegen ist es, dies den Millionen, die derzeit keinen Zugang zu diesem Weg haben, zu vermitteln.
Sie selbst war in ihrem Leben mehr als zehn Jahre lang als chronische Patientin dem Terror ihrer Psychose ausgeliefert. Die psychotischen Symptome hat sie immer noch zeitweise, aber die Widerstandskraft, die sie inzwischen in sich gefunden hat, helfen ihr heute dabei, der »Versuchung der Chronizität« zu widerstehen. Der Unterschied, den sie zwischen ihrer Geschichte und der anderer Menschen sieht, ist der, dass es in ihrem Leben immer zumindest einen, manchmal mehrere Menschen gab, die »ihre Hoffnung für sie bewahrt haben« und – mehr als das –, die ihr diese Hoffnung auch wieder zurückgegeben haben.
» Ich werde für dich die Bewahrerin der Hoffnung (›Holder of Hope‹) sein und du wirst für mich die Bewahrerin der Hoffnung sein (...) wenn schwere Zeiten kommen, werden wir bereits geplant haben, wie wir

uns gegenseitig unterstützen werden. « (GLOVER 2003, Übersetzung der Autorinnen)
Keine Hoffnung zu haben für Menschen mit psychotischen Erkrankungen, ist aus ihrer Sicht eine Katastrophe, aber noch schwerer wiegt (»kriminell« sagt sie dazu), diese Hoffnung ihnen nach dem Aufbewahren nicht wieder zurückzugeben. Die Haltung, dass »ich für dich tue«, weil »du selbst nicht kannst«, ist infektiös und führt zu einem Zustand, den Helen Glover »seelische Impotenz« nennt. Und diese seelische Machtlosigkeit hat alle Zeichen einer chronischen Erkrankung.
Psychische Erkrankungen verlaufen in Episoden. Und es macht keinen Sinn, jeden Tag so zu leben, »als ob« ich psychisch krank wäre, auch wenn es Tage gibt, an denen man einfach das Leben genießen kann. Wenn man weiß, dass man zu einer chronischen Erkrankung neigt, kann man oder auch nicht, vorbeugende Maßnahmen treffen. Keinen Sinn macht es jedoch anzuzweifeln, dass man trotzdem leben, arbeiten und lieben kann. Glovers Traum ist es, dass durch professionelle Anstrengungen und durch den Beitrag derer, die selbst Recovery-Erfahrung gemacht haben, der Unterschied zwischen denen, »die es geschafft haben«, und denen, die in einem Leben als chronisch Kranke gefangen sind, überwunden wird.

»Holders of Hope« – Bewahrer der Hoffnung

Dass Hoffnung wichtig ist für Gesundungsprozesse, ist keineswegs neu. Die real gelebte Hoffnung und das Vermitteln von Hoffnung, sind aber komplizierter. Wann ist es wahr, wenn wir jemandem sagen, wir haben Hoffnung? Wie häufig lassen wir trotz gegenteiliger Beteuerungen durchblicken, dass eigentlich wir die Hoffnung für die Betroffenen bewahren, weil wir es ihnen nicht zutrauen, sie selbst zu bewahren? Intuitiv die richtige Balance zu finden zwischen dem Bewahren der Hoffnung für jemanden und dem Rückerstatten der Hoffnung an jemanden, ist schwierig, und Fehler sind unvermeidlich. Helen Glover nennt als entscheidende Kompetenz für professionelle Helferinnen die Entwicklung eines »intent of hope« – eines »Willens zur Hoffnung«.
Das Fehlen dieser Kompetenz bezeichnet sie – gelinde gesagt – als »Kunstfehler«. Durch professionelles Versagen im Bereich Aufbewahrung und Rückgabe von Hoffnung entstehe seelische Impotenz,

die den menschlichen Geist und das menschliche Leben zerstöre. Eine schlimmere Verletzung eines Menschen ist kaum vorstellbar. Aber so etwas passiert. Wenn wir Menschen in ihren Krisen begegnen, in dramatischen Zuständen, die wir therapeutisch kaum beeinflussen können, erliegen wir leicht der Versuchung, dies als therapieresistent, als Folgen von Non-Compliance, als aussichtslosen Fall anzusehen, weil wir uns nicht vorstellen können, wie genau diese, derzeit so verstörte Person jemals wieder die Bewahrerin ihrer eigenen Hoffnung sein kann. So entsteht dann – oft sehr gut gemeint – die Botschaft: »Wir tun es für Sie, weil Sie es nicht selbst können – und nicht mehr können werden.« Überversorgungssituationen, in denen Menschen Unterstützung für Dinge erhalten, die sie sehr wohl selbst erledigen könnten, sind Beispiele dafür. Helen Glover identifiziert auch manche »Privilegien«, die man aufgrund einer Erkrankung und Behinderung bekommen kann, als solche Risiken und untermauert ihre Argumentation mit der eigenen Erfahrung ihrer Ausbildung zur Sozialarbeiterin unter »geschützten Bedingungen« und ihrem anfänglichen Entsetzen, als diese »geschützten Bedingungen« schließlich gegen ihren Willen aufgehoben wurden, aber ihr so ermöglicht wurde, die eigene Leistung ungeschmälert zu erbringen. Eine andere Quelle, aus der heraus professionelle Helfer »seelische Impotenz« anstelle von Hoffnung fördern, ist die Sorge, Patientinnen und Angehörige durch zu hohe Erwartungen in Enttäuschungen zu treiben. Um die andere Seite dieser Anstrengungen, Enttäuschungen zu vermeiden, aufzuzeigen, widmet Helen Glover nochmals ein Kapitel dem Risiko, seelische Impotenz zu erzeugen.

Seelische Impotenz

Helen Glover definiert »seelische Impotenz« folgendermaßen: Das psychiatrische System und die Gesellschaft geben einer erkrankten Person eine Botschaft, die dazu führt, dass sie ihre Willenskraft, ihre Träume, Leidenschaften und ihre Erinnerung an Gesundheit verliert, und sie werden durch eine Botschaft von Unfähigkeit und verlorener Hoffnung ersetzt, was zum unaufhaltsamen Tod der menschlichen Seele führt. Das kann laut Helen Glover sowohl offen als auch verdeckt passieren. Und die Symptome der »seelischen Impotenz« können sehr schnell auftreten. Je länger man einer solchen Umgebung ausgesetzt ist, desto schwieriger ist es, diesem Zustand wieder zu entkommen.

Die Behandlung der »seelischen Impotenz« besteht in dem raschen Verlassen der »infektiösen« Umgebung und der Exposition an den Virus »Hoffnung«. Dazu wird man andere Menschen brauchen, nicht notwendigerweise Profis, aber Leute, die daran glauben, dass die betroffene Person ihr Leben wieder zurückgewinnen kann. Diese Menschen müssen so agieren, als ob die Person sich wieder erholen kann, auch wenn die derzeitige Situation anders aussieht. Sie müssen Durchhaltevermögen haben und helfen, dass die betroffene Person wieder das Steuer ihres Lebens in die eigene Hand nimmt.

Arbeiten »als ob« und »Morphismus«

Um Hoffnung zu bewahren und sie zurückzugeben, muss man arbeiten können, als ob die Schwärze von Verzweiflung und Leid vorübergehend sei. Sie als permanent anzusehen, führe zu Hoffnungslosigkeit, Konzentration auf die Dunkelheit und zu seelischer Impotenz. Arbeiten wir dagegen, als ob es eines Tages anders sein wird, kann sich Neugierde und Bewegung entwickeln. Mit diesem Blick ist es auch möglich, die momentane Verzweiflung auszuhalten und sogar mitzuerleben, ohne sie abzulehnen. Mit dem Wissen, dass alles »morph« ist, also dass die Dinge in Bewegung sind, dass in jedem Zustand auch die Möglichkeit der Verwandlung und Veränderung enthalten ist, kann man die Dunkelheit ertragen und muss niemanden darin alleine lassen.
Helen spricht auch von der Wichtigkeit, die eigene Rolle bei der »Reise in die Chronizität« zu sehen. Die Patientinnenrolle hat viele Versuchungen, und der Entschluss, sich wiederum zur Gesundheit zu bewegen, ist schwer. Beide Bewegungen sind legitim. Die Freiheit, das eigene Leben zu gestalten, verträgt beides. Dass das Leben eine Achterbahn von auf und ab ist, sollte uns nicht allzu sehr erschrecken, denn viele Menschen haben es überlebt, viele Leute wollen daran teilnehmen. Man kann sich jemanden mitnehmen auf die Achterbahn, der einen unterstützt, die Angst zu überwinden. Wäre man nicht mitgefahren, würde es einem leidtun. Helen schlägt nicht vor, dass man statt Achterbahn eine flache gerade Straße fährt. Ihre Recovery besteht darin, dass sie weiterhin viele Aufs und Abs erlebt, aber dabei nicht mehr die Kontrolle verliert. Sie hat einen Kasten voller Recovery-Werkzeug, das sie dazu benutzt, Situationen, die ihr zu entgleisen drohen, zu kontrol-

lieren. Dazu gehören auch radikale medikamentöse Notbremsen, die sie nach genauer Vorvereinbarung von ihrem Arzt auf eigenen Wunsch erhalten kann.
»Reise« und »Fahrzeug« sind wichtige Bilder in Helens Ausführungen. Idealerweise sitzt man am Steuer seines eigenen Lebens. Manchmal allerdings ist es als Beifahrer gemütlicher und sicherer, und man kann auch als Beifahrerin die Richtung und Geschwindigkeit mitbestimmen. Ein Zustand, aus dem man sich unbedingt befreien muss, ist derjenige, in dem man im Kofferraum eingeschlossen ist. Keine Mühe ist zu groß, um sich aus dem Kofferraum herauszukämpfen. Zusätzlich zur eigenen Resilienz, die man in einem solchen Prozess in sich finden kann, können die Menschen, die für einen die Bewahrer der Hoffnung sind, dabei helfen, wieder ans Steuer zu kommen, den Führerschein wiederzukriegen, das richtige Auto und die Zuversicht, dass man es steuern kann.

Die Latte höher legen

Helen Glover bedauert, dass trotz der vielen Initiativen zur Einbeziehung von Betroffenen in die Planung, Durchführung und Erforschung von psychiatrischen Hilfsangeboten, die Erwartung an die einzelnen Patientinnen, sich aktiv an ihrer eigenen Recovery zu beteiligen, oft ausbleibt. In den vielen Jahren ihrer psychiatrischen Behandlung hat sie das häufig vermisst. Stattdessen wurde ihr vermittelt, dass, wenn man ein ruhiges und unanstrengendes Leben führt, man irgendwann automatisch wieder in die Gesellschaft integriert sein wird. So war über lange Zeit ihr Leben ausschließlich rund um die Behandlung organisiert – von Termin zu Termin, dazwischen tagesklinische Struktur: ein Leben als kranke Person unter anderen Kranken. Sie fühlte sich krank, benahm sich krank, wurde als Kranke behandelt und blieb krank. Helen glaubt nicht, dass sich in einem solchen Vakuum aus Zeit und Passivität Recovery entwickeln kann. Das eigene Leid den Experten zu übergeben, bewegt noch nichts. Recovery ist harte Arbeit.
Um aktiv an diese Arbeit zu gehen, braucht man einen Grund. Wenn die Erwartungen zu gering sind, wenn die Latte zu niedrig liegt, findet man bald keinen Grund mehr, morgens aufzustehen. Ohne Erwartungen, die an einen herangetragen werden, bleibt man ohne Motiva-

tion und Interessen und wird mit »seelischer Impotenz« infiziert. Sie vergleicht die Situation mit der Rehabilitation nach Unfällen, in der die Physiotherapeutinnen ihren Patienten einiges an Schmerzen und Anstrengungen zumuten müssen, um etwas zu erreichen, und niemals sich damit abfinden würden, dass die Übungen eben ein anderes mal gemacht werden können. Ganz wesentlich hier die Rolle ihres Ehemannes, der sich weigerte, ihre schlechte Prognose und den Rat, sich von ihr zu trennen, anzunehmen. Er blieb dabei, in ihr immer die ganze Person zu sehen.
Die Sorge über zu hohe Erwartungen, die dann enttäuscht werden könnten und zu Rückfällen führen würden, prägt das professionelle psychiatrische Handeln. Ja, sagt Helen Glover, wenn es keine Erwartungen gibt, kann man nicht scheitern, aber dann kann man auch nichts erreichen. Ihrer Erfahrung nach unterschätzen die Profis die Resilienz ihrer Patientinnen häufig und halten sie so von möglichen Aktivitäten und Erfolgen ab.

»Gefangen in Chronizität« versus »Gefangen in Recovery«

Aus dieser Angst vor Überforderung und Scheitern kommt auch die Skepsis und Sorge bezüglich eines Recovery-Weges. So wie man in der Chronizität gefangen sein kann, so könnte man auch in Recovery gefangen werden. Selbstvorwürfe, wenn man es wieder nicht geschafft hat, die Einschätzung, dass einen eine erneute Krankheitsepisode zurück an den Anfang wirft, die Enttäuschung derer, die einem für ein bestimmtes Ziel geholfen haben, kann eine Falle sein.
Zu akzeptieren, dass Krankheit und Recovery gemeinsam vorkommen können, kann diese Angst nehmen. Einen schlechten Tag zu haben, sollte genauso möglich sein, wie Zeiten, in denen man sich gesund fühlt. Raus aus dem Schwarz und Weiss von Chronizität und Recovery hin zu dem Bild mit den komplexen Grautönen. Es muss gelingen, die eigene Vulnerabilität und die eigenen Brüche in ein Selbstbild zu integrieren, das auch die Resilienz wahrnimmt, die sich aus den Widrigkeiten ergibt. Es gilt zu erkennen, dass es darum geht, sich jeden Tag wieder mit sich und dem Leben auseinanderzusetzen, dass man Träume und Enttäuschungen lebt wie alle anderen Menschen auch.

Recovery der Profis – nur so kann es gehen

»So oft bitten wir unsere Betreuer, unsere Bewahrer der Hoffnung zu sein. Traurigerweise können die meisten von ihnen aber nicht unsere Bewahrer der Hoffnung sein, weil sie der Ansicht anhängen: Ich glaube nicht, dass Sie ›recovern‹ können, daher können Sie nicht ›recovern‹.« (Glover 2003, Übersetzung der Autorinnen)

Aus ihrer Arbeit mit psychiatrischen Teams, die sich in Richtung Recovery-Orientierung verändern wollen, schließt Helen Glover, dass solche Veränderungsprozesse sehr mühsam sein können und viel Zeit brauchen. Eine Voraussetzung für recoveryorientiertes Arbeiten ist, dass sich die professionellen Helferinnen selbst in einer Situation befinden, in der sie ihre Arbeit positiv bewerten und gestalten können. Zweifeln sie selbst an ihrem Wert und an ihrer Gestaltungskraft, können sie schwerlich Recovery-Motivation anbieten.

Eine Ursache für die schwierigen Arbeitssituationen von psychiatrischen Profis sieht sie in der Kultur der Angst, die die Arbeit bestimmt. Diese Angst überträgt sich auf die Nutzer der Hilfen. Schutz- und Sicherheitsbedürfnisse der Profis verstellen die Sicht auf Möglichkeiten. Risiken dürfen nicht existieren. Um sich selbst rechtlich abzusichern, werden schlechte Zustände erhalten und Veränderungen verhindert. Es gibt viele Gründe für diese Tradition von Risikovermeidung um jeden Preis. Möchte ein Team sich verändern, muss es sich einem Prozess stellen, der diese Kultur hinterfragt.

Eine wichtige Übung ist es, der beherrschenden Geschichte von Krankheit, Drehtürpsychiatrie und Hoffnungslosigkeit eine neue, andere Geschichte entgegenzusetzen. Jede kleine mögliche Veränderung hin zur Recovery-Orientierung muss laut vom Dach gerufen und formuliert werden, damit sie sich neben der herrschenden Geschichte behaupten kann.

Diese Veränderungen müssen passieren, damit nicht weiterhin so viel Expertise und Engagement vergeudet werden. Angesichts der Tatsache, dass sich die herrschende Tradition über Jahrhunderte entwickelt hat, braucht man allerdings Geduld und einen langen Atem.

Mary Ellen Copeland/USA: Aktionsplan zu Wellness und Recovery

Wo und wann?

Seit ca. 1995 existiert das Copeland Center for Wellness and Recovery in West Dummerston/Vermont, USA. Dieses Copeland-Zentrum für Wohlbefinden und Recovery ist im Internet unter www.mentalhealth Recovery.com oder www.copelandcenter.com (Stand 19.11.2006) zu finden.
Mary Ellen Copeland und ihr Team verbreiten seit einigen Jahren aktiv und erfolgreich leicht verständliche und gut strukturierte Informationen zu Themen wie Recovery, Selbsthilfe, Rückfallprophylaxe, soziale Unterstützung in psychischen Krisen in Form von Büchern, Tonkassetten, Videobändern, Newsletter und Webseiten. Der Newsletter wird vierteljährlich veröffentlicht und kostenlos über das Internet verbreitet oder durch die Post verschickt. Des Weiteren bietet Copeland mit ihrem Team in mehreren Städten der USA verschiedene, aufeinander aufgebaute Gruppenseminare und Programme für Trainer (»Facilitator«) zu Recovery und Wohlbefinden an. Mittlerweile sind bereits einige Tausend Menschen mit psychiatrischen Symptomen durch diese Programme erreicht worden.

Wer?

Mary Ellen Copeland ist Autorin und Trainerin für Recovery im Bereich psychischer Gesundheit. Ihr Schwerpunkt liegt auf der Selbsthilfe. Die Konzepte, Fertigkeiten und Strategien, die sie in ihren Veröffentlichungen und Seminaren lehrt, hat sie aus ihren persönlichen Erfahrungen mit extremen Stimmungsschwankungen und aus ihren bisherigen Befragungen von Menschen mit psychiatrischen Symptomen gelernt.
Ihre Lebensgeschichte macht es verständlich, warum sie sich besonders auf die Konzepte von Recovery, Selbstbestimmung und Hoffnung in ihren Büchern und Seminaren konzentriert. Mary Ellen Copeland beschreibt die Geschichte ihrer Mutter in einem Artikel ihrer Webseite mit dem Titel »Remembering Kate – A Story of Hope« (»Erinnerung

an Kate – eine Geschichte der Hoffnung«). Mary Ellen ist die mittlere von fünf Geschwistern und wuchs in einer ländlichen Gegend auf, ihr Vater arbeitete bei der Eisenbahn. Ihre Mutter hatte ein Diplom in Ernährungswissenschaft und arbeitete für eine kurze Zeit, bis sie heiratete und als Mutter von fünf Kindern voll beschäftigt war. Die Mutter kochte sehr gut, brachte den Kindern viele praktische Dinge im Haushalt und Garten bei und unterstützte in ihrer Erziehung deren Kreativität und Individualität.

Als Mary Ellen acht Jahre alt war, wurde die Mutter im Alter von 37 Jahren krank und verbrachte acht Jahre in einer staatlichen psychiatrischen Klinik mit einer schweren manisch-depressiven Erkrankung. Ihre Ärzte sagten, dass sie unheilbar krank sei und nie wieder gesund werden würde. Sie und ihre Geschwister besuchten die Mutter jede Woche, auch als die Ärzte ihnen davon abrieten. Die Mutter hatte bei ihrer ersten Episode von schwerer Depression keinerlei Unterstützung, nähere Familienmitglieder lebten in weiter Entfernung, der Vater war wegen seiner Arbeit oft mehrere Wochen nicht zu Hause. Die Aufgabe der Kindererziehung überwältigte die Mutter. Sie hatte keine Gelegenheit, sich mit anderen Frauen zu treffen und auszutauschen. Statt in ihrer vertrauten Umgebung zu bleiben und dort behandelt zu werden, wurde sie von ihrer Familie getrennt und verbrachte die nächsten Jahre in einer überfüllten, dunklen und stickigen Klinik der 50er-Jahre – ohne Privatsphäre, sie schlief in einem Saal mit vierzig anderen Frauen mit ebenfalls ernsthaften psychiatrischen Symptomen. Keiner erwartete Besserung, die Patienten wurden verwahrt, bis viele von ihnen einsam starben: das Gegenteil von einer recoveryorientierten Umgebung.

Die Mutter wurde wider Erwarten wieder gesund und blieb es bis zu ihrem Tod im Alter von 82 Jahren. Mary Ellen Copeland verbrachte später viele Stunden mit ihrer Mutter, um die Gründe herauszufinden, warum es ihr wieder besser gegangen war. Die Genesung ihrer Mutter wurde zur Inspiration für ihre Studien und späteren Bücher. Es interessierte sie, wie Menschen ihre Depression und bipolare Störung von Tag zu Tag handhaben können, wie Menschen mit schweren Stimmungsschwankungen wieder stabil werden und bleiben und wie sie die Kontrolle über ihr Leben zurückgewinnen können.

Die Tochter vermutet, dass einer der Gründe für die Besserung das Engagement von einem Praktikanten und einem Klinikmitarbeiter gewesen sein könnte, die ein besonderes Interesse an ihrer Mutter entwickelten.

Sie hörten ihr stundenlang zu und ermunterten sie dazu zu reden. Sie war es nicht gewohnt, sich jemandem mitzuteilen und sagte, dass sie nie das Gefühl hatte, dass ihr jemand zuhörte. Eine Krankenschwester gab der Mutter heimlich hochdosierte Multivitamin-Tabletten. Bevor die Mutter aus der Klinik entlassen wurde, begann sie, sich zunehmend um die anderen Patienten zu kümmern. Zwischen den Krankheitsepisoden begann sie, an einer unterstützenden Gruppe für psychiatrische Patienten teilzunehmen, die damals zum ersten Mal in einer Klinik von einem engagierten Psychiater eingerichtet wurde. Sie hieß Mental Health Fellowship. Auch nach der Entlassung kam sie regelmäßig in die Klinik, um an den Gruppensitzungen teilzunehmen und die Patienten zu besuchen, die im Laufe der Jahre enge Freunde von ihr geworden waren. Die Mutter hatte das starke Bedürfnis nach sozialem Austausch und gegenseitiger Unterstützung und besaß einen starken Willen.

Nachdem sie entlassen wurde und wieder nach Hause kam, waren ihre Kinder in der Adoleszenz und weitgehend selbstständig und unabhängig von ihr. Sie kämpfte um ihren Platz in der Familie und sie bildete sich weiter, nachdem sie wegen ihres langen Klinikaufenthaltes keine Arbeit bekam. Sehr oft musste sie stigmatisierende Bemerkungen aus ihrer Umgebung verkraften. Sie fand schließlich eine Stelle als Köchin in einer Schule, in der sie erfolgreich und beliebt war. Sie begann systematisch, sich mit Menschen in ihrer Gemeinde in Verbindung zu setzen, und wurde in der Kirchengemeinde ehrenamtlich tätig. Und sie half ihrem Sohn bei der Erziehung seiner sieben Kinder. Das soziale Netz gegenseitiger Unterstützung vergrößerte sich zusehends, sodass sie im Alter eingebettet war von liebevollen Beziehungen in der Gemeinde, zu Freunden und in ihrer großen Familie einschließlich 24 Enkel und 16 Urenkel.

Mary Ellen Copeland selbst litt jahrelang unter Symptomen einer psychiatrischen Erkrankung. Sie erhielt zum ersten Mal im Alter von 37 Jahren die Diagnose »manisch-depressiv« und ihr wurde von den Psychiatern mitgeteilt, dass sie »okay« wäre, wenn sie nur regelmäßig ihre Tabletten nehmen würde. Ihr wurde gesagt, dass sie die Tabletten für den Rest ihres Lebens nehmen müsse. Sie war »okay« etwa zehn Jahre lang bis zu dem Zeitpunkt, als ein Magenvirus eine ernsthafte Lithiumvergiftung verursachte. Danach konnte sie ihre Medikamente nicht weiter einnehmen. Ab diesem Zeitpunkt musste sie lernen, selbst mit den Hochs und Tiefs ihrer Erkrankung umzugehen. Bezugnehmend auf ihre Mutter sagte sie: »Wegen Kate wusste ich, dass meine Diagnose ›manisch-depressiv‹ nicht das Ende der Straße war, dass es mir wie ihr bessergehen und es so bleiben würde.« Und sie betont: »Diejenigen von uns mit psychiatrischen Krankheiten sollen wissen, dass es viele, viele Menschen gibt, denen es wie Kate wieder gutgeht, dass es so bleibt und dass sie ein erfülltes, lohnenswertes und wertvolles Leben führen.« (COPELAND 2005)

Ihren behandelnden Psychiatern von damals wirft Mary Ellen Copeland vor, dass sie ihr in den zehn Jahren der medikamentösen Behandlung nicht die Möglichkeit gegeben haben zu lernen, wie sie mit ihren Stimmungsschwankungen umgehen könne, und dass Techniken der Entspannung und Stressreduzierung geholfen hätten, die Symptome ihrer Erkrankung zu reduzieren. Sie hätte viel persönliches Leid verhindern können, wenn ihr Leben nicht so hektisch und chaotisch gewesen wäre und sie nicht so lange mit einem missbrauchenden Ehemann zusammengelebt hätte. Ihr wäre es besser gegangen, wenn sie gewusst hätte, dass sie mehr Zeit mit Menschen verbringen sollte, die sie schätzten und bestätigten. Ihr wurde nie gesagt, dass sie hätte lernen können, wie man belastende Gefühle und Wahrnehmungen abmildern, reduzieren und sogar loswerden könnte. »Hätte ich diese Dinge gelernt und wäre mit anderen zusammengekommen, die sich durch diese Symptome durchgearbeitet haben, hätte ich vielleicht nicht Wochen, Monate und Jahre verbracht, extreme psychotische Stimmungsschwankungen zu erleben, während die Ärzte spitzfindig nach den geeigneten Medikamenten suchten.« (MEAD u. COPELAND 2005, S. 70)

Mary Ellen Copeland schreibt heute sehr bewusst über ihre eigenen wichtigen Erfahrungen, und es ist ihr ein Anliegen, dass viele Menschen mit psychiatrischen Symp-tomen erfahren und lernen, dass es viele Wege gibt, mit diesen weniger leidvoll zu leben und sogar sich davon zu befreien.

Für wen?

Mary Ellen Copelands Adressaten sind einerseits Menschen, die unter psychiatrischen Symptomen leiden und sich in psychischen Krisen befinden, sowie deren Freundinnen und Unterstützer, die ihnen zur Seite stehen. Andererseits wendet sie sich mit ihren Seminarprogrammen an aufgeschlossene professionelle Helferinnen, die die Grundidee von Recovery in ihren psychiatrischen Einrichtungen einführen und in die Realität umsetzen möchten. Durch die von ihr und ihren Mitarbeitern durchgeführten Programme für die Trainerausbildung zum »Facilitator« ist in den USA mittlerweile ein starkes und zunehmend wachsendes Netzwerk von Trainern entstanden, die ihr neues Wissen und die eigene Erfahrung von psychischer Erkrankung an andere Betroffene weitergeben und ihnen dadurch Wege und Anleitungen zur Selbsthilfe vermitteln, die auf Hoffnung, Empowerment, Selbstbestimmung, Recovery und Wohlbefinden basieren. Copeland bietet keine Beratungsdienste an, sie versteht die Vermittlung ihrer Fertigkeiten und Strategien nicht als einen Ersatz für Behandlung, sondern als Ergänzung zu jeder anderen Behandlung.

Grundidee

Mary Ellen Copeland hat aufgrund der Lebensgeschichte ihrer Mutter und ihrer eigenen die feste Überzeugung entwickelt, dass Betroffene wegen ihrer Erkrankung nicht gezwungen sind, ihre Träume und Lebensziele aufzugeben, und dass sie die Verantwortung für ihr eigenes Leben haben. Selbst Menschen, die einmal unter den schwersten psychiatrischen Symptomen gelitten haben, seien heute Ärzte, Rechtsanwälte, Lehrer, Buchhalter, Sozialarbeiter. »Uns gelingt es, enge Beziehungen aufzubauen und zu erhalten. Wir sind gute Eltern. Wir haben herzliche Beziehungen zu unseren Partnern, Eltern, Geschwistern, Freunden und Kollegen. Wir ersteigen Berge, bepflanzen Gärten, malen Bilder, schreiben Bücher, besticken Decken und führen positive Veränderungen in der Welt herbei. Und es ist nur durch diese Vision und den Glauben an alle Menschen, dass wir Hoffnung für jeden bringen«, so Mary Ellen Copeland und Shery Mead (2005) in ihrem Webseite-Artikel »Was Recovery für uns bedeutet« (Übersetzung der Autorinnen).

Die Hauptfaktoren von Recovery

»Es gibt Hoffnung – eine Vision von Hoffnung, die keine Grenzen hat. Zu viele Menschen haben verinnerlicht, dass es keine Hoffnung gäbe, dass sie einfach Opfer ihrer Krankheit seien; haben erlebt, dass die Beziehungen einseitig und infantilisierend sind. Wir brauchen keine Vorhersagen über den Verlauf unserer Erkrankung, was sowieso keiner genau sagen kann, sondern Unterstützung und Ermutigung während der Zeit, in der wir daran arbeiten, dass die Symptome zurückgehen und unser Leben wieder weitergeht. Wir benötigen eine verständnisvolle Umgebung, ohne das Gefühl zu haben, dass wir von anderen versorgt werden. Im recoveryorientierten Verständnis haben sich die Beziehungen in Richtung Gleichberechtigung und Unterstützung auf beiden Seiten entwickelt.

Jeder Einzelne ist verantwortlich für sein Wohlbefinden. Es gibt niemanden sonst, der das für uns tun kann. Es kann sehr schwierig sein, die persönliche Verantwortung zu übernehmen, wenn die Symptome schwerwiegend und andauernd sind. In diesen Fällen ist es am hilfreichsten, wenn die Professionellen und Begleiter mit uns zusammen arbeiten, um aus dieser angstvollen Situation herauszufinden.

Information und Bildung sind ein Prozess, der uns auf dieser Reise begleiten muss. Wir suchen nach Informationen, die uns helfen, herauszufinden, was gut für uns ist und welche Schritte wir für uns tun müssen. Viele von uns hätten gerne Professionelle an unserer Seite in diesem Prozess, um mit uns in Workshops und Seminaren zusammenzuarbeiten.

Wir müssen uns selbst vertreten, um zu erhalten, was wir möchten, brauchen und verdienen. Viele Betroffene glauben, dass sie ihre Rechte als Individuum verloren haben. Die Vertretung der eigenen Interessen wird leichter, wenn wir unser Selbstwertgefühl, das durch chronische Krankheit beschädigt ist, wiederherstellen und verstehen, dass wir genauso intelligent, wertvoll und einzigartig sind wie jeder andere Mensch.

Alle Menschen wachsen, indem sie ›positive Risiken‹ übernehmen, d.h. eigene Entscheidungen für ihr Leben und für ihre Behandlung treffen, ihre eigenen Pläne in Krisen machen, ihre Krankenakten anfordern, Informationen über Nebenwirkungen von Medikamenten einholen, potenziell schädliche Behandlungen verweigern, die eigenen Beziehungen und spirituellen Praktiken auswählen, sein Leben nach eigenen Vorstellungen führen.

Wechselseitige Unterstützung und Beziehungen sind ein wichtiger Baustein. In einer recoveryorientierten Umgebung ist Unterstützung nie eine Krücke oder eine Situation, in der eine Person das Ergebnis oder die Lösung definiert oder diktiert. In einer wechselseitigen Unterstützung streben die einzelnen an, dass die Beziehungen eine Bereicherung für jeden darstellen. Unterstützung gelingt am besten, wenn auf beiden Seiten der Wunsch nach Wachstum und Veränderung besteht. Obwohl Beziehungen mit Professionellen nie wirklich wechselseitig und gleichberechtigt sein können, können wir sie doch dahingehend verändern, dass sie nicht mehr paternalistisch geprägt sind.« (MEAD u. COPELAND 2005, S. 1 f., Übersetzung der Autorinnen)

Am häufigsten wenden Betroffene die folgenden Recovery-Aktivitäten und -strategien an, um Krankheitssymptome abzumildern oder zu beseitigen. Dies hat Mary Ellen COPELAND in ihren Forschungen, u. a. in dem Vermont Recovery Education Project (1995–2000), herausgefunden:

- Unterstützung suchen, die aus Zuhören und nicht aus Ratschlägen besteht;
- Personen suchen, die positiv und bestätigend sind, aber auch direkt und herausfordernd;
- Personen vermeiden, die kritisierend, verurteilend oder missbrauchend sind;
- sich beraten und austauschen mit Betroffenen (Peers);
- Stress reduzieren und Entspannungstechniken anwenden (Atmung, Visualisieren);
- Bewegung (Laufen, Treppensteigen, Fahrradfahren, Schwimmen);
- kreative und freudvolle Aktivitäten (Lesen, Handarbeit, künstlerisches Tun, Musik);
- Tagebuch schreiben;
- Veränderung der Essgewohnheiten (Vermeiden von Koffein, Zucker, Fett);
- ans Tageslicht gehen;
- negative in positive Gedanken umwandeln;
- mehr oder weniger Stimulierung in der Umgebung wählen;
- Tagesplanung besonders in schwierigen Zeiten;
- Symptome erkennen und ein System erarbeiten, darauf einzuwirken (Wohlbefinden aufrechterhalten; Auslöser und frühe Warnsignale erkennen; Symptomen entgegenwirken, die die Situation verschlimmern; Krisenplan erstellen, um Kontrolle zu behalten, auch wenn die Situation außer Kontrolle ist).

Prinzipien von WRAP

Jeder, der an den Seminarprogrammen teilnimmt – sei es als Betroffener oder als Professioneller – sollte lernen, einen Wellness Recovery Action Plan (WRAP) für sich selbst oder für andere zu entwickeln. Interessierte können an mehreren aufeinander aufbauenden Modulen teilnehmen:

1. **Correspondence Course:** Für alle, die Moderatorinnen (»facilitator«) werden möchten, beginnt es mit dem »Correspondence Course«, um sich mit den Prinzipien von WRAP vertraut zu machen. Der Kurs besteht aus vier Teilen und lehrt die Basiskonzepte und Fertigkeiten von Recovery und das Entwickeln eines Wellness Recovery Action Plans für sich selbst oder für andere Betroffene. In einigen Regionen treffen sich die Teilnehmer gewöhnlich einmal in der Woche und diskutieren und arbeiten zusammen an der Arbeitseinteilung. Der Kurs enthält hauptsächlich das Lesen spezifischer Literatur und Artikel, des Weiteren Projekte, Aktivitäten und Diskussion mit dem Anleiter. Der Anleiter entscheidet aufgrund seiner Einschätzung, inwieweit der Teilnehmer in der Lage ist, die Konzepte, Strategien und Techniken zu verstehen und anzuwenden, ob der Kurs erfolgreich absolviert wurde. Die Ziele in den vier Kurswochen sind:

- Erste Woche: Recovery-Konzepte einschließlich Hoffnung, persönliche Verantwortung, Erziehung, Selbstvertretung, wechselseitige Unterstützung, familiäre und professionelle Unterstützung. Mögliche physische Ursachen psychischer Erkrankung und Medikamente.
- Zweite Woche: Verschiedene einfache, sichere Selbsthilfestrategien, die Menschen mit psychiatrischen Symptomen als nützlich erleben, um Symptome abzumildern und Wohlbefinden aufrechtzuerhalten. Peer-Beratung, Übungen, Entspannung, Stressreduktion, Tagebuch, Freizeitaktivitäten, Regulierung von Stimulation, Essgewohnheiten, Bewegung, Schlaf, Tagesplanung.
- Dritte Woche: Entwickeln eines Wellness Recovery Aktion Planes. Tagesstrukturierung, Erkennen von und Reagieren auf Auslöser und frühe Warnsignale, Herausfinden von Symptomen, die die Situation verschlimmern, und effektives Entgegenwirken. Schreiben eines Krisenplans oder einer Vorausverfügung.
- Vierte Woche: Faktoren, die das Wohlbefinden beeinflussen, z. B. Verwandeln negativer in positive Gedanken, Aufbau von Selbstwertge-

fühl, Selbstmordprophylaxe, Verringerung von Traumaauswirkungen, Entwickeln eines Lebensstiles, der das Wohlbefinden erhöht.

2. **Moderatoren-Training:** Das Training für Moderatorinnen in Mental Health Recovery umfasst fünf Tage mit Mary Ellen Copeland und ihrem Team. In diesem Programm lernt man, direkt mit Betroffenen zu arbeiten und die Stärken zu entdecken, die ihre Recovery unterstützen. Die Recovery-Konzepte und Selbsthilfestrategien werden diskutiert, und es wird sowohl mit Einzelnen als auch mit Gruppen ein Wellness Recovery Action Plan entwickelt. Dabei gilt es, die Teilnehmer für Recovery zu motivieren und zu befähigen, d. h. mit ihnen herauszufinden, wie sie sich fühlen möchten, wie sie ihr Leben gestalten möchten und was sie machen können, um ihre Lebensziele zu erreichen. Es werden Interaktionsmethoden und verschiedene Formen der Präsentation der Inhalte vermittelt. Jeder Teilnehmer muss eine Einführung geben und einen Vortrag zu einem Recovery-Thema halten.
   Ziele des Trainings sind:

- die wachsende Verbreitung des Wissens um Recovery und Selbsthilfestrategien, mit denen Menschen in psychischen Krisen zunehmend lange Phasen von Wohlbefinden und Lebenszufriedenheit erlangen können;
- eine signifikante Reduzierung der Inanspruchnahme psychiatrischer Dienste und der Traumata in Verbindung mit diesen Krisen sowie eine Verkürzung und Abmilderung der Symptome.

   Mary Ellen Copeland und ihr Team haben für dieses Training ein spezielles Manual mit dem Titel »WRAP und Manual zur gegenseitigen Unterstützung: Persönliche, Gruppen- und Programmentwicklung« ausgearbeitet, das auf einer CD-ROM zugänglich ist. Nach erfolgreichem Abschluss des Trainings erhält man ein Zertifikat und Fortbildungspunkte durch die Regierung von Vermont.

3. **Training für Fortgeschrittene:** Ziel dieses Programms ist die Leitung von Gruppen, Lehre und Unterstützung für andere. Jeder kann teilnehmen,

- der das Moderatorinnen-Training mindestens ein Jahr zuvor absolviert hat,
- der mindestens drei WRAP-Gruppen in dem Jahr nach dem Moderatorinnen-Training geleitet hat,
- der zehn Evaluations-Formblätter von Teilnehmern in diesen Gruppen erhalten hat und

- der drei Empfehlungen von Teilnehmern aus diesen Gruppen vorweisen kann.

Veröffentlichungen von Mary Ellen Copeland

Mead S, Copleand ME (2005) What recovery means to us: consumers' perspectives. In: Davidson L, Harding C, Spaniol L (eds.), Recovery from severe mental illnesses. Boston University.

Copeland ME, Allott PK (Hg.) (2005) Wellness recovery action plan. Sefton Recovery Group.

Copans St, Ellen MA, Copeland MS, Copeland ME (2002) Recovering from depression. A workbook for teens. Brookers Publishing Company.

Copeland ME, Riddle ML (2002) The depression workbook. A guide for living with depression and manic depression. New Harbinger Publication.

Copeland ME (1999) Winning against relapse. New Harbinger Publications.

Copeland ME, Harris M (2000) Healing the trauma of abuse. A womans workbook. New Harbinger Publications.

Wilma Boevink/Niederlande: Zwei Seiten von Recovery

Wo und wann?

In den Niederlanden ist die Beteiligung und Mitbestimmung Psychiatrie-Erfahrener gesetzlich verankert und formal geregelt. Trotzdem existiert noch eine große Diskrepanz zwischen der formalen Regelung und ihrer praktischen Umsetzung. Die Autorin arbeitet seit einigen Jahren im Trimbos-Institut, dem niederländischen Institut für Psychiatrie und Suchterkrankungen, Utrecht (im Internet: www.trimbos.nl, Stand 12.9.2006).

Wilma Boevink wurde 1963 geboren. Sie ist promovierte Sozialwissenschaftlerin und aktives Mitglied in der Bewegung der niederländischen Psychiatrie-Betroffenen. Als ehemalige Langzeitbetroffene ist sie derzeit beim Trimbos-Institut in der Forschungsabteilung beschäftigt, wo sie ihre persönlichen Erfahrungen in ihre Forschungstätigkeit integrieren kann. Sie ist, zusammen mit anderen, Autorin von zwei Büchern, die sich mit den Themen »Recovery« und dem »Absetzen von Psychopharmaka« auseinandersetzen.

Als aktives Mitglied der Bewegung der Psychiatrie-Erfahrenen benennt sie ganz klar die Grenzen der Mitarbeit und Teilnahme der Betroffenen an Gremien in psychiatrischen Institutionen: Oft seien sie nicht in der Lage oder würden nicht in die Lage versetzt, das Gesetz in ihrem Sinne zu nutzen. Beispielsweise gäbe es Engpässe bei der Suche nach aktiven Mitgliedern, beim Kontakt mit der Basis, beim Erörtern der vielen komplizierten Texte. Der Einfluss auf die Tagesordnung der Versammlungen, auf die Häufigkeit von Beratungen, auf ihren Verlauf und auf die Kommunikationsformen sei beschränkt. Ein Großteil der Energie der aktiven Mitglieder würde in institutionsinternen Angelegenheiten und in der Bürokratie verpuffen. Für einen inhaltlichen Beitrag würden die Leute, die Mittel und eine »kollektive Instanz gesammelten Wissens« fehlen, aus der man schöpfen könnte.

Wilma Boevink ist zwar der Ansicht, dass die Betroffenen in der Tat in die Entwicklung von Versorgungsprogrammen oder eines Standards für Schizophreniebehandlung einbezogen würden, sie dürften mit am Tisch sitzen in dem Beirat, der über eine klinische Erprobung neuer Rehabilitationsmethoden wacht. Aber sie macht sich über diese Art von Beteiligung wenig Illusionen. Meistens würden die Betroffenen erst eingeladen werden, wenn die wichtigsten Entscheidungen bereits getroffen sind. Der Rahmen, in dem sie arbeiten, würde die bestehenden Machtverhältnisse unangetastet lassen oder sie verfestigen. Oft seien die teilnehmenden Psychiatrie-Erfahrenen Einzelgänger, die zwar eine Krankheitsgeschichte und Erfahrungen als Patienten hätten, aber es würde ihnen die politische oder historische Einsicht in das Wesen der Betroffenenbewegung fehlen.

Wilma Boevink befand sich selbst in stationärer Behandlung aufgrund von psychotischen Episoden. Basierend auf ihren persönlichen Erfahrungen war für sie ein wesentlicher Faktor in ihrem eigenen Recovery-Prozess das Bedürfnis, ihre Kraft wieder zurückzugewinnen. Sie habe erkannt, dass es Zeit brauche, um die Kraft nach einer psychotischen Phase wiederzufinden. Man sei mit einer überwältigenden Verletzlichkeit konfrontiert, die besiegt werden müsse. Die Welt und alles, was

dazugehört, müsse wieder entdeckt werden. Das Selbstvertrauen sei erschüttert, die Reise sei voller gefährlicher Hindernisse. Es müsse ein richtiges Gleichgewicht gefunden werden zwischen dem Alleinseinwollen, um sich von den Dynamiken des Lebens zu schützen, und der aktiven Teilnahme am Leben. Man müsse lernen, welche Dinge wieder selbstverständlich sind, und erneut zur »Normalität« des täglichen Lebens zurückkommen. Das sei eine Frage der Zeit, d. h., bis jeder Tag ohne größere Katastrophen dem vorherigen hinzugefügt wird.
Ein wichtiger Aspekt ihres Recovery-Prozesses war der Versuch zu verstehen, was mit ihr passiert ist. Ihre Recovery begann in dem Moment, in dem sie sich traute, auf ihr Leben zurückzublicken und über ihre psychotischen Erfahrungen zu sprechen. Bis dahin gab es nur eine offizielle Version ihrer Lebensgeschichte: Sie habe eine psychiatrische Erkrankung gehabt, die einen Klinikaufenthalt notwendig gemacht habe. Sie habe dort eine Behandlung erhalten, und obwohl sie nie völlig »geheilt« worden sei, sei sie fähig gewesen, mit den Überresten zu leben. Sie erklärt vehement, dass dies nicht ihre Geschichte sei, sie nicht daran glaube und diese Geschichte keinen Nutzen für sie habe. Ihre eigene Version ist eine andere: Sie sei nicht die Trägerin einer psychiatrischen Krankheit. Ihre Klinikeinweisung sei das Ergebnis einer komplexen Interaktion verschiedener Faktoren gewesen. Ein Faktor sei ihre Vulnerabilität für eine Psychose und ein anderer, dass sie Opfer von körperlichem Missbrauch und Gewalt gewesen sei. Ihre Psychose sei zweifellos auch eine Reaktion auf diese ungesunden Umstände gewesen. Sie fragt sich, warum sie nie nach den Umständen ihrer Erkrankung gefragt worden ist, und meint, dass solche naheliegenden Fragen in der Psychiatrie gewöhnlich nicht gestellt würden. Stattdessen sei es am wichtigsten, eine Diagnose zu stellen. Und sei diese Diagnose gefunden, würden automatisch die Antworten zu allen Fragen geliefert. Ab diesem Moment würde alles, was man sagt und tut, als logische Manifestation der diagnostizierten Krankheit betrachtet.
Wilma Boevink erinnert, dass sie sich in ihren eigenen Krankheitsphasen die Sichtweisen und Methoden ihrer behandelnden Psychiater angeeignet hat. Sie habe Angst gehabt vor einem Rückfall, wenn sie von dem Weg der von ihnen vorgeschriebenen Ratschläge und Hinweise abweichen würde. Sie meint, dass das Befolgen der Ratschläge vielleicht für eine Weile notwendig gewesen sei, aber letztendlich habe es sie in der Rolle der psychiatrischen Patientin festgehalten. Sie habe

dadurch vieles, was Teil des Lebens sei, der Krankheit zugeschrieben. Für sie bedeutet Recovery, zwischen den normalen Irritationen des Lebens und Geschehnissen, die ernsthaft Anlass zur Sorge geben, unterscheiden zu lernen. Man müsse lernen, nicht alle Rückschläge mit der sogenannten Krankheit in Verbindung zu bringen, sondern sie als zum Leben gehörig zu erleben. Man müsse das Leben akzeptieren und Verantwortung dafür übernehmen. Und es würde lange dauern und Geduld benötigen, bis man sein eigenes Leben wieder führen und man seinem eigenen Urteil wieder trauen würde.

Für wen?

Da das einfache Mitmachen beim Angebot der Profis Wilma Boevink nicht als ausreichend erscheint, engagiert sie sich in Betroffenenorganisationen, um die Position der Psychiatrie-Erfahrenen zu stärken. An vielen Orten in den Niederlanden werden Initiativen ergriffen, die eine andere Perspektive auf den Umgang mit psychischen Problemen eröffnen. Dies geschieht z. B. im Büro für Patientenbelange in Eindhoven, dem »Wegwijswinkel«, in einer Beratungseinrichtung für Psychiatriebetroffene in Utrecht, in der Patienten- bzw. Konsumenten-Plattform in Amsterdam oder dem »Basisberaad« in Rotterdam. Hier werden Trainingsprogramme für Profis im psychosozialen Bereich entwickelt, Kurse für Betroffene und von Betroffenen veranstaltet, neue Selbsthilfegruppen und Diskussionsforen für Psychiatrie-Erfahrene gestartet. Außerdem werden Schulungsprogramme entwickelt, die den professionellen Einsatz eigener Psychiatrie-Erfahrungen ermöglichen. Auf nationaler Ebene werden in Selbsthilfeorganisationen wie z. B. »Weerklank« (Stimmenhören) oder »Stiftung Borderline« Erkenntnisse formuliert, die das Verständnis und die Behandlung von psychischen Problemen verbessern.

Grundidee

Von Betroffenen geleitete Projekte erfreuen sich zunehmender Beliebtheit. Auf vielen Gebieten beginnen Psychiatrie-Erfahrene, ihre Leitungsfähigkeit zu zeigen. All diesen Aktivitäten liegt als Triebkraft die Überzeugung zugrunde, dass die eigenen Erfahrungen eine andere Perspektive auf Symptome und psychische Probleme eröffnen und damit eine andere, vielleicht sogar bessere Dienstleistung als das reguläre psychosoziale Versorgungsangebot ermöglichen können. »Selbsthilfe und betroffenengesteuerte Initiativen« – so Wilma BOEVINK (2003, S. 37) – »sind eine Antwort auf die Tatsache, dass sich unsere Eigenheit, unsere Erfahrung und unser Wissen in der regulären psychosozialen Versorgung kaum widerspiegeln. Für die Betroffenen, individuell und kollektiv, verschiebt sich der Schwerpunkt: Weg vom Agieren gegen die Macht der anderen und vom Reagieren auf ihre Tagesordnung hin zur Besinnung auf die immer stärker werdenden eigenen Kräfte.«

Recovery-Initiativen

In den letzten Jahren hat Wilma Boevink an einem Recovery-Projekt der Langzeitversorgung teilgenommen, wo sie mit acht Betroffenen intensiv zusammengearbeitet hat. Sie trafen sich jahrelang vierzehntägig, um Erfahrungen auszutauschen über ihre Versuche, mit anhaltenden psychischen Problemen zu leben. Boevink sagt, die Terminologie der Professionellen von Krankheiten und Symptomen sei ihnen so vertraut gewesen, dass es für sie ungewohnt gewesen sei, in einer anderen Rolle als der des Patienten über psychische Beschwerden zu diskutieren. Sie hätten nun aus der Perspektive von Selbstinitiative und Selbsthilfe gesprochen.

Die Teilnehmer saßen an Tischen, die wie bei einem Managementtreffen im Kreis aufgestellt waren, sie hielten sich an eine vorab vereinbarte Tagesordnung und führten Protokolle. Die Teilnehmer erzählten sich, was sie in den vorhergehenden Wochen beschäftigt hatte. Es wurden Erfahrungen und Ratschläge ausgetauscht über den Umgang mit Hindernissen bei den eigenen Versuchen, neue Lebensperspektiven zu gewinnen. Das Besprechen des Protokolls der letzten Sitzung schuf eine Distanz zu diesen persönlichen Erfahrungen und ermöglichte so ihre systematische Erfassung. Auf diesem Wege entstanden inhaltliche Leitlinien z. B. zu den Themen:

- Recovery-Prinzipien,
- Unterstützungsressourcen,
- Umgang mit Psychopharmaka,
- Beziehung zu Therapeuten,
- Urlaub,
- Versorgen von Haustieren.

Im Verlauf des Projekts entstand bei den Mitgliedern der Wunsch, ihr erworbenes Wissen an die Öffentlichkeit zu tragen. Es wurden verschiedene Initiativen entwickelt, beispielsweise Präsentationen und Diskussionsnachmittage für Mitbetroffene, Untersuchungen innerhalb der eigenen Einrichtung, Seminare für Wohnbetreuer oder ein Kurs von Erfahrenen für Erfahrene zum Thema »Beginnen mit Recovery«.
Das Projekt beruhte auf zwei Prinzipien:

- Das Angebot von Werkzeugen, mit denen die Teilnehmer eine neue Sicht auf ihr Leben mit neuen Sinnzuschreibungen entwickeln können.
- Die Gelegenheit, die Patientenrolle zu verlassen, ohne das Gespräch über ihre Psychiatrie-Erfahrungen abzublocken.

Mit diesen Angeboten wurde den Teilnehmern bewusst gemacht, was sie tun können, um sich selbst zu helfen. Sie lernten, den Anteil der Professionellen am eigenen Recovery-Prozess kritisch zu reflektieren, und vermehrten zusätzlich ihr Erfahrungswissen. Sie konnten die stigmatisierende Diagnose und Prognose sowie die dazugehörenden Vorschriften aus ihrem Selbstbild, ihrem Denken und Handeln entfernen.
Das Verlassen der Patientenrolle bedeutet keineswegs die Leugnung des realen psychischen Leidens. Im Gegenteil, die Krankheitsidentität wurde eingetauscht gegen eine selbstgewählte Identität, »eine Geschichte in eigener Sprache und mit selbstgewählten Strategien« und gegen die Chance, mit bleibenden Verletzungen leben zu können.
In dem Recovery-Projekt wurde »nichts Neues« entwickelt, es hat Wissen und Arbeitsweisen ans Licht gebracht, die schon lange in der Betroffenenbewegung vorhanden waren. Wilma Boevink erkennt vieles von dem wieder, was sie selbst in zufälligen, informellen oder organisierten Kontakten mit Mitpatientinnen, Experten durch eigene Erfahrung und Aktivistinnen gelernt hat. Diese Lerninhalte handeln von Hoffnung, Selbstwert und Eigensinn und der »Kraft des Kollektivs« statt von Diagnosen und Patientenmerkmalen in der Sprache der Professionellen (z. B. Dauer der Krankengeschichte oder Schwere der Symptome).

Kritik am eingeengten Verständnis der Professionellen

Leider muss auch Wilma Boevink über typische defensive und abwertende Reaktionen der Professionellen auf den Ansatz der Projektgruppe berichten. Sie sagten: »Toll, was ihr gemacht habt, aber unsere Patienten wären damit überfordert.« Für die meisten Patienten würde es keine Hoffnung geben, sie seien zu krank oder zu behindert. Auch wir haben das schon oft gehört. Wir bedauern, dass die Psychiatrie – vertreten durch solche Profis – sich nicht mehr zutrauen will. Der Fehlschluss, dass Menschen, die Recovery leben, eben immer schon zu einer Elite der psychiatrischen Patienten gehört haben, ist falsch, dumm und feige. Es gibt Menschen, die sich aus oft lange bestehenden, katastrophalen Patientinnensituationen befreien, obwohl ihnen eine schlechte Prognose gestellt wurde und sie damals ganz und gar nicht zu den ausgewählten Hoffnungsträgern der professionellen Helferinnen gehört haben. Diesen Menschen rückblickend ihr Leid abzusprechen und den Weg heraus nicht beachten zu wollen, spricht ihrer so mutigen Erfahrung den Wert ab. So zerstören diese professionellen Helferinnen ihre eigenen Chancen auf eine bessere Arbeit als Therapeutinnen und Betreuerinnen.

Wilma Boevink plädiert dafür, dass die Bewegung der Psychiatrie-Erfahrenen den Psychiatriesektor verlassen sollte, und meint, dass es mehr für sie in der Gesellschaft gäbe als nur den Bereich der Psychiatrie. Sie will sich nicht reduzieren lassen auf »eine Störung mit psychiatrischem Versorgungsbedarf« und betont:

» Wir sind ganzheitliche Personen mit einem Leben, das gelebt werden will, auch wenn es Teile gibt, die es möglicherweise notwendig machen, professionelle Versorgung oder Dienstleistung in Anspruch zu nehmen. Diese Notwendigkeit macht uns zu Nutzern psychiatrischer Angebote. Und es kommt nicht darauf an, wo wir uns die Angebote holen, die wir brauchen. In jedem Fall steht die Fortsetzung des Lebens, das wir uns wünschen, im Mittelpunkt, die Versorgung spielt nur eine funktionale Rolle.. « (Boevink 2003, S. 39)

Sie blickt kritisch auf die Rolle der Professionellen:

» Man kann sich zwar zum Nutzer der Psychiatrie erklären, aber dazu braucht man auch ein Gegenüber, das sich nutzen lässt, im positiven Sinn des Wortes. Davon sind wir noch Lichtjahre entfernt. « (Boevink 2003, S. 39)

Recovery realistisch betrachten

Wilma Boevink betont die Bestandteile von Recovery, die sie aus ihrer eigenen Erfahrung ableitet, und weist auf die Aspekte hin, die *nicht* dazugehören, nämlich eine unrealistische, ausschließlich positiv gefärbte Einstellung.

Recovery heißt:

» Zurückschauen auf das, was passiert ist, seine eigene Geschichte neu schreiben und eine neue Identität entwickeln.

- Das Recht auf Eigentum über die eigenen Erfahrungen.
- Den Dingen, die passiert sind, eine eigene Bedeutung geben.
- Nicht nur von psychischen Problemen genesen, sondern auch die Tatsache bewältigen, ein Patient in einer Klinik gewesen zu sein, einschließlich der negativen Attribute wie Ausgeschlossensein von der Gesellschaft, schwierige finanzielle Situation, Diskriminierung am Arbeitsplatz.
- Sich von den Gewohnheiten eines typischen Lebens in einer Institution distanzieren, die man sich schneller aneignet, als sie wieder loszuwerden. « (Boevink 2002, Übersetzung der Autorinnen)

Recovery heißt nicht:

»
- Dass alles gut ausgeht. Einiges wird nie mehr gut, und man muss lernen, es zu akzeptieren und damit zu leben. In der Literatur heißt das Behinderung. Wenn man das erkennt, kann man seine Energie auf die Dinge konzentrieren, die man kann, und sein Selbstvertrauen aufbauen.
- Dass alles besser wird. Das Stigma, das mit der Erkrankung Hand in Hand geht, macht wütend. Wenn man sein eigenes Leben mit dem anderer vergleicht, merkt man, was man alles verpasst hat und dass es für viele Dinge zu spät ist, sie zu korrigieren oder rückgängig zu machen. Man sollte sich nicht in diesen negativen Emotionen verlieren, da es in eine Sackgasse führt. Stattdessen ist es wichtig, stolz darauf zu sein, was man alles bisher erreicht hat. « (Boevink 2002, Übersetzung der Autorinnen)

Recovery – eine politische Angelegenheit

Für Wilma Boevink ist Reden über und Arbeiten an Recovery zusammen mit anderen eine politische Angelegenheit. Sie glaubt, dass sich Nutzer von psychiatrischen Dienstleistungen untereinander in ihrer Recovery in einem größeren Ausmaß unterstützen können, als dies bisher der Fall ist. Allein das Lernen vom Wissen der anderen, das aus deren Erfahrung über so viele Jahre gewonnen wurde, befähigt die Nutzer, deren Geschichten zu erzählen, in denen sie sich wiedererkennen. Sie fordert daher die Menschen in der Betroffenenbewegung kämpferisch auf, sich weiterhin ihre Geschichten zu erzählen, durch die sie ihre Eigenheit und Identität wiederfinden können. Geschichten, von denen sie sagen: So ist mein Leben, das bin ich, auf diese Art kannst du mir helfen. Diese persönlichen Geschichten haben nicht nur für sie selbst einen Wert, sondern bieten auch den Professionellen die Gelegenheit zu lernen, in einer neuen Sprache zu kommunizieren, in einer Sprache, die sowohl Nutzer als auch Dienstleister verstehen. Inzwischen sind diese Geschichten glücklicherweise auch in deutscher Sprache nachzulesen (Boevenik 2007).

Weitere Veröffentlichungen von Wilma Boevink

Boevink W (2006) From being a disorder to dealing with life: an experiential exploration of the association between trauma and psychosis. Schizophrenia Bulletin 32 (1): 17–19.

Boevink W, Kroon H (2005) Living with a psychiatric disability: lessons to learn and to pass on. Internet: www.peter-lehmann-publishing.com/articles/boevink_kroon.pdf (Stand 12.4.2011).

Boevink W, van Beuzekom J, Gaal E et al. (2002) Samen werken aan herstel. Van ervaringen delen naar kennis overdragen (»Zusammenarbeit für Recovery – Vom Erfahrungsaustausch zum Umsetzen von Wissen«), Trimbos-Institut, Utrecht.

Boevink W, Bach Jensen K, Bellion R et al. (2002) Erfolgreiches Absetzen von Neuroleptika, Antidepressiva, Lithium, Carbamazepin und Tranquilizern. In: Lehmann P (Hg.): Psychopharmaka absetzen. 2. Auflage. Antipsychiatrieverlag, Berlin.

Christian Horvath/Österreich: Ohne Recovery kein Empowerment

Christian Horvath ist Leiter und Projektmanager der Selbsthilfeorganisation »Crazy Industries« und Vizepräsident der Österreichischen Schizophreniegesellschaft. Er plädiert schon seit Jahren dafür, Heilung als Perspektive der Behandlung nicht aus den Augen zu verlieren. Grund genug für die Autorinnen, ihn zu seinen Vorstellungen des Recovery-Konzeptes zu befragen.

Sehr geehrter Herr Horvath. Sie haben vor drei Jahren bei einigen Kongressen immer wieder die Heilung der Patienten gefordert und dafür nicht immer Applaus bekommen. Wieso?

Ja, das war interessant. Einigen Psychiaterinnen und Psychiatern war der Begriff »Heilung« zu weitreichend und esoterisch. Sie machten sich Sorgen um die Patienten, die mit dem Begriff »Heilung« eine Erwartungshaltung einnehmen würden, die nicht erfüllbar sei. Wobei meine eigentliche Intention nicht jene war, Heilung im umfassenden Sinn zu forcieren, sondern ein Gleichgewicht zur permanent anwesenden Begrifflichkeit der Zustandsstabilisierung und Rückfallvermeidung zu etablieren. Das gesamte Leben ausschließlich der Rückfallvermeidung zu widmen, führt häufig in eine nicht der Lebenspraxis förderlichen Risikovermeidung – der Mensch tendiert dazu, sich im Kreis zu drehen.

Wenn »Heilung« nicht der ideale Begriff ist, wie würden Sie »Recovery« übersetzen und interpretieren?

Dies gelingt mir am leichtesten, wenn ich es dem Begriff »Empowerment« gegenüberstelle. Denn über diesen gab es in der Vergangenheit einige Diskussionen zwischen mir und anderen Betroffenen. Recovery bedeutet vor allem, sich um die eigene Genesung zu kümmern. Empowerment heißt letztendlich, in der Psychiatrie dann doch die eigene Position zu entdiskriminieren und verbessern, auch wenn es nur über den Weg der Konfliktbereitschaft möglich ist. Empowerment braucht Recovery. Meiner Ansicht nach sind Betroffene, die recoveryorientiert leben, in ihren Intentionen bevorteilt. Nach zehn Jahren Empowerment sieht man den dadurch erzielten Fortschritt, muss diesen aber gleichzeitig den damit verbundenen Opfern gegenüberstellen, die scheinbar unvermeidbar waren.

Meinen Sie mit Empowerment die Selbsthilfe und Interessensvertretung? Wie kann man Empowerment und Recovery kombinieren, sodass es für die Betroffenen vorteilhaft ist?
Die ersten Selbsthilfegruppen sind sicher aus dem Gedanken des Empowerments entstanden. Der dahinter stehende Wunsch war allerdings, ein besseres Leben zu führen (Lebensqualität) – also Recovery. Noch schwieriger ist es bei der Interessenvertretung von Betroffenen für Betroffene. Diese Aufgabe ist sehr anstrengend und für die Hauptprotagonisten nicht gesund.
Vom kleinen und diskriminierten als auch nicht ausreichend ausgebildeten Patienten über Nacht zum Gesprächspartner oder sogar Entscheidungsträger in Verhandlungen mit Ärzteschaft und Politikern zu werden, dies war in der Vergangenheit oft weniger ein Sprung ins kalte Wasser als in den brennenden Weihnachtsbaum.
Sie wittern also auch Gefahren bei den neuen Amerikanismen in den Fachausdrücken?
Natürlich! Zum Beispiel bei »Compliance«. Was wurde dieser Begriff bei Tagungen in den 90er-Jahren nicht hinauf- und hinuntergebetet, um sich dann einige Jahre später als Wegbereiter für eine abhängige und entscheidungsschwache Patientenschaft herauszustellen!
Ein Beispiel: Eine sehr complianceorientierte Patientin und Arztanbeterin musste eines Tages feststellen, dass sie die Mitsprache in ihrer Therapie nicht genutzt hat und deswegen sowohl zu viele als auch ältere Medikamente bekam als die Mitpatienten in ihrer Selbsthilfegruppe.
Empowerment wurde von einigen in der Richtung interpretiert, als ob es sich um eine Schlacht um eine diffuse Autonomie handelt. Recovery wird hier besser abschneiden, da es der Ursprungsgedanke jedes Menschen ist zu genesen.
Herr Horvath, Ihre Analysen klingen eher düster. Da stellt sich mir die Frage, was hat sich in den letzten zwanzig Jahren, in denen Sie intensiv mit der Betroffenenbewegung und der Psychiatrie arbeiteten, zum Positiven verändert?
Das Wichtigste war sicher der Wunsch nach Veränderung. Die Einbeziehung von Betroffenen und Angehörigen, neue Medikamente, die Gründung von Selbsthilfegruppen für Betroffene und Angehörige, die teilweise von Institutionszwängen befreite Kommunikation zwischen Psychiaterinnen und Ex-Patienten sowie damit eine einhergehende Vergrößerung gegenseitigen Respekts, das sehe ich als Fortschritte.

Aber größtenteils werden wir weiterhin stigmatisiert – hier hat die Antistigmakampagne nicht ausreichend Erleichterung gebracht. Stigmatisierung und Diskriminierung sind wesentliche Merkmale des Umgangs mit psychisch Erkrankten, sind krankheitsfördernde Faktoren. Recovery wird dadurch sehr erschwert.

Sie haben in den 90er-Jahren Urlaubs- und Kunstprojekte in Österreich gestartet – meist ohne finanzielle Unterstützung, die allesamt erfolgreich waren. Was war der Grundgedanke dafür?

Genau! Ich und meine Freunde von »Crazy Industries« haben 14 Urlaube, einen Kongress, 19 Ausstellungen zumeist in Galerien, acht Konzerte und an die 1200 Stammtische für Betroffene organisiert. Weiterbildung für Sozialarbeiter und Polizisten und Einladungen als Referent zu 150 Tagungen und Kongressen sind weitere Tätigkeitsfelder. Dies hat in Österreich der Selbsthilfe zum Durchbruch verholfen und die wichtigsten Zeitungen im Lande haben zum Teil in erstaunlich ausführlichen Artikeln darüber berichtet. Dafür wurden wir zum Jagdobjekt von Neidern, einerseits vonseiten antipsychiatrischer Einzelpersonen. Andererseits mussten mehrere feindliche Übernahmen durch erfolglose Ärzte und Sozialarbeiter, die sich mit uns profilieren wollten, abgewehrt werden. Zum Ausgleich bekamen wir von reformorientierten Psychiatern und erstaunlicherweise von Personengruppen aus der Gesellschaft – wie z. B. Journalisten – großzügige Unterstützung. Trotz allem gilt eine Aussage von Harald Hofer, Begründer der Betroffenenbewegung: »Man sollte viele Eigenschaften eines Nashorns haben, um das überleben zu können.« Er meinte damit, es sei förderlich, eine dicke Haut gegenüber Benachteiligungen zu entwickeln.

Können Sie in diesem Buch einige Tipps geben und uns ein bisschen in die Karten Ihrer Arbeit schauen lassen?

Ja! Der wichtigste Punkt war, selbst bei in starken psychotischen Zuständen befindlichen Menschen den für die Gesellschaft wichtigen schöpferischen Kern zu erkennen. Für mich war wichtig, mich in Widerspruch zu traditionell eingestellten Ärzten zu setzen, die überwiegend Negatives über ihre Patienten zu berichten hatten – also Defizitorientierung. Es geht darum, eine völlig neue Welt für Betroffene zu erkennen, in der sie sich organisieren, künstlerischen Tätigkeiten nachgehen, forschen und sich in eine freundschaftliche Haltung reformorientierten Psychiatern gegenüber begeben. Und ihre jeweilige Vergangenheit verstehen und bewältigen lernen. Ich muss aber auch zugeben, dass ich manchmal zu optimistisch war. Vielleicht war dies für all meine Aktivitäten notwendig.

Darf ich jetzt das Thema wechseln? Was ist bei psychischen Erkrankungen bei der Genesung zuträglich oder schädlich?

Die Frage klingt einfach, ist aber von Natur aus sehr schwer zu beantworten. Allerdings mit den Jahren sind mir Regeln eingefallen, die sich in der Praxis bewährt haben:

- Sich nicht beim Gesundungsprozess unter Druck setzen, wie z. B. durch: »Ab April gehe ich wieder arbeiten.«
- Sich nicht vornehmen, wieder so zu werden, wie man vor der Krankheit war; hier wird nicht berücksichtigt, dass dieser Lebensabschnitt in die Erkrankung führte.
- Es ist außerdem falsch zu glauben, dass der Arzt und die Medikamente die persönlichen Probleme lösen.
- Der Familie nicht die Schuld an der eigenen Erkrankung zuweisen, auf jeden Fall nicht die Gesamtschuld.
- Auf keinen Fall den sozialen Rückzug antreten, um in den eigenen vier Wänden sich selbst gegenüber der größte Feind zu werden.
- Aus Schuldgefühlen alte Hobbys aufgeben ist absurd.
- Finger weg von gefährlichen Drogen, da durch diese das seelische Immunsystem gravierend zerstört werden kann.
- Günstig ist, einen Glauben zu entwickeln, dass man wieder gesunden kann. Neue Aufgaben aussuchen, die klein und überschaubar sind, sodass sie eine gewisse Garantie für Erfolgsgefühle bereithalten.
- Die Frage »Warum bin ich krank?« durch »Wozu bin ich krank?« ersetzen.
- Eine freundschaftliche Haltung zum Arzt einnehmen, ohne dessen Grenzen zu verletzen, die eigenen Grenzen ebenfalls wahren.
- Mindestens einmal pro Woche, wenn auch nur kurz, irgendeine Form sportlicher Betätigung nachgehen.
- In Zeiten starker psychischer Stresssituationen Vitamintabletten nehmen, hauptsächlich Vitamin B.
- Niemals mehr als zwei Tage lang wach bleiben.
- Selbstmordgedanken sind natürlich in bedrängenden Zuständen, Selbstmord löst die Probleme aber auf keinen Fall.
- Weinen ist oft ein gutes Zeichen, soll daher nicht unterdrückt werden.
- Mithilfe des Internets eine geeignete Selbsthilfegruppe aufsuchen.

In der Psychiatrie werden bestimmte Modelle über Krankheitsentstehung und Krankheitsverlauf angewandt. Wie sehen ihre Ansätze aus?
Ich kenne das psychiatrische Krankheitskonzept nicht in allen Bereichen, halte es aber zumindest für interessant. Da ich selten Bücher über psychische Erkrankungen lese, was ich übrigens für einen Vorteil halte, beziehe ich meine Ansichten und Herangehensweisen aus der Praxis und aus Diskussionen mit Experten.
Der Unterschied liegt darin, dass ich den Menschen nicht als krank, sondern auf der Suche nach Genesung sehe. Ich finde es falsch, dass die Psychiatrie der Angst und den Schuldgefühlen zu wenig Bedeutung beimisst, dass weiter in Europa dem Vorbewusstsein (»preconsciousness«) zu wenig Aufmerksamkeit geschenkt wird. Außerdem wird bei Psychosen zu selten Psychotherapie angeboten und die Krankheit als Ausweg oder als der Versuch eines Ausweges nicht erkannt.
Glauben Sie, dass sich die Recovery-Orientierung durchsetzen wird?
Ich hoffe, dass es nicht zu schwer werden wird, es gibt genug verkrustete Widerstände von allen möglichen Seiten. Oft hört man: »Einmal wahnsinnig – immer wahnsinnig.« Entscheidend wird sein, dass die Psychiatrie und ihre Kunden Recovery als gemeinsame Perspektive erleben. Harald Hofer, den ich in diesem Interview bereits zitiert habe, hat einmal bei einer Tagung gesagt, er könne »es nicht mehr völlig ausschließen, dass sich die Psychiatrie von einer Betäubungsorganisation noch zu einem medizinischen Musterschüler entwickeln wird«. Das wäre für uns besser.
Danke für das Interview und viel Glück!
Ich wünsche Ihrem Buch viel Erfolg!

Herausforderungen und Hindernisse

Das Ende der Unheilbarkeit

Schon die Einführung der Bezeichnung »Schizophrenie« im Plural durch Eugen Bleuler 1911 war Ausdruck seiner Erkenntnis, dass diese Erkrankung sehr vielschichtig ist und sehr unterschiedlich verlaufen kann. Das Vorliegen einer bestimmten Symptomkonstellation, die zur Diagnose führt, kann keineswegs den weiteren Verlauf vorhersagen und ist keinesfalls mit Annahmen zur Unheilbarkeit verbunden. Seit der ersten Veröffentlichung von Eugen Bleulers Buch »Dementia praecox oder die Gruppe der Schizophrenien« (1911) wissen wir das und haben es oftmals bestätigt gesehen: Der Verlauf schizophrener Erkrankungen kann höchst unterschiedlich sein. Völlige Wiederherstellung der Gesundheit ist ebenso möglich wie ein Verlauf in Episoden. Und es gibt nicht selten Verläufe, die über viele Jahre durchgehend durch Symptome und Behinderungen gekennzeichnet sind. Mit dieser Einsicht überwand Bleuler bereits nach 15 Jahren das Diktum von Emil Kraepelin, wonach im Gegensatz zur manisch-depressiven Erkrankung, heute bipolare Störung genannt, die von diesem noch Dementia praecox genannte Erkrankung in jedem Fall eine andauernd fortschreitende Verschlechterung des Zustandes der Patienten bedeutet. Wie in der allgemeinen Medizin ist es auch in der Psychiatrie so, dass die allermeisten Erkrankungen nicht durch ihren Verlauf gekennzeichnet sind, sondern von einer bestimmten Konstellation von Symptomen, die mehr oder weniger stark ausgeprägt sind und die mehr oder weniger lang anhalten können. Das gilt für die Angststörungen genauso wie für depressive Reaktionen, Belastungsstörungen und Zwangsstörungen. Vollständige Genesungen sind nicht selten, viel Gesundheit ist möglich zwischen Phasen von Störungen, aber auch gesundes und sinnvolles Leben trotz länger dauernder Verläufe. Psychiatrische Behandlungen haben sich sowohl im medikamentösen Bereich wie auch in den psychotherapeutischen und soziotherapeutischen Ansätzen rasant entwickelt und tragen erfolgreich dazu bei, Störungen zu bekämpfen und Gesundheit zu fördern.

Unheilbarkeit

Trotz dieser Tatsachen lebt bis heute der »Mythos der Unheilbarkeit« (FINZEN 2004) psychiatrischer Erkrankungen weiter – besonders ausgeprägt in Bezug auf die sogenannten »schweren psychiatrischen Erkrankungen«, und hier wieder besonders bei den Schizophrenien. Warum sich der Mythos der Unheilbarkeit der psychischen Erkrankungen so hartnäckig hält, ist schwer zu verstehen. Der Realität entspricht eine solche Einschätzung keineswegs. Trotzdem leiden noch heute Menschen, die psychische Störungen erleben und Diagnosen erhalten, unter diesem Damoklesschwert der »Unheilbarkeit«. Und leider erleben viele von ihnen, dass das psychiatrische Hilfesystem oft nicht in der Lage ist, ihnen die Ängste zu nehmen, die mit dem Unheilbarkeitsmythos verbunden sind. Die drohende Hoffnungslosigkeit, die mit der falschen Annahme von der Unheilbarkeit verbunden ist, untergräbt die Kräfte, die für Gesundheit arbeiten, und stellt sich den Genesungsprozessen in den Weg.
Diese Situation ist falsch und unakzeptabel. Es ist höchste Zeit, dem Mythos der Unheilbarkeit psychischer Erkrankungen wirksam entgegenzutreten und seine zerstörerische Kraft zu bannen. Alle, die um diese dramatische Fehleinschätzung wissen, sind aufgefordert, Verantwortung dafür zu übernehmen, diese zu korrigieren. Die hervorragenden Leistungen in Richtung Gesundheit und Genesung müssen in den Vordergrund treten und sich in einem geeigneten Klima entwickeln können. Recovery-Ansätze bieten eine Chance für einen solchen Paradigmenwechsel.

Chronizität

»Chronos« ist das griechische Wort für Zeit. Zeit spielt im menschlichen Leben eine große Rolle. Besonders wenn die Gesundheit beeinträchtigt ist, wird viel über Zeit nachgedacht. Wie konnte so was so plötzlich passieren? Wie lange wird das dauern? Wann muss eingegriffen werden? Hört das jemals wieder auf?
Akut kommt vom lateinischen »acutus« und steht für »scharf« und »spitz«. Akut bedeutet im medizinischen Kontext, dass eine Erkrankung sich rasch entwickelt und dann auch nur eher kurz – also Tage oder wenige Wochen – dauert. Perakute Erkrankungen treten noch rascher auf und dauern noch kürzer. Sie enden häufig mit dem Tod.

Chronisch bedeutet, dass sich eine Störung eher langsam entwickelt und langwierig und langsam verläuft. Das hat Vor- und Nachteile. Langsame Entwicklungen lassen Zeit zum Eingreifen – im Gegensatz zu perakuten. Es bleibt Zeit, sich auf die Erkrankung einzustellen, und Zeit zu überlegen, was zu unternehmen ist. Es bedeutet aber auch, dass sich das Ganze hinziehen kann. Und dass eine Tendenz besteht, anhaltende Symptome und Behinderungen zu entwickeln.

Chronisch heißt aber keineswegs unheilbar. Auch nach lange anhaltenden Erkrankungen sind Heilungen möglich. Lang anhaltende Störungen können mit der gewonnenen Erfahrung über die Zeit dazu führen, dass man die Symptome und Behinderungen so kontrollieren kann, dass die Beeinträchtigungen im Alltag nur gering sind.

Oft wird mit chronisch auch gemeint, dass die Neigung zur akuten Erkrankung bestehen bleibt – wie z. B. bei der Epilepsie. Durch den geeigneten Umgang mit dieser bekannten andauernden Vulnerabilität (Verletzlichkeit) und durch vorbeugende Behandlung können die Akutphasen aber vollständig oder fast vollständig unterbunden werden. Das Ziel der Behandlung ist ein Leben, das geprägt ist durch Gesundheit und Ausbleiben der Erkrankungsphasen. Ein solches Vulnerabilitäts-Modell wird vielfach auch für psychiatrische Erkrankungen angewendet.

Chronizität einer Störung oder einer Vulnerabilität ist also per se keineswegs im Widerspruch zu einem Leben in Gesundheit. Es kommt aber leider durchaus vor, dass Chronizität so interpretiert wird, als würde es bedeuten, auf ewig schicksalhaft einer Erkrankung und ihren unausweichlichen Folgen ausgeliefert zu sein. Das ist so nicht richtig. Eine solche falsche Interpretation kann sehr ungünstige Konsequenzen haben. Ein Kreislauf aus Hoffnungs- und Tatenlosigkeit kann zu enormen Schwächungen führen und tatsächlich wie eine selbsterfüllende Prophezeiung Verschlechterungen im Gesundheitszustand nach sich ziehen bzw. zum Erhalt von Symptomen und Behinderungen beitragen.

Wie ein »Code der Chronizität« das Leben in einer psychiatrischen Einrichtung prägen und die üblichen Anstrengungen in Richtung Besserung untergraben kann, wurde sehr eindrucksvoll in einem Artikel unter diesem Titel dargelegt, der 1966 in den »Archives of General Psychiatry« erschien, der auch heute noch weltweit wichtigsten wissenschaftlichen Zeitung in der Psychiatrie. Die Psychiater Arnold LUD-

WIG und Frank FARRELLY beschreiben darin, wie eine ganze Institution – Patienten genauso wie professionelle Helferinnen – einem solchen Code unterliegen kann. Der therapeutische Eifer des Personals ist erlahmt. Vorherrschend ist der Wunsch nach Ordnung und Disziplin und das Abwehren von Veränderungen. Oberflächliche Compliance führt zu einem sehr reduzierten Leben als Musterpatient in einem geschützten Rahmen. Ein Minimum an Beanspruchung, Verantwortung und Risiko erhält das Gleichgewicht einer chronischen Schizophrenie, die mit einem Minimum an Gefühlen und Gedanken einhergeht. Patientinnen fühlen sich als Opfer und kämpfen darum, von anderen versorgt zu werden. Die wenigen Rechte, die sie als Belohnung für angepasstes Verhalten erhalten, sind nicht mit Pflichten oder Verantwortungen verbunden. Die Erkrankung wird als Mittel zum Zweck eingesetzt, und etwaige Veränderungen im Status des chronischen Krankseins bedrohen Ruhe und Vorhersehbarkeit für alle.

Was Ludwig und Farrelly hier so drastisch beschreiben, ist Institutionalismus. Das Erkennen seiner negativen Folgen trug dazu bei, dass es heute zumindest in der westlichen Welt keine Irrenhäuser und Asyle mehr gibt, in denen solche Phänomene sich klassischerweise entwickelt haben. Ob und in welchem Ausmaß Phänomene des Institutionalismus mit der Psychiatrie-Reform aus den Institutionen in die gemeindenahe Psychiatrie mitgegangen sind, ist eine wichtige Frage. Vieles deutet darauf hin, dass auch in ambulanten Einrichtungen oder kleinen Institutionen ähnliche Phänomene auftreten können.

Die Empowerment-Bewegung hat uns vieles darüber gelehrt, wie Menschen aus tatsächlich oder vermeintlich machtlosen Situationen wieder dazu kommen können, sich selbst zu ermächtigen (KNUF et al. 2007). Kontexte, in denen Veränderungen negativ bewertet werden und Stabilität das einzige sichtbare Ziel ist, therapeutische Situationen, die über die Verhütung von Rückfällen und Krankenhausaufenthalten hinaus keinen Ehrgeiz entwickeln, und Betreuungssituationen, die jedes Risiko und jede Krise vermeiden, laufen Gefahr, einen »Code der Chronizität« zu entwickeln – leider durchaus ähnlich wie oben beschrieben. Ein Grund dafür besteht in dem unseligen Wunsch, gesund von krank zu trennen. Das kann bedeuten, dass die »Kranken« von der »gesunden« Gesellschaft ausgeschlossen bleiben. Das kann bedeuten, dass ich unter Krankheitsbedingungen meine Gesundheit nicht mehr sehen kann. Das kann bedeuten, dass ich dafür kämpfe, dass sich die eine oder andere Modalität – gesund oder krank – einstellt und dass sie gültig bleibt und die Regeln vorgibt. Das kann bedeuten, dass ich vor lauter Wunsch nach Gesundheit meine Krankheit oder meine Vulnerabilität verleugne. All diese Versuche, gesund und krank sauber zu trennen, sind zum Scheitern verurteilt und dienen letztlich immer der Krankheit.

All das ist nicht neu und wird im weiteren Verlauf des Buches immer wieder auftauchen und genauer behandelt werden. Was uns hier wichtig erscheint, ist der Hinweis darauf, wie bestimmte Worte, Konzepte und Mythen sich ungünstig auswirken können. Sie tun dies unabhängig davon, was ihre wissenschaftliche Bedeutung ist. Um Recovery-Konzepte zu verstehen und umsetzen zu können, müssen wir in der Lage sein, diese Phänomene zu beachten. Für erfolgreiche psychiatrische Arbeit ist es notwendig, falsche und entmutigte Haltungen zu verändern. Das muss zuallererst jede und jeder bei sich selbst angehen. Integrative multidimensionale Konzepte psychiatrischer Behandlung sollten ihre Basis in einer positiven Haltung und in einer Reduktion der vorherrschenden Skepsis gegenüber der Möglichkeit der Gesundung finden (WPA 2002).

Andere Missverständnisse

Informationen über psychiatrische Störungen für Patienten und die Öffentlichkeit haben sich in den letzten Jahren drastisch verbessert. Selbsthilfebewegungen, psychiatrische Einrichtungen, Organisationen und Einzelpersonen und nicht zuletzt die Pharmaindustrie haben eine Fülle von Informationsquellen erschlossen und bieten eine Vielfalt von Büchern, Broschüren und Internetseiten mit wissenschaftlichen Informationen einerseits und praktischen und individuellen Erfahrungen und Ratschlägen andererseits an. Ein Großteil dieser Informationen ist fachlich korrekt. Die Angaben zu möglichen Verläufen von Störungen sind richtig und weisen klar aus, dass psychische Krankheiten sehr unterschiedlich verlaufen können, und handeln davon, wie man Verläufe günstig beeinflussen kann.

Trotzdem lebt das Stigma der Unheilbarkeit von psychischen Erkrankungen und die Mär von der mangelnden Wirksamkeit vieler psychiatrischer Interventionen weiter. Einige wesentliche Missverständnisse sind offenbar schwer aus der Welt zu räumen: Die Bezeichnung

»endogene Erkrankung« wird häufig dazu verwendet, um zu sagen, dass man die genaue Ursache der Erkrankung nicht kennt. Daraus wird dann abgeleitet, dass man sie nicht ursächlich behandeln kann. Das wiederum wird als Mangel gesehen und als Misserfolg. Tatsache ist aber, dass viele Erkrankungen nicht eine einzige klare Ursache haben, in deren Beseitigung die Heilung liegt. Meist spielen einige verschiedene Faktoren zusammen und führen dazu, dass eine bestimmte Störung zu einem bestimmten Zeitpunkt eine bestimmte Person in einer bestimmten Weise befällt. Über viele dieser Faktoren wissen wir ausgezeichnet Bescheid und nutzen das auch in Diagnostik und Therapie. Manchmal ist es allerdings so, dass die einzelnen Faktoren in ihrer Bedeutung und Veränderbarkeit nicht sehr wesentlich sind, sondern dass es eben das Zusammenspiel von Faktoren ausmacht. In jedem Fall ist klar, dass die Tatsache, dass ich die Ursache nicht in einem einzigen klaren Grund erkennen kann, mich keinesfalls davon abhält, ein Problem erfolgreich zu lösen. Zum Beispiel indem ich die Situation so verändere, dass bestimmte Faktoren ausgeschaltet werden oder ihre Bedeutung verlieren. Oder indem ich Situationen schaffe, in denen Widerstand gegen krankmachende Faktoren wachsen kann. Die Lebens- und Menschheitserfahrung zeigt ganz deutlich, dass wir nicht nur die Dinge erfolgreich bewältigen, deren Ursachen wir ausmerzen können.

Sehr häufig sind wir konfrontiert mit der Idee, dass man nur dann etwas machen kann, wenn die Ursachen psychosozial sind. Wenn sie aber biologisch sind, kann man nichts machen. Auch das trifft so keineswegs zu. Darüber hinaus ist es auch hier wieder klarerweise so, dass sowohl die psychische Gesundheit wie auch die Störungen der psychischen Gesundheit aus einer Mischung von biologischen, psychologischen und sozialen Faktoren resultieren. Deshalb ist es auch sinnvoll, sich bei Interventionen aus diesen drei Bereichen nicht auf die eine oder andere zu beschränken, sondern individuell die richtige Mischung zusammenzustellen.

Eine andere populäre Vorstellung ist die Annahme, dass man dann gesund ist, wenn man nicht in Behandlung ist. Und umgekehrt, dass in Behandlung zu sein, bedeutet, krank zu sein. Auch diese Verkürzung macht keinen Sinn. Ohne Behandlung zu leiden, nur um dieser Definition von Gesundheit zu genügen, tut sicherlich niemandem gut. Die Behandlung zu finden, die einem zu einem Höchstmaß an Gesundheit und Widerstandsfähigkeit verhilft, gehört zu den gesunden Reaktionen und hilft zudem, die Krankheit oder zumindest ihre negativen Folgen hintanzuhalten.

Dass genetische Faktoren bei allen Dingen des Lebens eine Rolle spielen, ist uns auch längst klar. Trotzdem neigen viele Menschen dazu, zu meinen, wenn etwas durch genetische Faktoren mitbestimmt ist, heißt das, dass man nichts dagegen tun kann. Das ist ebenfalls ein fatales Missverständnis. Die moderne Genetik beschäftigt sich derzeit mit großem Eifer und Erfolg damit, wie genetische Dispositionen oder Konstellationen sich abhängig von Umweltfaktoren sehr unterschiedlich äußern können. In der psychiatrischen Forschung ist es so, dass auch die genetischen Ursachen von Erkrankungen ganz und gar nicht eins zu eins wirksam werden. Verschiedene genetische Konstellationen können vorliegen, obwohl sich dasselbe Krankheitsbild zeigt. Andererseits können Menschen mit der gleichen genetischen Vulnerabilität sehr unterschiedliche Störungen ausbilden, die sich mehr oder minder oder gar nicht störend und behindernd auswirken.

Die Liste von gesundheitsstörenden Missverständnissen ließe sich noch fortsetzen. Sie bestehen meist aus unzulässigen Vereinfachungen. Die neuesten Ergebnisse der Hirnforschung sind geeignet zu zeigen, welcher Komplexität wir uns stellen müssen. Unser Gehirn ist sehr geschmeidig. Lebensereignisse hinterlassen Spuren, die Defizite bedeuten können. Widerstandskräfte und Resilienzen können sich entwickeln und zur Gesundung beitragen. Zellen wachsen nach, Verbindungen entstehen oder veröden, je nachdem, wie die Umstände sind. Das Gehirn kann sich allen möglichen Situationen anpassen, es verändert sich laufend; Recovery-Arbeiten, also Reparaturmaßnahmen, Bergungen, Wiederherstellungen, laufen ständig ab. Und wir können diese Vorgänge auch bis zu einem gewissen Grad beeinflussen.

Es wird noch lange dauern, alle diese komplexen Vorgänge zu verstehen, aber wir wissen heute schon: Statische Defizitmodelle machen keinen Sinn mehr.

Ist das Glas halb voll oder halb leer?

Häufig in unserem Leben stehen wir vor dieser Frage. Wir fürchten trügerische Hoffnung. Wir versuchen vorschnelle Resignation zu vermeiden. Wir müssen offen bleiben, neugierig sein, weitermachen. Wir müssen Fehler nochmals wiederholen oder können endlich aufhören damit. Ständig neue Irrtümer und überraschende Erfahrungen beschert uns das Leben. Wir sind unterschiedlich optimistisch. Pessimismus dient mal einem guten Zweck, mal nimmt er uns die Kraft. Manche Menschen riskieren gerne, manche wollen auf Nummer sicher gehen.

Je nach Einschätzung der Situation, der Ziele und der eigenen Kräfte werden wir ein halbvolles Glas als halb voll oder halb leer betrachten. Und unsere pessimistischen Einschätzungen werden bisweilen Sinn machen – entweder weil sie mit unserer Realität übereinstimmen oder weil sie geeignet sind, uns freudige Überraschungen zu bescheren. Unser Optimismus wird auf die Probe gestellt werden. Werden sich Enttäuschungen als wichtige Lernerfahrungen herausstellen? Und Krisen als Gewinn? Meist werden wir das erst im Nachhinein beurteilen können. Welche Herausforderungen wollen wir annehmen? Welche Hürden verweigern wir? Diese Fragen muss sich jeder Mensch für sein Leben stellen – ganz unabhängig von Krankheit und Gesundheit. Dies sind Fragen, deren Antworten entscheiden, wie wir unser Leben führen, was wir wagen, was wir uns versagen, womit wir uns abfinden, worum wir kämpfen.

Schizophrenie – eine Diagnose oder ein Urteil?

Während etwa die Diagnose »Burnout« ein Zeichen dafür ist, dass man sich in der Arbeit überanstrengt hat, zu hohes Engagement über zu lange Zeit gezeigt hat, dass man sich selbst für die Sache fast vergessen hat, bedeutet die Diagnose »Schizophrenie« etwas ganz anderes. »Zu allem fähig, aber zu nichts zu gebrauchen« formuliert Christian Horvath, ein Psychiatrie-Erfahrener, Präsident von »crazy industries« und Vizepräsident der Österreichischen Schizophrenie-Gesellschaft (Amering et al. 2002 b).

»Schizophrenie« bezeichnet jene Gruppe von psychiatrischen Erkrankungen, deren Symptome dem klassischen Konzept von »Verrücktheit« am nächsten kommen. Es kommt bei Psychosen aus dem schizophrenen Formenkreis bisweilen zu Veränderungen grundlegender seelischer Funktionen, Veränderungen des Denkens, der Wahrnehmung, der

Gefühle. Schizophrenien können ganz unterschiedlich verlaufen. Die Ursachen der Störung sind unbekannt. Der Ruf der Schizophrenie ist miserabel. Vorurteile reichen vom Verdacht der Gefährlichkeit der Betroffenen über Charakter- und Intelligenzdefekt bis zur Unheilbarkeit. Diese hartnäckigen und weit verbreiteten falschen Annahmen darüber, was die Diagnose »Schizophrenie« bedeutet, machen es aus, dass die Diagnose ungern gestellt wird und noch weniger gern gehört wird. Schizophrenie als Diagnose verbreitet Schrecken und Pessimismus. Anstatt Orientierung, Richtung, Behandlung und Gesundung zu geben, wird sie häufig als Urteil erlebt. Als Urteil über den Charakter – gefährlich, unzurechnungsfähig; als Urteil über die soziale Rolle – Mitmenschen suchen Distanz; und als Urteil über die Zukunft – die Erkrankung ist chronisch, behindernd, unheilbar.

Bevor wir im Abschnitt »Vom Patienten zum Bürger« sehr viel genauer darauf eingehen, was heute alles über Meinungen und Haltungen der Allgemeinbevölkerung gegenüber der Diagnose »Schizophrenie« bekannt ist und wie man diesen unseligen Zustand verändern kann, wenden wir uns hier der Ideengeschichte der Unheilbarkeit und der tatsächlichen Datenlage über den Verlauf schizophrener Erkrankungen zu.

Emil Kraepelins (1856–1926) Entdeckung der Dementia praecox, einer »frühzeitigen und fortschreitenden Verblödung« ist nun bereits weit über hundert Jahre alt. Eugen Bleulers wichtige Korrektur dieses Konzeptes bestand in der Einsicht, dass die Schizophrenien ganz unterschiedliche Verläufe nehmen können. Sie ist schon fast hundert Jahre alt. Im Jahre 1911 publizierte er sein bahnbrechendes Werk »Dementia praecox oder die Gruppe der Schizophrenien«. Die Verlaufsuntersuchungen von Huber, Ciompi, Harding, Harrison, Häfner und vielen anderen und die Re-Analyse der Bleulerschen Daten (Modestin et al. 2003) bestätigen diese Einsicht immer und immer wieder. Trotzdem ist es so, dass noch im 21. Jahrhundert darüber gesprochen werden muss, dass der Mythos der Unheilbarkeit regiert. Und es erscheint heute neu und revolutionär, im Rahmen der Recovery-Bewegung zu sagen: Recovery trotz Schizophrenie, sich erholen von der Schizophrenie, genesen von Schizophrenie, Gesundheit trotz Schizophrenie, Heilung von Schizophrenie.

Heterogenität des Verlaufs

Die Menschen, die die Diagnose »Schizophrenie« erhalten, sind meist ziemlich jung, etwa zwischen 18 und 35 Jahren alt. Was die Diagnose für die weitere Zukunft bedeutet, kann man nicht sagen. Das ist sowohl für die Betroffenen als auch für die Betreuerinnen sehr unangenehm. Patienten und ihre Angehörigen möchten natürlich von den behandelnden Ärztinnen und anderen Berufsgruppen wissen, wie es weitergehen wird. Heute weiß man ganz sicher, dass Erkrankungen, die als Schizophrenie diagnostiziert werden, äußerst unterschiedlich verlaufen können: Eine Episode der Erkrankung kann die einzige im Leben bleiben. Einmal Schizophrenie und nie mehr wieder.

Es kann sich aber auch ein episodischer Verlauf ergeben, d.h. man kann nach einer Erkrankungsepisode gesunden und nach Monaten, Jahren oder auch Jahrzehnten wieder eine Episode erleiden. Schizophrene Episoden können mehrmals im Leben auftreten.

Schizophrenien können chronisch verlaufen. Es kann passieren, dass eine akute Krankheitsepisode von Zeiten einer generellen Schwächung von Energie, Kreativität und des Gefühlslebens gefolgt ist, die lange dauern kann. Oder dass Wahrnehmungsstörungen wie Halluzinationen und Wahn über lange Zeit andauern. Bestimmte Symptome und Behinderungen einer Schizophrenie können einen lang – und sogar lebenslang – begleiten.

Auch die Forschung ist von dieser Variabilität der Schizophrenie geprägt, und manche Forscher, die sich mit dem Langzeitverlauf der Schizophrenie beschäftigen, haben bis zu zehn unterschiedliche Verlaufsformen unterschieden.

Verlaufsuntersuchungen

Die Geschichte wissenschaftlicher Aussagen zum Verlauf der Schizophrenie beginnt mit Emil Kraepelin und seiner düsteren Prognose über eine Störung, die er 1896 »Dementia praecox« genannt hat. Bereits hier dürfen wir uns wundern. Er hat nämlich selbst keine Verlaufsstudien gemacht. Und das Wort »Schizophrenie« gab es noch nicht, als er als erster die spätere Schizophrenie von den manisch-depressiven Erkrankungen unterschieden hat. Er tat dies aufgrund von Krankheitsverläufen, die er als Direktor in einer Klinik in Dorpat – heute Tartu – in Estland beobachtet hat. Während seines Arbeitsaufenthaltes dort konnte er viele Patienten beobachten, aber kaum mit welchen sprechen, da er der Landessprache nicht mächtig war. Er beobachtete, dass manche Patienten sich wieder erholten und andere nicht. Genau das war sein Kriterium, um die einen als manisch-depressiv und die anderen als »Dementia praecox« zu diagnostizieren.

Schon 1911 führten die Beobachtungen von Eugen Bleuler in der Schweiz dazu, dass die Diagnose »Dementia praecox« wieder aufgegeben wurde. Eugen Bleuler hat das Wort »Schizophrenie« erfunden, um den schwerwiegenden Irrtum über den Verlauf von Erkrankungen, die Emil Kraepelin »Dementia praecox« genannt hatte, zu korrigieren. Die Idee der »Dementia praecox« als einer Erkrankung, die zwingend chronisch und fortschreitend verläuft, wurde also schon nach 15 Jahren – und vor fast hundert Jahren – wieder aufgegeben. Die neue Bezeichnung »Schizophrenie« war von Anfang an mit dem Konzept der Unterschiedlichkeit der Verläufe verbunden.

Es ist wichtig zu beachten, dass die Langzeitstudien zum Schizophrenieverlauf, die sich über viele Jahrzehnte erstrecken, Zeiten abdecken, in denen sehr unterschiedliche Behandlungsformen üblich waren. Manche dieser Studien begannen bereits vor der Einführung der neuroleptisch und antipsychotisch wirksamen Medikamente. Die meisten begannen vor der großen Enthospitalisierungsbewegung in den USA und Europa, fanden also zu einer Zeit statt, in der Menschen mit der Diagnose »Schizophrenie« noch viele Jahre und Jahrzehnte in Großkliniken und nicht in der Gemeinde lebten. Ein Grundfehler von Emil Kraepelins Einschätzungen zu einer Krankheitseinheit von »verblödenden« Erkrankungen, die fortschreitend sich verschlechternd verlaufen, war ja der, dass er eine Gruppe von Menschen beobachtete, die »die große Masse unserer Anstaltsinsassen ausmachen: Ihnen ist gemeinsam die Vernichtung der einheitlichen psychischen Persönlichkeit, die Ausscheidung der Kranken aus der geistigen Gemeinschaft und ihrer Umgebung« (Kraepelin 1904, in Häfner 2005, S. 6). Das heißt, Kraepelin beobachtete nicht den natürlichen oder nach heutigen Kriterien behandelten Verlauf einer Erkrankung, sondern Phänomene von sozialer Ausgrenzung und Institutionalismus.

Eine Antwort auf die Frage, warum sich seine negative Annahme zum Verlauf so lange gehalten hat, ist vielleicht, dass diese Art der Unterbringung von einem Teil der Menschen mit der Diagnose »Schizophrenie« noch lange nach Kraepelin weiterbestanden hat. Und dass viele Verlaufsuntersuchungen an Menschen mit einer langen Geschichte von Hospitalisierung durchgeführt wurden. So jedenfalls kommentiert auch Heinz Häfner (ebd., S. 149) seine gründliche Darstellung der Verlaufsuntersuchungen zur Schizophrenie in Bezug auf eine ursprünglich angenommene schlechte Prognose. Er sagt: »Bereits in der Darstellung des mittelfristigen Verlaufs der Krankheit wurde deutlich, dass die genannte pessimistische Prognose als Gesamtbild des Krankheitsverlaufes ihre Gültigkeit verloren hat«, und weist darauf hin, dass die heute gültige, günstigere Sicht der Prognose ganz wesentlich auch mit den veränderten Behandlungs- und Lebensumständen der Patientinnen zu tun hat.

Zu den wichtigsten klassischen Studien zum Langzeitverlauf der Schizophrenie zählen die Burghölzli-Studien von Manfred Bleuler in Zürich (1972), die Lausanne-Studie von Ciompi und Müller (1976), die große Bonn-Studie (Huber et al. 1979), die Studien aus Vermont, USA, und der Vergleich Maine und Vermont – verbunden mit den Namen von Cortenay Harding und Michael de Sisto (1987, 1995 a u. b) – sowie eine österreichische Untersuchung von Hinterhuber (1973).

Die Untersuchungszeiträume in diesen Studien umspannen im Durchschnitt über 20 Jahre, aber in Einzelfällen bis zu 65 Jahre. Solche Untersuchungen sind großartige und schwierige Unternehmungen und stellen die Forscher selbst wie auch diejenigen, die die Ergebnisse zusammenfassend analysieren und interpretieren wollen, vor große methodische Probleme. Unter Berücksichtigung verschiedener Interpretationskontexte kann man von einem Prozentsatz von günstigen Verläufen zwischen 22 und 29 % ausgehen, der einem etwa ebenso großen Teil an ungünstigen Verläufen (27–35 %) gegenübersteht (Häfner 2005). Ein weiteres Drittel ist diesen relativ klaren Verlaufstypen nicht zuzuordnen. Untersucht man diese Studien mit der Frage, wer nach vielen Jahren keine Symptome mehr hat, keine Psychopharmaka mehr nimmt und in keiner oder höchstens einer von mehreren Alltagsdomänen wie Arbeit, Wohnen und soziales Leben Funktionseinbußen zeigt, ergeben sich Recovery-Raten zwischen 53 und 68 % (Davidson et al. 2005 b).

Eine kürzlich durchgeführte bevölkerungsbezogene Untersuchung (Rabinowitz et al. 2007) trägt in zweifacher Weise zum Kenntnisstand bei. Nicht nur fanden die Forscher bei den meisten mit Schizophrenie diagnostizierten Menschen anlässlich eines Klinikaufenthaltes eine progressive Verbesserung – wobei nur eine kleine Minderheit eine Verschlechterung aufwies –, sondern auch Unterstützung der Hypothese, dass eine kleine Untergruppe aus Patienten mit einer hohen Wiederaufnahmerate ausschlaggebend ist für die Forschungsergebnisse und die klinische Beurteilung, weshalb ein negativer Krankheitsverlauf angenommen wird.

Die große WHO-10-Länder-Studie, die fast 1400 Patienten bis zu 25 Jahre nachuntersuchte, fand große Unterschiede zwischen den beteiligten Zentren. Insgesamt wurden jedoch über die Hälfte aller Patienten als gebessert beurteilt. Fast die Hälfte hatte keine psychotischen Symptome mehr (HÄFNER 2005). Die genaueste Vorhersage für den Stand der Erkrankung nach 25 Jahren ergab sich aus dem Verlauf in den ersten zwei Jahren. Das ist ein wichtiges Ergebnis. Wir werden im Abschnitt »Prognose« nochmals darauf eingehen, wie wichtig der Verlauf der ersten Krankheitszeit ist. Und natürlich erklärt dies auch, warum der Erstbehandlung eine so immense Bedeutung zukommt.

Insgesamt ist die Interpretation von Verlaufsdaten nicht einfach. Das gilt besonders auch für die Einschätzung von Einflussvariablen. Sogar die Rolle der Behandlung ist nicht leicht zu bewerten. Wir vermuten heute, dass den antipsychotischen Medikamenten eine wesentliche Rolle zukommt, obwohl es auch Daten gibt, die daran Zweifel nahelegen. Wir wissen, dass viele chronische Bilder Folgen der sozialen Situationen sind, in denen Menschen leben und behandelt werden. Nicht klinische Variablen, sondern der soziale Entwicklungsstand bei Krankheitsausbruch und das soziale Leben während und mit der Erkrankung beeinflussen den Verlauf am deutlichsten. Auch andere Faktoren wie die ökonomischen Bedingungen werden als wesentlich angesehen.

Das bedeutet, dass es häufig nicht die Symptome der Erkrankung sind, an denen man ablesen kann, wie die Prognose aussieht, sondern es sind die sozialen Umstände, die vor der Erkrankung bestanden und die durch die Erkrankung entstehen, auf die es ankommt. Diese sozialen Situationen können Folgen von frühen unerkannten Krankheitszeichen sein, aber sie können auch durch Umstände gänzlich außerhalb des Erkrankungsgeschehens begründet sein. Stigmatisierung und Diskriminierung kommen hier eine zentrale Bedeutung zu. Es kann sich aber auch um Umstände handeln, die weder mit dem Einzelnen noch mit Reaktionen der Umgebung auf Erkrankung oder soziale Situationen zu tun haben. Darüber hat Richard Warner wie kein anderer geforscht und nachgedacht.

Richard WARNER von der Universität in Boulder/Colorado (USA) war der erste, der die Worte »Schizophrenie« und »Recovery« in einem Buchtitel vereinte. 1998 erschien die 1. Auflage seines wichtigen Buchs »Recovery from Schizophrenia. Psychiatry and Political Economy«. Ja, nicht nur »Recovery« und »Schizophrenie« in einem Titel, sondern im Untertitel auch Ökonomie. Sein Buch ist ein Meilenstein im Nachdenken über Schizophrenie. Leider ist es bisher noch nicht in deutscher Sprache erschienen, obwohl die 3. Auflage 2004 ein guter Anlass für eine Übersetzung gewesen wäre.

Ausgangspunkt war für Warner der Wunsch, den natürlichen Verlauf der Schizophrenie, also den Krankheitsverlauf, vor der Einführung antipsychotischer Medikamente zu erforschen. Die Beschäftigung mit diesem Thema brachte ihn dazu, zu erkennen, dass einige grundlegende und weithin akzeptierte Annahmen über Schizophrenie nicht wahr sind.

Bereits in der Einleitung weist Warner darauf hin, dass wir wahrscheinlich zu pessimistisch über den natürlichen Verlauf der Erkrankung sind und zu optimistisch über das, was wir mit unseren Behandlungen erreichen. Gleich zu Anfang beklagt er das Elend, in dem viele Patienten im Zeitalter der Gemeindepsychiatrie leben müssen, und weist darauf hin, dass der Verlauf in den westlichen industrialisierten Ländern, die einiges an Geld für die Behandlung der Schizophrenie ausgeben, nicht besser ist als in den sich entwickelnden Ländern dieser Erde.

Er beschreibt, wie er die Perspektiven von Anthropologinnen, Historikern, Ökonominnen und Politologen nutzt, um zu verstehen, wie sich unterschiedliche politische und ökonomische Bedingungen darauf auswirken, wie viele Menschen an Schizophrenie erkranken, wie das Leben mit dieser Diagnose aussehen kann, welche Behandlungen sich durchsetzen und wie der Verlauf durch Umgebungsbedingungen beeinflusst wird. Sein materialistischer theoretischer Zugang erlaubt es herauszufinden, wie sich häusliche und politische Ökonomie auf Schizophrenie auswirken. Das bedeutet, dass untersucht wird, welche Faktoren wirksam werden, die das Zusammenleben in einer Gesellschaft regeln. Es geht darum, wie Produktion und Reproduktion funktionieren, wie Arbeitsverteilung und -markt, Armut, gesellschaftliche Klassen, die Beziehung zwischen produktiven und nichtproduktiven Teilen der Gesellschaft und familiäre Strukturen organisiert sind.

Seine Analysen von über hundert Verlaufsstudien zur Schizophrenie ergeben, dass die Recovery-Raten für Patientinnen, die nach der Einführung der Antipsychotika hospitalisiert wurden, nicht besser sind als für diejenigen, die nach dem Zweiten Weltkrieg oder in den ersten beiden Dekaden des 20. Jahrhunderts aufgenommen wurden. Das bedeutet, dass die Verläufe am Ende des Jahrhunderst nicht viel besser sind als zu Beginn. Seit etwa 1955 wurden antipsychotische Medikamente breit eingesetzt, und diese Veränderung zeigt wenig Effekt auf den Langzeitverlauf der Erkrankung, sowohl was seine Zahlen zu kompletter Recovery betrifft (etwa 20 %) als auch die für soziale Recovery (35–45 %). Seine Daten zeigen nicht nur, dass die Enthospitalisierungsbewegung begann, als es noch keine Antipsychotika gab, und dass diese Entwicklung zu einer Verbesserung der Recovery-Raten führte, dass aber die nachfolgende Einführung der Antipsychotika nicht mehr zu einer weiteren Steigerung der Recovery-Raten beitrug. Warners Analysen ergeben andere Zusammenhänge, nämlich die zwischen Wirtschaftskrisen und schlechten Verlaufsdaten. Dabei geht es speziell um die Zeiten der großen Wirtschaftskrise in den 20er- und 30er-Jahren und der Rezession der 80er-Jahre des letzten Jahrhunderts. Auch hier bestehen wieder überraschenderweise ganz ähnlich starke Zusammenhänge zwischen Recovery, also Genesung auf der Symptomebene, wie auch sozialer Erholung.

Die Resultate über den geringen Einfluss der Medikamente auf die Recovery-Raten sind erstaunlich, da sowohl die akut antipsychotische als auch die rückfallprophylaktische Wirksamkeit der Antipsychotika in vielen Studien belegt ist. Die möglichen Gründe, die Warner vorschlägt, sind wiederum für unser Interesse an der Prognose der Schizophrenie sehr bedeutsam.

Erstens beschäftigt sich Warner mit der Analyse von Daten zur Wirksamkeit von Antipsychotika, die Patienten mit einer guten Prognose von solchen mit einer schlechten Prognose unterscheiden. Gute Prognose besteht, wenn die soziale Situation vor der Diagnose stabil und gut war, dies schließt also Patienten ein, die nicht allzu früh in ihrer Entwicklung mit Symptomen zu kämpfen hatten, und wenn es (noch) nicht zu einer Chronifizierung gekommen ist. Hier weisen die Daten darauf hin, dass in Fällen von guter Prognose – immerhin mindestens 20% – die medikamentöse Behandlung mehr schadet als nützt und dass spontane Verläufe mit rascher Wiederherstellung durch Medikamente behindert werden.

Eine zusätzliche Quelle für die Überbewertung der positiven Effekte der medikamentösen Behandlung sieht Warner in dem mangelnden Wissen zu Rebound-Phänomenen beim Absetzen und dem Umgang damit. Zweitens untersucht er die Hypothese, dass die Überbetonung der medikamentösen Therapie von Akutsymptomen zu einer Vernachlässigung der notwendigen psychosozialen Behandlung und Rehabilitation in gemeindenahen Settings geführt hat. Der Verzicht auf bzw. die dramatische Unterversorgung mit evidenzbasierten Interventionen im psychosozialen Bereich (s. S. 217) führt zu dem Phänomen des »Drehtür-Patienten«, der regelmäßig aus dem Krankenhaus in eine völlig ungeeignete soziale Situation zurückkehrt. Die Risikofaktoren dort führen zu häufigen Rückfällen und werden wieder mit medikamentöser Behandlung von Akutsymptomen beantwortet, bevor es wieder in eine Hochrisiko-Umgebung mit mangelnder Unterstützung und Rehabilitationsanstrengungen zurückgeht. Ganz besonders kritisiert Warner die mangelnde Integration in den Arbeitsmarkt, obwohl es vielversprechende Modelle dafür gibt. Sein Buch, das hier nur völlig unzulänglich rezipiert werden kann, ist voll von höchst relevanten konzeptuellen Überlegungen, die alle mit einer eindrucksvollen Fülle von Datenmaterial dargestellt und in Beziehung gesetzt werden. Dieses wissenschaftliche Buch auf hohem Niveau liest sich wie ein Krimi und beschert Überblick und Einsichten von großer Relevanz.

Prognose

Unlängst rief mich (M.A.) Frau G. an und stellte sich als Großmutter von R. vor. Sie erzählte mir, dass R. vor zwei Jahren als Patient in der Klinik gewesen sei. Ich erinnerte mich an einen sehr jungen Mann, der wegen einer psychotischen Episode seine Lehre unterbrechen musste, sich aber damals schnell erholt hat und seine Ausbildung wieder aufnehmen konnte. Seit einigen Wochen war er wieder schwer krank und hatte alle Kontakte außer dem zu seinen Großeltern aufgegeben. Diese hatten die erste Episode nur am Rande mitbekommen. Sie wollten nun wissen, wie sie ihm helfen könnten. Er glaubte, besondere Fähigkeiten

zu haben, und berichtete von Erlebnissen, in denen er mit einmal Fingerschnippen 10 000 Menschen tötete und mit einem erneuten Fingerschnippen 10 000 wieder lebendig machte. Er sah sich im Mittelpunkt einer gewaltigen Inszenierung zur Veränderung der Welt. Er ging nicht mehr zur Arbeit, zog den ganzen Tag in der Stadt herum, besuchte aber zweimal täglich seine Großeltern, aß dort, ruhte sich aus, erzählte manchmal ein bisschen von seinen verantwortungsvollen und belastenden Aufträgen, manchmal schlief er einfach ein Stündchen auf dem Sofa. Professionelle Hilfe verweigerte er. Die Großeltern hielten auch nichts davon. Ihre Frage war: Was können sie für ihn tun?
Ich betonte, wie wichtig es sei, dem Enkel zu professioneller Hilfe zu raten, und versicherte ihr, dass die Großeltern sicherlich eine wesentliche Unterstützung für ihn bedeuten mit dem, was sie ihm boten: Struktur, Essen, Schlaf, Zuwendung, Rückhalt, Entspannung. Das alles bedeutete ihr wenig. Ihre dringlichste Frage war nämlich: Wie wird es weitergehen? Wird das nun immer schlimmer werden? Oder hat es Sinn zu hoffen, dass die Situation sich stabilisieren wird? Das waren die Fragen, die die Großeltern beschäftigten. Durften sie hoffen, dass die Situation so blieb, wie sie war? Oder war es unausweichlich, dass alles irgendwann so schlimm werden würde, dass sie es nicht mehr managen könnten? Ich begriff, dass die beiden noch nie an eine andere Möglichkeit gedacht haben. Vorsichtig erklärte ich, dass man das jetzt leider nicht sagen kann, dass es aber eindeutig das Ziel unserer Behandlung sein würde, dass diese Krankheitsphase vorüberging, und dass wir gute Möglichkeiten hätten, ihm zu helfen, dies zu erreichen. Möglicherweise würde diese Phase auch von selbst wieder aufhören, aber dass es ungleich mehr Sinn machen würde, hierbei therapeutisch zu helfen. Nicht zuletzt, weil es Strategien gäbe, wie man Rückfälle verhindern könne. Die Großmutter war überrascht und beeindruckt. Ganz langsam wiederholte sie die Informationen, kontrollierte, ob sie alles richtig verstanden hatte. Sie teilte mir glaubhaft mit, dass sie das noch nicht gewusst und noch nie gehört habe. Es war eine völlig neue Information für sie, dass es nicht nur die beiden von ihr angenommenen Alternativen gibt: Alles bleibt so, wie es jetzt ist, oder es wird noch schlimmer. Es dauerte ziemlich lange, bis ich begriffen hatte, dass sie bisher nur diese beiden Alternativen im Auge gehabt hatte. Obwohl ich diese Erfahrung in der Begegnung mit Angehörigen schon häufiger gemacht habe und oft darüber nachdenke und diskutiere, war ich wie-

der einmal überwältigt davon, wie sich diese Annahmen im Alltag auswirken.

Immer wieder scheint es mir, dass wir Klinikerinnen unterschätzen, welche Informationen und Meinungen im Allgemeinen vertreten werden. Wir bemühen uns ja meist, nicht pessimistisch zu klingen. Viele von uns verwenden viel Energie darauf, die Hoffnungen aufrechtzuhalten. Oft wundern wir uns dann, wo das ganze negative Gerede herkommt. In der Psychoedukation lernen viele unserer Patienten bereits, dass man von Schizophrenie auch genesen kann, dass man gut damit leben kann, dass man mit Symptomen umgehen lernen kann, dass man sich der Erkrankung nicht schämen muss etc. Und trotzdem werden wir mit unserer Schizophrenie-Diagnose gefürchtet. Oder fürchten wir uns vielleicht selbst davor? Verstehen uns die Patientinnen nicht oder falsch? Das haben wir uns schon oft gefragt. Genauso fragen wir uns, warum die Bevölkerung so unbelehrbar ist bezüglich ihrer negativen Einschätzung gegenüber unseren Patienten wie auch unseren Behandlungen.

Eine augenöffnende Erfahrung sitzt uns heute noch in den Knochen, eine Geschichte, die deutlich illustriert, wogegen anzukämpfen ist, wenn es um die Anerkennung eines Recovery-Konzeptes in Bezug auf Schizophrenie geht: Im Sommer 2001 hatte eine prominente Quizshow eine Kollegin zu Gast, die als Beruf »Sozialpsychiaterin« angab. Auf die Frage des Quizmasters, was das denn bedeute, sagte sie, sie arbeite in einem sozialpsychiatrischen Dienst. Seine nächste Frage danach, ob dort jeder hinkommen könne, beantwortete sie ungefähr so: »Ja, aber die meisten kommen nicht von selbst, sondern sie werden gebracht, von der Familie oder von der Polizei.« Da fiel ihm nichts mehr ein, und das Spiel begann mit den ersten einfachen Fragen. Eine dieser ersten Fragen nach der Bezeichnung für die Erholungsphase nach einer Krankheit (»Revolution oder Restitution oder Reminiszenz oder Rekonvaleszenz«) begleitete der Moderator mit der Bemerkung, dass diese Frage für eine Ärztin ja viel zu einfach sei. Unsere Kollegin beruhigte ihn mit der Antwort, dass so was in ihrem Fachgebiet, der Psychiatrie, ohnehin kaum vorkomme.

Man kann sich kaum vorstellen, wie viel Geld und Planung man investieren müsste, um ein so großes Publikum auf eine so wirksame Art zu erreichen. Diese Botschaft hat sicherlich »gesessen«: dass Patientinnen den sozialpsychiatrischen Dienst gegen ihren Willen aufzusuchen gezwungen werden und dass Genesung von psychiatrischen Erkrankungen nicht vorkommt. Solche Auftritte geben traurige Hinweise darauf, dass auch die Psychiatrie selbst ihren Teil beiträgt zu Stigmatisierung und Diskriminierung von psychiatrischen Erkrankungen und den Menschen, die bei uns Hilfe suchen (s. S. 228). Und dies ganz im Widerspruch zur wissenschaftlichen Datenlage.

Untersuchungen zur Einschätzung der Prognose und des weiteren Krankheitsverlaufs durch Betroffene selbst gibt es nur wenige. Die wenigen, die es gibt, beschäftigen sich fast ausschließlich mit Personen, die bereits seit längerem erkrankt sind. Trotzdem neigen Betroffene deutlich dazu, die Hoffnung zu erhalten und positive Entwicklungsmöglichkeiten zu fördern (Holzinger et al. 2002). Angehörige sind pessimistischer und neigen zu fatalistischer Resignation. Dies mag zu einem Gutteil auch mit ihren Ängsten zusammenhängen, wie sich ihre Angehörigen durchbringen können, wenn sie einmal nicht mehr sind. Das kann so weit gehen, dass Mütter erleichtert sind, wenn ihre Kinder vor ihnen sterben. Häufig hören wir in Angehörigengruppen Eltern und besonders Mütter darüber klagen, dass ihre erwachsenen Kinder ankündigen, sich das Leben nehmen zu wollen, wenn die Mutter nicht mehr ist. Eine tragische Situation, die darauf hinweist, wozu Hoffnungslosigkeit und mangelnde soziale Unterstützung führen können.

Prognostisch wirksame Faktoren

» *Vorhersagen sind schwierig, besonders wenn sie die Zukunft betreffen.* « Karl Valentin

Für die Schizophrenie kann festgehalten werden, dass die Diagnose selbst keine Prognose beinhaltet. Aber was kann nun helfen, prognostische Einschätzungen abzugeben? Neben den allgemeinen Regeln des Lebens wie, dass Dinge, die schon lange andauern, üblicherweise nicht über Nacht wieder verschwinden, haben sich im Laufe der Zeit und der Forschung einige mehr oder minder verlässliche Prognose-Kriterien herausgestellt. Sehr spannend sind die Ergebnisse der großartigen ABC-Studie (Häfner 2005). Hier wurden über hundert Patienten über die Zeit vor Krankheitsbeginn befragt und zwölf Jahre lang nachuntersucht.

Ganz deutlich zeigte sich wiederum, dass die Schizophrenie keine langsam fortschreitende Erkrankung ist, sondern dass sich im Gegenteil sowohl mittelfristig als auch langfristig – auch bei denen, die über die lange Zeit noch immer Symptome und Behinderungen aufweisen – ein Plateau bildet und recht stabil hält. 44 % aller Patienten hatten jedoch zum Zeitpunkt der letzten Untersuchung keinerlei Symptome und keinerlei kognitive und soziale Beeinträchtigungen.

Insgesamt konnte man sehen, dass die aktivste Phase mit den schwersten sozialen Schäden die erste Phase der Erkrankung ist. Diese beginnt leider oft bereits lange vor der ersten Behandlung. Diese Zeit und das Ausmaß an vorher bestehenden sozialen Nachteilen, die Ausprägung von Symptomen, Behinderungen und sozialen Folgen sind entscheidend für den späteren Verlauf. Hier passieren die Dinge, die dazu führen, dass langdauernde Behinderungen entstehen. Die wenigen Symptome, die sich bei manchen Patientinnen im Gegensatz zu den meisten anderen Symptomen nach längerem Krankheitsverlauf doch noch verschlechtern können, sind genau die Symptome, von denen man annehmen muss, dass sie sekundäre Folgen von mangelnder gesellschaftlicher Integration sind: Es sind der für Betroffene oft so schmerzvoll erlebte Mangel an gefühlsmäßigem Engagement, die Verlangsamung und die Zeichen von Selbstvernachlässigung. Die ersten Krankheitsphasen – in der man oft noch nicht weiß, dass man krankheitswertige Probleme hat – und die erste Zeit der Behandlung bringen Menschen also in Situationen, in denen sie plötzlich auf mehreren sozialen Ebenen in eine schlechte Lage kommen. Dies aufzuholen ist offensichtlich schwierig. Mangelnde soziale Rehabilitation und Integration begünstigen wahrscheinlich noch die Zunahme von Negativsymptomen und schaffen eine Basis, die gleichbleibend schlecht ist und einen Nährboden für Rückfälle in akut psychotische Episoden bildet.

Wie gesagt: »Ein ungünstiger Verlauf ist nicht eine Komponente der natürlichen Geschichte der Schizophrenie; er ist eine Folge der Interaktion zwischen der einzelnen Person und ihrer sozialen und ökonomischen Welt« (Warner 2007). Und diese Interaktion ist es, die auf verschiedenen Ebenen zur Verbesserung des Verlaufs psychotischer Störungen aus dem schizophrenen Formenkreis beeinflusst werden muss. Hier kann viel getan werden. Man muss nicht glauben, die Zukunft zu kennen, um sie zu verändern.

Da »Vorhersagen schwierig sind, besonders wenn sie die Zukunft betreffen« (Nils Bohr; Karl Valentin), sollte man sich darüber klar sein, dass es nicht unsere Aufgabe ist, »zu beurteilen, wer sich von einer psychischen Erkrankung und den zermürbenden Wirkungen von Armut, Stigma, Entmenschlichung, Abwertung und erlernter Hilflosigkeit erholen wird und wer nicht. Vielmehr haben wir die Aufgabe, an einer Verschwörung der Hoffnung teilzunehmen. Es ist unsere Aufgabe, eine Gemeinschaft der Zuversicht zu gründen, die Menschen mit einer psychiatrischen Behinderung umgibt. Wir haben die Aufgabe, Rehabilitationsräume zu schaffen, die viele Möglichkeiten zur Selbsthilfe bieten. Wir haben die Aufgabe, unser Personal in ihrer besonderen Berufung der Hoffnung zu nähren. Wir haben die Aufgabe, Menschen mit einer psychiatrischer Behinderung zu fragen, was sie wollen und brauchen, um zu wachsen, und sie dann mit guter Erde zu versorgen, in der ein neues Leben seine Wurzeln festigen und gedeihen kann. Und letztlich haben wir die Aufgabe, geduldig zu warten, dabeizusitzen, zu betrachten, zu staunen und ehrfürchtig Zeuge zu sein, wie sich das Leben eines anderen entfaltet« (DEEGAN 1996).

Diagnose

» Jemand, der so gesund ist wie Sie, wurde offenbar vorher fehldiagnostiziert. **«**

Einen Kommentar wie diesen hören gerade die engagierten Betroffenen nicht selten. Ihnen wird unterstellt, dass sie, wenn sie erfolgreich in der Betroffenenbewegung arbeiten und großartige Vorträge halten können, gar nicht die Diagnose »Schizophrenie« für sich beanspruchen können. Das spiegelt exakt wider, was Kraepelin dachte, nämlich, dass die, die sich erholen, offenbar fehldiagnostiziert wurden. »Der hat doch gar keine Schizophrenie, der macht sich bloß wichtig.« Solche Sätze kann man auch heute noch hören. Und zwar durchaus von Psychiaterinnen, die sich wissenschaftlich mit Diskriminierung von schizophren erkrankten Menschen beschäftigen. Was dabei zum Ausdruck kommt, ist schwer zu sagen. Klar ist, dass das ganz alte Kraepelinsche Urteil noch jederzeit mobilisiert werden kann, wenn man eine Einzelperson oder eine Bewegung diskreditieren möchte, die ihre Berechtigung aus der Eigenerfahrung der Diagnose und der Erkrankung herleiten. Als besonders geschätzte Redner aus der Betroffenenbewegung werden jene angesehen, denen man auch »anmerkt, dass sie schizophren sind«. Nicht selten bin ich gebeten worden, Hinweise auf solche Personen zu geben, die man dann ohne Bedenken einladen kann. Wären sie nämlich am Tag der Tagung gerade nicht krank, läuft man eben als jemand, der eine solche Person als Redner eingeladen hat, ebenfalls Gefahr, auf nämliche Weise das Gesicht zu verlieren. So müssen manche dann plötzlich um ihre Diagnose kämpfen. Häufig schon musste ich Bekannte und Freundinnen aus der Betroffenenbewegung gegenüber meinen Kollegen »verteidigen«, indem ich von deren Symptomen berichtete. Diese – keineswegs seltenen – Auseinandersetzungen zeigen deutlich, dass in den Augen vieler Fachleute Klugheit, Erfolg, gesellschaftliches Auftreten ohne offensichtliche Symptome oder Behinderungen mit der Diagnose »Schizophrenie« nicht vereinbar sind.

Diagnosen werden heute in den meisten Teilen der Welt mit der Klassifikation der Weltgesundheitsorganisation WHO gestellt. Diagnosekriterien sind in der derzeitigen Fassung der ICD-10 (International Classification of Diseases) festgeschrieben. Sie werden in regelmäßigen Abständen aktualisiert und dem jeweils neuesten wissenschaftlichen Standard angepasst. Für wissenschaftliche Zwecke ist in der Psychiatrie das DSM (Diagnostic and Statistical Manual) der US-amerikanischen psychiatrischen Vereinigung noch sehr wichtig, das derzeit in seiner vierten Fassung vorliegt.

Die Diagnose der Schizophrenie ergibt sich, wie die anderer Störungen auch, aus einer Kombination von Symptomen und Behinderungen und einem Zeitkriterium. Symptome müssen in einer bestimmten Anzahl und einem bestimmten Schweregrad vorliegen, um zu gelten. Auch müssen sie über eine bestimmte Zeit bestehen, um eine Diagnose zu rechtfertigen. Essenziell wichtig ist es auch noch, bestimmte andere Diagnosen auszuschließen.

Aus Sicht vieler Psychiater ist diese Situation unbefriedigend, und nicht alle wollen akzeptieren, dass ein und dieselbe Diagnose mit so unterschiedlichen Verläufen assoziiert ist. Daher gab und gibt es bis heute Vorschläge dahingehend, dass unter der Diagnose »Schizophrenie« auch tatsächlich unterschiedliche Krankheiten zusammengefasst werden. Anstrengungen, diesen unbefriedigenden Zustand zu beenden und dazu überzugehen, je nach Verlauf und Symptommuster verschiedene Diagnosen zu stellen und die Gruppe »Schizophrenie« zu zerlegen, sind aber bislang immer gescheitert. Ein Grund dafür könnte sein, dass es noch immer nicht gelungen ist, die Ursache oder Ursachen funktioneller Psychosen zu finden, die es erlauben würden, unterschiedliche Krankheiten aufgrund unterschiedlicher Ursachen zu gruppieren.

Die Ursachen der Erkrankungen spielen deshalb auch in der derzeitigen Diagnostik eine ganz untergeordnete Rolle. Die sogenannten funktionellen Psychosen definieren sich ja geradezu dadurch, dass keine Ursache bekannt ist.

Zur Prognose, also dazu, wie es bei einem bestimmten Krankheitsbild in der Zukunft weitergehen wird, äußern sich die Diagnosesysteme nur selten. Bei der Schizophrenie ist zu beachten, dass ein großer Unterschied besteht zwischen den beiden vorherrschenden Diagnosesystemen ICD-10 und DSM-IV. Das betrifft vor allem die Zeitkriterien – sechs Monate für DSM und nur einen Monat für ICD. ICD-10 mit seinem kurzen Zeitkriterium weist auch noch explizit darauf hin, dass die Diagnose keine prognostische Relevanz hat und dass es keinen Sinn macht, irgendwelche Annahmen zu Dauer oder gar Chronizität abzuleiten. DSM-IV, das nur Leuten die Diagnose gibt, die bereits über sechs Monate lang erkrankt sind, macht einige Angaben. Zur Beschreibung der paranoiden Schizophrenie ergänzt es beispielsweise, dass diese oft günstiger verlaufe als andere Formen. Zum sogenannten Residualsyndrom merkt DSM-IV an, dass das sowohl ein andauernder Zustand sein kann als auch ein Übergangsstadium zu einer Phase der Remission. Immer wenn ich das lese, würde ich mir wünschen, dass unsere Patientinnen wüssten, dass das Residualsyndrom, früher Defekt genannt und so oft als unumkehrbarer Defizitzustand erlebt und behandelt, tatsächlich ein Übergangsstadium zur Remission sein kann.

Im Schizophrenie-Band der von der WPA herausgegebenen Reihe »Evidence and Experience in Psychiatry« (Maj u. Sartorius 2002) beschreibt Charles Pull in seinem umfassenden, mit faszinierenden Kommentaren ergänzten Beitrag über die Schizophrenie-Diagnose eine äußerst schwierige Situation. So plädiert Tim Crow dafür, seine Frage: »Sollte Schizophrenie als Krankheitsbild bis ins dritte Jahrtausend hinein überleben?« mit Nein zu beantworten. Diesbezüglich stellen Jane Kelly und Robin Murray in aller Deutlichkeit fest: »Ein Jahrhundert Schizophrenie ist genug.« Auch Experten anderer Länder halten den Begriff Schizophrenie aus vielen verschiedenen Gründen für »irreführend« und »hinderlich«.

Wichtige Beiträge über die Diagnose der Schizophrenie beschäftigen sich mit dem dringenden Bedürfnis, diese Kategorie mit einem mehrdimensionalen Ansatz zu ergänzen (Allardyce et al. 2007). Den Wechsel zu einer mehrdimensionalen Perspektive zur Schwächung des Stigmas einer psychischen Erkrankung, das durch die klinische Diagnose oft verschärft wird, zählt auch CORRIGAN (2007) zu den wichtigsten Heilmitteln. Ein weiteres Gegenmittel gegen das »strukturelle« Diagnosestigma auf dem Gebiet der Psychiatrie sei die Herstellung eines Kontaktes zwischen Klinikern und Auszubildenden auf der einen Seite und recoveryerfahrenen Menschen auf der anderen, um die »unterstellte schlechte Prognose durch das Recovery-Modell« zu ersetzen (CORRIGAN 2007, S. 36). Diesbezüglich besteht auch die Hoffnung, dass Nutzer und Helfer beim Entwicklungsprozess einer Neuauflage der diagnostischen Manuale mit einbezogen werden (SADLER u. FULFORD 2004).

Wissenschaftliche und klinische Verantwortung für den Patienten

Einer der ersten Einsätze, die Michaela Amering mit ihrem Home Treatment Team in Birmingham, UK, im Jahr 2001 erlebte, hatte folgende Vorgeschichte: Der Hausarzt hatte auf Ansinnen der Mutter eines psychotischen Sohnes die Familie aufgesucht. Seit Jahren war der Patient stabil gewesen und einer Arbeit nachgegangen, vom Hausarzt betreut. Vor einigen Wochen, an seinem 40. Geburtstag, hatte er jedoch abrupt die Medikamente abgesetzt, um sein weiteres Leben ohne medikamentöse Hilfe zu verbringen. In den Wochen danach zog er sich total zurück, gab seine Arbeit auf, schlief kaum mehr, saß tage- und nächtelang in seinem Zimmer und schrieb ununterbrochen. Er aß kaum, redete wirr und fürchtete sich panisch davor, wieder im psychiatrischen Krankenhaus aufgenommen zu werden.
Als wir ins Haus kommen, berichtet die Mutter das alles, sie ist sehr aufgeregt und ebenfalls ängstlich, dass es zu einer stationären Aufnahme kommt. An diesem Tag hat es eine laute Auseinandersetzung zwischen Mutter und Sohn gegeben. Sie fürchtet sich nicht vor ihm, es habe noch nie Tätlichkeiten gegeben, aber alles ist so wie bei seiner letzten Psychose und vor seinem letzten stationären Aufenthalt vor vielen Jahren. Roger, der Teamleiter, kennt den Patienten von früher. Die beiden unterhalten sich zuerst durch die geschlossene Tür von Johns Zimmer, dann kommt John heraus. Die Ärztin sei neu, sie sei sehr nett, war ihm gesagt worden. Das sei ihm egal, er wolle nicht ins Kranken-

haus, er sei nicht psychotisch, und wenn er nur alles genau und vollständig aufschreibe, werde alles wieder gut. Deswegen könne er nicht schlafen und habe keine Zeit, mit uns zu reden oder mit der Psychiatrie zu vergeuden, er habe es eilig, alles müsse notiert werden.
John ist sichtlich erschöpft und kann die Gedanken nur kurz zusammenhalten, will aber einen guten Eindruck auf mich machen. Wir können uns unterhalten, wenn die Mutter nicht dabei ist. Er ist keine Gefahr für sich oder andere, braucht aber dringend Hilfe, will jedoch keine von uns. Auch nichts zum Schlafen. Er muss essen, das gibt er zu, aber die Begegnungen mit der Mutter beim Essen machen ihn fertig, daher komme er auch nicht aus seinem Zimmer.
Wir machen klar, dass eine stationäre Aufnahme nicht unser Ziel ist. Das Team ist dazu da, stationäre Aufnahmen, wenn möglich, zu verhindern. Wir vereinbarten Folgendes: In den nächsten Tagen wird Roger zweimal täglich kommen und nach Mutter und Sohn sehen. Morgen werden Roger und John gemeinsam zum Mittagessen in den Pub gehen. Die Abendmedikation, die ich empfehle und die der Patient ablehnt, wird Roger täglich abends anbieten. Vielleicht gelingt es John ja doch mal, eine Nacht lang eine Arbeitspause zu machen. Mein Angebot, Alternativen zum plötzlichen Absetzen zu diskutieren, bleibt bestehen, und ich erhoffe mir, dass ich im Laufe der Woche dies mit Roger und dem Patienten besprechen kann. Sie werden mir Bescheid geben, wenn sie bereit sind. John sieht ein, dass seine Mutter große Sorgen hat und Unterstützung braucht. Sie kann uns jederzeit anrufen, wenn sie das Gefühl hat, es geht so nicht mehr.
Für solche Interventionen ist ein Krisenteam ideal geeignet. John fasste im Laufe der nächsten Tage Vertrauen zu Roger und schlief zwei Nächte gut mit den angebotenen Medikamenten. In einem gemeinsamen Gespräch einigten wir uns auf eine Umstellung der Medikamente und fassten eine langsame Reduktion zu einem späteren Zeitpunkt ins Auge.
John verstand jetzt das Risiko eines so plötzlichen Absetzversuchs nach einer so langen Zeit der regelmäßigen Medikamenteneinnahme. Wir verstanden aber auch etwas: John hatte sich daran erinnert, dass am Beginn seiner Erkrankung jemand gesagt hatte, er müsse die Medikamente bis zu zwanzig Jahre lang nehmen. Diese zwanzig Jahre waren an seinem 40. Geburtstag vergangen gewesen, und er hatte gedacht, dass dies der richtige Zeitpunkt zum Absetzen sei.

John hatte sich also klar an die Anweisung seines Arztes gehalten. Man hatte ihm vor zwanzig Jahren empfohlen, zwanzig Jahre lang Medikamente zu nehmen. Ist das glaubhaft? Kann John eine solche Auskunft im Jahre 1980 erhalten haben, als er wegen einer erstmaligen psychotischen Episode in Krankenhausbehandlung kam?
Wer die Psychiatrie kennt, kann sich vorstellen, was hier passiert ist. Die Diagnose des Kollegen lautete »Schizophrenie«. Sein Konzept der Schizophrenie war das einer chronischen Erkrankung. Seine therapeutische Vorstellung war, als Konsequenz der Diagnose, die lebenslange Einnahme von Medikamenten, die seinen Patienten vor Rückfällen schützen würde. Möglicherweise fühlte er sich sogar optimistisch dabei: Wenn der Patient sich an diese Vorgabe hält, kann er ein möglichst gesundes Leben führen. Woher aber kommen die zwanzig Jahre? Wahrscheinlich war es doch komisch für den Arzt, seinem zwanzigjährigen Patienten zu sagen, dass er lebenslang Medikamente brauchen würde. Vielleicht wäre das eine Überforderung für den Patienten und seine Familie gewesen. Eine zu harte Nachricht. Zwanzig Jahre erscheinen einem Zwanzigjährigen auch sehr lange, wie ein ganzes Leben lang. Aber es ist trotzdem leichter zu sagen, vielleicht leichter hinzunehmen. Dass John dann in aller Ruhe und ohne Probleme ein geordnetes Leben als Junggeselle bei seinen Eltern, als verlässlicher Arbeiter in seinem Beruf, als Hobbysportler führen und dabei zwanzig Jahre lang seine Medikamente regelmäßig einnehmen würde, hatte niemand vorhersagen können. Und ganz besonders hat niemand daran gedacht, dass John sie nach zwanzig Jahren absetzen würde, wie ihm vor zwanzig Jahren geraten worden war. Niemand hatte zwischendurch von Absetzen gesprochen, wahrscheinlich hatte auch niemand darüber sprechen wollen.
John hatte mitgekriegt, dass es keine Angebote vonseiten der Psychiatrie gab, jemanden beim Absetzen zu beraten. Also hatte er es einfach selbst gemacht. Und dann nicht bemerkt, vielleicht auch nicht bemerken wollen, dass er darüber psychotisch wurde. Roger und ich waren froh, als John seine Medikamente wieder nahm, die Psychose abklang und John sein Arbeits- und Freizeitleben wieder aufnahm. Wir sagten uns, jetzt soll sich erst mal alles wieder stabilisieren, dann können wir weiter über einen Absetzplan reden. Was kann man raten nach zwanzig Jahren ohne Rückfall unter Medikation? Was wissen wir über Absetzeffekte von Medikamenten nach zwanzig Jahren? Und vor allem: Was wissen wir über den Langzeitverlauf von Psychosen?

Heinz Häfner – weltweit einer der wichtigsten Experten zum Thema Verlauf der Schizophrenie – schreibt in seinem großen Werk »Das Rätsel Schizophrenie – Eine Krankheit wird entschlüsselt«: »So sind wir nach hundert Jahren Schizophrenieforschung mit vielen schlechten Studien zum Langzeitverlauf mit unterschiedlichen Ergebnissen und sehr wenig verlässlichen Daten gesegnet« (HÄFNER 2005, S. 150). Dies ist ein Resümee, das man akzeptieren muss, auch wenn diese Wahrheit für die Forschung sehr schwer auszuhalten ist.

Das Kapitel über Krankheitsverlauf und -folgen – »ein heftig debattiertes Thema« – im Schizophrenie-Band der WPA-Reihe »Evidence and Experience in Psychiatry« schließt mit der Bemerkung:

» Im Großen und Ganzen weisen Follow-up-Studien zum Schizophrenieverlauf darauf hin, dass es diesbezüglich große Unterschiede gibt, angefangen von völliger Heilung bis hin zu schwer beeinträchtigenden chronischen Formen. Manche Patienten erleben nur einen Krankheitsschub, andere mehrere, und wiederum andere leiden unter chronischen Symptomen. « (PULL 2002)

Außerdem »haben wir immer noch keine Antwort auf die wichtige Frage, ob Patienten ein Rezidivrisiko haben oder nicht« (FLEISCHHACKER 2002) – was akzeptiert werden muss, auch wenn dies für Wissenschaftler wie für Kliniker schwer ist. Vieles wissen wir noch nicht. Als Folge dieses Wissensdefizits halten offenbar viele Menschen schlicht an ihrer Auffassung vom ungünstigen Verlauf weiterhin fest.

Es hat über die Zeit verschiedene Vorschläge gegeben, wie man damit umgehen kann. So wurde z. B. versucht, Untergruppen von Patienten mit unterschiedlichen Verläufen zu bilden. Viele Umstände der Ersterkrankung wurden daraufhin untersucht, was sie über den weiteren Verlauf aussagen könnten. Viele Therapien wurden daraufhin untersucht, wie sie den Langzeitverlauf verbessern könnten. Aber insgesamt bleibt es wahr, dass wir wenig wissen. Und eine Konsequenz aus diesem Mangel an Wissen war es offenbar, dass viele Fachleute sozusagen »zur Sicherheit« dabei blieben, einen ungünstigen Verlauf anzunehmen.

Es gibt viele und einige sehr kluge Theorien dazu, warum Wissenschaft mit Unsicherheit, aber auch mit Veränderungen von Einschätzungen schwer umgehen kann. Tatsache ist, dass sich das Bild vom fortschreitenden Verlauf der Schizophrenie hartnäckig gehalten hat. Bis heute ist Kraepelin mit seinen Aussagen die Größe, an der sich Verlaufsforschung misst. Kraepelins Fehlannahmen über einen fortschreitenden schlechten Verlauf, wie für Dementia praecox beschrieben, spiegeln sich in vielen Aussagen von Schizophrenie-Verlaufsforschern wieder, jedoch niemals zustimmend. Alle Verlaufsuntersuchungen widersprechen Kraepelins Annahme, aber alle beziehen sich auf sie.

Als wir vor einigen Jahren in Hamburg einen Vortrag zu »Recovery« gehalten haben, war auch Luc Ciompi im Publikum. Ciompi ist Autor der berühmten Lausanne-Studie (Ciompi 1976) zum Verlauf der Schizophrenie und der Begründer der Berner »Soteria« (2001). Er meldete sich in der Diskussion zu Wort und gratulierte zum Vortrag. Aber es war unübersehbar, dass er sehr ärgerlich war. Zu Recht drückte er aus, dass es für ihn schwer zu fassen sei, dass Recovery hier wiederum als neues Konzept erklärt und gefordert werde, denn er berichte darüber seit dreißig Jahren. Er erkenne, dass das notwendig ist, aber es mache ihn wütend und traurig, dass der Paradigmenwechsel hinsichtlich der falschen negativen Verlaufsprognosen noch immer nicht stattgefunden habe.

Eine mögliche Erklärung für die zögerliche Akzeptanz der Tatsache, dass Schizophrenien auch sehr günstig verlaufen können, dass auch lange Leidensgeschichten gut ausgehen können, liegt in einer anderen Geschichte, die wir erzählen wollen: Im Rahmen eines internationalen Kongresses zum Thema »Stigma« in Leipzig fand ein Symposium statt, in dem einige der wichtigsten Betroffenen-Aktivisten in Sachen Recovery auftraten: Ron Coleman, Judi Chamberlain und Christian Horvath. Sie berichteten eindrucksvoll über ihre eigenen Leidens- und Recovery-Geschichten sowie über Biografien, die sie aus ihrer Tätigkeit im Rahmen der Selbsthilfe und Interessenvertretung kannten. Es war eine äußerst eindrucksvolle Vorstellung, und sie erhielten großen Applaus. Als Erster meldete sich Heinz Häfner aus dem Publikum zu einer Diskussionsbemerkung. Was er sagte, war in etwa, dass das alles sehr eindrucksvoll sei, aber dass er davor warnen möchte, das Leid, das mit Schizophrenie verbunden sei, zu unterschätzen. Die Krankheit könne Menschen massiv behindern und bis zum Selbstmord treiben.

Mir (M.A.) blieb die Luft weg, denn es war mir völlig unverständlich, wie man Sorge haben könnte, dass Menschen, die selbst viele Jahre im Krankenhaus verbracht hatten, die eigene und fremde Selbstmordversuche hinter sich hatten, die einen ganzen Freundes- und Mitarbeiterinnenkreis mit Psychose-Erfahrung hatten, dass man glaubte, ausgerechnet diese Menschen vor Verharmlosung warnen zu müssen. Aber

Häfner war es ganz ernst damit. Er hatte ein wichtiges Anliegen ausgedrückt, nämlich dass man Schizophrenie nie verharmlosen darf.
Den Betroffenen waren solche Bemerkungen nicht neu, und sie antworteten mit viel Geduld und Ernsthaftigkeit, dass sie sich sehr wohl über das Leiden – auch ihr eigenes – im Klaren seien, sie hätten es ja selbst erlebt, aber dass es ihnen eben auch sehr wichtig sei, ihre Erfolge, ihre Gesundheit und ihre Heilungen darzustellen, denn ohne Hoffnung hätten sie nie geschafft, was sie geschafft haben. Ich werde das nie vergessen. Und ich glaube, dass das eine grundlegende Frage ist bezüglich der Haltung zum Langzeitverlauf der Schizophrenie.
Man könnte sich der alten Frage anschließen: Ist das Glas halb voll oder ist es halb leer? Schätzt man die Gefahr, sich zu große Hoffnungen zu machen und dabei die mögliche Schwere der Erkrankung zu unterschätzen, als größer ein oder schätzt man die Gefahr der Hoffnungslosigkeit als die größere ein? Glaubt man, dass Hoffnung eine wesentliche Bedeutung dabei hat, den Verlauf zu beeinflussen und dass man sie deswegen nicht aufgeben darf, wie dies die Recovery-Bewegung fordert? Oder glaubt man, dass die Gefahr, dass zu große Hoffnungen enttäuscht werden können, so groß ist, dass es besser ist, sie nicht aufkommen zu lassen?
Diese Fragen kann nur jeder Mensch für sich selbst entscheiden. Die Aufgabe der Forscherinnen und Ärzte ist es, das Wissen, das es gibt, so darzustellen, dass Menschen solche eigenständigen Entscheidungen treffen können. Es ist nicht unsere Aufgabe, diese Entscheidungen für unsere Patienten zu treffen. Wir sollten nicht »auf Nummer sicher gehen« wollen, indem wir den vor hundert Jahren vorgeschlagenen negativen Verlauf annehmen und kommunizieren, damit auch unsere Patientinnen auf Nummer sicher gehen und sich keine zu großen Hoffnungen machen. Wollen wir wirklich, dass sie sich auf eine lebenslange Behinderung einstellen und nicht daran denken, etwas in Richtung Gesundung oder Heilung zu unternehmen? Daher nochmals: Wir alle müssen uns klarmachen, dass wir wenig gesichertes Wissen zum Langzeitverlauf der Schizophrenie haben.
Was wir wissen, ist, dass der Verlauf sehr unterschiedlich sein kann – von der einmaligen Psychose und nie wieder bis zu einem Leben mit Beeinträchtigungen unterschiedlichen Ausmaßes. Dazu müssen wir stehen. Und wir müssen sehen, dass unsere eigene Haltung mitbestimmt, wie wir die Verlaufsdaten, die keine einfachen Schlüsse zulas-

sen, interpretieren. Wahrscheinlichkeiten werden von Menschen sehr unterschiedlich interpretiert. Zum Beispiel gibt es die Meinung, dass jeder, der nicht Lotto spielt, bereits gewonnen hat, da die Chancen zu gewinnen so gering sind, dass man sich das Geld sparen kann. Viele Menschen aber genießen diese kleine Chance und lassen sich das gerne etwas kosten. Noch viel komplizierter und unterschiedlicher sind die Entscheidungsprozesse, wenn der ärztliche Ratschlag beinhaltet, dass in 30 % der Fälle es auch ohne Antipsychotika keinen Rückfall geben wird, aber in 20 % der Fälle mit Antipsychotika schon. Was sagt man dazu? Was heißt es hier, wenn man auf Nummer sicher gehen will? Was muss man in diesem Fall tun? Und wie realistisch schätzt man die Chance ein, zu den 30 % der »Glücklichen« zu gehören?

Das sind höchstpersönliche Entscheidungen, die wir unseren Patienten nicht abnehmen können. Wozu wir aber verpflichtet sind, ist, die wissenschaftlichen Daten zu kennen und auch deren mögliche Interpretationen. Wir müssen die Grenzen statistischer Berechnungen in Bezug auf den Einzelfall verstehen und akzeptieren. Wir müssen die Daten auf Beweise, Umstände und Gründe für Recovery prüfen. Wir müssen das vorhandene Wissen, Nichtwissen und die vielfältigen Interpretationsmöglichkeiten zugänglich zu machen. Wir müssen darüber nachdenken, dass Hoffnung so wichtig ist, wie dies von Menschen, die Recovery leben, berichtet wird. Wir müssen überlegen, was wir tun, um Hoffnung zu machen oder um Hoffnung zu zerstören – bewusst, aber auch unbewusst.

In seinem Artikel »Vom demoralisierenden Pessimismus zum vernünftigen Optimismus« (2004) hebt KNUF die negativen Wirkungen der Einschätzung von Patientinnen als »chronisch« hervor und beschreibt, wie eine solche Einschätzung Hoffnung und Motivation bei Patienten wie auch bei professionellen Helferinnen untergraben kann. Er betont, dass wir Patienten nicht alleinlassen dürfen mit ihren aktiven Versuchen zur Überwindung der Erkrankung und zur Entwicklung sinnhafter Perspektiven. Er verlangt, dass wir mehr Wissen darüber erwerben müssen, wie Gesundungsprozesse ablaufen und wie wir diese fördern und nicht behindern können. Dazu gehört auch, die Bedeutung von Hoffnung zu verstehen und zu verstehen, wie man sie erhalten kann.

Besondere Warnungen formuliert Knuf bezüglich individueller negativer Prognosen, von denen Patientinnen immer wieder berichten und die ihre traumatisierende Wirkung über lange Zeit ausüben können.

Sehr wichtig finden wir auch seine spezielle Erwähnung von Borderline-Betroffenen, die in besonderer Weise von therapeutischem und prognostischem Pessimismus betroffen sind.
Einleuchtend sind auch seine Ausführungen zu möglichen Gründen, die professionelle Helfer dazu bewegen, an pessimistischen Einschätzungen festzuhalten. Alle, die den psychosozialen Bereich kennen, wissen um die große Sorge, jemandem unberechtigte Hoffnungen zu machen. Das wird allgemein als riskant gesehen, und so sollen Enttäuschungen unbedingt vermieden werden. Dazu kommt die Idee, dass, wenn Gesundheit in Aussicht gestellt wird, dies dazu führen könnte, dass Patientinnen ihre Medikamente absetzen. So kann es zu den von Knuf beschriebenen Situationen kommen, in denen düstere Prognosen als compliancefördernde Maßnahmen eingesetzt werden. Sehr klug weist er auf die Gefahren eines solchen Vorgehens hin und warnt davor, in die »Konfrontations-Verleugnungs-Falle« zu gehen, wenn negative Prognosen und die damit verbundenen Ängste geradewegs zu Krankheitsverleugnung, Resignation und Aufgabe der Compliance führen können. Deswegen betont Knuf auch diejenigen Aspekte von Recovery, die klarmachen, dass es auch darum gehen kann, bei anhaltender Erkrankung die negativen Effekte zu überwinden und ein zufriedenes Leben mit hoher Lebensqualität und einer sinnhaften Perspektive anzustreben. Die Beschreibung seines »Aha-Erlebnisses« mit der Erfahrung einer Bekannten, die in einer Spezialklinik den Überlebenskampf ihres zu früh geborenen Sohnes erlebte, beeindruckt uns sehr. Die dort ausgestellten Berichte und Bilder von erfolgreichen Behandlungen und gesunden Kindern waren ihr eine wichtige Hilfe, eine Quelle von Hoffnung und Mut. Seine Frage danach, wann sich eine solche Stimmung in psychiatrischen Kliniken verbreiten könnte, ist unserer Meinung nach eine Kernfrage zur Zukunft der Psychiatrie.

Klassische Denktraditionen

Krankheitseinsicht

Ärzte in allen medizinischen Bereichen wünschen sich, dass ihre Patientinnen die Krankheitsmodelle, die die Medizin anbietet, auch akzeptieren. Dass das in den allermeisten Fällen zumindest nur teilweise so ist, zeigt uns der riesige und wachsende Markt an Alternativen zur Schulmedizin. Wahrscheinlich ist es so, dass die meisten Leute die Schulmedizin so weit nutzen, wie es ihrer individuellen Kosten-Nutzen-Rechnung entspricht. Zusätzlich nutzen sie noch komplementärmedizinisches Know-how, bitten um spirituellen Segen und »klopfen auf Holz«. Die meisten Menschen machen sich ein ganz individuelles Bild von Ursache, Bedeutung und Prognose ihrer Erkrankung.

Wie jemand über die Bedeutung bestimmter Symptome denkt, kann über Leben und Tod entscheiden – z. B. wenn es darum geht, ob eine 50-jährige Frau ihre Schmerzen im linken Arm und ihre Ängste als Vorboten eines Herzinfarkts erkennen kann oder ob sie glaubt, sie bagatellisieren und allein bewältigen zu müssen. Panikpatienten können sich oft lange Zeit nicht vorstellen, dass ihre Störung einer psychiatrischen Behandlung zugänglich sein könnte, sondern suchen weiterhin unpassende und manchmal sogar schädliche somatische Behandlungssituationen auf. Ein solches Verhalten trägt erheblich zur Verschlimmerung der Behinderungen durch diese Störung bei. Sich selbst die Schuld für eine Erkrankung zuzuschreiben, kann nach empirischen Studien im Fall einer Querschnittslähmung günstigen Einfluss auf die Bewältigung der Behinderung haben, während dies bei Brustkrebspatientinnen z. B. nicht der Fall ist (Wüstner 2001).

Die Forschung zu den subjektiven Erklärungsmodellen, die Patienten für verschiedene Erkrankungen haben, und zu deren Bedeutung für Behandlung und Verlauf hat eine lange Tradition. Sie beschäftigt sich mit Krankheitskonzepten oder -theorien, die aus Vorstellungen und Überzeugungen bestehen, die sich Menschen je nach ihrer Erfahrung und ihrem Wertesystem zum Wesen ihrer Störung machen. Auch untersucht sie Gedanken über deren Ursache und Bedeutung, über deren Verlauf und Beeinflussbarkeit. Das tun die betroffenen Personen oft bereits, bevor sie sich mit dem medizinischen System in Verbindung setzen, und das tun sie auch weiterhin danach. Für ihre Suche nach den besten Bewältigungsstrategien spielen die Erklärungs- und Behandlungsmodelle der Schulmedizin eine unterschiedlich bedeutungsvolle Rolle. Manche Menschen möchten sich ganz dem medizinischen System überlassen, andere setzen auf andere Hilfsangebote oder schreiben der eigenen Person und ihren Behandlungsideen die größte Bedeutung zu. Wie Menschen darüber denken, was wahrscheinliche Ursachen für Erkrankungen sind – eigenes Fehlverhalten, die Umwelt, das Schicksal etc. –, hängt von vielen verschiedenen Variablen ab. Persönlichkeit und Erfahrungen spielen natürlich eine Rolle, aber ebenso Bildung, Familiensituation, kulturelle Normen und vieles mehr. Solche Theorien sind Ausdruck einer Form der Bewältigung einerseits, geben aber auch vor, welche Bewältigungsstrategien genutzt werden und welche nicht. Um die Komplexität in diesem Feld noch zu erhöhen, muss hier gesagt werden, dass subjektive Krankheitstheorien nicht unbedingt stabil über verschiedene Zeiten und Situationen sind, sondern sich ändern und anpassen können.

Wichtig im Zusammenhang mit Krankheitskonzepten in der Psychiatrie ist es, die Vielfalt an Konzepten zu bedenken, die in integrativen psychiatrischen Diensten angeboten werden. Ingeborg SCHÜRMANN (1997) stellt folgende Aspekte unterschiedlicher »Versorgungskulturen« vor, wie sie in unterschiedlichen »Mischungsverhältnissen« in psychiatrischen Betreuungssituationen anzutreffen sind:

die Fürsorge-Kultur, geprägt von wohlmeinender Hilfe und Bevormundung sowie Einschränkung der Autonomie der Betroffenen;

die Behandlungskultur, die expertenorientiert ist und von Betroffenen »Compliance« verlangt, wobei die psychotherapeutische und die biomedizinische Behandlung von unterschiedlichen – in der Regel sich gegenseitig ausschließenden – krankheitsverursachenden Modellen ausgehen;

die pädagogische Kultur, die mit pädagogischen Mitteln normative Zielvorgaben verfolgt, freundlich und strukturiert;

die Empowerment-Kultur, die mit Abgabe von Expertenmacht und ausgeglichenen Machtverhältnissen verbunden ist und ressourcenorientiert an Rahmenbedingungen für die eigenständige Entwicklung der Betroffenen arbeitet.

In diesen verschiedenen Versorgungskulturen erfahren Betroffene Aspekte unterschiedlicher Behandlungskonzepte in wechselnden Mischungsverhältnissen.

Untersuchungen an multiprofessionellen Teams zeigen, dass Teammitglieder sehr unterschiedliche Modelle anwenden, um die Situation ihrer Patientinnen einzuschätzen. Dabei kommen in einer Berufsgruppe und auch bei einzelnen Personen spezifische Aspekte unterschiedlicher Modelle – z. B. systemisch versus biologisch-medizinisch – in spezifischen Mischungen vor (COLOMBO et al. 2003). Dasselbe gilt für Patienten und Angehörige. In einem bio-psycho-sozialen Vulnerabilitäts-Stress-Bewältigungsmodell, wie es heute vorherrscht, arbeiten nun also Helfe-

rinnen mit Patientinnen und Angehörigen zusammen und sollten in der Lage sein, sich immer wieder zu gemeinsamen handlungsanleitenden Interpretationen von bestimmten Situationen durchzuringen.
Wir wissen aber auch, dass Patienten – und wahrscheinlich auch professionelle Helferinnen – durchaus widersprüchliche Überzeugungen, z.B. medizinische und astrologische, zum selben Sachverhalt haben können. Und dass diese auch rasch wechseln können – z.B. die schuldlose Patientenrolle und die Überzeugung, die Erkrankung selbst durch »Sünde« hervorgerufen zu haben. Williams und Healy (2001) haben nach ihrer intensiven Beschäftigung mit den vielfältigen Erklärungsmodellen von depressiven Patientinnen vorgeschlagen, anstelle von »Erklärungsmodellen« (»explanatory models«) von »Landkarten der Erkundung« (»exploratory maps«) zu sprechen. Ihnen geht es darum, die Flexibilität und Vielfältigkeit der Erkundungen, die Patienten unternehmen, um ihre Störung zu verstehen, auszudrücken.
Persönliche Erklärungsmodelle können sich auf den Verlauf von psychiatrischen Störungen und die daraus resultierenden Behinderungen auswirken. Zum Beispiel ist die Vorstellung, selbst keinerlei Kontrolle über die Symptomatik zu haben, prognostisch ungünstig. Für die eindrucksvolle Wirksamkeit einer gelungenen therapeutischen Beziehung ist es wesentlich, die Erklärungsmodelle der Patientinnen zu erfahren. Mögliche Diskrepanzen, die zwischen Klinikern und ihren Patienten bestehen, sollten akzeptiert werden, um diskutiert und – wenn möglich – gelöst zu werden.
Insgesamt kann man sagen, dass psychiatrische Patientinnen – ähnlich wie die Allgemeinbevölkerung – zu psychosozialen Erklärungsmodellen für psychiatrische Erkrankungen neigen. Für Deutschland konnte in Bezug auf Schizophrenie gezeigt werden, dass sich an der Tatsache, dass nur wenige Patienten biologische Ursachen annehmen, in den letzten Jahren nichts geändert hat und dass die Angehörigen das Gleiche denken (Holzinger et al. 2003). Ein interessanter Unterschied in dieser Studie betraf die Tendenz, Ursachen im Elternhaus zu vermuten, die im Westen stärker war, während im Osten Zusammenhänge mit den gesellschaftlichen Bedingungen in die Krankheitsbedingtheit mancher Wahrnehmungen zu gewinnen eine größere Rolle spielten. Transkulturelle Ähnlichkeiten und Unterschiede im Hinblick auf Erklärungsmodelle für psychiatrische Störungen verdienen und bekommen vermehrt Beachtung (Bhui et al. 2006).

Für die meisten Theorien zu subjektiven Krankheitskonzepten ist die Idee kennzeichnend, dass eine Person mit ihrem »Ich«, dem »Selbst«, sich einer Erkrankung gegenüber in einer bestimmten Art verhält. Bei psychiatrischen Erkrankungen, bei denen das »Ich«, das »Selbst«, von einer Erkrankung mitbeeinträchtigt erscheinen kann, ist die Situation ein Stück komplizierter. Für die oben erwähnten Panikattacken liegt die Tatsache, dass ein Ausnahmezustand falsch interpretiert wird, eigentlich in der Natur der Störung. »Fehlende Einsicht« führt mit 97 % die Liste der zehn häufigsten Symptome bei akuter Schizophrenie an (im Internet: www.oesg.at, Stand 12.8.2005), noch weit vor akustischen Halluzinationen mit 74 %. Durch das Wesen der Erkrankung mit Veränderungen der Wahrnehmung im Sinne von Halluzinationen und Wahnideen ist es naheliegend, anzunehmen, dass es durch manche Symptome erschwert wird, Einsicht zu gewinnen. Dass man die »fehlende Einsicht« aber als Symptom der Erkrankung einordnet, erscheint nach allem, was vorausgehend über die Komplexität (subjektiver) Krankheitskonzepte gesagt wurde, als eine unzulässige Vereinfachung. Die hohe Prozentzahl von 97 % kommt außerdem wohl dadurch zustande, dass jede andere Konzeption der Störung außer der in einem medizinischen Modell als »Krankheitsuneinsichtigkeit« bezeichnet wird. Die modernere Forschung zu Krankheitseinsicht unterscheidet zwischen einem Zustand, in dem man selbst gar nicht bemerkt, dass einem etwas fehlt, und der Tatsache, dass man sich über das Wesen und die Gründe der Störung seine eigenen Gedanken macht bzw. »falsche« Vermutungen anstellt (Bentall 2003).
Derzeit beschäftigt sich die Forschung intensiv mit der Frage nach den Konsequenzen von Krankheitseinsicht bei Psychosen. Die klinische Erfahrung und einige Daten zeigen, dass sich Krankheitseinsicht positiv auf den Verlauf der Erkrankung und die Lebensqualität auswirkt. Es gibt aber auch gegenteilige Forschungsergebnisse, die nahelegen, dass Krankheitseinsicht mit Depression und Verschlechterung von Lebensqualität und sozialem Leben verbunden ist (Hasson-Ohayon et al. 2006). Es ist zu hoffen, dass wir bald mehr Einblick in die – wahrscheinlich sehr komplexen – Zusammenhänge zwischen Kosten und Nutzen von Krankheitseinsicht im Hinblick auf Diagnosen wie Schizophrenie gewinnen können. Klar ist, dass simple »Verleugnung« von psychiatrischen Problemen und Erkrankungen nicht der Schlüssel zum Erfolg ist. Aber auch bestimmte Arten von Krankheitseinsicht sind anscheinend

mit Risiken verbunden, wobei möglicherweise – neben vielen anderen Variablen – auch der Zeitpunkt eine Rolle spielt.

Alarmierend ist beispielsweise die Feststellung eines Zusammenhangs zwischen früher Krankheitseinsicht, Depression und Suizidversuchen (Crumlish et al. 2005). So führten Warner et al. (1989) eine Studie zum Thema »Labelling und psychotherapeutische Theorien« durch und fanden heraus, dass Kontrollüberzeugungen einen Hinweis darauf liefern könnten, in welchen Umständen es in punkto Selbstwertgefühl und Funktionsfähigkeit von Vorteil sein mag, die Krankheit zu akzeptieren. Ihrer Meinung nach »sollten Therapiebemühungen mindestens genauso konsequent diesem Ziel gewidmet werden, wie sie darin bestärkt werden, ihre Diagnose zu akzeptieren« (Warner et al. 1989, S. 407). Menschen einfach dazu zu drängen »Einsicht« zu entwickeln bzw. ihre Diagnose zu akzeptieren, ohne die Komplexität der individuellen Situation, des Kontextes und der Bedürfnisse sorgfältig in Betracht zu ziehen, läuft Gefahr, auf einfache, aber gefährliche Weise einer Verletzung noch eine weitere hinzuzufügen (»add insight to injury«, McGorry 1992).

Das Gefühl, Hilfe zu brauchen, ist keineswegs an »Krankheitseinsicht« gebunden. Häufig ist es sogar so, dass Patientinnen sich sehr wohl an das psychiatrische Hilfesystem wenden, auch wenn sie von diesem als »krankheitsuneinsichtig« eingestuft werden. Eine die psychiatrische Praxis prägende Ansicht ist es aber, dass, wenn Patienten nur mehr Krankheitseinsicht hätten, sie sich auch besser an die Therapieempfehlungen halten würden. Also je mehr Krankheitseinsicht, desto mehr Compliance. Die Realität zeigt aber deutlich, dass dem nicht notwendigerweise so ist. Es gibt für viele Menschen die Möglichkeit, eigene Erklärungen für die Erkrankung zu haben und trotzdem die ärztlichen Anweisungen zu befolgen. Andererseits ist es auch nicht selten, dass Menschen zwar ein medizinisches Modell ihrer Erkrankung haben, aber trotzdem den ärztlichen Anweisungen nur ungenau folgen und z. B. die Medikamente immer wieder absetzen. Allerdings deutet nichts darauf hin, dass psychiatrische Patientinnen vernünftiger oder mehr compliant sein sollten als psychisch gesunde Patientinnen aus der somatischen Medizin, wie z. B. Hochdruckpatientinnen.

Compliance

Compliance bedeutet »Behandlungstreue« und hat in dieser Bedeutung auch im deutschsprachigen Raum weite Verbreitung gefunden. Der Ausdruck »Compliance« und sein Gebrauch im nichtmedizinischen Bereich ist allerdings stark von seiner Bedeutung im Sinne des Einhaltens einer Verpflichtung geprägt. Aus diesem Grund hat es mit den Entwicklungen hin zum »mündigen Patienten«, ja zum Patienten als »Experten der eigenen Erkrankung« hier verschiedene Versuche gegeben, den Ausdruck »Compliance« durch andere zu ersetzen. »Treatment adherence« ist eine Alternative, die allerdings ähnliche Assoziationen hat. 1997 hat die Royal Pharmaceutical Society of Great Britain schließlich »compliance« durch »concordance« (dt. Übereinstimmung) ersetzt.

Trotzdem findet sowohl international wie auch im deutschen Sprachraum Compliance und Non-Compliance weiterhin eine breite Verwendung. Wir wollen das hier auch so halten, denn das Thema ist so schon kompliziert genug. Sogar wenn man sich, wie meist, wenn es um Compliance geht, auf die Compliance in Bezug auf pharmakologische Therapien beschränkt.

Diese ist im Allgemeinen schlecht. Insgesamt kann damit gerechnet werden, dass ein Drittel *aller* Patienten nicht compliant ist bzw. nur teilweise. Die Daten für Schizophrenie zeigen, dass diese Patienten sich mit 50 % (24–88 %) nicht von Patienten mit Bluthochdruck, Asthma und Epilepsie unterscheiden (Puschner et al. 2005).

Interventionen zur Verbesserung der Compliance sind seit vielen Jahren im Einsatz. Psychoedukation ist eine häufige Methode. Kognitiv-behaviorale Ansätze und Motivational Interviewing gewinnen an Bedeutung. Interventionsstudienen betreffen hauptsächlich Depressionen und Angststörungen, Suchterkrankungen, Essstörungen, bipolare Störungen und Schizophrenien, aber auch den Umgang mit traumatischen Erfahrungen und posttraumatische Störungen.

Einige Evidenz gibt es zur Wirksamkeit von Psychoedukation und anderen Maßnahmen zur Compliance-Förderung bei bipolaren Störungen (Rode et al. 2006). Die meisten Daten liegen zu Interventionen vor, die die Compliance bei Schizophrenie erhöhen sollen. Oft handelt es sich dabei um psychoedukative Gruppenprogramme in der Annahme, dass Information auch Compliance erhöht. Dabei ist klar, dass die Vermittlung von Information zumeist geschätzt wird und dass dabei ein Recht eingelöst wird, das Patienten haben. Besonders die genaue Information über Medikamente wird gerne angenommen und ist in der gegebenen Ausführlichkeit für nicht wenige Patientinnen neu. Auch der Austausch mit anderen, die ähnliche Erfahrungen gemacht haben, wird als hilfreich angesehen. Es kann dabei zu wichtigen Aha-Erlebnissen kommen: »Gut war, andere junge Menschen kennenzulernen, die auch ganz normal sind und auch eine Psychose haben«. Bestehende Vorurteile wie z. B. »Psychisch Kranke liegen nur im Bett« können ausgeräumt werden.

Als wichtiger Faktor für das subjektive Gelingen des in Wien entworfenen Programms »Wissen – genießen – besser leben« (Amering et al. 2002 b), das zur Hälfte die klassischen psychoedukativen Themen zur Krankheit anbietet (s. S. 87 ff.), wurde von den Teilnehmerinnen die Atmosphäre in der Gruppe eingestuft, also ob die Gruppe gut zusammenpasst, miteinander kann. Starke kognitive Beeinträchtigungen wurden sowohl bei einem selbst als auch bei anderen Teilnehmerinnen als sehr störend empfunden. Das Timing scheint eine wichtige Rolle zu spielen. Teilnehmerinnen fanden es sinnvoll, an einem solchen Seminar teilzunehmen, wenn man ziemlich stabil ist, also nicht im Rahmen einer Krise oder während eines Krankenhausaufenthaltes. An den Moderatorinnen wurde die Offenheit geschätzt und auch die Preisgabe von eigenen Erfahrungen und Meinungen. Verbesserungswünsche betrafen mehr Informationen zu psychosozialen Behandlungsmethoden und mehr Aktivität der Gruppe, z. B. Ausflüge.

Unsere Wiener Intervention war darauf ausgerichtet, die Lebensqualität wie auch das Wissen um die Erkrankung zu verbessern. Das konnte in vielen Fällen erreicht werden. Auch kam es für viele Teilnehmerinnen zu einer verbesserten Medikamentenakzeptanz, zu einer Zunahme des Bewusstseins der individuellen Anfälligkeit, zu dem Gefühl, mehr Kontrolle über das Leben zu haben, und zu einer Abnahme der Symptome. Ein Jahr später waren diese erfreulichen Veränderungen noch immer zu sehen, unabhängig davon, ob zwischenzeitlich weitere Gruppensitzungen stattgefunden hatten oder nicht (Sibitz et al. 2006 b).

Allgemein kann man sagen, dass Psychoedukation bei Schizophrenie meist zu klinischen Verbesserungen und zu Wissenszunahme über die Erkrankung führt, die Auswirkungen auf Compliance aber moderat bis unsicher sind. Auf Compliance zu wirken scheinen nur Interventionen, im Rahmen derer es zu tatsächlichen Veränderungen der Einstellungen und der Motivation kommt (Zygmunt et al. 2002). Wirksam sind auch Ratschläge und Tipps als Organisations- und Einnahmehilfen. Dies offensichtlich bei Leuten, die sich klar für eine regelmäßige Medikamenteneinnahme entschieden haben, aber aus Gründen von Desorganisation und Vergesslichkeit nur unregelmäßig einnehmen.

Über Psychiater wissen wir, dass sie selbst wenig Compliance bezüglich der Leitlinien für die Therapie bestimmter Störungen zeigen. Das hat sich in den letzten Jahren verbessert, aber von guter Compliance kann man noch nicht sprechen (Leucht u. Heres 2006). Gerade für die Behandlung von Psychosen wissen wir, dass Psychiaterinnen und andere professionelle Helfer für ihre eigene Behandlung nicht unbedingt auf die wissenschaftlich empfohlenen Therapien setzen würden. Nur 35 % der nichtärztlichen Profis und 71 % der Psychiater geben an, dass sie selbst im Falle einer Erkrankung aus dem schizophrenen Formenkreis Antipsychotika nehmen würden. 23 % gaben an, dass sie eine mit ihnen verwandte Person nicht in Richtung antipsychotischer Medikation beraten würden (Rettenbacher et al. 2004). Ein Drittel psychiatrischer Profis gibt an, in einer Vorausverfügung für die eigene Behandlung im Falle einer akuten Psychose Neuroleptika ablehnen zu wollen (Amering et al. 1999).

Compliance als einseitige Befolgung der ärztlichen Anweisung ist auch heute als Therapieziel nur begrenzt sinnvoll. Gesucht wird Übereinstimmung. Übereinstimmung entsteht im Rahmen einer therapeutischen Beziehung in einem Entscheidungsprozess, an dem sowohl Patientinnen als auch Klinikerinnen beteiligt sind. Faktoren, die mit dem Patienten, seiner Erkrankung oder seiner Persönlichkeit zu tun haben, spielen hier genauso eine Rolle wie Fähigkeiten, Persönlichkeit und Erfahrung der Ärzte. Nähere Umgebungsfaktoren wie Zeit, Struktur und Verlässlichkeit der Kontakte müssen passen. Der gesamte Prozess einer geteilten Entscheidungsfindung ist in eine bestimmte Kultur des erwarteten oder tatsächlichen Umgangs miteinander und mit Gesundheitsproblemen eingebettet.

Eine große Chance liegt nun darin, dass gerade die Psychiatrie sich besonders gut damit auskennt, wie man in einer komplexen Situation eine therapeutische Beziehung aufrechterhält, die die unterschiedlichen Ansichten respektiert und zu Therapieentscheidungen kommt, die für beide Seiten akzeptabel sind.

Die Wissenschaft von der geteilten Entscheidungsfindung, die sich gerade mit diesem Thema beschäftigt, hat ihren Ausgang in der somatischen Medizin genommen. Die Medizinsoziologinnen, die untersucht haben, wie heutzutage Therapieentscheidungen getroffen werden und was nötig ist, damit der Kontakt zwischen Ärzten und ihren Patienten sinnvoll bleibt, stellen bereits einiges an Daten zur Verfügung. Erst in den letzten Jahren haben sich die Psychiaterinnen dieser Perspektive angeschlossen und zuerst konzeptuelle Arbeiten publiziert, denen langsam auch ein paar wissenschaftliche Daten folgten. Konzeptuell ist klar, dass sich die Psychiatrie besonders zur geteilten Entscheidungsmethode eignet. Die Rolle der Expertin in eigener Sache, die in vielen Ländern von der Gesundheitsplanung vorgeschlagen wird, eignet sich ganz besonders für psychiatrische Erkrankungen, weil sie häufig längere Zeit andauern und weil es unterschiedliche Optionen in der Behandlung gibt, zwischen denen man sich entscheiden kann (HAMANN et al. 2005).

Auch der mögliche Sinn und Nutzen von Non-Compliance wird versucht zu verstehen und zu analysieren. Ähnlich wie bei der Diskussion von Kosten und Nutzen von »Krankheitseinsicht« ist auch hier noch nicht klar, unter welchen Umständen und für wen Compliance oder eben auch Non-Compliance einen Sinn macht. Es geht darum, auch Situationen und therapeutische Beziehungen zu verstehen und zu bewältigen, im Rahmen derer Non-Compliance eine Quelle oder ein Ausdruck von notwendiger Abgrenzung und Resilienz sein kann. Thomas BOCK hat sich seit Jahren mit diesem Thema intensiv beschäftigt. Sein Buch »Lichtjahre – Psychosen ohne Psychiatrie. Krankheitsverständnis und Lebensentwürfe von Menschen mit unbehandelten Psychosen« ist 2006 in der vierten Auflage im Psychiatrie Verlag erschienen. »Eigensinn und Psychose. Non-Compliance als Chance« erschien 2006 im Paranus-Verlag.

Urteils- und Einsichtsfähigkeit

Die Fragen von Krankheitseinsicht und Compliance sind auch deswegen in der Psychiatrie so besonders wichtig und heikel, weil die Psychiatrie dafür verantwortlich ist, Menschen unter bestimmten Umständen auch gegen ihren Willen zu behandeln. Hier spielt die Frage nach der Kompetenz zur Einwilligung oder Ablehnung von Heilbehandlungen eine entscheidende Rolle. Einsichts- und Urteilsfähigkeit sind gefragt. Dabei geht es darum zu beurteilen, ob jemand in der Lage ist, eine Information aufzunehmen, die Relevanz des Inhaltes einzuschätzen, darüber abwägend nachzudenken sowie eine Auswahl und eine Entscheidung zu treffen. In den letzten Jahren ist die wissenschaftliche Grundlage für solche Einschätzungen zur Entscheidungsfähigkeit sehr viel solider und transparenter geworden. Im Rahmen dieser Forschungen hat sich auch herausgestellt, dass ein großer Teil nichtpsychiatrischer Krankenhauspatientinnen diese Fähigkeiten bisweilen nicht haben. Daraus hat sich neuerdings die interessante Frage ergeben, ob es nicht ein einziges Gesetz geben kann, das das Vorgehen in solchen Fällen regelt. Derzeit haben die meisten Länder eine Gesetzgebung, die nur die Behandlung oder Unterbringung gegen den Willen von Patienten im Bereich der Psychiatrie betrifft. Dies wäre dann überflüssig, und ein wichtiger Schritt in Richtung Gleichbehandlung psychiatrischer Patientinnen mit nichtpsychiatrischen wäre getan (Dawson u. Szmukler 2006).

Zwang und Gewalt

Aus internationalen Untersuchungen wissen wir, dass weniger als die Hälfte der Personen, die erstmals psychiatrische Krankenhausbehandlung in Anspruch nehmen, dies allein aufgrund ihrer eigenen freien Entscheidung tun – eine Erfahrung, die sich oftmals im Laufe der Krankheitskarriere wiederholt (Pescosolido et al. 1998). Explizite Zwangsmaßnahmen sind weltweit ein Bestandteil psychiatrischer Behandlung. In den meisten Ländern wurden Zwangsunterbringungen und Zwangshandlungen durch spezielle Gesetze geregelt, wie das Unterbringungsgesetz in Österreich, während parallel dazu rechtliche Rahmenbedingungen zur Wahrung der Patientenrechte geschaffen wurden, wie etwa die Patientenanwaltschaft. Vielfach wurden Bedenken hinsichtlich der persönlichen und gesellschaftlichen Auswirkungen psychiatrischer Zwangsmaßnahmen geäußert. Dies führte zur Entstehung alternativer Vorgangsweisen. Hierdurch können einerseits psychiatrische Zwangsmaßnahmen vermieden oder zumindest reduziert werden, andererseits kann negativen Auswirkungen von Zwang vorgebeugt werden, indem größtmögliche Verfahrensgerechtigkeit hergestellt wird. Ein Beispiel ist das »Psychiatrische Testament«, eine antizipierte Patientenverfügung.

Die Häufigkeit unfreiwilliger stationärer Aufnahmen schwankt im internationalen Vergleich zwischen 1 % und 50 % (RIECHER-RÖSSLER u. RÖSSLER 1993) und im europäischen Vergleich zwischen 3 % und 30 % (SALIZE et al. 2002) aller stationären Aufnahmen. Neben den rechtlichen Rahmenbedingungen scheinen die Versorgungsmöglichkeiten und die Organisation der Versorgung einen Einfluss auf die Rate der Unterbringungen zu haben, aber auch die Einstellung der Öffentlichkeit und der professionellen Helferinnen spielt eine wichtige Rolle. Unter den unfreiwillig stationär aufgenommenen Patienten stellen Personen der Diagnosegruppe »funktionelle Psychosen« die größte Gruppe dar. Vor allem Personen mit der Diagnose »Schizophrenie« haben ein erhöhtes Risiko, zwangsuntergebracht zu werden. Weitere Risikofaktoren für eine Aufnahme gegen den Willen sind der Schweregrad der Erkrankung, die Tatsache, ein Mann zu sein, eher jünger und arbeitslos (RIECHER et al. 1991).

Wie wird Zwang wahrgenommen?

Viele Forschungen beschäftigen sich mit der Frage, wie Zwang wahrgenommen wird und unter welchen Umständen Zwang vonseiten der Patientinnen eingeschätzt wird. Instrumente zur Erfassung von Zwang wurden entwickelt, um die verschiedenen Aspekte der Wahrnehmung von Zwang aufseiten der Patienten zu beschreiben. Wir wissen heute, dass die subjektive Wahrnehmung von Zwang häufig nicht mit dem formal rechtlichen Status einer Zwangsmaßnahme korreliert, d.h. manche Patientinnen sind offiziell freiwillig in Behandlung, fühlen sich aber subjektiv Zwang ausgesetzt, während sich andere, die offiziell im rechtlichen Status einer Unterbringung sind, subjektiv keinen oder wenig Zwang empfinden. Das heißt, dass das subjektive Erleben, ob Handlungen und Umgangsweisen im Rahmen der Therapie als Zwang wahrgenommen werden oder nicht, mehr Bedeutung für den Umgang mit Zwang hat als der formal rechtliche Status, eine vom Betreuungsteam dokumentierte Bedrohung oder physische Gewalt. Das Ausmaß der Traumatisierung durch eine Zwangsunterbringung in einer Klinik hängt wesentlich davon ab, ob das Verfahren im Rahmen der Unterbringung unter rechtmäßigen Bedingungen stattfindet, d.h. dass die Patienten die Möglichkeit erhalten, ihre Sichtweisen des Vorgefallenen umfassend darzustellen, dass ihnen respektvoll zugehört wird und dass eine Lösung gesucht wird, die möglichst alle beteiligten Parteien zufriedenstellt. Verfahrensgerechtigkeit muss hergestellt werden.

Die sogenannte »Thank you-Theorie« lenkt unsere Aufmerksamkeit auf die Tatsache, dass viele Patientinnen, die ursprünglich eine Aufnahme ablehnten und sich möglicherweise auch physisch oder gewaltsam dagegen wehrten, später ihre Meinung änderten und dann sogar dankbar für die Intervention waren. Mehrere Studien bestätigten, dass bis zu drei Viertel der zwangseingewiesenen Patienten letztendlich die Behandlung akzeptierten und nach der Entlassung zustimmten, dass die Zwangsunterbringung notwendig gewesen sei. Eine aktuelle große Untersuchung, durchgeführt von Mitgliedern der MacArthur Gruppe (Gardner et al. 1999), zeigte ebenso, dass viele Patientinnen ihre Meinung bezüglich der Notwendigkeit der Krankenhauseinweisung in der Zeit zwischen der Aufnahme und vier bis acht Wochen nach der Entlassung änderten. Dennoch blieb die subjektive Wahrnehmung von Zwang über die Zeit stabil, und auch die Einstellung zur Hospitalisierung änderte sich nicht. Zwangseingewiesene Patienten schienen nicht dankbar zu sein für die Erfahrung der Hospitalisierung, auch wenn sie später angaben, dass sie es gebraucht haben.

Kaltiala-Heino et al. (1997) identifizierten eine Gruppe von Personen, die sich – unabhängig vom rechtlichen Status oder der Anwendung von Zwangsmaßnahmen – subjektiv zur Krankenhausaufnahme gezwungen fühlten. Diese wurde als die »Gruppe der wahrhaft unfreiwilligen Patientinnen« bezeichnet. Im Vergleich zu Patienten, die keine subjektiven Zwangserfahrungen berichteten, fühlte sich diese Gruppe durchgehend schlechter in Bezug auf die Behandlung – und zwar sowohl während des Krankenhausaufenthalts als auch danach, und dies wiederum unabhängig vom rechtlichen Status.

Die Autoren interpretierten ihr Ergebnis auf eine interessante Art und Weise, indem sie die Zwangsbehandlung an sich infrage stellten. Sie meinten, dass die Gruppe der Patienten, die letztendlich die Behandlung akzeptierte, obwohl sie gegen ihren Willen stattfand, auch dazu gebracht werden könnte, sich freiwillig behandeln zu lassen, da sie im Grunde mit einer Behandlung einverstanden sei. Die »Gruppe der wahrhaft unfreiwilligen Patientinnen« jedoch profitierte nicht von der Behandlung, sodass sich die Frage stellt, ob nicht alternative Wege zur Hilfestellung für diese häufig schwer beeinträchtigten Menschen gefunden werden können.

Die Anregungen der Autoren führen direkt zu den komplexeren und methodisch schwierigen Fragestellungen hinsichtlich der Konsequenzen von Zwangsmaßnahmen. Diese Fragen sind wissenschaftlich schwierig zu untersuchen. Zum Beispiel kann ein Forschungsdesign mit Randomisierung, also der zufälligen Zuteilung zu Vergleichsgruppen, wie dies in der Forschung üblich ist, zur Erfassung dieser Fragestellungen aus rechtlichen und ethischen Gründen meist nicht durchgeführt werden.
Einen besonderen und sehr interessanten Fall stellen allerdings die jüngst in den USA verfassten Gesetze zur Regelung ambulanter Zwangsbehandlung dar. Weil es eine noch neue Idee ist, lassen sie es zu, dass zufällig gebildete Vergleichsgruppen untersucht werden können, um die Auswirkungen dieser speziellen Zwangsmaßnahme zu studieren. Swartz et al. (2001) zeigen, dass nicht allein die gerichtliche Auflage, sondern die daraus resultierende Verbesserung des Angebots und der Nutzung von Versorgungseinrichtungen sowie die Verabreichung von Depotmedikamenten die Behandlungscompliance mit ambulanten Diensten wesentlich zu verbessern vermag. Das könnte interessanterweise bedeuten, dass nicht der ambulante Zwang bewirkt, dass Patientinnen besser behandelt werden können, sondern die Tatsache, dass man sich mehr und nachhaltiger um sie als Patienten bemüht.
Unter anderem solche Forschungsergebnisse haben dazu geführt, dass z. B. der Staat Kalifornien die Einführung der ambulanten Zwangsbehandlung seinen Bezirken nur erlaubt, wenn sie nachweisen können, dass sie alle Behandlungsmöglichkeiten anbieten, von denen man weiß, dass sie hilfreich sein können. Dies deshalb, damit man zuerst sehen kann, ob nicht Patientinnen die Behandlungsmöglichkeiten ohnehin freiwillig in Anspruch nehmen. Nur wenn dann trotzdem Umstände eintreten, die es sinnvoll erscheinen lassen, ambulanten Zwang auszuüben, kann man beim Gesetzgeber darum ersuchen (Appelbaum 2003). Dass heißt, dass zuerst die Einrichtungen gezwungen werden sollen, ihre Angebote zu verbessern und zu erweitern, bevor man Patienten zwingt, sie in Anspruch zu nehmen.

Trauma durch Zwang

Im Allgemeinen wird angenommen, dass sowohl die Psychose selbst (z. B. Shaw et al. 1997) als auch Zwangsmaßnahmen im Rahmen der Behandlung möglicherweise traumatisierende Wirkungen haben können (z.B. Riecher-Rössler u. Rössler 1993). Laura Cohen (1994) beschrieb die traumatischen Folgen einer Zwangseinweisung auf der Basis von Judith Lewis Hermans Arbeiten zur Konzeptualisierung eines psychologischen Traumas (2003). Sie betonte auch die traumatisierende Wirkung der psychotischen Erkrankung selbst und diskutierte die möglichen Folgen neuerlicher traumatischer Erfahrungen für Personen, die nicht selten bereits zuvor in ihrem Leben physischen oder sexuellen Missbrauch erlitten hatten. Einige jüngere Untersuchungen (z.B. Read et al. 2001) zeigen, dass wir uns vor Augen führen müssen, dass ein wesentlicher Teil der Patientinnen mit der Diagnose »Psychose« in ihrer Lebensgeschichte Traumatisierungen aufweisen – eine Tatsache, die vor allem unter Frauen mit Raten über 50 % besonders dramatisch ist – und dass ein nicht zu vernachlässigender Teil dieser Patienten auch unter posttraumatischen Störungen leidet. In einer Studie zu Zwangseinweisungen und posttraumatischen Störungen unter Patientinnen mit Schizophrenie fanden Priebe et al. (1998), dass Patientinnen mit einer Zwangseinweisung in der Vergangenheit signifikant häufiger über negative Aspekte der Behandlung wie Gewalt, Lärmbelastung, Überbelegung und Monotonie in der Institution, unfreundliche, rigide und unpersönliche Behandlung sowie Mangel an Empathie und Unterstützung durch professionelle Helfer berichteten als Patienten ohne bisherige Zwangseinweisung. Die beiden Gruppen unterschieden sich jedoch nicht hinsichtlich soziodemografischer Variablen, klinischer Variablen, des Ausmaßes an psychopathologischer Symptomatik und bezüglich diagnostizierter posttraumatischer Störungen.

Frueh et al. (2000) geben in ihrer Übersichtsarbeit Hinweise zur Unterscheidung zwischen »traumatischen« und »schädlichen« Ereignissen. Ereignisse, die im psychi-atrischen Setting vorfallen und die in der Folge zu den üblichen Symptomen einer posttraumatischen Störung führen, sollten als »sanctuary trauma« bezeichnet werden. Andere Ereignisse, die belastende, Angst einflößende und demütigende Ereignisse darstellen, wie Beschränkungen, Fixierungen und das Zusammentreffen mit gewalttätigen Patientinnen, sollten als »sanctuary harm« benannt werden. Die Autorinnen plädierten für eine systematische Erforschung der Bereiche Prävalenz, Wahrnehmung, Konsequenzen und Prävention von Zwangsmaßnahmen.

Offene Fragen

Die brennende Frage ist, ob Zwangsbehandlungen gleich gut wirken wie Behandlungen unter freiwilligen Bedingungen. Insgesamt zeigt die bisherige Forschung, dass Patienten unfreiwillige Behandlungen häufiger als hilfreich als als schädlich erleben, oder besser gesagt, dass zumindest im Nachhinein mehr Patientinnen angeben, dass sie hilfreich waren, im Gegensatz zu den 20–35 %, die sie als schädlich einstufen. Ein diesbezüglicher Kritikpunkt ist, dass die Ergebnisse möglicherweise durch den verständlichen Wunsch, sich nicht als Opfer zu fühlen, zustande gekommen sein könnten (HOPPER 1996).

Weitere drängende Fragen beziehen sich auf die Personen, die Zwangsmaßnahmen ausgesetzt waren: Wie beeinflusst die Zwangserfahrung die Art und Weise, wie sie über sich selbst denken, ihr Selbstgefühl und ihren Selbstwert? Wie werden dadurch ihre Ansichten zur Erkrankung, wie ihr Krankheitskonzept beeinflusst? Wie wirkt sich diese Erfahrung darauf aus, wie das Behandlungsangebot des psychiatrischen Systems gesehen wird, und wie, daran anschließend, auf die Compliance? Wie werden durch die Zwangserfahrung die Beziehungen zu den Mitmenschen, z. B. zu den Familienmitgliedern, beeinflusst? Wie lange bleiben solche Auswirkungen bestehen? Wie tragen Zwangserfahrungen zu wahrgenommener und ausgedrückter Stigmatisierung und Diskriminierung bei?

Ein wesentlicher Schritt zur Konzeption und zur Planung weiterer Untersuchungen zu Auswirkungen von Zwangsmaßnahmen mit ihren Kurz- und Langzeitfolgen ist es, zu verstehen, was es für die Patienten individuell bedeutet, Zwangsmaßnahmen erlebt zu haben. Klinische Erfahrungen sowie Forschungsergebnisse zeigen uns, dass die kurzfristigen Reaktionen der Patientinnen von Erleichterung bis Angst, Niederlage und Demütigung reichen. Versuche, ethische Vor- und Nachteile von Zwangsmaßnahmen während kurzzeitiger stationärer Aufnahmen zu erfassen, zeigen, dass das subjektive Kosten-Nutzen-Verhältnis den Behandlungserfolg beeinflusst (KJELLIN et al. 1997).

Reduktion von Zwangsmaßnahmen

In den letzten Jahren haben Situationen physischer Fixierungen und Isolierung im Rahmen der psychiatrischen Behandlung besonderes Forschungsinteresse hervorgerufen. Es hat sich die Ansicht durchgesetzt, dass Anstrengungen zur Reduktion solcher Situationen wünschenswert und wesentliche Reduktionen möglich sind. Eine wichtige Klarstellung betrifft die Tatsache, dass es durch die Reduktion von physischen Zwangsmaßnahmen nicht zu einer Kostensteigerung der Behandlung kommt, wie vielfach befürchtet (LEBEL u. GOLDSTEIN 2005). Auch für die Hypothese, dass es durch Rückgang der physischen Zwangsmaßnahmen zu einer Zunahme von Gewaltakten auf psychiatrischen Akutstationen kommen könnte, finden sich bislang keine Hinweise. Die essenziellen Bestandteile erfolgreicher Programme zur Reduktion von physischen Zwangsmaßnahmen sind die Verbesserung der Dokumentation und die Erhöhung der Transparenz, die Zusammenarbeit mit Patientenanwaltschaften und Ausbildungs- und Trainingsprogramme für das Personal mit Fokus auf Deeskalationsstrategien (z.B. SMITH et al. 2005).

Es gibt qualitative Untersuchungen zu möglichen Beiträgen von Betroffenen zur Reduktion von Zwangsmaßnahmen durch Alternativen wie Vorausverfügungen (AMERING et al. 2005) und zur Reduktion von physischen Zwangsmaßnahmen sowie möglicher negativer Folgen (ROBINS et al. 2005). Diese weisen darauf hin, dass neben Systemvariablen wie Betreuungskontinuität und Qualität der Dokumentation das konkrete Kommunikationsverhalten des Fachpersonals eine bedeutende Rolle spielt.

Die deutsche Arbeitsgemeinschaft Prävention von Gewalt in der Psychiatrie hat in einer Untersuchung im Rahmen eines Projektes zur Erfassung und Reduzierung von Zwangsmaßnahmen sehr große Unterschiede zwischen einzelnen Kliniken in Deutschland gefunden (STEINERT u. BAUR 2004). Insgesamt waren etwa 10 % aller aufgenommenen Patienten von Zwangsmaßnahmen betroffen. Eine Berliner Untersuchung von SMOLKA et al. (1997) ergab einen 17%igen Anteil an Zwangsmaßnahmen aller Art und 12 % physische Fixierungen bzw. Zwangsmedikation. Das sind Zahlen, die typisch sind für Untersuchungen dieser Art. Neben der Tatsache, dass die Einschätzung der Patientinnen darüber, ob sie Zwang ausgesetzt waren oder nicht, nur unvollständig mit der dokumentierten Situation in Einklang stand, zeigte eine Untersuchung von zwei Vergleichsgruppen mit und ohne dokumentierte Zwangsmaßnahmen, dass die subjektive, nicht die dokumentierte Einschätzung von Zwangsmaßnahmen den Unterschied bezüglich des nachträglichen Einverständnisses und der Behandlungszufriedenheit ausmacht. Ein wichtiger Hinweis zur Bedeutung des subjektiven Erlebens von Zwang ist hier auch das Ergebnis, dass Patientinnen, die sich subjektiv unter Zwang fühlten, eine deutlich negativere Haltung insbesondere dem ärztlichen Personal gegenüber äußerten, was für die weitere therapeutische Beziehung möglicherweise sehr störend sein kann. Nachdrücklich und zu weiterer Forschungstätigkeit auffordernd ist hier nochmals auf die deutliche Diskrepanz zwischen subjektiv erlebtem und vom Fachpersonal dokumentiertem Zwang hinzuweisen.

Gewalt und psychiatrische Erkrankung

Die allergrößte und bedauerlichste Diskrepanz aber besteht zwischen den allgemeinen Einschätzungen zur Gefährlichkeit von Menschen mit psychiatrischen Erkrankungen und der Realität. Das Gewalttäterrisiko von Personen mit psychiatrischen Erkrankungen übersteigt nicht jenes der übrigen Bevölkerung (Häfner 2005). Für eine Subgruppe von Personen mit der Diagnose »Schizophrenie« ist das Risiko leicht erhöht, aber auch in diesen Fällen sind es andere Faktoren als die Diagnose, die die wesentlichen Zusammenhänge mit Gewalttätigkeit zeigen. Wie in der Allgemeinbevölkerung sind es überwiegend persönlichkeits- und nicht krankheitsgebundene Faktoren, die entscheidend sind. Verwahrlosung und sozial gefährliches Verhalten in der Vergangenheit spielen ebenso eine Rolle wie Alkohol- und Substanzmissbrauch, ganz allgemein Hauptrisikofaktoren für viele Arten der Delinquenz. Tötungsdelikte betreffen auch in dieser Gruppe hauptsächlich enge Familienangehörige. Die Allgemeinbevölkerung ist keineswegs einem Gewaltrisiko durch Menschen mit psychiatrischen Erkrankungen ausgesetzt.
Dass es im Rahmen von institutionellen Aufenthalten in der Psychiatrie vermehrt zu Gewalt vonseiten der Patienten kommt, unterliegt völlig anderen Kriterien. Patientenbezogene Variablen alleine können zwar zum Verständnis beitragen, aber ebenfalls nur unzureichend (Steinert 2002). Setting, Milieu und Beziehungsgestaltung sind im

Hinblick auf ihre gewaltreduzierende Wirksamkeit einzubeziehen und zu untersuchen.

Auch die Tatsache, dass Menschen mit psychiatrischen Erkrankungen oft Opfer von Gewalt sind, ist durch viele Faktoren, die nicht direkt die Erkrankung betreffen, vermittelt. Hier wieder sind Armut, Isolierung, Obdachlosigkeit und Substanzmissbrauch Risikofaktoren, die nur teilweise durch die psychiatrische Behandlung reduziert werden. Auch das häufige Vorkommen von Traumata durch Gewalt in der Biografie von psychiatrischen Patienten (Hanson et al. 2006) und deren Relevanz für Erkrankung, Behandlung und Verlauf ist leider noch nicht ausreichend beforscht und verstanden. Um der Rolle von Gewalt im Leben unserer Patientinnen in unseren Behandlungsangeboten gerecht zu werden, ist noch viel zu tun.

Psychiatrische Behandlung und Versorgung

State of the art

Die großen Reformen in der psychiatrischen Versorgung und Behandlung der letzten Jahrzehnte können zwar nicht als abgeschlossen betrachtet werden, aber in den westlichen Industrienationen haben Gemeindenähe und integrative Behandlungsmodelle weitgehend die vorher bestimmende gemeindeferne Anstaltspsychiatrie ersetzt.

Stationäre Behandlung erfolgt heute zunehmend in Abteilungen von Allgemeinkrankenhäusern und beschränkt sich hauptsächlich auf Krisenintervention im Rahmen von wenigen Tagen bis Wochen. Stand in den 60er-Jahren des letzten Jahrhunderts noch ganz die Verhinderung des »Anstaltssyndroms«, also der negativen Folgen von Institutionalismus und Hospitalismus im Vordergrund, so trifft sich heute diese Argumentation mit den gesundheitsökonomischen Überlegungen, stationäre Behandlungstage aus Kostengründen auf ein Minimum zu reduzieren. Die Frage, wie die Akutbehandlung am besten aussehen soll und welche Rolle Betten dabei spielen sollen bzw. wo diese Betten sein sollen, beschäftigt die Versorgungsplaner nach wie vor. Diskutiert werden sowohl die Rolle der Tagesklinik als Akuthilfe, da sie eine wesentliche Alternative zur Krankenhausbehandlung ist, als auch die Ansätze zur akuten Behandlung von Patientinnen zu Hause als eine gemeindeintegrierte

Akutversorgung. Der Ausbau der tagesklinischen Betreuungsmöglichkeiten wird in vielen Bereichen der Medizin derzeit klar gefördert. Dabei unterstreicht die organisatorische Zusammenarbeit zur Nutzung der diagnostischen und therapeutischen Möglichkeiten der Krankenanstalten die Erwartung, dass tagesklinische Plätze auch für die Akutbetreuung genutzt werden und je nach lokalen Vorbedingungen auch Krankenhausbetten ersetzen können. Wissenschaftlich muss man die Frage nach der Mindestkrankenhausbettenanzahl in der Psychiatrie als noch nicht beantwortet ansehen. Dasselbe gilt für die Frage nach der Wirksamkeit, Indikation und möglichen unerwünschten Wirkungen von gemeindeintegrierten Akutversorgungsmöglichkeiten sowie nach der »Dosis«, also der Intensität der nötigen gemeindeintegrierten Interventionen, die Hospitalisierungen verhindern können.
Tatsache ist, dass Krankenhausaufenthalte im Leben aller Patienten heute zeitlich nur einen winzigen Bruchteil ausmachen. Die psychiatrische Behandlung findet im Wesentlichen in der Gemeinde statt. Ausmaß und Art der Finanzierung, Organisation und Nutzung psychiatrischer Angebote ist jedoch regional ziemlich unterschiedlich. Auch innerhalb Europas, Australiens und der USA – allesamt Länder mit im Vergleich zum Rest der Welt gut entwickelten und ausgestatteten Gesundheitssystemen – sind markante Unterschiede festzustellen.

Integrative Behandlung

Klar ist, dass State-of-the-art-Behandlungskonzepte integrativ sind und aus der Erarbeitung eines Krankheitskonzeptes mit einer personenzentrierten phasenspezifischen Kombination von Hilfen aus den folgenden Bereichen bestehen:

- Pharmakotherapie,
- störungsspezifische psychotherapeutische Hilfen,
- rehabilitative Hilfen,
- Psychoedukation,
- soziale Hilfen,
- Selbsthilfe,
- Angehörigenarbeit.

In allen diesen Bereichen gab und gibt es in den letzten Jahren erstaunliche Fortschritte. Die Behandlungsmöglichkeiten haben sich erheblich

vermehrt und verbessert. Auch lernen wir zunehmend mehr darüber, welche Arten von Kombination organisatorischer Abstimmung am effektivsten sind. Viele psychiatrische Störungen verlangen komplexe Interventionen. Das bedeutet, dass unterschiedliche Methoden und unterschiedliche Berufsgruppen koordiniert zum Einsatz kommen müssen. Die beteiligten Berufsgruppen – Psychiaterinnen und Psychologen, Pflegepersonen, Sozialarbeiterinnen, Ergo- und Physiotherapeuten, Laienhelferinnen, Peers – müssen im multiprofessionellen Team zusammenarbeiten. Die multiprofessionelle Arbeit im Team stellt neue Anforderungen an alle Berufsgruppen. Die Aufgaben der Team- und Organisationsentwicklung sind mit entsprechender Expertise wahrzunehmen. Die Aufgabenteilung und etwaige Spezialisierung innerhalb des Teams müssen den Gegebenheiten und Erfordernissen der lokalen Situation angepasst werden, sodass unterschiedliche Fähigkeiten der einzelnen Teammitglieder optimal eingesetzt werden oder auch notwendige neue Expertisen hinzugewonnen werden können (AMERING 2006).
Die Frage, wie viel »Allroundertum« einerseits und wie viel Spezialisierung und damit auch Abgrenzung andererseits innerhalb des Teams effizient ist, beschäftigt klassischerweise alle gemeindepsychiatrischen Teams. Auch hier gibt es Unterschiede zwischen verschiedenen Ländern und lokalen Traditionen, was die Berufsbilder und -identitäten der Mitglieder betrifft.

Personenzentrierung und Lebensfeldorientierung

Die Entwicklung geht weg von der Institutionszentrierung der Betreuungsangebote. Das klare Ziel sind personenzentrierte Hilfsangebote. Personenzentrierte psychiatrische Hilfe muss sich den Bedürfnissen der Patientinnen anpassen – und nicht umgekehrt. Oft geht es dabei auch um Bedürfnisse der Angehörigen und anderer Menschen im nahen Umfeld der Betroffenen. Familie und Freunde spielen nicht nur eine wichtige Rolle zur Einschätzung der Lebens- und psychischen Situation und in der Hilfeplanung, sondern haben auch eigenständige Bedürfnisse. Gemeindepsychiatrische Profis arbeiten vor Ort, z.B. im Rahmen eines Hausbesuches, mit Familien, Freunden, Nachbarn etc. zusammen und müssen deren Ressourcen nutzen können und deren Bedürfnisse im Hinblick auf Information und Kontakt zu Selbsthilfe und Interessenvertretung wahrnehmen.

Um den Anforderungen der gemeindeintegrierten Versorgung zu genügen, muss auch die Ausbildung an den Orten stattfinden, wo sich die Behandlung psychisch erkrankter Menschen hauptsächlich abspielt, nämlich in der Gemeinde. Gemeindepsychiatrische Profis müssen mobil und flexibel agieren können und sich in unterschiedlichen Settings wie Ambulanzen, Notfalldiensten, rehabilitativen Einrichtungen, Krankenhäusern etc. zurechtfinden. Sie müssen die rechtlichen Grundlagen ihrer Tätigkeit und der anderer Berufsgruppen im multidisziplinären Team in unterschiedlichen Settings im Rahmen ihrer Ausbildung kennenlernen.

An die Fähigkeiten zur Risikoeinschätzung, sei es zur Frage, ob Patienten weiterhin außerhalb des Krankenhauses behandelt werden können und wann eine stationäre Aufnahme notwendig ist, aber auch zur Frage, wie und unter welchen Umständen Hausbesuche stattfinden sollen, werden neue Anforderungen gestellt. Auch die neue Rolle als »Gast« bei der zu betreuenden Person muss geübt werden, um deren Gestaltungspotenzial optimal für die therapeutische Situation zu nutzen. Klar ist auch, dass man häufig eben nicht nur mit der Patientin zu tun hat, sondern am Ort der Hilfeleistung auch andere Menschen mit ihren Bedürfnissen zugegen sind, wie die Familie, Nachbarn oder freiwillige Helferinnen. Spannungsfelder der lebensfeldnahen gemeindepsychiatrischen Betreuung ergeben sich aus vielerorts noch ungeklärten Verantwortungen, Zuständigkeiten und dem Rechtsstatus von Einrichtungen sowie auch von tätigen Einzelpersonen. Auch die Frage der Balance zwischen Unterstützung, Kontrolle und Vernachlässigung von zu betreuenden Personen stellt sich in der Gemeinde in neuer Form.

Die Teilnahme am Arbeitsleben spielt eine entscheidende Rolle für die Bewältigung von Alltag und Erkrankungsrisiko. Sowohl aus therapeutischer Sicht als auch aus Sicht der Patienten sind Hilfsangebote, die den Einstieg oder Wiedereinstieg in Ausbildungs- oder Arbeitssituationen ermöglichen, ein wesentlicher Schritt zu Lebensqualität und zur Verhinderung von Rückfällen und Chronifizierung. Auch für gesunde Menschen bedeutet der Verlust des Arbeits- oder Ausbildungsplatzes eine schwere psychische Beeinträchtigung. Neben den bedrohlichen Auswirkungen auf die existenzielle Situation leiden Selbstwert und Vertrauen in die eigenen Fähigkeiten. Auch das soziale Netzwerk – ebenfalls eine Variable, deren Beitrag zur Verminderung von Pathologie und Vermehrung von Lebensqualität hinlänglich bekannt ist – und die soziale Integration hängen direkt damit zusammen, ob Arbeitstätigkeit möglich ist.

Der großen Bedeutung der Arbeit für die erfolgreiche Behandlung und Bewältigung psychiatrischer Erkrankungen steht eine eher triste Realität gegenüber. Nicht nur die Frequenz von Ausbildungsabbrüchen und die Arbeitslosenrate sind hoch, sondern es kommt auch häufig zur Berentung junger Menschen, was eine sehr ungünstige soziale Situation bedingt, aber häufig als einzige Möglichkeit der Existenzsicherung bei eingeschränkter Arbeitsfähigkeit infrage kommt. In den letzten Jahren haben sich verschiedene Rehabilitationsmodelle differenziert, deren Einfluss auf diese so unbefriedigende Situation überprüft werden kann.

Zwei drängende Fragen beschäftigen derzeit die wissenschaftliche Forschung zur Arbeitsrehabilitation. Da ist zum einen die Frage nach der Effizienz zweier unterschiedlicher Zugänge: »train and place« versus »place and train«. Die aktuellen Daten deuten darauf hin, dass es günstiger erscheint, Arbeits- bzw. Ausbildungsplätze zu finden bzw. zu erhalten und die Menschen mit spezifischen Schwierigkeiten dort gezielt zu betreuen und zu fördern, anstatt sie vorher in Einrichtungen zu trainieren und dann zu vermitteln. Also erst platzieren, dann dort trainieren (Kunze 2003).

Das macht natürlich im Sinne der Realitäts- und Lebensfeldorientierung Sinn, kann aber nur dann funktionieren, wenn es enge Kooperationen zwischen dem klinischen und dem arbeits- bzw. ausbildungsrehabilitativen Bereich gibt. Speziell ausgebildete Berufs- und Ausbildungsberaterinnen können in multiprofessionelle Teams eingebaut sein. Ihre Tätigkeit betrifft nicht nur die Betreuung ihrer Klienten, sondern auch die der gesamten Arbeitssituation. Nicht nur Firmenchefinnen müssen motiviert sein, Arbeitsplätze für erkrankte Mitarbeiter zu erhalten bzw. an Arbeitsintegrationsprogrammen mitzuwirken, sondern auch die Arbeitskolleginnen brauchen immer wieder Unterstützung in solchen Situationen. Viele Untersuchungen zu neuen Modellen der Arbeitsrehabilitation kommen aus den USA, aber auch in Europa und im deutschsprachigen Raum werden Modelle erprobt, die es ermöglichen, die arbeitsrelevanten Fähigkeiten in arbeitsweltähnlichen Situationen oder in der realen Arbeitswelt zu erproben und zu erweitern (Längle et al. 2003).

Eine zweite wesentliche Gruppe von Forschungsfragen in Bezug auf die berufliche und soziale Rehabilitation bezieht sich auf die Bedeutung der kognitiven Störungen bei psychischen Erkrankungen. Ein klarer Zusammenhang zwischen kognitiven Störungen, sozialen Fertigkeiten und dem Funktionieren in sozialen Rollen kann als gesichert angesehen werden. Auch entsteht zunehmend mehr Wissen zur differentialdiagnostischen Abklärung von bestimmten kognitiven und psychosozialen Leistungen wie auch zu gezielten pharmakologischen und nichtpharmakologischen Interventionen (Sachs u. Katschnig 2001). Viel Forschungsarbeit ist jedoch noch nötig, um zu klären, wie am besten vorzugehen ist, sollen die spezifischen Maßnahmen anhaltende Erfolge erzielen, die das Alltagsleben nachhaltig beeinflussen können.

Es ist insgesamt nicht verwunderlich, dass auch im Bereich der Ausbildungs- und Arbeitssituation für Menschen mit Erkrankungen aus dem schizophrenen Formenkreis personenzentrierte Ansätze im realen Lebens- und Arbeitsumfeld die vielversprechendsten sind. Allerdings sind gerade die Möglichkeiten der Integration in diesem Bereich, also beispielsweise die Frage, ob es im Einzelfall sinnvoll ist, eine Integration in den ersten, zweiten oder dritten Arbeitsmarkt anzustreben, von der allgemeinen Lage der Arbeitssituation auf lokaler und nationaler Ebene abhängig. Bestimmungen zum Arbeitnehmerinnenschutz und Antidiskriminierungsgesetze sind weitere wesentliche Rahmenbedingungen. Sehr behindernd werden die Teile der gesetzlichen Bestimmungen erlebt, die Arbeitsversuche riskant für die Existenzsicherung erscheinen lassen bzw. die nicht flexibel und individuell genug auf Zuverdienstmöglichkeiten und Teilzeitarbeit reagieren, was nicht nur die Motivation reduziert, sondern Ängste produziert, die dem Erfolg eines Arbeitsversuches abträglich sind.

Auf der Ebene der Klärung des Hilfebedarfs und der Organisation der Hilfen ist die intensive Zusammenarbeit von klinisch-therapeutischen Berufsgruppen mit denen des sozialen Bereiches von essenzieller Bedeutung. Idealerweise geht es auch hier darum, dass alle Beteiligten ihren Platz in einem multiprofessionellen Team finden, das flexibel und mobil über die Grenzen zwischen stationärem und ambulantem Bereich hinweg vernetzt ist. Regionale Hilfeplankonferenzen sind ein wichtiges Organisationsmittel für die Durchführung von individuellen Behandlungs- und Rehabilitationsplänen (Kunze 2003).

Unter- und Fehlversorgung

Mit Blick auf die Hauptziele der Psychiatriereform – Schließung der alten Anstalten, Entwicklung gemeindenaher Versorgungssysteme, Integration von psychiatrischen Angeboten in den allgemeinen Gesundheitsbereich, Integration von sozialen und Gesundheitsleistungen – ist festzustellen, dass sie in westeuropäischen Ländern zu etwa 30–70 % umgesetzt sind (Becker u. Kilian 2006). Hauptsächlichen Aufholbedarf orten Becker und Vazquez-Barquero (2001) in den Bereichen des Zugangs zum Arbeitsmarkt, der Integration von psychiatrischen Angeboten in den allgemeinmedizinischen Bereich und der Unterstützung von Angehörigen und Freunden.

Internationale Zahlen zeigen, dass weniger als 25 % aller Patienten mit schweren psychiatrischen Erkrankungen diejenigen Behandlungen erhalten, die umfassend evidenzbasierten Vorschlägen entsprechen (Anthony et al. 2003, zur Bedeutung der evidenzbasierten Medizin für Recovery, s. S. 99). Die Gründe dafür sind unterschiedlich. Manche Hilfsangebote, deren Nutzen wissenschaftlich bereits erwiesen ist, stehen noch kaum zur allgemeinen Verfügung, z. B. psychoedukative Gruppentherapien und störungsspezifische kognitive Therapien, die z. B. zur Behandlung von persistierenden psychotischen Symptomen wie Wahn, Stimmenhören und kognitiven Störungen eingesetzt werden können. Manche Angebote sind im niedergelassenen Bereich nicht ausreichend bekannt, und es wird daher nicht ausreichend überwiesen, wie z. B. zur Angehörigenselbsthilfe oder zur Arbeitsassistenz. Genaue Abklärung zur Behandlungsanamnese als Basis der Planung einer personenzentrierten integrativen Behandlung ist aus zeitlichen Gründen häufig nicht möglich. Vor allem fehlen in vielen Fällen ganz schlicht die Ressourcen, die einen komplexen Hilfebedarf erfüllen können.

Derzeit herrscht auch vielerorts noch immer eine angebotsorientierte Arbeitsweise vor. Wir denken in den Kategorien Krankenhaus, Tagesklinik, Wohnheim, geschützte Werkstätte, und Patientinnen müssen sich an die vorhandenen Institutionen anpassen, oft an eine nach der anderen. Heiner Kunze und die Aktion Psychisch Kranke (Schmidt-Zadel et al. 2003) kritisieren überzeugend dieses Modell der Reha-Kette, das eine Alternative zur klassischen »Anstalt« und somit einen großen Fortschritt gegenüber der alten Anstaltspsychiatrie darstellt. Bedeutsame Nachteile liegen aber darin, dass bei jeder Veränderung des Hilfebedarfes neue Anforderungen an Patienten gestellt werden. Die notwendigen Wechsel von einem »maßnahmehomogenen Kästchen« zum nächsten stellen für Menschen mit psychiatrischen Erkrankungen Risikofaktoren dar, die man ihnen nicht leichtfertig bei jedem Schritt der Verbesserung oder der Verschlechterung ihres Zustandes zumuten möchte. Außerdem haben noch viele Angebote den Nachteil, dass sie außerhalb des Lebensfeldes der Patientinnen liegen und das soziale Umfeld nur unter großen Mühen mitbetreuen können.

Um tatsächlich Hilfen individuell und flexibel über einen längeren Zeitraum an die Person und ihr soziales Umfeld bringen zu können, müsste die Fragmentierung nicht nur der Angebote, sondern auch ihrer Finanzierung überwunden werden. Modelle, die einen integrierten Ansatz bieten, sind idealerweise über ein Globalbudget finanziert, in das die sozialen und Gesundheitsleistungen gleichermaßen einfließen, um dann nach Bedarf für unterschiedliche Hilfen ausgegeben werden zu können. So können dann beispielsweise Investitionen im nichtstationären Bereich, die dazu führen, dass weniger Krankenhausbetten gebraucht werden, mit dem damit gesparten Geld intensiviert werden. Umgekehrt bleibt sichergestellt, dass nicht zu wenig Betten für den regionalen Bedarf zur Verfügung stehen, während Angebote in der Gemeinde nicht ausreichend ausgestattet sind.

Mit besonderem Interesse ist derzeit ein Modellprojekt zum regionalen Psychiatriebudget in Schleswig-Holstein zu verfolgen, dessen geplante Evaluation über fünf Jahre zeigen wird, wie sich die Situation nach den ersten Erfolg versprechenden Schritten entwickelt (Roick et al. 2005). Eine Orientierung am tatsächlichen und wechselnden Hilfebedarf der betroffenen Personen führt nicht nur zu einer übergreifenden Planung in Bezug auf Einrichtungen und Kostenträger, sondern auch zu einer Optimierung der effizienten Nutzung der Ressourcen der beteiligten unterschiedlichen Berufsgruppen. Eine wesentliche Folge eines Engagements direkt im Lebensfeld ist auch die vermehrte Nutzung und Nutzbarmachung der eigenen Ressourcen der Person und die ihrer privaten und beruflichen Bezugspersonen.

Das ist auch deshalb so wichtig, weil wir heute wissen, dass die Verbesserung der Lebensqualität ganz wesentlich davon abhängt, wie das soziale Leben der Betroffenen aussieht. Von den Symptomen sind es hauptsächlich die depressiven und Angstsymptome – unabhängig von der Diagnose –, die die Lebensqualität verringern. Den wesentlichen

Einfluss auf die Lebensqualität aber haben Quantität und Qualität der sozialen Kontakte. Stigmatisierende soziale Interaktionen stören die Lebensqualität. Selbstvertrauen und Vertrauen in die eignen Fähigkeiten heben sie. Nicht überraschend also auch, dass Mangelversorgung gerade in den Bereichen Beschäftigung und soziale Kontakte die Kennzeichen von Betreuungssituationen sind, die am klarsten die Lebensqualität beeinflussen, nämlich negativ (HANSSON 2006).
Untersucht man, wie es sich auswirkt, wenn bestimmte Betreuungsbedürfnisse abgedeckt sind oder eben nicht, zeigt sich, dass Mangelversorgung bestimmter Problembereiche den größten – negativen – Einfluss auf die Lebensqualität hat. Dass es gleichzeitig Bereiche von Bedürfnissen gibt, die sehr wohl abgedeckt werden, ändert in diesem Fall nicht so viel, wie man sich wünschen würde. Deswegen ist es so wichtig, regelmäßig zu erfassen, welche Mangelsituationen in einer bestimmten Region, aber vor allem auch in einer bestimmten Betreuungsepisode bestehen. Eine Gesamtschätzung geht davon aus, dass zumindest 25–50 % aller Patientinnen von Mangelversorgung in verschiedenen wesentlichen Bereichen betroffen sind.
Auf die finanziellen Mangelsituationen, in denen Menschen mit psychiatrischen Erkrankungen oft leben müssen, können wir hier leider nicht ausreichend eingehen. Ihre Bedeutung ist jedoch gar nicht hoch genug einzuschätzen. Armut als zusätzliche Belastung zur Erkrankung ist sicherlich einer der grausamsten Hemmschuhe auf dem Wege zu Genesung.
Eine große Sorge ist auch die Vernachlässigung von Patienten mit psychiatrischen Erkrankungen im Hinblick auf ihre körperliche Gesundheit. Die Gründe dafür sind vielfältig und reichen von persönlicher Vernachlässigung und mangelnder Hilfesuche bis zu Nicht-ernst-genommen-Werden der auch nachdrücklich geäußerten Beschwerden aufgrund einer Diagnose wie Depression oder Schizophrenie. Die Konsequenzen sind dramatisch und drücken sich auch in einer deutlich erniedrigten Lebenserwartung aus. Es gibt Überlegungen dazu, ob psychosoziale Betreuungsangebote nicht auch den körperlichen Gesundheitsbereich mitbetreuen sollen, z. B. im Sinne von regelmäßigen Kontrollen bestimmter Blutwerte oder anderer diagnostischer Befunde und einer aktiven Zusammenarbeit mit anderen medizinischen Fachrichtungen.
Andere Bereiche von erheblicher Unterversorgung sind Hilfen für Menschen mit psychiatrischen Erkrankungen, die Kinder haben oder

Kinder wollen. Sowohl spezialisierte Angebote für die Familienplanung, die Betreuung von Schwangerschaften und Geburten als auch gezielte und spezifische Unterstützung von Eltern mit psychiatrischen Erkrankungen zeigen in Studien günstige Ergebnisse (KRAUSE-GIRTH u. OPPENHEIMER 2004), aber sind kaum vorhanden. Dasselbe gilt leider für Kinder von Eltern mit psychiatrischen Erkrankungen.
Obwohl die Liste von Unterversorgungssituationen noch erheblich fortgesetzt werden könnte, ist auch wichtig zu sagen, dass auch Überversorgung vorkommt. Überversorgung kann neben der Verschwendung von Mitteln auch klar negative Konsequenzen für einzelne Betroffene haben. Überversorgung, also Versorgung mit etwas, was nicht oder nicht mehr oder nicht mehr in diesem Ausmaß gebraucht wird, ist am häufigsten in den Bereichen der medikamentösen Behandlung und des geschützten Wohnens festzustellen (WIERSMA 2006).
Die bedauerliche Tatsache, dass sehr häufig psychiatrische Hilfe erst zu spät gesucht und gefunden wird, hängt wahrscheinlich ganz essenziell mit dem Stigma zusammen, das mit psychiatrischer Erkrankung und Behandlung verbunden ist. Hier gibt es neuere Entwicklungen in Form von spezialisierten Früherkennungs- und Frühbehandlungszentren.

Neuere Entwicklungen

Früherkennung und Frühbehandlung

Trotz der unklaren Datenlage haben sich die Bemühungen um Früherkennung und Frühbehandlung von Menschen mit psychotischen Symptomen bzw. Menschen mit erhöhtem Risiko, eine Psychose zu entwickeln, in dafür spezialisierten Einrichtungen niedergeschlagen. Während relativ klar scheint, dass es ungünstig für den Verlauf von Psychosen ist, lange Zeit ohne Information und Hilfe Leidenszuständen ausgesetzt zu sein, sind Indikation, Art, Ausmaß und Zeitpunkt der Frühbehandlung derzeit kontrovers diskutierte Themen (RIECHER-RÖSSLER et al. 2006).
Diejenigen Interventionen, für die bisher positive Wirkungen wissenschaftlich nachgewiesen werden konnten, bestehen aus gestuften und integrativen Angeboten. Der derzeitige internationale Konsens zur Frühbehandlung psychotischer Störungen (International Early Psychosis Association Writing Group 2005) besteht darin, dass die Angebote

- personenorientiert,
- recoveryorientiert,
- phasenspezifisch,
- integrativ und
- integriert

sein müssen.

Die Behandlung soll stattfinden in einem Klima von

- Vorsicht und Umsicht,
- unter Evaluation und Beforschung neuer Konzepte und Ideen,
- ohne Stigmatisierung und Diskriminierung.

Dieser umsichtige Konsens entspricht wohl der Tatsache, dass es sich hier um sehr junge Menschen handelt. Er ist aber auch durch die kontroverse Diskussion zu möglichen Schäden von früher oder zu früher Behandlung geprägt. Dabei geht es um Stigmatisierung, Überbetreuung, »unnötige Patientenkarrieren« und vor allem um das Risiko spezifischer unerwünschter Wirkungen von pharmakologischen, aber auch von psychoedukativen, psychologischen und soziotherapeutischen Interventionen. Alarmierend sind z.B. die Daten zum Zusammenhang zwischen früher Krankheitseinsicht, Depression und Suizidversuchen (Crumlish et al. 2005). Unser Vorschlag an dieser Stelle ist es, das Engagement, die Kreativität und die starke Motivation zu Umsicht, Vorsicht und sehr differenzierter Diskussion, die diese Entwicklungen prägen, zu nutzen, um sie auf alle Altersgruppen und Betreuungssituationen auszudehnen.

Andere Spezialisierungen

Andere Spezialisierungen betreffen die Behandlung von Menschen mit »Doppeldiagnosen«. Meist ist damit gemeint, dass es um die Betreuung von Personen geht, die an schweren psychiatrischen Erkrankungen und an schädlichem Gebrauch von Drogen bzw. Suchterkrankungen leiden. Das oft äußerst ungünstige Zusammenwirken solcher Probleme überfordert die meisten allgemeinpsychiatrischen Einrichtungen wie auch Suchtkliniken. Daher werden zunehmend spezialisierte Teams zur Behandlung dieser Kombination von schwierigen Problemen ausgebildet. Spezialisierte Teams für Patientinnen, die besonders betreuungsaufwendig sind, aber eine Geschichte von Behandlungsabbrüchen und Zwangsbehandlungen haben, werden von Assertive outreach teams auch nachgehend betreut (Amering 2002). Die therapeutische Herausforderung in der Behandlung von Patienten mit Borderline-Störungen ist auch ein Beispiel für neuen Bedarf an spezialisierten Angeboten (Knuf u. Tilly 2006). Spezialangebote für Frauen (Krause-Girth u. Oppenheimer 2004) und Männer, kultur- und lebensphasenspezifische Angebote sind im Entstehen und werden evaluiert. Es wird sich zeigen, wo und in welchem Ausmaß spezialisierte Angebote generisch überlegen sind. Die Zunahme eines anderen spezialisierten Bereiches, nämlich der forensischen Betten, ist eine Entwicklung, die durchaus mit Sorge zu verfolgen ist (Priebe 2006). Das gilt auch für andere Bereiche einer möglichen Re-Institutionalisierung, nämlich die Heime.

Das bedürfnisangepasste Behandlungsmodell

Die großartigen Behandlungserfolge der skandinavischen Teams, die ein bedürfnisangepasstes Modell einsetzen (Alanen 2001, Aderhold et al. 2003), rufen international und auch im deutschsprachigen Raum einiges Interesse hervor. Diese Behandlungsmodelle sind geprägt von rascher Hilfe vor Ort – im Lebenskontext der Betroffenen –, die von Anfang an das soziale Netzwerk gleichwertig miteinbezieht. Klar und langfristig verantwortliche Psychoseteams, die Möglichkeit zu langfristiger Einzelbetreuung und systemisch orientierten psychotherapeutischen Angeboten sowie große Zurückhaltung bei Indikation und Dosierung der medikamentösen Therapie kommen als Erklärung für die einzigartig guten Langzeiterfolge infrage. In einem beträchtlichen Teil der Betreuungssituationen kommen gar keine Antipsychotika zum Einsatz, in anderen Fällen in sehr niedriger Dosierung. Die Langzeitergebnisse zur Rückfallrate und zum psychosozialen Funktionsniveau sind in diesen experimentellen Gruppen denen der traditionell üblichen Behandlungsmodelle überlegen.

Die Entwicklung integrierter Versorgungsmodelle im deutschsprachigen Raum könnte es ermöglichen, dass sich bedürfnisangepasste Interventionen nach den skandinavischen Modellen auch hier einsetzen und untersuchen lassen.

Neue Rollen

- Patientinnen als Expertinnen in eigener Sache (Tyreman 2005)
- Selbstmanagement länger dauernder Erkrankungen (Drake et al. 2000)
- Partizipative Entscheidungsfindung (Hamann et al. 2005)
- Partizipative Psychopharmakatherapie (Aderhold 2006)
- Behandlungsvereinbarungen (Dietz et al. 1998)
- Vorausverfügungen (Amering et al. 2005)
- Trialog und Psychose-Seminar (Bock et al. 2000)

Alle diese Veröffentlichungen repräsentieren Entwicklungen, die Ausdruck einer neuen Rollenverteilung zwischen Klinikern und Patientinnen sind. Patientinnen haben eine aktive Konsumentinnenrolle in einem Dienstleistungsverhältnis übernommen (Priebe 2006). Auf der Ebene der therapeutischen Beziehung lösen partizipative Modelle zur »geteilten Entscheidungsfindung« die paternalistisch geprägten Compliance-Modelle ab. Auch das braucht neue Fähigkeiten sowohl von Betroffenen als auch von Profis. Gerade wenn es darum geht, über längere Zeit Hilfen in Anspruch zu nehmen, muss gemeinsam geplant und entschieden werden. Auch die medikamentöse Behandlung über längere Zeit braucht viel Kooperation und Austausch. Um die individuell geeignete medikamentöse Einstellung zu finden, reicht es nicht aus, dass die Ärztin oder der Arzt über mögliche erwünschte und unerwünschte Wirkungen Bescheid weiß. Hier ist eine enge Zusammenarbeit gefragt. Patienten müssen ihr Wissen und ihre Erfahrungen einbringen. Das wissenschaftlich begründete Wissen der professionellen Helfer und ihre Erfahrung mit vielen verschiedenen Patientinnen muss kombiniert werden mit den subjektiven eigenen, oft ganz individuellen Erfahrungen der Patientinnen. Dazu braucht es nicht nur viel Respekt füreinander, sondern auch ausreichend Zeit und Einsatz von beiden Seiten.

Man kann davon ausgehen, dass heute bis zu 50 % aller psychiatrischen Patienten das Internet nutzen, und wir wissen, dass die Hälfte der Internet-Nutzerinnen dort Gesundheitsinformationen sucht und findet. Rund ein Drittel sucht nach Informationen zu psychiatrischen Fragen. Die Informationen sind selten besonders zufriedenstellend, und fast zwei Drittel der Patienten diskutieren die gefundenen Informationen mit ihren Ärztinnen (Schrank et al. 2005). Dafür müssen wir uns Zeit nehmen. Gleichzeitig passiert zum Glück auch eine Entwicklung in Richtung Qualitätskontrolle für Gesundheitsinformationen im Internet. Andere Informations- und Entscheidungshilfen wie Ratgeber-Bücher nehmen an Aktualität und Qualität zu. Ein besonders wichtiges Beispiel dazu: »Umgang mit Psychopharmaka. Ein Patienten-Ratgeber« (2007) von Nils GREVE, Margret OSTERFELD und Barbara DIEKMAN. Ein solcher Ratgeber versetzt Patienten in die Lage, selbstbestimmt und selbstbewusst mit ihrer Erkrankung, der Behandlung und mit den professionellen Helferinnen umzugehen. Um einerseits gut mithalten zu können und andererseits sinnvolle Empfehlungen abgeben zu können, wäre es günstig, wenn auch wir die Zeit hätten, uns mit diesen Materialien vertraut zu machen.

Die Forschungergebnisse zu Behandlungsvereinbarungen und Krisenplänen (HENDERSON et al. 2004) sind eindrucksvoll. Zusätzlich zu der Forderung, dass solche Vereinbarungen für Krisenzeiten gut überlegt sein müssen, um informierte Entscheidungen von Patientinnen wiedergeben zu können, zeigt sich, dass neutrale Personen, die wie Mediatoren die Vereinbarungen aushandeln helfen, eine wichtige Rolle spielen.

Meine eigene Forschungstätigkeit zum Thema »psychiatrische Vorausverfügungen« (AMERING et al. 2005) in New York hat gezeigt, dass auch Patientinnen mit langen Geschichten von Zwangsbehandlungen und Enttäuschungen durch das psychiatrische Versorgungssystem bereit sind, in einen Prozess einzutreten, der ihnen sehr viel Eigenverantwortung zumutet. Die, die sich dieser Aufgabe stellen, tun dies mit sehr viel Respekt und Bereitschaft zu großen Anstrengungen. Äußerst eindrucksvoll waren die Ergebnisse, die zeigten, dass sich Patienten beim Abfassen von Vorausverfügungen die Situation der professionellen Helferinnen genau vor Augen halten und eine Balance anstreben zwischen deren wissenschaftlichen, rechtlichen und berufspolitischen Vorgaben und ihren eigenen Erfahrungen, die sie zur Vermeidung von Fehlern und zur Optimierung ihrer Behandlung einbringen. Das sind tolle Voraussetzungen für neue Formen der Zusammenarbeit. Die Sorge vieler Patienten, ob das psychiatrische System tatsächlich seiner neuen Rolle gewachsen sein wird, teilen wir allerdings – noch.

Vom Patienten zum Bürger

Stigmatisierung und Diskriminierung

Stigmatisierung und Diskriminierung sind heute klar als Hauptprobleme für die Behandlung, die Überwindung und das Leben mit psychiatrischen Störungen erkannt. Stigmatisierung lässt Menschen an »einer zweite(n) Erkrankung« (FINZEN 2001) leiden. Stigmatisierung hält Menschen von Hilfe und Behandlung ab. Stigmatisierung und Diskriminierung erschweren und verhindern Interventionen, die Krankheiten heilen, Leiden lindern und soziale Integration fördern könnten. Stigmatisierung lässt Betroffene und ihre Familie verzweifeln. Stigmatisierung verbreitet auch Resignation unter den Helferinnen. Stigmatisierung ist eines der großen Hindernisse für Recovery.

Stigmatisierung kann durch Symptome zustande kommen. Zum Beispiel kann es sein, dass es als Zeichen für eine ernsthafte psychische Erkrankung betrachtet wird, wenn jemand erzählt, dass er oder sie Stimmen hört. Die Ideen, die Leute dann entwickeln können, gehen so weit, dass sie annehmen, dass die Stimmen auch für sie bedrohliche Inhalte äußern und dass durch das Stimmenhören Gefahr entsteht. Depressionen und Negativsymptome können Menschen zur Annahme von Charakterdefekten inspirieren.

Selbst innerhalb von Familien ist es oft nicht einfach zu akzeptieren, dass jemand manchmal zu wenig Energie hat, seinen oder ihren Aufgaben nachzugehen. Eine scheußliche Konsequenz dieser Fehleinschätzungen sind Ratschläge wie »Reiß dich zusammen« oder »Mach einfach weiter wie bisher«. Das ist auch ein Beispiel dafür, wie ein bestimmtes beobachtbares Verhalten zu Stigmatisierung führen kann. Hier hat sich zum Glück mit den neuen Medikamenten etwas zum Guten verändert. Viele traditionelle Neuroleptika z. B. hatten aufgrund ihrer Nebenwirkungen auf die Muskulatur zu beobachtbaren Zeichen geführt, die mit der Erkrankung verbunden wurden und zur Identifizierung und Ausgrenzung geführt haben. Die Tatsache einer Diagnose allein ist häufig bereits eine Quelle von Stigmatisierung. Hier spielt die Schizophrenie-Diagnose eine besonders unheilvolle Rolle, auf die wir auch später noch im Vergleich zur Depression eingehen werden (s. S. 229 f.).

Die Psychiatrie als medizinische Disziplin leidet ebenfalls unter Diskriminierung und fühlt sich anderen Fächern unterlegen. Wenn man sich die Daten zur Darstellung der Psychiatrie im Film ansieht, kann man das verstehen und Psychiater wirklich bedauern. Sie werden wahlweise als kriminelle Masterminds, freundliche Versager oder sexuell übergriffige Therapeuten und Therapeutinnen dargestellt. Eine Interpretation der Psychiatrie in Bezug auf ihre bedauerliche Stigmatisierung und die Vorurteile ihr gegenüber ist, dass das Stigma der Patienten auf sie abfärbt. Sieht man sich allerdings die Daten darüber an, was die Bevölkerung über psychiatrische Behandlung denkt, versteht man auch, dass Betroffene häufig das Gefühl haben, dass die negative Beurteilung der Psychiatrie auf sie abfärbt, in dem Moment, in dem sie sich zu einer solchen Behandlung bekennen. Das betrifft im Besonderen die pharmakologische Behandlung, die kurz gesagt als unwirksam, Abhängigkeit erzeugend und die Welt in einem falschen rosa Licht malend gesehen wird. Um hier Veränderungen zu erreichen, ist es sicherlich anzuraten, von gegenseitigen Beschuldigungen abzusehen und gemeinsame Lösungen zu suchen.

Stigma-Forschung

Die Stigma-Forschung beschäftigt sich hauptsächlich mit Einstellungen verschiedener gesellschaftlicher Gruppen gegenüber psychischen Erkrankungen wie Demenz, Depression oder Schizophrenie. Untersucht werden die Prozesse, die zu Stigmatisierung führen, und auch die Möglichkeiten, wie diese Situation zu verändern ist – auf der gesellschaftlicher Ebene einerseits und im Sinne persönlicher Anti-Stigma-Überzeugungen und -Aktivitäten auf individueller Ebene andererseits.

Individuelle Stigmatisierung und Diskriminierung werden häufig so gemessen, dass die »soziale Distanz« als mehr oder weniger groß festgestellt wird. Strukturelle Diskriminierung wird festgestellt, indem die sozialen Strukturen, die rechtlichen Regelungen und die politischen Entscheidungen dahingehend beleuchtet werden, ob sie Diskriminierung eher fördern oder verhindern. Schließlich verdient das Konzept der Selbststigmatisierung unsere Aufmerksamkeit. Betroffene teilen natürlich zum größten Teil die Ansichten der Allgemeinheit. Sich davon abzugrenzen bzw. etwas entgegenzusetzen wäre zwar dringend notwendig, ist aber nicht einfach. Typische stigmatisierende Einstellungen gegenüber psychischen Erkrankungen betreffen:

- Schuld – psychisch kranke Menschen sind selbst schuld an ihrer Erkrankung, die Familie ist schuld;

- Unheilbarkeit – chronischer Verlauf, schlechte Prognose, schlechte Behandlung (Stigmatisierung auch der Psychiatrie);
- Unberechenbarkeit/Gefährlichkeit psychisch Kranker, Verletzung sozialer Normen.

Als Ursachen der oft falschen und negativen Vorstellungen zu psychischen Erkrankungen kommen verschiedene Quellen infrage:

- Mangel an Information – »Ich kenne niemanden, der eine psychische Erkrankung hat«, »Psychische Erkrankungen sprechen nicht auf psychiatrische Behandlung an«, »Alle Psychopharmaka machen süchtig«;
- Fehlinformationen durch z.B. Tageszeitungen, Filme, TV – »psychopathischer Mörder«, »gespaltene Persönlichkeit«;
- Abwehrprozesse – »Ich kann gar nicht psychisch erkranken«, »In unserer Familie kommt so was nicht vor«.

Unwissenheit und Mythenbildung prägen nicht nur die Einstellung der Allgemeinbevölkerung gegenüber psychiatrischen Erkrankungen, sondern auch die Haltung von Ärztinnen anderer Fachrichtungen, von Versicherungen, Lehrern und von vielen entscheidenden Meinungsträgern der Gesellschaft.

Link und Phelan (2001) konzipieren den Stigma-Prozess folgendermaßen:

- Ein Unterschied wird festgestellt (z.B. ein Symptom);
- Ein Label wird vergeben (»psychisch krank«);
- Ein Zusammenhang mit in der Gesellschaft bestehenden negativen Stereotypien wird festgestellt (unberechenbar, unheilbar);
- Soziale Distanz wird gesucht;
- Diskriminierung folgt.

Die Forschungsgruppe um Pat Corrigan (Rüsch et al. 2005) konzentriert sich auf die Identifizierung und den Zusammenhang folgender Stigma-Komponenten: Menschen mit Vorurteilen fühlen sich durch stereotype Bilder in der Gesellschaft bestärkt und reagieren mit Diskriminierung.

Es ist ganz und gar nicht einfach, solche Prozesse zu verstehen. Und noch schwieriger ist es, sie verlässlich umzukehren oder zum Verschwinden zu bringen. Albert Einstein hat das auf einen traurigen Punkt gebracht: »Es ist leichter, ein Atom zu zerstören als ein Vorurteil.« Beides sollte trotzdem möglich sein. Und bevor wir von den

Erfolgen und den Möglichkeiten von Empowerment und Recovery gegen Stigma und Diskriminierung berichten, wollen wir hier darstellen, was wir derzeit aus der Forschung zu Stigma und Diskriminierung im psychiatrischen Bereich wissen.

Einstellungsforschung

Der deutschsprachige Raum hat mit mehreren international einflussreichen Arbeitsgruppen zur Einstellungsforschung eine gute Datenlage aufzuweisen. Wir können also versuchen, uns ganz ohne Distanz in den Daten zur Einstellung der Bevölkerung wiederzufinden.
Eine der gängigsten Methoden zur Einstellungsforschung ist die Arbeit mit Fallvignetten. Menschen werden mithilfe einer schriftlichen kurzen Geschichte, die eine typische Episode einer Psychose aus dem schizophrenen Formenkreis oder eine depressive Erkrankung lebendig und lebensnah schildert, konfrontiert und dann zu ihrer Ansicht über die Natur der geschilderten Problematik (also z. B., ob es sich um eine Erkrankung handelt), zu Annahmen über Ursachen und Prognose (mit und ohne Behandlung) und zu Hilfeempfehlungen befragt. Des Weiteren geht es um die Fragen, welche Eigenschaften den geschilderten Personen zugeschrieben werden, und um emotionale Reaktionen, die Person und Geschichte auslösen. Schließlich geht es um das Ausmaß der sozialen Distanz, das gewünscht wird.
Eine repräsentative Bevölkerungsbefragung mit einem solchen Design in den neuen und alten Bundesländern der Bundesrepublik Deutschland aus dem Jahr 2001 (ANGERMEYER u. MATSCHINGER 2003) gibt uns einigen Einblick in die Situation. 5025 Personen wurden zwei Fallvignetten wie eben geschildert vorgelegt. 71 % erkennen, dass eine davon eine Episode einer schizophrenen Psychose beschreibt. 62 % identifizieren eine depressive Episode als Erkrankung. An den vermuteten Ursachen kann man erkennen, was die anderen sich so gedacht haben. Immerhin ein Fünftel der Befragten denkt an »sittenwidrigen Lebensstil« als Ursache solcher Zustände, die Hälfte denkt an Alkohol (der in den Fallgeschichten nicht vorkommt) im Zusammenhang mit der Ursache und 40 % erwähnen »Willensschwäche« als für das geschilderte Problem relevant. Das ist erst mal als trauriges Faktum anzuerkennen, bevor man sich weiteren spannenden Ergebnissen zuwenden kann, die dahingehend interessant sind, als sie sicherlich die Hilfeempfehlungen,

die später abgegeben werden, beeinflussen. Um die 30–40 % der Befragten denken als mögliche Ursachen an mangelnde Elternliebe und familiäre Probleme in der Kindheit. Der vermutete Zusammenhang mit Arbeitsstress ist hoch, und hier zeigen sich erstmals beträchtliche Unterschiede zwischen der geschilderten »Schizophrenie-Situation« und der beschriebenen depressiven Episode. 59 % vermuten Arbeitsstress als ursächlich an Schizophrenie beteiligt. Bei Depression liegt dieser Wert mit 78 % wesentlich höher. Kritische Lebensereignisse werden mit 73 % für Schizophrenie und mit 81 % für Depression ähnlich hoch bewertet. Wiederum große Unterschiede gibt es für die vermuteten Ursache Vererbung (59 % Schizophrenie und 44 % Depression) und die Definition als Gehirnerkrankung (69 % bzw. 44 %). Auf diese letztgenannte Einschätzung von psychiatrischen Erkrankungen als »Gehirnerkrankungen« und deren Relevanz für Stigmatisierung und Diskriminierung werden wir später noch genauer eingehen.

Die Eigenschaften, die den geschilderten Personen zugeschrieben werden, lassen sich in drei Gruppen einteilen: Hilflosigkeit, Hilfebedürftigkeit und Abhängigkeit sind mit 60–90 % die meistgenannten und zeigen keine großen Unterschiede zwischen den beiden Diagnosen. Anders sieht es bei Bedrohlichkeit, Gefährlichkeit und Mangel an Selbstbeherrschung aus mit Werten um etwa 20 % für Depression und – etwa doppelt so hoch – mit Werten etwa um die 40 % für Schizophrenie.

Besonders wichtig für unser Thema »Recovery« sind die Angaben zum vermuteten Verlauf der Erkrankungen. Der »natürliche Verlauf« wird hier zuerst vor dem »behandelten« Verlauf dargestellt. Und das sieht so aus: Für den natürlichen Verlauf sind die Zahlen für Heilung (1 % glaubt für die Schizophrenie daran und 2 % für die Depression), volle Erholung mit Rückfallsrisiko (3 % und 4 %) sowie Teilgenesung (6 % und 7 %) winzig klein. 59 % bzw. 50 % glauben, dass der natürliche Verlauf in einer Verschlechterung besteht. Leider können sich nur 10 % und 11 % zu der Antwort durchringen, die hier das Bild tatsächlich prägt: Nur diese wenigen erkennen, dass sie nichts über den natürlichen Verlauf solcher Störungen wissen.

Ganz anders sind die Angaben zum »behandelten Verlauf«, nämlich sehr viel optimistischer und eigentlich ganz umgekehrt: kaum Persistenz und Verschlechterung, der Hauptteil mit etwa 40 % entscheidet sich für die volle Genesung mit Rückfallrisiko; 25 % und 19 % für die teilweise Genesung und immerhin 16 % (Schizophrenie) und 22 %

(Depression) für Heilung. Traurig hier wiederum: Nur 10 % sind sich ihrer Wissenslücken auf dem Gebiet der Prognose psychiatrischer Erkrankungen bewusst.

Bei den emotionalen Reaktionen gegenüber Menschen mit Schizophrenie und Depression gibt es ebenfalls signifikante Unterschiede. Mitleid und der Wunsch zu helfen sind die emotionalen Reaktionen, die mit etwa 60 % am häufigsten – bei beiden Störungsbildern – genannt werden. Bei den Gefühlen Unbehagen (48 % und 32 %), Unsicherheit (34 % und 24 %) und Angst (34 % und 21 %) gibt es deutlich mehr für Schizophrenie als für Depression, während die Empathie, also das Gefühl, sich in die Situation der betroffenen Person einfühlen zu können, für die Schizoprenie (25 %) deutlich niedriger ist als für Depression (34 %). Unverständnis, Ärger und Irritation werden von weniger als einem Fünftel angegeben. Sich-heraushalten-Wollen wird für Schizophrenie mit 30 % und für Depression mit 23 % angegeben.

Wenn man dieses komplexe Datenmaterial nach Zusammenhängen analysiert, finden sich weitere erhellende Tatsachen (Angermeyer u. Matschinger 2003): Frauen geben etwas mehr Angst und Mitleid und etwas weniger Ärger an. Höhere Bildung geht mit weniger Angabe von Angst einher. Familiarität mit Menschen mit psychischen Erkrankungen reduziert die Wünsche nach sozialer Distanz. Das Identifizieren einer »Schizophrenie-Fallgeschichte« als psychische Erkrankung ist eher ungünstig für die Einschätzung. Durch die Idee, dass es sich um eine Gehirnerkrankung handelt, entsteht die Assoziation mit Gefährlichkeit. Das macht Angst, und es kommt deutlicher zu einer Reduktion von Mitleid anstelle einer Reduktion von Angst. Das Identifizieren einer Fallgeschichte »Depression« als psychische Erkrankung ist eher günstig. Hier wird kein biologisches, sondern ein psychosoziales Modell angewendet. Das führt zu Mitleid und weniger Ärger und hat weiter keine negativen Effekte.

Über beide Diagnosen hinweg betrachtet bedeutet das, dass ein psychosoziales Modell Ärger eher reduziert und Mitleid eher fördert. Ein biologisches Konzept hingegen – insbesondere bei der Schizophrenie – fördert Assoziationen mit Gefährlichkeit und Unberechenbarkeit und vermehrt Angst und Ärger, während es Mitleid verringert. Das ist ein Ergebnis, das wir uns merken müssen, wenn wir später über geeignete und eher weniger geeignete Maßnahmen zur Überwindung von Stigmatisierung und Diskriminierung nachdenken wollen. Von besonderer

Bedeutung für Recovery ist: Annahmen über einen schlechten, ungünstigen Verlauf fördern Ärger. Offenbar ist die Idee, die wir als kraepelinisch kennengelernt haben – hundert Jahre alt, seit achtzig Jahren veraltet, aber bis heute sehr wirksam – eine, die in den Menschen Ärger hervorruft. Ein statisches Modell, das nahelegt, dass sich nichts ändern kann, macht die Menschen ärgerlich!

Hier ein kleiner Vorausblick auf unsere spätere Aufgabe, nach geeigneten Maßnahmen zu suchen, die Stigma und soziale Distanz verringern können. Die große Anti-Stigma-Kampagne, die gemeinsam von der Weltpsychiatrieorganisation (World Psychiatric Association, WPA) und der Pharma-Firma Eli Lilly jahrelang durchgeführt wurde mit dem Ziel, das Stigma der Schizophrenie zu bekämpfen, hatte neben vielen lohnenden kleinen, lokalen Projekten, in die auch die Betroffenen und ihre Familien eingebunden waren, als ersten Satz folgende Hauptbotschaft: Schizophrenie ist eine Gehirnerkrankung! Wir haben oben gesehen, dass ein biologisches Modell nicht so klar positive, sondern vielmehr einige ungünstige Effekte haben kann, und wir werden später noch genauer darauf eingehen. Wir können jetzt sagen, dass sich in der BRD zwischen den großen Untersuchungen 1990 und 2001 nicht viel verändert hat: Für die Schizophrenie hat die Annahme biologischer Ursachen tendenziell zugenommen, aber auch der Wunsch nach sozialer Distanz (Angermeyer u. Matschinger 2005). Für die Depression zeigt sich ein wenig mehr Mitleid und ein wenig mehr Ärger (Angermeyer u. Matschinger 2004). Das ist alles.

Eine feine Untersuchung der Leipziger Kolleginnen zusammen mit Forschern aus Russland und der Mongolei zeigt nicht überraschend, dass auch in Novosibirsk und in Ulan Bator die Identifikation als psychische Erkrankung zu Assoziationen von Hilfebedürftigkeit, Abhängigkeit und dem Wunsch nach sozialer Distanz führt. Dort aber ergibt sich keine Assoziation mit Gefährlichkeit. Die Autoren Angermeyer, Buyantugs, Kenzine und Matschinger (2004) können über die Gründe dafür nur spekulieren und überlegen, ob es vielleicht mit der Darstellung von psychisch Erkrankten in den Medien oder mit der Rolle der Medien zu tun haben könnte. Wir wissen es nicht, aber wir sehen, es ist nicht überall gleich.

Iatrogenes Stigma

Nun zurück zur Messung des Wunsches nach sozialer Distanz: Das wird so gemacht, dass die untersuchten Personen danach befragt werden, ob sie z. B. jemanden mit einer Schizophrenie als Mieterin, Arbeitskollegen, Nachbarin oder Babysitter akzeptieren würden. Weiterhin geht es darum, ob man in eine Familie einheiraten würde, jemanden in den eigenen sozialen Kreis aufnehmen oder als Mitarbeiter empfehlen würde. Ergebnisse solcher Untersuchungen sehen z. B. so aus: Nigerianische Forscherinnen wollten wissen, wie es in ihrem Land mit dem Wunsch nach sozialer Distanz zu Menschen mit psychischen Erkrankungen aussieht, und legten in Nigeria denselben Fragebogen vor, mit dem in Deutschland Untersuchungen zu sozialer Distanz durchgeführt worden waren (GAEBEL et al. 2002). Sie fanden heraus, dass der Wunsch nach sozialer Distanz und das Gefühl, sich schämen zu müssen für jemanden mit einer psychischen Erkrankung, in Nigeria wesentlich höher war als in Deutschland (ADEWUYA u. MAKANJUOLA 2004).

Hier könnte man wieder versucht sein, die Aufklärung in der BRD für das bessere Ergebnis verantwortlich zu machen. Vielfach ist die klare Meinung: Ja, je mehr die Bevölkerung über psychische Erkrankungen weiß, desto weniger Stigma und soziale Distanz sollte es geben. Dazu hat ein Züricher Forschungsteam Daten veröffentlicht, die sehr zum Nachdenken anregen. Sie haben Psychiaterinnen, also diejenigen, die am meisten von dem Wissen haben, dessen Verbreitung zur Reduktion von Stigma und sozialer Distanz beitragen soll, zu ihren Einstellungen gegenüber psychisch erkrankten Menschen und ihren Wünschen nach sozialer Distanz untersucht. Es zeigt sich in dieser Untersuchung, dass Psychiater der Errichtung sozialpsychiatrischer Einrichtungen in der Gemeinde noch positiver gegenüberstehen als die Allgemeinbevölkerung, dass sie aber ebenso große Sorgen wie der Rest der Bevölkerung haben, dass dadurch die Immobilien in der Umgebung an Wert verlieren könnten.

Das ist die Haltung, die man im angloamerikanischen Raum als »nimby« bezeichnet. Also etwa, wenn Leute sagen: Ja, Betreutes Wohnen in der Gemeinde finden wir toll, aber lieber nicht auf dem Nachbargrundstück, also »not in my backyard«. Schließlich das Hauptstück der Ergebnisse: Psychiaterinnen sind bezüglich sozialer Distanz nicht anders als die Allgemeinbevölkerung. Man kann hier nicht übersehen, dass dieses Ergebnis darauf hinweist, dass die Rolle von Psychiaterinnen als Vorbild und Rollenmodell in Anti-Stigma-Kampagnen überdacht werden muss (LAUBER et al. 2006). Das Thema des iatrogenen, d.h. des durch ärztliche Einwirkung entstandenen Stigmas wurde von Norman SARTORIUS (2002) aufgenommen. Er schreibt uns ins Stammbuch: »Iatrogenes beginnt mit dem Verhalten und den Einstellungen der psychiatrischen Helferinnen, allen voran der Psychiaterinnen«.

Eine Quelle des iatrogenen Stigmas mag die Tatsache sein, dass die Psychiater selbst unter Stigmatisierung und Diskriminierung leiden. Abgesehen von den kränkenden öffentlichen Bildern und Mythen um den Beruf gibt es auch noch die bedauerlichen Daten, die uns zeigen, dass die von uns als dringlich empfundenen Investitionen zu Verbesserungen der psychiatrischen Behandlung keineswegs als Priorität angesehen werden. BECK et al. (2003) fragten die Bevölkerung, wo ihrer Meinung nach bei den finanziellen Mitteln zur Krankenversorgung nicht gespart werden soll. Priorität hatten für die Befragten klar die Krebserkrankungen. 80% wollten, dass hier nicht gespart wird. AIDS und Herz-Kreislauf-Erkrankungen sollten immerhin nach Meinung von mehr als 40% nicht durch Einsparungen gefährdet werden. Diabetes, Alzheimer und Rheuma wirken nach dieser Umfrage schon deutlich gefährdet. Nur etwas über ein Viertel der Befragten meldete hier den Anspruch an, dass nicht gespart werden soll. Für Schizophrenie, Depression und Alkoholerkrankungen machte sich tatsächlich nur ein winzig kleiner Teil stark. Unter 10% drückte aus, dass es hier nicht zu Einsparungen kommen sollte. Das sind Daten zu eventuellen Einsparungen in der Krankenversorgung. Die Daten zur Forschung sehen ganz ähnlich aus. Das ist für uns Profis sehr kränkend und zeigt, dass unsere Arbeit in der Bevölkerung ganz deutlich nicht den Stellenwert hat, den wir so klar sehen.

Sehen wir uns die Daten an, die uns zeigen, was die Öffentlichkeit über unsere konkreten Hilfsangebote denkt, sieht das auch nicht wirklich so aus, dass wir uns damit wohlfühlen könnten. Es empfehlen zwar drei Viertel aller Befragten professionelle Hilfe für Depression und Schizophrenie, aber als erste Wahl wird eindeutig Psychotherapie empfohlen, Medikamente nur bei Scheitern psychotherapeutischer Interventionen. Als erste Wahl wurden Medikamente als Behandlung nur in etwas mehr als 10% empfohlen, gleich häufig wie Naturheilverfahren. Sieht man die Daten genauer an, stellt sich heraus, dass die Psychotherapie in Anlehnung an die Psychoanalyse als kausale Therapie gesehen wird. Medikamente werden als rein symptomatische Behandlung mit der großen Gefahr der Abhängigkeit und der Persönlichkeitsveränderungen eingeschätzt. Sie gelten daher nicht als empfehlenswert (RIEDEL-HELLER 2004). Viele Anti-Stigma-Kampagnen beschäftigen sich damit, diese Situation zu verändern und die psychiatrische Behandlung zu rehabilitieren. Sehr erfolgreich sind wir hier nicht. Wir sehen uns deutlich unseren Kolleginnen aus anderen Bereichen der Medizin unterlegen.

Eine Strategie der Psychiatrie, die Situation zu verändern, ist der Versuch, sowohl die Öffentlichkeit als auch die Patienten dazu zu bringen, dass sie unser – medizinisches – Modell übernehmen. Wir haben oben schon gesehen, dass große Teile der Bevölkerung vorerst »uneinsichtig« bleiben. Wie sieht es mit unseren Patientinnen aus?

RÖSSLER et al. (1999) untersuchten, ob die Lebensqualität außerhalb des Krankenhauses höher ist als drinnen, und fanden heraus, dass nicht der Ort per se, an dem man sich befindet, den großen Unterschied macht, sondern dass die Lebensqualität davon abhängt, wie viel soziale Unterstützung man erfährt. Ein weiteres Ergebnis war, dass die Schwere der Erkrankung, das Bildungsniveau und die Anfälligkeit die Lebensqualität beeinflussen. Interessanterweise fanden sie auch heraus, dass eine kritische Einstellung gegenüber den verschriebenen Medikamenten mit einer höheren Lebensqualität einhergeht. Das ist nicht nur überraschend, sondern auch sehr irritierend, wenn man bedenkt, dass unsere therapeutischen und psychoedukativen Anstrengungen wie schon beschrieben dazu gemacht sind und daran gemessen werden, dass die Einstellung zu Medikamenten sich bessert.

Das nächste überraschende Ergebnis ihrer Untersuchung schlägt in dieselbe Kerbe: Idiosynkratische – also individuelle, nicht mit dem medizinischen Modell übereinstimmende – Annahmen zur eigenen Erkrankung gehen mit einer höheren Lebensqualität einher. Eine naheliegende Erklärung dieser Erkenntnisse besteht darin anzunehmen, dass in unserem Kulturkreis diejenigen Menschen sich wohlfühlen, die eine eigene Meinung haben. Sinnvoller noch erscheint es uns aber, dass möglicherweise die Lebensqualität höher ist bei denen, die die Meinungen der Allgemeinheit teilen. Unsere Patientinnen sind Teil der Allgemeinbevölkerung. Deren kritische Haltung zu Psychopharmaka

und zum medizinischen Krankheitsmodell zu teilen, also Teil dieser Allgemeinheit zu bleiben, mag sehr wohl dazu beitragen, dass die Lebensqualität besser ist, als wenn man die Ansichten und Haltungen der psychiatrischen Profis übernimmt und sich so von seiner eigenen sozialen Umgebung entfernt.
Als wir in einer Untersuchung in Wien herausfanden, dass hauptsächlich Patienten nach zwei bis fünf Krankenhausaufenthalten den Medikamenten wohlgesonnen waren, während die ohne oder mit nur einem stationären Aufenthalt und die mit mehr als fünf Aufnahmen sehr kritisch waren, haben wir dies ähnlich interpretiert. Anfänglich sind unsere Patientinnen der gleichen Meinung wie die Allgemeinbevölkerung, von der sie ein Teil sind, und haben eine negative Haltung Psychopharmaka gegenüber. Erfahren sie Hilfe durch Medikamente und sind im Alltag nicht durch unerwünschte Wirkungen behindert, ändern sie diese Meinung zum Positiven. Wenn nach einer gewissen Zeit und mehreren stationären Aufenthalten die Rechnung nicht aufgeht, kehren sie wieder zu ihrer kritischen Haltung zurück. Möglicherweise ist das Gesündeste, die Medikamente zwar zu nutzen, aber trotzdem eine kritische Haltung zu bewahren. Wahrscheinlich fühlt man sich wohler, wenn man bei der Frage der Psychopharmaka die allgemeine Meinung teilt, auch wenn man die Medikamente für sich selbst nutzen kann, als wenn man sich mit den Profis gemeinsam gegen die Allgemeinheit stellt. Leben muss man ja mit der Allgemeinheit, nicht mit dem psychiatrischen System.

Stigma – Erfahrungen und Erwartungen

Stigma-Erfahrungen im Zusammenhang mit psychiatrischen Störungen sind schmerzlich und häufig. Am häufigsten passieren Entwertungen im direkten Kontakt mit anderen Personen. Das reicht von Rückzug und Kontaktvermeidung bis zu direkten Verletzungen durch abwertende Bemerkungen über psychische Erkrankungen oder deren Behandlung. Sehr häufig werden Personen, von denen bekannt ist, dass sie eine Diagnose haben oder in Behandlung sind, als weniger kompetent behandelt, als sie sind. Stigmatisierende Darstellungen in den Medien werden ebenfalls sehr häufig als störend empfunden. Ablehnungen als Bewerberin um Jobs oder als Mieter werden von bis zu einem Drittel der Betroffenen berichtet (Wahl 1999).

Das ist viel und viel zu viel, aber es ist wesentlich weniger als die stigmatisierenden Erfahrungen im direkten persönlichen Kontakt. Ein Grund dafür könnte sein, dass viele Menschen mit psychiatrischen Störungen sich gar nicht mehr darum bemühen, bestimmte soziale Rollen wie im Arbeitsleben, aber auch privat als Partnerin wahrzunehmen, weil sie erwarten, stigmatisiert und diskriminiert zu werden und daher keine Chancen zu haben. Forschungen zu Stigma-Erwartungen zeigen, dass fast alle Patienten – und zwar sowohl mit der Diagnose »Schizophrenie« wie auch mit der Diagnose »Depression« – mit negativen Reaktionen aus ihrer Umgebung rechnen (HOLZINGER et al. 2003). Das trifft zu drei Viertel auch auf die Frage einer Ablehnung bei einer Bewerbung zu. Fast zwei Drittel aller Patientinnen befürchten, dass andere den Kontakt mit ihnen aufgrund der psychiatrischen Problematik vermeiden. Bei den Erwartungen gab es hier wiederum keinen Unterschied zwischen Schizophrenie-Diagnose und Depression, obwohl tatsächlich solche Erfahrungen häufiger von Personen mit Schizophrenie-Diagnose erlebt werden. Leider übertreffen teilweise die Stigma-Erwartungen der Allgemeinbevölkerung noch die der Patienten (FREIDL et al. 2003). Leider wissen wir auch, dass ein Gutteil der stigmatisierenden Interaktionen auch mit professionellen Helferinnen in der Psychiatrie stattfindet. Das ist besonders tragisch und erklärt vielleicht auch, warum Stigma sehr häufig auch ein Hindernis ist, professionelle Hilfe zu suchen. In einer Untersuchung an Studenten mit klinisch ausgeprägter Symptomatik war es gerade die Gruppe der Medizinstudentinnen, die zu zwei Drittel keine Hilfe aufsuchten. Der Grund für dieses überraschende Ergebnis: Furcht vor Stigmatisierung und Diskriminierung (RÜSCH et al. 2005).

Bei den angewandten Methoden zum persönlichen Umgang mit stigmatisierenden Erfahrungen im sozialen Kontakt kann man drei Strategien unterscheiden: eine offensive – die Aufklärung anderer Personen – und zwei defensive – Kontaktvermeidung und Geheimhaltung. Betroffene Personen wenden üblicherweise alle drei Strategien an. Alle haben neben unmittelbaren Vorteilen auch große Nachteile. Vermeidung und Rückzug stören die soziale Integration und reduzieren die soziale Unterstützung. Offenlegung und Aufklärung müssen aber ebenfalls sehr vorsichtig genutzt werden, da sie leider auch zu einer Zunahme der Erfahrungen von Zurückweisung führen können (RÜSCH et al. 2005). Die Situation, die durch diese Daten bezeichnet ist, macht sehr deutlich, welches Hindernis Stigma für Recovery sein kann.

Internalisiertes Stigma und Selbststigmatisierung

Eine besonders schmerzvolle Konsequenz von Stigmatisierung ist, dass Menschen mit psychischen Erkrankungen das Gefühl bekommen, nicht vollwertige Mitglieder der Gesellschaft zu sein. Abgesehen von den objektiven Diskriminierungen, denen Personen mit psychischen Erkrankungen ausgesetzt sind, sind es die subjektiven Wahrnehmungen von Abwertung und Ausgrenzung, die zu einem niedrigen Selbstwertgefühl und zu Belastungen führen. Diese subjektiven Erfahrungen von Stigma und ihre psychologischen Folgen tragen dazu bei, dass die bestehenden Hürden in Bezug auf Arbeit, Wohnen und Partnerschaft noch schwerer bewältigt werden. Die psychologischen Auswirkungen der Stigmatisierung werden mit dem Konstrukt »internalisiertes Stigma« erfasst (Ritsher et al. 2003). Die Internalisierung von stigmatisierenden Ideen (»Selbststigmatisierung«) führt zu Selbstabwertung, Scham, Verheimlichung und sozialem Rückzug und behindert somit beträchtlich den Genesungsprozess. Link und Phelan (2001) beschrieben, wie es durch Internalisierung von stigmatisierenden Ereignissen in der Gesellschaft zu einer Beschädigung der Identität kommt. Wie andere Mitglieder der Gesellschaft kommen auch Menschen mit psychischen Erkrankungen mit gängigen Vorurteilen in Berührung. Ab dem Zeitpunkt, wo sich diese Personen als psychisch krank bezeichnen oder durch andere diese Zuschreibung erhalten, gehören sie gewollt oder ungewollt dieser Gruppe an, auf die sich die Vorurteile beziehen. Jene Personen, welche das Stigma psychologisch verarbeiten, werden eher dazu neigen, sich in diese Stereotypen hineinzusteigern, sie als wirklich zutreffend für sich selbst anzunehmen, und unter Schamgefühlen leiden. Die Schamgefühle tragen wesentlich dazu bei, dass Personen nach einem akuten psychotischen Schub nicht genesen, sondern unter fortdauernden Beeinträchtigungen leiden.

Internalisiertes Stigma stellt somit einen wichtigen Aspekt von Stigma dar, der in der klinisch psychiatrisch-psychotherapeutischen Arbeit Berücksichtigung finden sollte. Interventionen, die neben einer Reduktion der Krankheitssymptomatik auch zu einer Verringerung des internalisierten Stigmas führen, sind vermutlich effizienter und länger anhaltend. Eine valide Erfassung des internalisierten Stigmas könnte Kliniker ermutigen, neben der Symptomreduktion die Reduktion von Stigmata als verifizierbares Behandlungsziel zu definieren. Shin

und Lukens (2002) zeigten in ihrer Untersuchung, dass es bei Patientinnen mit Schizophrenie durch Psychoedukation zu einer Abnahme der Krankheitssymptomatik und des wahrgenommenen Stigmas sowie zu einer Zunahme der Bewältigungsmechanismen kam. Während hierbei die von Link entwickelte Devaluation-Discrimination Scale (Matschinger et al. 1991) verwendet wurde, die die Wahrnehmung von allgemeinen Einstellungen gegenüber psychisch Kranken misst (Was würden die meisten Leute sagen?), wurde von Ritsher et al. ein Fragebogen (ISMI, Internalized Stigma Mental Illness Inventory) zur Messung des individuellen internalisierten Stigmas entwickelt (2003).
Er enthält Sätze wie (Übersetzung: I. Sibitz, A. Unger, M. Amering, Wien):

- Ich fühle mich fehl am Platz in der Welt, weil ich eine psychische Erkrankung habe.
- Psychisch kranke Menschen neigen dazu, gewalttätig zu sein.
- Menschen diskriminieren mich, weil ich eine psychische Erkrankung habe.
- Ich vermeide es, Menschen ohne psychische Erkrankung nahezukommen, um nicht zurückgewiesen zu werden.
- Menschen behandeln mich oft herablassend oder wie ein Kind, nur weil ich eine psychische Erkrankung habe.
- Ich bin von mir selbst enttäuscht, weil ich eine psychische Erkrankung habe.
- Die psychische Erkrankung hat mein Leben verdorben.
- Menschen können aufgrund meines Aussehens erkennen, dass ich eine psychische Erkrankung habe.
- Ich meide gesellige Anlässe, um meine Familie oder meine Freunde vor Peinlichkeiten zu bewahren.
- Ich kann nichts für die Gesellschaft beitragen, da ich eine psychische Erkrankung habe.
- Da ich eine psychische Erkrankung habe, brauche ich andere, um die meisten Entscheidungen für mich zu treffen.

Fast die Hälfte aller Patientinnen mit Schizophrenie-Diagnose zeigen hohe Werte in Bezug auf Diskriminierung und sozialen Rückzug. Entfremdung und Stereotype fanden sich bei einem Drittel. Insbesondere die zur Gruppe »Entfremdung« zusammengefassten selbststigmatisierenden Überzeugungen untergraben die geistig-seelische Verfassung und die Moral im Kampf gegen die negativen Folgen der Erkrankung und um die Genesung (Ritsher u. Phelan 2004). Leider konnten nur 24 % Anti-Stigma-Überzeugungen gefunden werden, also Überzeugungen, die sich aktiv zur Wehr setzen, wie etwa »Menschen mit psychischer Erkrankung leisten einen wichtigen Beitrag für die Gesellschaft«.

Positive Korrelationen fanden sich mit Stigma-Überzeugungen und depressiven Symptomen, und negative Korrelationen zeigten sich mit hohem Selbstwert, Empowerment und der Orientierung am Genesungsprozess. Ritsher u. Phelan (2004) fanden in ihrer Nachuntersuchung, dass hohe Werte im ISMI bei Beginn der Untersuchung eine Verschlechterung in der depressiven Symptomatik und im Selbstwert zum Zeitpunkt der Nachuntersuchung vorhersagten. In der Vorhersage von Veränderungen in der depressiven Symptomatik und im Selbstwert war ISMI der Devaluation-Discrimination Scale überlegen. Mit der ISMI steht den Klinikern nun ein valides Instrument zur Messung des internalisierten Stigmas zur Verfügung. Dies ermöglicht, neben der Symptomreduktion die Reduktion von Stigma als verifizierbares Behandlungsziel zu definieren.

Dabei geht es darum, Menschen zu helfen, aus dieser Selbst-Stigmatisierungs-Falle herauszukommen. Nicht alle Personen, die öffentlicher Stigmatisierung ausgesetzt sind, reagieren darauf mit Selbststigmatisierung und Selbstwertverlust. Auch gleichgültige und kämpferische Reaktionen sind bekannt. Patrick Corrigan geht in seinem Modell zu persönlichen Reaktionen auf das Stigma psychischer Erkrankungen darauf ein (Rüsch et al. 2005). Zuerst einmal kommt es darauf an, ob und wie weit sich jemand mit der stigmatisierten Gruppe der psychisch Kranken identifiziert. Ist der Grad der Identifikation gering, kann man gegenüber den negativen Reaktionen anderer gelassen bleiben. Getroffen wird man jedoch, wenn man sich der stigmatisierten Gruppe, in diesem Fall der Gruppe der Menschen mit psychischen Störungen, klar zugehörig fühlt. In diesem Fall kann es zu mindestens zwei unterschiedlichen Reaktionen kommen. Nimmt man die Stigmatisierung durch die anderen als legitim wahr, so können Selbstwirksamkeit und Selbstwert abstürzen. Ganz anders kann die Rekation sein, wenn einem klar ist, dass die stigmatisierenden Haltungen und die negativen Reaktionen der anderen keine Berechtigung haben. So kann es zu empörten Reaktionen kommen. Die Energie der berechtigten Empörung eignet sich zu

Engagement gegen Stigmatisierung und Diskriminierung – sowohl auf der individuellen Ebene als auch im Hinblick auf gesellschaftliche und politische Aktivitäten zur Veränderung der Situation.

Positives Stigma und Stigmaresistenz

Einzelne und Gruppen, die über die Kapazitäten verfügen, etwas gegen das Stigma der Psychiatrie zu unternehmen, spielen eine Schüsselrolle im Kampf gegen Stigmatisierung und Diskriminierung. Menschen aller Lebensbereiche haben ganz klar gezeigt, dass sie von stigmatisierenden und diskriminierenden Umgebungen unbeeinflusst bleiben und durch das Überstehen enormer Widrigkeiten Kräfte mobilisieren können. So kann Stigmaresistenz als Form der Resilienz verstanden werden. Mögliche Einflussfaktoren sind dabei unter anderem das Konzept von Exposition versus Vermeidung und Wendepunkterfahrungen. Mehr über Stigmaresistenz herauszufinden, könnte ein wichtiger Schritt sein zur Verbesserung der Situation der Betroffenen wie auch der Wirksamkeit von Interventionen, die Stigmatisierung und Ausgrenzung bekämpfen. Die Datenlage bei Patientinnen mit schweren psychischen Erkrankungen weist auf die Relevanz des Konzepts der Stigmaresistenz im Kontext anderer Perspektiven für Stigma und Diskriminierung hin (Sibitz et al. 2011). Weitere Forschung sollte sich mit Stigmaresistenz und ihrer möglichen Bedeutung als unabhängige Variable sowie als Ergebnis von spezifischen und nichtspezifischen psychiatrischen Interventionen befassen.

Mit dem erfolgreichen Umgang mit Stigma beschäftig sich Margret Shih (2004) von der Universität Michigan. Es geht ihr darum, zu erklären, wie es diejenigen Menschen anstellen, die stigmatisiert werden und denen es trotzdem in unserer Gesellschaft gutgeht. Das kommt gar nicht selten vor. Zum Glück gibt es auch immer mehr Prominente, die nicht nur ihre Diagnose und ihr Leid öffentlich machen, sondern auch davon berichten, wie sie an der Bewältigung ihrer Schwierigkeiten wachsen können oder wie sie nach, trotz und zwischen Behinderungen ein gutes Leben führen können. Beispiele zum Nachlesen geben Rolf Lyssy mit seinem Buch »Swiss Paradise« oder Kay Redfield Jamison (»Meine ruhelose Seele«). Andreas Gehrke beschreibt seinen »Ausbruch aus dem Angstkäfig« (2003), Arnhild Lauveng »Morgen bin ich ein Löwe. Wie ich die Schizophrenie besiegte« (2010).

Die Popsängerin Paula Abdul enthüllt ihre bulimische Essstörung und sagt, dass sie heute stärker und glücklicher ist, was sie als Ergebnis der aktiven Überwindung ihrer Krankheit versteht. Und dann natürlich John Nash, der Nobelpreisträger mit der Schizophrenie, den wir aus dem Kino kennen (vgl. das Kapitel »Recovery in Hollywood – ›A beautiful mind‹«), den es aber wirklich gibt und der berichtet, dass er deshalb seine Wahnideen so lange so ernst genommen hat, weil er fühlt, dass sie aus der gleichen Quelle kommen wie seine enormen mathematischen Entdeckungen.

Obwohl Stigma zu vielen Schwierigkeiten und Stress im Leben der Menschen führt, haben diese zusätzlichen Probleme nicht immer einen negativen Ausgang. »Stigmatisierte Personen funktionieren oftmals so gut wie Menschen, die nicht stigmatisiert sind.« Margret Shih untersucht die Prozesse, in denen es gelingt, die schädlichen Konsequenzen der Stigmatisierung zu überwinden, und stellt die Prozesse vor, die sie in der Literatur gefunden hat, die dazu beitragen, dass stigmatisierte Personen die Folgen von Vorurteilen und Diskriminierung erfolgreich handhaben können.

Resilienz: Selbstprotektive Strategien zur Überwindung von Stigma

Stigmatisierte Personen verfügen über Ressourcen in der Handhabung von Stigma, und diese Ressourcen helfen ihnen, Resilienz zu entwickeln.

Das Konzept der Entwicklung von psychologischer Resilienz angesichts von Stress und Belastungen ist nicht neu. Mehr noch, die Anzahl von Jugendlichen, die erfolgreich Schwierigkeiten überwinden, ist nicht klein. Bei der Hälfte der Kinder, die unter benachteiligten Bedingungen leben (z. B. Trauma, Armut, Stigma), kommt es nicht zu den – erwarteten – negativen Folgen (z. B. antisoziales Verhalten, Delinquenz, psychische Erkrankung). Die Kinder entwickeln sich stattdessen zu gesunden und funktionierenden Erwachsenen.

Stigmatisierung kann durch verschiedene Strategien beeinflusst werden:

Kompensation: Eine Strategie ist, dass Menschen Fertigkeiten entwickeln, das Stigma zu kompensieren, indem sie noch stärker versuchen, entschlossen oder selbstsicher aufzutreten. Zum Beispiel fanden Forscher heraus, dass unattraktive weibliche Jugendliche im Vergleich zu attraktiven Mädchen selbstsicherer waren bei dem Versuch, ihre Peers zu beeinflussen. Stigmatisierte Personen, z. B. übergewichtige Frauen, bemühen sich stärker darum, gemocht zu werden, und entwickeln soziale Fertigkeiten. Sie achten mehr darauf, wie sie sich selbst anderen gegenüber präsentieren.

Stigmatisierte Personen verfeinern auch die eigenen sozialen Interaktionsstile, sie wachen achtsamer über ihre sozialen Interaktionen, z. B. erinnern sie sich an mehr Details der Interaktion als Nichtstigmatisierte, und sie akzeptieren eher die Ansichten ihres Interaktionspartners. Frauen sind sensibler als Männer beim Lesen von nonverbalen Zeichen. Einige Wissenschaftler erklären diese erhöhte Sensibilität damit, dass Frauen einen niedrigeren Status haben bzw. allgemein, dass Menschen mit niedrigerem Status sensibler sein müssen gegenüber Menschen mit höherem Status.

Stigmatisierte Personen bestätigen nicht die erwarteten Stereotypen, insbesondere wenn Vorurteile angekündigt sind. So bedienen Frauen z. B. weniger das Stereotyp der weiblichen Rolle, wenn sie vorgewarnt werden, einem sexistischen Richter gegenüberzustehen. Schwarze Schüler, die stereotypisiert werden mit schlechten Schulleistungen, bestätigen in einer schulischen Testsituation weniger stereotype Verhaltensweisen. Diese Strategien helfen den Personen, sich von der stigmatisierten Gruppe zu distanzieren, um Vorurteile gegen sich zu vermeiden.

Personen können die Bereiche herunterspielen bzw. abwerten, in denen sie benachteiligt sind, und sie dadurch kompensieren, dass sie die Bereiche hoch bewerten, in denen ihre Gruppe nicht benachteiligt ist.

Strategische Interpretation der sozialen Umwelt: Um ihr Selbstwertgefühl zu schützen, wählen stigmatisierte Menschen strategische Interpretationen ihrer sozialen Umwelt, z. B. im Sinne eines selektiven sozialen Vergleichs. Sie vergleichen sich eher mit Mitgliedern der eigenen Gruppe, denen es gleich oder schlechter geht, als mit denen von bevorzugten Gruppen. Es erhöht die Selbstwirksamkeit, wenn es einem gleich oder besser geht als anderen in ähnlichen Umständen. Indem sie ihren Vergleichsstandard ändern, können stigmatisierte Personen ihre Wahrnehmung von Ungleichheit und Deprivation relativieren.

Nicht stigmatisierte Teilnehmer schreiben sich ihre Fehler eher selbst zu, während stigmatisierte Teilnehmer ihre Fehler auch der Diskriminierung zuschreiben können. So wird die Verantwortung für ein uner-

wünschtes Ergebnis durch Attributierung in einen Kontext gestellt, der das eigene Selbstwertgefühl zu schützen hilft.
Verleugnung und Minimierung von Vorurteilen und Diskriminierung: Personen nehmen ein höheres Ausmaß an Vorurteilen und Diskriminierung ihrer eigenen Gruppe gegenüber wahr als ihnen selbst als Individuum gegenüber. Die Weigerung, sich selbst als Opfer zu sehen, liegt dieser Interpretation zugrunde. Sich selbst als Opfer zu sehen, kann der Wahrnehmung von Kontrolle und Selbstwert entgegenstehen.
Multiple Identitäten: Stigmatisierte Menschen können sich auf unterschiedliche Identitäten beziehen, um sich vor dem Stigma zu schützen. In der realen Welt haben die Menschen multiple Identitäten, z.B. weibliche, ältere, christliche Buchhalterin (Geschlecht, Alter, Religion, Beruf).
Menschen mit einer größeren Selbstkomplexität sind resilienter gegenüber Stress und Depression, finden leichter soziale Unterstützung und haben eine höhere Lebenszufriedenheit. Diese Vorteile wurden auch bei Personen gefunden, die Identitäten hatten, die nicht geschätzt wurden.
Identity switching – das Wechseln von Identitäten – kann psychologisches Wohlbefinden schützen. Bestimmte Identitäten können in einem bestimmten sozialen Kontext stigmatisiert werden, aber nicht in einem anderen. So heben die von Stigma betroffenen Personen je nach Kontext strategisch solche Identitäten hervor, die geschätzt werden, und vernachlässigen bzw. zeigen andere nicht.
Menschen wechseln ihre Identitäten spontan in verschiedenen Situationen. Arbeiten über Identitätsanpassung haben herausgefunden, dass einzelne Menschen eher zu der Identität wechseln, die zu einer bestimmten Situation passt.

Empowerment und Coping

Coping-Modelle besagen, dass stigmatisierte Individuen Strategien haben, mit Stigma umzugehen, um negative Folgen zu vermeiden. Es geht dabei weniger darum, positive Effekte zu schaffen, als um die Bewältigung der Belastungen in ihrem Leben, die aus der Stigmatisierung resultieren. Jedoch ist diese Strategie im Laufe der Zeit ein erschöpfender und energieraubender Prozess.
Das Empowerment-Modell betrachtet stigmatisierte Menschen nicht als passive Zielscheiben von Vorurteilen, die sich bemühen, negative

Krankheitsfolgen zu vermeiden, sondern vielmehr als aktive Teilnehmer der Gesellschaft, die danach streben, ihre soziale Umwelt zu verstehen und positiv zu beeinflussen. Das bedeutet, dass das Überwinden von Schwierigkeiten und Belastungen nicht ein energieraubender, sondern eher ein bereichernder und erfüllender Prozess sein kann. Dann entwickeln Menschen ein Gefühl, dass sie etwas gemeistert haben, sie erleben Selbstwirksamkeit aufgrund ihrer Leistungen.

Margret Shih nimmt an, dass stigmatisierte Menschen, die in der Gesellschaft ein erfolgreiches Leben führen trotz ihres stigmatisierten Status, eher das Empowerment-Modell anwenden als das Coping-Modell. Prädiktive Faktoren, wer das Empowerment-Modell und wer das Coping-Modell anwendet, sind: a) die wahrgenommene Rechtfertigung des Stigmas: Menschen, die das Stigma, das ihnen aufgezwungen wurde, als ungerecht empfinden, reagieren auf Stigmatisierung mit gerechtfertigter Wut und drängen darauf, das Stigma loszuwerden; b) der Grad an Gruppenidentifikation: Menschen, die stark mit ihrer Gruppe identifiziert sind trotz des Stigmas, das mit ihrer Gruppe assoziiert wird, sind eher empowered. Hoch identifizierte Menschen sind häufiger im Kontakt mit anderen derselben Gruppe und sind sich so der positiven Aspekte ihrer Gruppenzugehörigkeit mehr bewusst. Als Ergebnis sind sie weniger anfällig für die negativen Äußerungen von der Gesellschaft über ihre stigmatisierte Identität.

» Menschen, die negative öffentliche Bilder verweigern, streben stärker danach, ihren sozialen Status aufrechtzuerhalten und auf einem hohen Niveau zu funktionieren. « (Warner et al. 1989, S. 407, Übersetzung der Autorinnen)

Die Prozesse, die in dieser Arbeit zu einem positiven Umgang mit Stigma beschrieben werden, spielen sich alle auf der individuellen Ebene ab. Dies ist in Ergänzung zu den Strategien zu sehen, die auf der kollektiven Ebene angewandt werden können, z. B. Information und Aufklärung, die den negativen Einfluss von sozialem Stigma reduzieren können. Die individuelle und die kollektive Ebene schließen sich nicht gegenseitig aus. Das gilt besonders für Empowerment-Modelle, die häufig mit einem über das Individuum hinausgehenden Engagement zur Bekämpfung von Stigma und Diskriminierung verbunden sind.

Bemühungen, die Situation von stigmatisierten Personen in der Gesellschaft zu verbessern, brauchen aber lange, da sich soziale Einstellungen eben nur langsam ändern. In der Zwischenzeit müssen stigmatisierte

Personen Wege finden, um ein gesundes und produktives Leben innerhalb dieser Bedingungen zu führen. Forschung zur Perspektive der Menschen, die durch die Konfrontation mit Stigmatisierung und Diskriminierung auch Kraft und wertvolle Einsichten in das Leben und die Menschen gewonnen haben, und neue Einsichten zu den Faktoren, die zur Resilienz beitragen können, verdienen zunehmende Aufmerksamkeit. Gleichzeitig müssen die Anstrengungen zu gesellschaftlichen Veränderungen und gegen strukturelle Diskriminierung effizienter werden.

Soziale Inklusion

Die beeindruckendste Zusammenfassung aller Strategien im Kampf um volle soziale Akzeptanz und Teilhabe von Menschen mit der Diagnose einer psychischen Erkrankung liegt bis heute leider nur auf Englisch vor. Es ist Liz Sayces wunderbares Buch »From psychiatric Patient to Citizen. Overcoming Discrimination and Social Exclusion«, das 2000 bei McMillan Press erschienen ist. Mit unglaublichem Detailwissen unterhält sie die Leserinnen und weicht keiner Komplexität und keiner paradoxen Situation aus. Allen, die Englisch lesen können und an dem Thema interessiert sind, möchten wir dieses Buch wärmstens empfehlen. Eine besondere Stärke ist, dass Sayce die ungeheuer vielen Daten, die sie präsentiert, und die vielen Geschichten, die sie erzählt, einem klaren Rahmen unterordnet. Diesen stellen wir in aller Kürze hier vor. Liz Sayce unterscheidet und beschreibt vier konzeptuelle Modelle, die im Rahmen von Anstrengungen zur Überwindung von Stigma und Diskriminierung zur Anwendung kommen:

Modell »Gehirnerkrankung« (»the brain disease model«)

Dieses Modell ist durch die Medikalisierung psychischer Erkrankungen gekennzeichnet. Damit verbunden ist der Anspruch auf Gleichstellung von Patienten mit psychischen Behinderungen mit denen, die unter körperlichen Erkrankungen leiden. Das bedeutet in erster Linie die Gleichstellung im Hinblick auf den Zugang zu Therapien und Versicherungsleistungen, eine Forderung, die leider noch immer nicht durchgängig erfüllt ist. Außerdem bedeutet der Ansatz das Ende von Schuldzuweisungen sowohl an die erkrankte Person als auch an ihre Familie. Kritikerinnen des Modells der psychischen Erkrankungen als

»Gehirnerkrankungen« befürchten, dass dieser Ansatz, der Eigenverantwortung in Form von Schuld negiert, andererseits die Bemühungen um Teilhabe an Rechten und gesellschaftlicher Verantwortung von Menschen mit psychiatrischen Diagnosen schwächt. Zudem ist nach wie vor unklar, ob dieses Erklärungsmodell von weiten Teilen der Bevölkerung bzw. von Entscheidungsträgern angenommen wird.

Modell »persönliches Wachstum« (»the individual growth model«)

Dieses Modell konzeptualisiert psychische Gesundheit und Krankheit auf einem Kontinuum, auf dem sich alle Menschen in ihrem Lebenslauf bewegen. Das bedeutet, dass viele Menschen bisweilen von gestörter psychischer Gesundheit betroffen sind. Daher macht diese Sicht der Dinge eine Abgrenzung zwischen »denen« (den Kranken) und »uns« (den Gesunden) überflüssig und zerstört damit eine wesentliche Quelle von Stigmatisierung. Wie das Modell »Gehirnerkrankung« ruft es betroffene Menschen dazu auf, Hilfe zu suchen. Eine große Frage ist, ob die individuellen Hilfen und alternativen Betreuungsansätze, an die im Rahmen des Modells gedacht wird, tatsächlich allen Menschen gerecht werden. Außerdem lauert in diesem Modell die Gefahr der übermäßigen Konzentration auf die individuelle Verantwortung für den eigenen Lebensweg und die Bewältigung von Krisen und Behinderungen, sodass der Entsolidarisierung und der Ausgrenzung derer, denen nicht mit den üblichen Mitteln geholfen ist, Nahrung gegeben wird.

Das libertäre Modell (»the libertarian model«)

Ein Großteil der klassischen Anti-Psychiatrie-Bewegung folgt diesem Modell, das die Berechtigung psychiatrischer Diagnosen und die Medikalisierung von psychischen Ausnahmezuständen oder Besonderheiten in Zweifel stellt. Dieses Modell verlangt volle Verantwortung und volle Rechte für Menschen, die von anderen mit psychiatrischen Diagnosen belegt werden. Das bedeutet konkret die Ablehnung der Sonderregelung, die es in den meisten Ländern der Welt derzeit für die psychiatrische Behandlung gibt, nämlich die Behandlung auch gegen den Willen der Betroffenen unter bestimmten Umständen, üblicherweise als »Fremd- oder Selbstgefährdung« definiert. Das bedeutet auch, dass eine psychische Erkrankung niemals eine Entschuldigung für störendes Verhalten sein kann bzw. dass sich keine Sonderbehandlung in Bezug auf die Rechtssprechung daraus ergibt, wie derzeit für sogenannte »geistig abnorme Rechtsbrecher«. Der Nachteil dieses Modells ist der daraus resultierende Mangel an spezieller Unterstützung durch die Gesellschaft, das Gesundheits- oder Sozialsystem von Menschen mit psychischen Problemen, Besonderheiten oder Erkrankungen.

Das Modell sozialer Inklusion (»the disability inclusion model«)

Klares politisches Ziel ist hier die volle Teilhabe an allen gesellschaftlichen Bereichen. Der größte Vorteil dieses Modells ist, dass sich alle betroffenen Personen unabhängig davon, welchem der eben genannten Modelle sie selbst anhängen, in diesem Modell zum Kampf gegen Diskriminierung und Stigmatisierung treffen können und die Energien gebündelt werden können. Ein medizinisches Modell von psychiatrischen Erkrankungen ist genauso kompatibel mit dem Ziel der sozialen Inklusion wie die Idee eines Lebens »in recovery« ohne psychiatrische Behandlung. Die Akzeptanz des Etiketts einer Behinderung kann im Kampf um Schutz vor Diskriminierung und Stigmatisierung sehr hilfreich sein.

Aber auch eine Haltung, die psychische Auffälligkeiten als Zugehörigkeit zu einer kulturellen Minderheit definiert, kämpft um soziale Inklusion. Initiativen mit klaren und begrenzten Zielen können sich diesen widmen, ohne den Kontakt zu anderen – breiteren oder anders fokussierten – Anstrengungen zu verlieren. Diskriminierung kann auf allen Ebenen der Gesellschaft beschrieben und bekämpft werden. Außerdem ermöglicht das Modell die Zusammenarbeit von verschiedenen Gruppen, die aus unterschiedlichen Gründen von Diskriminierung betroffen sind. Es berücksichtigt auch die Anliegen der Personen, die gleichzeitig aus verschiedenen Gründen diskriminiert werden, z. B. Menschen mit Sinnesbehinderungen und psychischen Erkrankungen oder Menschen, die auch noch aus ethnischen oder religiösen Gründen diskriminiert werden. Dadurch wird die Bewegung größer und stärker und spricht sehr viele Menschen gleichzeitig an. Durch diese Offenheit und die Fähigkeit, die Komplexität des Feldes von psychischer Gesundheit und Krankheit zu bewältigen, gibt es beträchtliche Erfolgschancen für die Anstrengungen im Rahmen dieses Modells in den westlichen Gesell-

schaften, in denen die politische Stimmung Antidiskriminierungsmaßnahmen und -gesetzen derzeit nicht abgeneigt ist.
Ganz wesentlich geht es darum, Maßnahmen gegenüber struktureller Diskriminierung zu fördern (THORNICRAFT 2006). Dazu gehören essenziell die Antidiskriminierungsgesetze und das heißt hier der Schutz der Menschenrechte ebenso wie der der Patientenrechte. Einerseits geht es dabei um das Thema, wie die optimale Versorgung gewährleistet und jedem zugänglich gemacht werden kann. Andererseits ist wesentlich, dass die Umstände, in denen jemand gegen seinen oder ihren Willen behandelt werden soll, klar geregelt und kontrolliert und wenn möglich verhindert werden. Forderungen beinhalten also genauso das Recht auf optimale Behandlung wie auch das Recht auf Schutz vor dieser Behandlung, wenn man diese nicht will. Aus einer Recovery-Perspektive geht es hier klar um das Recht, den Zeitpunkt, das Ausmaß und die Art der Interventionen so weitgehend als möglich selbst bestimmen zu können.
Die Wichtigkeit der Anstrengungen der Betroffenen selbst im Kampf gegen Stigmatisierung und Diskriminierung wird aus allem vorher Gesagten klar, aber kann nicht oft genug betont werden. Ein eindrückliches Beispiel hierzu sind Daten zu Schulprojekten, die versuchen, junge Menschen – Schüler und Schülerinnen – zu erreichen. Gehen professionelle Helferinnen in die Schule, um dort in Vorträgen und Diskussionen mit den Schülern Verständnis und positives Interesse für psychische Ausnahmesituationen und Erkrankungen zu wecken, führt das zwar zu einem Wissenszuwachs bei den Schülerinnen, ist aber nicht mit einer Verringerung der sozialen Distanz verbunden. Werden die Stunden aber von Betroffenen gemeinsam mit professionellen Helferinnen gestaltet, führt dies neben der Wissensvermehrung auch zur Verringerung der sozialen Distanz (MEISE et al. 2000).
Hier ist also klar, dass die Betroffenen sichtbar werden müssen, dass sie sich zeigen müssen und dass dies Ängste und soziale Distanz abbauen helfen kann. Viele Projekte im deutschsprachigen Raum und im internationalen Feld funktionieren durch solche Zusammenarbeit.
Leider ist der Erfolg von Anti-Stigma-Initiativen nicht einfach zu messen und das Risiko von missverständlichen Botschaften oder unglücklichem Timing nicht gering. Die Botschaft, dass die Schizophrenie eine Gehirnerkrankung sei, war z.B. so gedacht, dass Vorurteile zur Verursachung der Erkrankung durch die Person selbst, ihren Charakter oder ihre Fa-

milie dadurch konterkariert werden, dass also Schuld und Scham nicht nötig sind. Das ist möglicherweise auch so. Aber die Idee einer biologischen Verursachung der Erkrankung, die mit dieser Botschaft einhergeht, löst auch andere Reaktionen aus und führt zu einem verstärkten Wunsch nach Distanz von »solchen« Menschen (Rüsch et al. 2005). Insgesamt ist es leider so, dass stigmatisierende Einstellungen – zumindest in der Allgemeinbevölkerung der USA und der BRD – in den letzten Jahren und Jahrzehnten eher noch zugenommen haben. Auch die Darstellungen in den Medien scheinen nicht verändert. Trotzdem müssen die Anstrengungen weitergehen und hoffentlich auch die Forschungen, die uns zeigen können, welche Strategien erfolgreicher sind als andere und welche besser zu unterlassen sind.

Mit Corrigan und Penn (1999) beschreiben Rüsch et al. (2005) drei Hauptstrategien zur Bekämpfung von Stigma: Protest, Edukation und Kontakt. Protest kann im Kampf gegen stigmatisierende Darstellungen in der Öffentlichkeit und in den Medien erfolgreich sein. In Deutschland bietet die Initiative BASTA (Internet: www.openthedoors.de, Stand 12.8.2006) die Möglichkeit, sich zu einem raschen und vehementen Protest im Anlassfall mit vielen anderen zusammenzutun. Für edukative Strategien, also Aufklärung, kommt es natürlich auf den Inhalt an. Wie schon gesagt, trägt leider z.B. die derzeit auf biologische Modelle ausgerichtete Aufklärung zu psychiatrischen Erkrankungen nicht zur Verringerung der sozialen Distanz zu Personen mit dieser Diagnose bei, sondern führt im Gegenteil zu mehr Angst und Distanzwunsch (Dietrich et al. 2006).

Ein positives Beispiel für Aufklärung im Kampf gegen Stigmatisierung sind Schulprojekte, wie z.B. Irrsinnig menschlich (Internet: www.irrsinnig-menschlich.de, Stand 12.8.2006), die trialogisch vorgehen und wo es zu Kontakten zwischen Schülern und Betroffenen sowie Angehörigen kommt. Kontakt ist die Strategie, von der man weiß, dass sie zur Verringerung von Stigma beiträgt. Kennt man jemanden aus einer stigmatisierten Gruppe persönlich, neigt man weniger dazu, diese Gruppe zu stigmatisieren. Auch in Projekten, die Aufklärung mit Kontakt verbinden, scheint der Kontakt den wichtigeren Beitrag zu leisten.

Protest, Edukation und neue Formen von Kontakt prägen die Strategien der Internationalen Stimmenhörer-Bewegung, die wir als besonderes Beispiel zum Kampf gegen Stigmatisierung und Diskriminierung hier kurz vorstellen wollen.

Die Stimmenhörer-Bewegung

Ron Coleman ist einer von mehreren Betroffenen, die wir kennen, die einen Recovery-Weg gegangen sind. Er berichtet, dass der wichtigste Schritt für ihn war, zu sagen: »Ich bin nicht Ron, der Schizophrene, sondern ich bin Ron, der Stimmenhörer.« Alle mussten ihre Identität als Schizophrenie-Patientinnen ablegen, um ins Leben zurückzukehren. Ihre Symptome und Schwierigkeiten waren dieselben wie vorher, aber ihre Identität hatte sich geändert und damit ihre Möglichkeiten zur Integration ihrer Schwierigkeiten in ihr Leben. Der Zugang zu ihren enormen Ressourcen, die ihnen so viel Gesundheit bescheren konnten, hatte sich eröffnet, wie das niemand, oft auch nicht sie selbst, erwartet hatte. Diese Erfahrung und Haltung kann man von Rons T-Shirt mit der Aufschrift »Psychotic and Proud« ablesen.

Wenn Ron Coleman uns mit seinem T-Shirt »I hear voices – and they don't like you« begegnet, dann spielt er mit unseren Ängsten, mit unserer Idee, dass seine Stimmen über uns zu ihm sprechen würden und dass das gefährlich wäre. In Wirklichkeit reden seine Stimmen über ihn, Menschen aus seiner Biografie sprechen zu ihm, über ihn, oft geht es auch um Alltag, Humor, Belanglosigkeiten, Unsinn. Oder um Dinge, die nur individuell für ihn Sinn machen. Schließlich hört ja auch nur er seine Stimmen. Wir anderen, auch wenn wir ihm nahe sind, hören sie nicht, aber können uns davon erzählen lassen. Wenn er über seinen langen Abschied von einer Frau erzählt, die ihn viele Jahre in Form einer Stimme begleitet hat, nachdem sie ihn in jungen Jahren durch Selbsttötung verlassen hatte, können schon mal hundert Psychiaterinnen auf einem Kongress zum Weinen kommen. Casablanca ist nur halb so schön und traurig.

Ron kennt die Wunden, die seine Stimmen bewegen. Dass er nach Jahren als Psychiatriepatient im Krankenhaus nun schon lange erfolgreicher Unternehmer und Aktivist der Selbsthilfebewegung in England und Schottland ist, erstaunt und erregt die Psychiatrie. Dass er letztes Jahr ganz aufgehört hat, Stimmen zu hören, verwundert und erregt ihn und seine Familie. Muss er sich Sorgen machen? Ein Stimmenhörer sagt nach zwanzig Jahren mit den Stimmen: »Ich erinnere mich noch an Zeiten, als ich, wie wahrscheinlich die meisten anderen Menschen, einen inneren Dialog mit mir führte. Zwanzig Jahre lang habe ich nun stattdessen meine Entscheidungen mit meinen Stimmen diskutiert. Ob ich nun den inneren – schweigenden – Dialog wieder erlernen kann, weiß ich noch nicht.«

Seit es die Schizophrenie gibt – immerhin hundert Jahre – ist Stimmenhören als eines der häufigsten Symptome der Erkrankung bekannt. Der Glaube an biologische Modelle von Gehirnerkrankungen in der modernen Psychiatrie hat das Seine dazu beigetragen, dass Stimmenhören als Symptom quantitativ bedeutsam ist, inhaltlich aber kaum untersucht wurde. Was die Stimmen der Menschen mit der Diagnose einer schizophrenen Psychose sagen, hatte kaum Bedeutung, allenfalls als Gefährlichkeitsprognose. Auch im journalistischen Bereich wird das Thema hauptsächlich dann beansprucht, wenn es den Verdacht auf mörderische Stimmen gibt.

Ähnlich falsch und hinterlistig geht das Krimi-Genre mit den Stimmen um. Wenn kein Motiv zusammenkommt, dann wird schon mal eine Stimme herangezogen, denn die kann ohne Sinn und Zweck ein Verbrechen befehlen. Dieser Missbrauch einer Fehlinformation darüber, was Stimmen zu sagen haben, ist gefährlich für die Menschen, die Stimmen hören, denn die Fehleinschätzungen zur Gefährlichkeit der Stimmen tragen viel dazu bei, dass Menschen sich vor den Stimmen, aber auch vor Stimmenhörern fürchten. Das ist in hohem Maße bedauerlich, denn die Welt des Stimmenhörens ist nicht gefährlich, sondern oft faszinierend und ein spannender Bereich menschlicher Erfahrung.

Epidemiologische Studien zeigen, dass heute in der westlichen Welt etwa 5 % aller Menschen zeitweise Stimmen hören (SMITH u. COLEMAN 2003). Die meisten tun dies im Rahmen von Gesundheit, oft als Trauerreaktion, nach Schlafentzug, in den Phasen des Aufwachens oder nach großen Anstrengungen. Viele erleben die Stimmen als hilfreich, viele erleben sie in einem spirituellen Kontext. Andere werden von ihren Stimmen gestört, gequält, verwirrt. Jeder hundertste Mensch auf der Welt erkrankt an Schizophrenie, und für viele an schizophrenen Störungen erkrankte Menschen ist die Veränderung der Wahrnehmung – häufig in Form von kommentierenden Stimmen – eine beträchtliche Behinderung. Inhaltlich oft banal und lästig beeinträchtigen diese Stimmen emotionales und soziales Leben in hohem Maß. Gefühle der Fremdbestimmung und Ohnmacht prägen häufig das Verhältnis zwischen Stimmenhörerinnen und den unwillkommenen und unverdienten Kommentaren durch die Stimmen. Medikamente kön-

nen in vielen Fällen die Stimmen verstummen lassen oder Linderung verschaffen, haben jedoch nicht immer den gewünschten Erfolg. Isolation, Stigmatisierung und Diskriminierung sind häufige kränkende und krankmachende Folgen für Menschen, die Stimmen hören.
Diese Situation und die Forderungen nach Auseinandersetzung mit dem Phänomen vonseiten der Psychose- und Psychiatrie-Erfahrenen haben in den letzten Jahren zu spannenden Entwicklungen geführt. Als der niederländische Psychiater Marius Romme 1987 mit einer Patientin, der er nicht helfen konnte, in einer Fernsehshow auftrat, um andere Menschen mit Erfahrung im Stimmenhören anzusprechen, meldeten sich Hunderte von Zuschauern. Viele davon berichteten vom leidvollen Umgang mit dem Stimmenhören, andere konnten gut mit den Stimmen leben, und nicht wenige fühlten sich durch ihre Stimmen bereichert. An einem daraufhin organisierten Kongress nahmen über 400 Menschen teil. Marius Romme und Sandra Escher untersuchten Gruppen von Stimmenhörerinnen, die entweder keine anderen psychischen Auffälligkeiten hatten oder depressive oder schizophrene Erkrankungen. Es zeigte sich, dass die individuelle Interpretation und Bewältigungsstrategien darüber entscheiden, welche Rolle Stimmenhören im Leben der Menschen spielt. Inzwischen haben auch andere Untersuchungen ergeben, dass es eine Vielfalt von unterschiedlichen Erlebens- und Umgangsweisen mit dem Stimmenhören gibt. Therapeutische Strategien zur Analyse und Optimierung von Coping mit Stimmenhören haben sich entwickelt und werden mit Erfolg eingesetzt.
Menschen, die Stimmen hören, haben sich gegenseitig gesucht und gefunden (z. B. im Internet: www.stimmenhoeren.de, Stand 25.8.2006). Ausgehend von den Niederlanden und Großbritannien ist eine Bewegung von Menschen entstanden, die sich in Selbsthilfe einerseits und als Interessenvertretung andererseits rasch entwickelt und profiliert. Heute gibt es in Manchester und London, Maastricht, Berlin, Linz, Wien, Florenz und an vielen anderen Orten Selbsthilfegruppen und Netzwerke von Menschen, die Stimmen hören, ihren Angehörigen und anderen, die sich für sie interessieren. In einer nicht diskriminierenden Atmosphäre wird es möglich, die Erfahrung der Stimmenhörer zu formulieren und öffentlich zu machen. Das Phänomen und seine Darstellung wird von den Betroffenen zurückerobert. Zu lange wurden die individuellen Erfahrungen an die Psychiatrie abgegeben, die darin keinen Sinn, sondern ein zu beseitigendes Symptom sah.

Aus den Erfahrungsberichten von Stimmenhörerinnen und einer zunehmend differenzierten Auseinandersetzung mit dem Phänomen Stimmenhören im Bereich der psychologischen und neurowissenschaftlichen Forschung ergeben sich Einblicke in Wahrnehmungswelten, die nicht nur von einer Vielfalt von unterschiedlichen Stimmen geprägt wird, sondern auch von erstaunlichen Interpretationen dieser Phänomene und unterschiedlichen Möglichkeiten des Umgangs damit. Stimmen sind nicht immer gleich. Nicht nur nimmt jede Stimmenhörerin und jeder Stimmenhörer spezifische Stimmen wahr, die Stimmen können sich auch verändern. Sie lassen inhaltlich und emotional Absichten, Gefühle, Bedeutungen erkennen. Stimmen können fremd oder sehr vertraut erscheinen. Sie können fordernd, gekränkt, aufdringlich, weinerlich, einsam, lustig oder übermütig sein. Was sie sagen, kann im Alltag Sinn machen, ihre Tipps können warnend und hilfreich sein. Stimmen können biografisch und spirituell Sinn machen und Trost spenden. Sie können Probleme aufzeigen, Konflikte ausdrücken. Stimmen können verwirren oder bedrohlich sein. Sie können sich wichtig machen und sogar verbieten, dass über sie gesprochen wird. Zu verstehen, wie viel und welche Bedeutung die eine oder andere Stimme hat, ist essenziell für den gelungenen Umgang mit dem Phänomen. Traumatische Erfahrungen können Auslöser von halluzinatorischem Erleben sein und die Auseinandersetzung damit eine große Belastung, aber auch Klärung und Rettung. Den Stimmen das richtige Maß an Bedeutung und Macht zuzugestehen, kann existenziell wichtig sein, wenn es darum geht, nicht durch die Stimmen in Isolation und Verzweiflung zu gelangen.

Nicht allein zu bleiben, mit anderen über die Stimmen reden zu können, ist für viele Stimmenhörer der entscheidende Befreiungsschritt. Die Erfahrungen vieler Menschen in der Stimmenhörerbewegung zeigen, dass die anfängliche Phase der Verwirrung durch das Stimmenhören durch Akzeptanz dieses ja real erlebten Phänomens von einer Phase der Organisation abgelöst werden kann, in der man die Beziehung zu den Stimmen verbessert. Organisation heißt dabei, Informationen zu sammeln, Erfahrungen auszutauschen, interessierte Gesprächspartner zu finden und für sich zu klären, mit welchen Erklärungsmodellen die Erfahrungen des Stimmenhörens und die Beziehungen zu den Stimmen am besten zu gestalten sind. Die Entscheidung, ob man die Stimmen als Ausdruck einer Krankheit sehen und bewältigen kann oder sie als innere Stimme, biografische Information, Botschaften aus dem Unterbewusstsein oder als Kontakt zu einer anderen Realität begreift, eröffnet unterschiedliche Wege zu professionellen und Selbsthilfeangeboten. Schließlich beschreiben viele Stimmenhörer eine Phase der Stabilisierung, in der es darum geht, das eigene Leben sicher und sinnvoll zu gestalten, sodass schützende Einflüsse und Bewältigungsstrategien gefestigt werden, Ängste und ungünstige Einflüsse an Bedeutung verlieren.

Wie die Mitglieder des von Hannelore Klafki gegründeten Stimmenhörer-Netzwerkes in Deutschland nutzen Ron Coleman in Schottland, Stephanus Binder in Linz und viele andere Menschen ihre Erfahrung mit Stimmenhören, um das Phänomen zugänglich, kommunizierbar und bewältigbar zu machen. Sie klären auf, unterrichten und forschen. Sie vermitteln Informationen, Hilfe und Tipps im Umgang mit dem Stimmenhören. Die Stimmen und sich selbst ernst nehmen, Ängste, Isolierung und Tabuisierung überwinden – vieles ist zu tun und zu erreichen. Stimmenhören wurde und wird in unterschiedlichen historischen und kulturellen Kontexten unterschiedlich erlebt und beschrieben. Heute gibt es die aufregende Möglichkeit, dass eine emanzipatorische Bewegung von Stimmenhörerinnen sich darum bemüht, das Phänomen des Stimmenhörens in seiner Besonderheit und Vielfalt wahrzunehmen. Ein differenzierter Umgang mit dieser Art der außergewöhnlichen Wahrnehmung erlaubt es Stimmenhörern, dieses Erleben zu integrieren. In einem gleichberechtigten Dialog mit Fachleuten und der Öffentlichkeit erschließt sich ein Bereich menschlicher Wahrnehmung, der auch für Menschen, die selbst keine Stimmen hören, von Interesse ist.

»Hören Sie Stimmen?« könnte von einer gefürchteten diagnostischen Frage im psychiatrischen Kontext zu einer Frage werden, die eine gute Unterhaltung im Pub einleitet. Menschen, die Stimmen hören oder gehört haben, haben einiges zu erzählen. Nicht nur Art und Inhalt der Stimmen selbst machen neugierig. Die durch die Erfahrung des Stimmenhörens notwendige Auseinandersetzung mit sich selbst, der eigenen Positionierung in der Welt, das Akzeptieren und Integrieren von irritierenden und erstaunlichen Wahrnehmungen fördern intellektuelle und emotionale Qualitäten der Stimmenhörerinnen, die sie zu attraktiven Gesprächspartnerinnen machen. Durch die Aktivitäten in den Netzwerken entsteht eine Sprache, die alle an den außergewöhnlichen Wahrnehmungen der Stimmenhörerinnen teilhaben lässt. Dort Anschluss und Anregung zu finden eröffnet inspirierende Perspektiven.

Recovery – Bedeutung für die wissenschaftliche Verantwortung

Mike Slades Beispiel einer Intervention, die bekanntermaßen die Symptome reduziert, aber auch Abhängigkeit und Hoffnungslosigkeit fördert, liefert einen Hinweis darauf, welche Art von Forschung notwendig ist, wenn die gemessenen Ergebnisse von Recovery Gültigkeit haben sollen (»Forschung ist besser als Rhetorik«, SLADE u. HAYWARD 2007). Er fordert die Benennung der »aktiven Wirkstoffe« von recoveryorientierten Hilfeangeboten, eine Aufgabe, bei der es nicht nur darum geht, herauszufinden, »was sie tun«, sondern auch, »wie« sie es tun. Wie erfolgreich eine Einrichtung bei der Förderung von Recovery war, ließe sich dann mithilfe von Messinstrumenten für vergleichbare Interventionen bestimmen. Bezüglich Ergebnismessungen zur Erfassung von Recovery müssten laut Slade individuelle Präferenzen berücksichtigt werden und die Untersuchung so aufgebaut sein, dass sie qualitative und quantitative Ansätze wie auch nutzergeleitete Ansätze widerspiegelt.

In ihrer klaren Forderung nach einem Forschungskonzept zum Thema Recovery bei Schizophrenie und nach operationalen Kriterien für Recovery – sowohl als Prozess als auch als Ergebnis – plädieren LIBERMAN und KOPELOWICZ (2005) dafür, Prozess und Ergebnis als »einander ergänzend, statt einander gegenüberstehend« zu betrachten. Julie REPPER und Rachel PERKINS (2003) sprechen zweifellos Offenkundiges aus: »Alle Einrichtungen oder Behandlungen, Interventionen oder Hilfen müssen unter diesen Kriterien beurteilt werden – inwiefern sie uns erlauben, das Leben zu führen, das wir führen wollen «. Mit John STRAUSS' (2008) Mahnung bezüglich der Frage, »ob ein Forschungsfeld, das systematisch eine erhebliche Datenmenge ignoriert, eine adäquate Wissenschaft genannt werden kann«, sind wir dazu aufgerufen, uns den methodischen Herausforderungen von Forschung und Theorie von »Subjektivität« zu stellen. Jede relevante Evidenz in recoveryorientierten Zeiten sollte multiperspektivisch und wissenschaftlich einwandfrei in Bezug auf die Verwendung von multiplen und gemischten Forschungsmethoden sein (ROSE et al. 2006).

Ob Recovery für ihren Erfolg Forschung benötigt oder ob sie als Bürgerrechtsbewegung keiner wissenschaftlichen Evidenz bedarf, ist zu diskutieren. Wahrscheinlich sind beide Perspektiven fair und berechtigt. Auf jeden Fall ist die recoveryorientierte Forschung vielversprechend, wissenschaftlich stark herausfordernd und voller Möglichkeiten für harte Arbeit und viel Spaß.

Die Bedeutung von Recovery für die Forschungspolitik

William Anthony könnte auch im Kapitel »Persönliche Erfahrung als Evidenz und Basis der Modellentwicklung« vorkommen. Nach Jahrzehnten seiner wissenschaftlichen Prominenz als weltberühmter Fachmann und Direktor des Zentrums für psychiatrische Rehabilitation an der Universität von Boston hat er uns 2006 seine persönliche Geschichte und seine Schlüsse daraus geschenkt. In einem Leitartikel in der Zeitschrift »Psychiatric Services« berichtet er von seinen Erfahrungen mit seiner eigenen Erkrankung – Multiple Sklerose, kurz genannt MS – und den Hilfen, die er dabei erfährt. Die »MS-Community« beschreibt er als beispielhaft in Bezug darauf, dass Mut und Hoffnung gestärkt werden, wichtige Informationen ständig fließen und ausgetauscht werden, dass die Person mit ihrer Freiheit zu wählen niemals infrage gestellt wird. Er betont die gleichermaßen wichtige Rolle von professionellen Helfern, anderen Nutzern und der Pharmaindustrie, die Forschung, Kongresse und Zeitschriften sponsort. Sein Wunsch ist, dass die Psychiatrie ähnlich erfolgreich Betroffene von psychiatrischen Erkrankungen unterstützen kann.

In sehr klaren Worten beschreibt er, dass Stigmatisierung und Diskriminierung bei Patienten mit MS wesentlich geringer sind als bei Menschen mit psychiatrischen Diagnosen. Er sieht derzeit nicht, dass sich die Psychiatrie so verhält, dass man sich – wie er das bei MS erlebt – als Person voll respektiert und unterstützt fühlt. Die Idee der »Person zuerst« sei in der Psychiatrie derzeit nicht umgesetzt. Ein wesentliches Hindernis identifiziert Anthony in unseren Anstrengungen zur Zwangsbehandlung, was das Vertrauensverhältnis zwischen der helfenden Profession und den Nutzerinnen stört, wie auch das Verhältnis zur Pharmaindustrie. Auch die Tatsache, dass die Information für Patienten »Psychoedukation« heißen soll, hält er nicht für geeignet, dass man sich positiv bedient und unterstützt fühlt. Die Selbstbestimmung, die bei der MS-Therapie nie infrage gestellt wird, sieht er als eine wesentliche Grundlage für seine ermutigenden Erfahrungen im Umgang mit seiner Erkrankung. Er hält an der Vision fest, dass das, was bei MS möglich ist, auch für schwere psychiatrische Erkrankungen möglich sein muss. Aber um diese Vision umzusetzen, sieht er viel Arbeit und Veränderung nötig.

Aus dem Jahr 2003 stammt ein Artikel ANTHONYS – gemeinsam mit seinen eminenten Kolleginnen Marianne FARKAS und E. Sally ROGERS –, in dem sie diejenigen Anforderungen an die wissenschaftliche Forschung formulieren, die evidenzbasierte Hilfen im Zeitalter von Recovery hervorbringen soll. Zusätzlich zu dem wichtigen Kampf darum, dass diejenigen Interventionen, für deren Wirksamkeit es bereits wissenschaftliche Beweise gibt, endlich allen Personen, denen sie helfen könnten, zur Verfügung gestellt werden, geht es darum, die zukünftige Wissenschaft so zu gestalten, dass sie sich an Recovery-Zielen messen kann. Im Folgenden präsentieren wir diese Forderungen, die auch für die Forschung im deutschsprachigen Raum Gültigkeit haben.

Ergebnismessungen sollten sich daran orientieren, was wichtig ist für Recovery und was Patientinnen selbst als wesentliche Ziele vorschlagen. Die meisten Studien messen Interventionen daran, wie viele Spitalstage diese reduzieren können. Es geht um Symptome, Wiederaufnahmen, Dauer und Kosten von stationären Behandlungen und vielleicht noch darum, ob jemand einen Job hat. Diese Messkennzahlen haben nicht unbedingt viel damit zu tun, was für Menschen dabei wichtig ist, um ihre Ziele zu erreichen und Erfolge zu erleben. Ein freiwilliger Krankenhausaufenthalt zwischendurch mag weniger bedeutend für Personen in Recovery sein als das Leben an den übrigen Tagen und als die Frage, wo und wie man wohnt und ob man eine sinnvolle Beschäftigung und Freunde hat. Der Unterschied zwischen freiwilligen und unfreiwilligen Krankenhausaufnahmen hingegen mag von großer Bedeutung sein, wird aber oft in den Resultaten gar nicht angegeben. Die bisherigen Kriterien sind also nicht ausreichend. Erfolge in sozialen Rollen – z. B. als Liebhaberin, Familienmitglied, im Freundeskreis, in Ausbildung und Arbeit, in Selbstbestimmung und Selbstwirksamkeit, Wohlbefinden, Reduktion von Diskriminierung und Minimalisierung von schädlichen Einflüssen der Behandlung sind Messgrößen, die an Bedeutung gewinnen müssen.

Subjektive Ziele und qualitative Methoden sollten mehr Aufmerksamkeit im Rahmen der Forschung erhalten. Da Recovery-Wege sehr individuell verlaufen können, haben Forschungen, die sich ausschließlich an Gruppen von Personen und statistischen Zusammenhängen orientieren, nur begrenzten Wert. Solche Untersuchungen müssen durch wissenschaftliche Methoden unterstützt werden, die die Erfahrungen der Betroffenen berücksichtigen und Prozesse sichtbar machen können. Erst wenn durch qualitative Methoden aufgeklärt ist, wie komplexe Interventionen ihre Wirkungen entfalten und wie Veränderungen zustande kommen, kann man quantitative Verfahren sinnvoll einsetzen.

Die Forschung sollte versuchen, herauszufinden, warum die bis heute publizierten Resultate der Versorgungsforschung nur selten positiven Einfluss auf Recovery zeigen konnten. Es ist bekannt, dass Interventionen, deren Wirksamkeit auf Symptome und Spitalstage klar bewiesen ist, keinen wissenschaftlich messbaren Einfluss auf Recovery-Raten haben. Das sollte sich dringend ändern. Wir müssen herausfinden, wie sich das ändern kann. Dazu müssen sich sowohl die Interventionen verbessern als auch unsere Forschungsmethoden.

Wir können uns nicht nur auf randomisierte klinische Studien verlassen, denn es gibt wichtige Forschungsfelder, in denen man komplexere wissenschaftliche Designs anwenden muss.

Die Forschung sollte mehr Untersuchungen zur Beziehung zwischen Helfern und Hilfesuchenden durchführen, da diese Beziehung anscheinend eine wichtige Rolle spielt für Recovery. Es gibt starke Hinweise darauf, dass Beziehungen für die Recovery eine große Rolle spielen. Das trifft auch auf therapeutische und andere Hilfebeziehungen zu. Um die therapeutische Beziehung wissenschaftlich zu untersuchen, stehen durchaus Konzepte und Methoden zur Verfügung. Die derzeit beginnende Entwicklung, diese auch für die psychiatrische Arbeit nutzbar zu machen (Priebe u. McCabe 2006), ist äußerst vielversprechend. Hier ist noch einiges zu tun, um evidenzbasiert vorgehen und evaluieren zu können.

Forschung sollte vermehrt spezifische Komponenten von Behandlungsprogrammen untersuchen, nicht nur das ganze Paket auf einmal. Von einigen psychosozialen Programmen ist schon jetzt bekannt, dass manche Faktoren in ihnen wirksamer sind als andere. Trotzdem werden sie weiterhin als Ganzes angeboten und evaluiert. Die wissenschaftliche Arbeit zum »Herunterbrechen« von Programmen in einzelne Komponenten und die Forschung zur Identifizierung einzelner Wirkfaktoren oder die Suche nach überlegenen Kombinationen sind essenziell, um die Evidenzbasis zu verbreitern.

Forschung sollte Behandlungsmodelle auf ihre Anwendbarkeit und Wirksamkeit unter verschiedenen kulturellen und kontextuellen Bedingungen untersuchen. Auch hat sich gezeigt, dass manche evidenzbasierte Programme nur lokal wirksam sind. In anderen Kulturen oder unter unterschiedlichen Bedingungen – z. B. Stadt/Land – lassen sie sich nicht in gleicher Wirksamkeit reproduzieren. Häufig geht auch aus Studien nicht hervor, unter welchen Umständen Interventionen für diverse Subgruppen der Klientel als sinnvoll wahrgenommen werden. Auch hier ist im Sinne eines evidenzbasierten Einsatzes noch viel Forschungsarbeit zu leisten.

Forschung sollte sich auch mit Werten und dem Menschenbild von Hilfsangeboten befassen. Offenbar tragen nicht nur spezifische Teile und Arten der Organisation von Hilfseinrichtungen zu ihrer Wirksamkeit bei. Die Werte und das Menschenbild, die einer Einrichtung zugrunde liegen, spielen wahrscheinlich ebenfalls entscheidende Rollen. Diese Werte und ihre Effekte systematisch zu untersuchen, ist eine weitere Aufgabe für die wissenschaftliche Forschung.

Zusammenfassend bedeutet dies, dass für psychiatrische Hilfen, die sich an Recovery messen können, spezifische und auch experimentelle wissenschaftliche Zugänge nötig sind, um den Kriterien von evidenzbasierter Praxis bestmöglich zu genügen. Ist man in der Lage, die erforderlichen Anstrengungen zu unternehmen und das wissenschaftliche Know-how zu optimieren, passen die Konzepte der evidenzbasierten Medizin und der Recovery hervorragend zusammen.

Die zunehmend aktive Rolle von Nutzern in der klinischen Forschung in Großbritannien

Die Einbeziehung von Betroffenen in die Forschung bzw. die Zusammenarbeit zwischen professionellen klinischen Forschern und Nutzerinnenn an gemeinsamen Forschungsprojekten im Bereich der Psychiatrie ist eine ziemlich neue und spannende Entwicklung (Wallcraft et al. 2009; Krumm u. Becker 2006). Nutzer werden zunehmend bei der Evaluation von klinischen Interventionen oder bei der Entwicklung von Messinstrumenten, z. B. von Recovery, einbezogen. Jedoch wird in den Forschungsberichten und Veröffentlichungen oft nicht detailliert beschrieben, wie intensiv diese Zusammenarbeit gestaltet war und in welchen Phasen des Forschungsprojektes die Nutzerinnen einbezogen wurden (z. B. Telford u. Faulkner 2004).

In anderen klinischen Gebieten, wie z. B. bei Krebs-, HIV-, Aids- und Alzheimer-Erkrankung, hat die Zusammenarbeit zwischen klinischen Forschern und Patienten ebenfalls bereits begonnen (z. B. Dunbar 1991; Thornton 2002; Quality Research in Dementia: Internet: www.qrd.ion.ucl.ac.uk/NutzerInnen.htm, Stand 12.7.2005).

Nutzerinnen der Psychiatrie in Großbritannien schlagen drei Ebenen von Teilnahme in der Forschung vor: beratend (»consultative«), zusammenarbeitend (»collaborative«) und von Nutzern direkt geleitet (»user-led«) (Consumers in NHS Research Support Unit 2001). In Großbritannien gibt es in der Psychiatrie seit nahezu zehn Jahren die von Nutzerinnen geleitete Forschung (»user-led research«). Sie ist der Vorläufer der Collaborative Research (Zusammenarbeit zwischen Professionellen und Nutzern). Im Deutschen wird auch der Begriff »betroffenenkontrolliert« verwendet.

1. Die beratende Teilnahme von Nutzern ist eher minimal, z. B. in Form einer informellen Anfrage, einen Fragebogen kritisch durchzulesen, und geht oftmals über Lippenbekenntnisse vonseiten professioneller Forscher nicht hinaus.
2. Zusammenarbeit zwischen Professionellen und Nutzerinnen (collaborative research) Die kollaborative Forschung versucht, Merkmale der nutzerorientieren Forschung in die mehr traditionelle Forschung mit einzubauen. Akademische Forscher arbeiten mit Nutzerinnen offiziell zusammen. So können die Teilnehmer und Forscher mit Psychiatrie-Erfahrung in verschiedenen Phasen von Forschungsprojekten einen wichtigen Einfluss nehmen, z. B. auf die Formulierung von Therapiezielen oder den Einsatz von Ergebnisvariablen.
3. Von Nutzern geleitete Forschung (user-led research) In der User-led-Forschung haben die Nutzerinnen alle Phasen des Forschungsprojektes unter ihrer eigenen Kontrolle: Forschungsdesign, Auswahl der Teilnehmer, Ethik-Richtlinien, Datensammlung, Datenanalyse, Erstellen

des Berichts und Verbreitung. Die Teilnehmer sind sowohl Betroffene als auch Forscher, die ihre Kenntnisse mit anderen Betroffenen teilen, die keine Forschungskenntnisse besitzen. Sie haben eine doppelte Identität, als Forscherinnen und als Nutzer. Sie werden »Experten durch eigene Erfahrung« (»experts by experience«) genannt (Faulkner u. Thomas 2002). In den meisten der zahlreichen kleineren Projekte handelt es sich bei der User-led-Forschung um Einschätzungen von klinischen Einrichtungen und Behandlungen aus Sicht der Betroffenen selbst oder um die Untersuchung subjektiver Strategien von Betroffenen, mit einer psychiatrischen Erkrankung zu leben. Bisher wurden Arbeiten aus der von Nutzerinnen geleiteten Forschung kaum von der vorherrschenden akademischen Forschung akzeptiert, sie wurden der »grauen« Literatur zugeordnet, die nicht in wissenschaftlichen »peer-reviewed« Zeitschriften erscheint. Derzeit steigt das Interesse, der Status dieser Forschungsarbeiten ändert sich. Das Gesundheitsministerium sowie einige offizielle Geldgeber für Forschungsaufträge in Großbritannien fordern den Nachweis, dass Nutzer in Forschungsvorhaben einbezogen werden, und manchmal sogar, dass sie eine zentrale Position in dem Forschungsprojekt einnehmen (Department of Health 1998; Royle u. Oliver 2001).

SURE – ein Modell

SURE heißt Service User Research Enterprise und ist eine Forschungsabteilung des Institute of Psychiatry, London. Diese Abteilung ist angesiedelt an einer von nur zwei Universitäten in Großbritannien, in der Nutzer als angestellte Forscherinnen arbeiten. Und sie ist die einzige, in der alle Angestellten psychiatrische Erkrankungen selbst erlebt haben. SURE führt entweder selbstständig Forschungsprojekte durch oder übernimmt Teilprojekte eines umfangreichen Forschungsplanes, bei dem die Nutzer-Perspektive eines Untersuchungsgegenstandes (z.B. Kontinuität von Behandlung) untersucht wird in Ergänzung zur Perspektive von Klinikern, Angehörigen oder Managern, die von klinischen Forschern untersucht wird. Die Mitarbeiter von SURE nehmen aktiv an offiziellen Forschungsgremien am Institute of Psychiatry teil.
Diana Rose ist seit 2001 die Koordinatorin von SURE. Sie hat die Diagnose »bipolare affektive Störung«. Sie arbeitete früher in der Bildungs-, Geschlechter- und Medienforschung. Dort musste sie verber-

gen, dass sie eine psychische Erkrankung hatte. Das damit verbundene Stigma machte es ihr unmöglich, offen zu sein gegenüber ihren Kollegen. Andererseits waren die Versuche, ihre Diagnose zu verbergen, selten erfolgreich. Nach einigen Jahren Arbeitslosigkeit und positiven Kontakten zur Betroffenenbewegung entschloss sie sich, im Bereich der Psychiatrie zu arbeiten, als die Nutzerinnen-Forschung noch in ihren Kinderschuhen steckte und Verblüffung, wenn nicht sogar Ablehnung auslöste.

Diana Rose schreibt in dem Artikel »Eine Diagnose zu haben, qualifiziert für den Job« (»Having a diagnosis is a qualification for the job«), dass im Zentrum der Arbeit von SURE die Einschätzungen von Nutzern über psychiatrische Behandlungen und klinische Leistungen stehen, einschließlich derjenigen, die Rose selbst erhalten hat (Rose 2003 a). Die Nutzerinnen bringen eine andere Perspektive mit und sind im Vergleich zu professionellen Klinikern in der Lage, zu beurteilen, wie Leistungen und Behandlungen sich »von innen« anfühlen (Rose 2003 b).

Beispiele für Forschungsprojekte

Untersuchung der Patientenperspektive bei Elektroschocktherapie

Rose et al. (2003) fertigten einen Literaturüberblick über Studien an, die die Einschätzung von Patienten nach einer Elektroschocktherapie im Rahmen ihrer Behandlung zum Thema hatten. 26 Studien wurden von Forschern in psychiatrischen Kliniken durchgeführt, und neun Berichte wurden von Patienten bzw. unter der Mitarbeit von Patienten verfasst. 16 Studien untersuchten den wahrgenommenen Nutzen der Behandlung, und sieben Studien fanden Kriterien für die Untersuchung von Gedächtnisverlust.

Das Royal College of Psychiatrists äußerte 1995 in einem Statement, dass 80 % von depressiven Patienten, die mit Elektroschocktherapie behandelt werden, zufrieden reagieren würden, dass Gedächtnisverlust klinisch nicht relevant sei und dass es keine negativen Langzeitwirkungen auf das Gedächtnis und die Intelligenz gäbe. Demgegenüber fanden die Autoren um Rose heraus, dass mindestens ein Drittel der Patienten in den Studien über signifikanten Gedächtnisverlust nach der

Behandlung berichtete und dass routinemäßig eingesetzte neuropsychologische Tests nicht die Art von Gedächtnisverlust messen, die von den Patienten berichtet wurde.

Zwei Autorinnen aus der Forschergruppe wurden selbst mit Elektroschocktherapie behandelt und waren deshalb in der Lage, ihre persönlichen Erfahrungen für die Interpretation der Studien zu nutzen. Die Autoren fanden heraus, dass in Studien mit Berichten über eine hohe Zufriedenheit die Patienten in der Regel kurz nach der Behandlung im Krankenhaus interviewt wurden und der Interviewer gleichzeitig der behandelnde Arzt war. Dieser hatte kurze und einfache Fragen an die Patienten gestellt. Die Autoren versuchten sich in die Lage dieser Patienten zu versetzen und vermuteten, dass viele Interviewpersonen es ihrem Arzt recht machen wollten und sich daher nicht beklagten oder dass sie sogar Zufriedenheit ausdrückten, damit der Arzt sie in Ruhe ließe.

Die Ergebnisse zeigten, dass es von der Methode der Interviews abhing, wie die Reaktionen der Patienten auf die Elektroschocktherapie ausfielen. Die von Nutzerinnen geleiteten Studien ergab eine niedrigere Rate von wahrgenommener Zufriedenheit im Vergleich zu den klinischen Studien. Die unterschiedlichen Ergebnisse – so die Autoren – können darauf zurückgeführt werden, dass die klinischen Studien kurz nach der Behandlung von medizinischen Untersuchern im klinischen Setting durchgeführt wurden und dass die Fragebögen kurzgefasst waren sowie eine geringere Komplexität an Antwortmöglichkeiten aufwiesen.

Qualitative Daten als Teil eines weiteren Literaturüberblicks unterstützten die genannten Schlussfolgerungen und zeigten, dass die Einschätzungen von Patienten über die Elektroschocktherapie oft sehr komplex sind. Die Daten zeigten die unterschiedlichen Arten, in der die Patienten Vor- und Nachteile der Behandlung abwägen. Eine Hypothese der Autoren ist, dass viele Patienten sich nicht einfach für oder gegen die Behandlung entscheiden. Die meisten klinischen Studien, die untersucht wurden, benutzten einfache Antwortkategorien in Form von globalen Ratings und ließen keinen Spielraum für differenzierte Antwortmöglichkeiten und Einstellungen der Patienten. Die Autorinnen kritisieren außerdem, dass das herkömmliche Konzept der Patientenzufriedenheit und ihre Messung zu stark vereinfacht ist.

Die Autoren schlagen für zukünftige Studien qualitative Erhebungen bei einer repräsentativen Patientenstichprobe vor, die Elektroschock-

therapie erhalten haben. Außerdem sollten Studien über Behandlungen die Komplexität der subjektiven Erfahrung erfassen, z. B. die Untersuchung einer Reihe von Ergebnisfaktoren, die von den Patienten bewertet werden. Wichtig dabei sind Faktoren, die die Wirksamkeit und Zufriedenheit beeinflussen. Ebenfalls wäre es bedeutsam, den Verlust des autobiografischen Gedächtnisses zu untersuchen, welcher ausführlich beschrieben, aber unzureichend systematisch untersucht wurde.
Diese Arbeit fand Eingang in die Erstellung der neuen Richtlinien von NICE (National Institute for Health and Clinical Excellence), dem zentralen Gremium in Großbritannien, das wichtige Entscheidungen für die psychiatrische Behandlung fällt und Leitlinien vorlegt.

Qualitativer Überblick über die Einbeziehung von Nutzerinnen in Forschungsprojekte

Trivedi und Wykes (2002) untersuchten die konkrete Einbeziehung von Nutzerinnen in psychiatrischen Forschungsprojekten. Die erstgenannte Autorin dieser detailreichen und programmatischen Arbeit ist Nutzerin und Mitarbeiterin bei »Share in Maudsley Black Action« im Maudsley Hospital London. Die Zweitautorin ist Professorin für Psychologie am Institute of Psychiatry, London, und leitende Mitarbeiterin von SURE. Beide sind Mitautorinnen der Studie von Kavanagh et al. (2003) über Psychoedukation von stationären Patienten zur Einnahme von Medikamenten am Maudsley Hospital. Die hier genannte Veröffentlichung hat den Titel »Vom passiven Patienten zum gleichwertigen Partner« und ist eine Begleitstudie, die die Art und Weise beschreibt, in der Nutzer an der erstgenannten Studie mitgewirkt haben.
Zunächst wird die Bedeutung der Zusammenarbeit zwischen klinischen Forschern und Nutzerinnen in der psychiatrischen Forschung aus Sicht von offiziellen Psychiatriekommissionen in Großbritannien herausgearbeitet. Folgende Gründe für eine solche Zusammenarbeit werden genannt:

- Nutzer haben die Erfahrung und Fertigkeiten, die diejenigen der klinischen Forscher ergänzen; sie wissen, wie es sich anfühlt, in Behandlung zu sein und unter verschiedenen Nebenwirkungen zu leiden; Nutzerinnen wissen genau, welche Forschungsfragen gestellt werden sollten und wie diese am besten zu formulieren sind (Goodare u. Lockward 1999).

- Wenn die Bedürfnisse und Sichtweisen von Nutzern in den Forschungsthemen widergespiegelt werden, ist es wahrscheinlicher, Ergebnisse zu erzielen, die die klinische Praxis verbessern helfen (Department of Health 2000).

Die Nutzerinnen, die an der Psychoedukationsstudie mitgearbeitet haben, brachten eine erweiterte Perspektive in die inhaltliche Gestaltung der Studie ein. Parameter wie Empowerment, Selbstwertgefühl und Verbündung mit dem klinischen Team wurden als die primären Ergebnisvariablen formuliert. Neben dem Vorteil, den die Einbeziehung von Nutzern in Forschungsprojekte hat, gibt es natürlich auch Kosten in Form von zusätzlichem Zeitaufwand und erhöhtem finanziellen Aufwand.

Die Autorinnen haben zehn Fragen aufgelistet, die bei der konkreten Entwicklung und Durchführung von gemeinsamen Forschungsprojekten zwischen akademischen Forschern und Nutzerinnen als Forscherinnen gestellt werden. Die Antworten dazu sind eine Mischung von Sichtweisen der Nutzer und klinischen Forscher und wurden im Rückblick auf die oben genannte, gemeinsam durchgeführte Psychoedukationsstudie zusammengestellt. Die zehn Fragen mit den entsprechenden vorgeschlagenen Antworten sind die folgenden:

Was ist der Wert der Einbeziehung von Nutzerinnen in die Forschung?

Geht es lediglich darum, mit der Einbeziehung von Nutzern die Finanzierung des Projektes zu erreichen, da dies vorgeschrieben ist, oder weil eine tiefe Überzeugung am Wert dieser Zusammenarbeit besteht? Im vorliegenden konkreten Fall war das klinische Team in Süd-London von dem positiven Einfluss einer Nutzerinnen-Perspektive auf den Inhalt der Forschung überzeugt.

Wie stark werden Nutzer in den Forschungsprozess einbezogen?

Das klinische Team wollte von seinem konzeptionellen Standpunkt aus eine partnerschaftliche Zusammenarbeit mit den Nutzerinnen, einschließlich gleichberechtigter Entscheidungen und Kontrolle, war sich aber vorher nicht bewusst, wie zeitintensiv und herausfordernd diese Zusammenarbeit werden sollte.

Welche Projekte sind passend für die Einbeziehung von Nutzerinnen?

Das vorliegende Projekt zum Thema »Psychoedukation über Medikamenteneinnahme« war für die Einbeziehung von Nutzern angemessen, da das Projekt von Patienten selbst initiiert wurde. Das klinische Forschungsteam sah in dem Projekt eine wichtige Gelegenheit, die Auswirkungen auf Patientenwissen, Krankheitseinsicht und Compliance zu erforschen.

Welcher Projektvorschlag wird den Nutzerinnen vorgelegt?

Das klinische Forschungsteam sollte am Anfang eines Projektes der Nutzergruppe nicht ein bereits vollständig ausformuliertes Exposé vorlegen. Das erkannten die Nutzerinnen sofort, als ihnen im vorliegenden Projekt bereits das fertige Exposé mit Forschungsfragen, Projektdesign und Ergebnisvariablen vorgestellt wurde. Die Nutzer erteilten dem klinischen Forschungsteam eine deutliche Absage.

Wie sieht die erste Kontaktaufnahme mit Nutzerinnen aus?

Am produktivsten sind bereits bestehende Beziehungen, die lokal entstanden sind. Weniger direkte Kontakte (z. B. durch Plakate oder Anzeigen in Zeitschriften) können aber auch nützlich sein und erreichen möglicherweise eine größere Gruppe von Nutzern. In der vorliegenden Studie gab es bereits die Empfehlung der lokalen Nutzerinnengruppe »Communicate«, die Erfahrungen von Nutzern in das Projekt einzubeziehen.

Wie werden die Rückmeldungen von Nutzerinnen berücksichtigt?

Die größte Herausforderung für klinische Forscher ist, wenn die Rückmeldungen der Nutzer zu dem Projektvorschlag negativ, emotional und leidenschaftlich ausfallen. Wenn diese Rückmeldungen der Nutzerinnen, die aus eigener, oft leidvoller Erfahrung begründet sind, einen tatsächlichen Einfluss auf die Forschung nehmen sollen, dann müssen sie auch ernstgenommen werden. Im vorliegenden Projekt gab es erhebliche Bedenken gegen die formulierten Ergebnisvariablen wie »Krankheitseinsicht« und »Compliance«, da viele Nutzer mit diesen Themen die paternalistische Haltung, Autorität und Anti-Empowerment-Einstellung in der Psychiatrie zu spüren bekommen haben. »Krankheitseinsicht haben« wurde oftmals gleichgesetzt mit »den Professionellen zustimmen« und »Compliance haben« mit »tun, was der Psychiater sagt«. Der Leiter des klinischen Forschungsteams lud daraufhin zu Gruppendiskussionen ein, die als anstrengend und nicht immer angenehm erlebt wurden. Sie dienten jedoch einem bedeutsamen Zweck: Es entwickelte sich eine beidseitig respektvolle Beziehung zwischen Professionellen und Nutzerinnen, die Professionellen nahmen die Rückmeldungen konstruktiv auf und beide Seiten arbeiteten partnerschaftlich an dem Projekt weiter.

Wird die Forschungspartnerschaft mit Nutzern formalisiert?
Eine explizite Übereinstimmung über die Zusammenarbeit zwischen beiden Seiten ist notwendig, z. B. in welcher Phase des Projektes und in welcher Intensität die Nutzerinnen mitarbeiten, wie die Bezahlung geregelt ist, in welcher Form der Beitrag der Nutzer im Bericht dokumentiert wird sowie Fragen der Schweigepflicht. Im vorliegenden Projekt wurde ein Vertrag von der Nutzerinnengruppe »Communicate« benutzt, der einige Jahre vorher ausgearbeitet worden war. Auch wenn der Vertrag keine rechtliche Grundlage hatte, wurden auf diese Weise die Interessen der Nutzer geschützt. Zusätzlich zu dem Vertrag wurde die Zusammenarbeit auf einer institutionellen Ebene formalisiert durch die Einbeziehung der Nutzerinnen als offizielle Mitglieder des klinischen Forscherteams auf Antrag des Teams beim Ethikrat des Forschungskomitees in der Institution.

Wie wird das Exposé des Forschungsprojekts gemeinsam bewertet?
Es wird empfohlen, das Forschungsexposé anhand einer Reihe von Fragen (s. u.) gemeinsam zu bewerten und es anschließend vor dem Beginn der praktischen Umsetzung zu verändern. In dem vorliegenden Projekt waren solche Fragen nicht von Anfang an offensichtlich, sie entwickelten sich erst im Verlauf, als deutlich wurde, wie die Intervention (nämlich Psychoedukation über Medikamente) durchgeführt werden sollte. Die Bedenken der Nutzer abzumildern, war weit entfernt von einer perfekten Lösung, sie war aber der bestmögliche pragmatische Kompromiss, der zu diesem Zeitpunkt gefunden werden konnte.

Mögliche Fragen sind:

- Wie ist das Projekt zustande gekommen und werden Themen, die Prioritäten von Nutzerinnen sind, behandelt?
- Was ist der Zweck der Studie und trägt sie zum Empowerment von Nutzern bei? Zum Beispiel machten die Nutzerinnen in der Studie deutlich, dass dieses Thema (einschließlich Stärke, Vertrauen, Autorität und Macht) völlig ignoriert worden war.
- Welche Ergebnisvariablen sollen gemessen werden? Und sind diese aus Sicht der Nutzer wichtig? Die Nutzerinnen in der Studie plädieren dafür, dass verstärkt in Zusammenarbeit mit anderen Nutzergruppen in Zukunft daran gearbeitet werden sollte, Methoden zu entwickeln, die wichtige Ergebnisvariable »Empowerment« messen zu können. Zusätzlich wurde den Autoren der Studie bewusst, dass die Psychoedu-

kation über Medikamenteneinnahme dem psychiatrischen Team mehr Schwierigkeiten machen könnte, da die Patienten durch mehr Wissen und mehr Empowerment evtl. weniger compliant werden und mehr Fragen zu ihren Medikamenten stellen würden. Diese Bedenken stellten sich als unbegründet heraus. Tatsächlich entwickelten sich der Umgang mit und die Kommunikation über Medikamente zwischen Team und Patienten viel leichter, da mehr Klarheit und Information über Medikamente vermittelt wurde und Mythen über Verschreibungspraktiken entkräftet wurden. Dieser Einstellungswandel im Team wurde zwar nicht formal gemessen, machte aber dem Forschungsteam klar, dass in zukünftigen Studien sowohl die Sekundärwirkung von Interventionen auf das klinische Team als auch deren direkten Auswirkungen auf die Patientinnen gemessen werden sollten.

- Ist die Intervention »nutzerfreundlich« und wurde die Art und Weise, wie die Intervention vermittelt wurde, genügend beachtet? Eine Nutzerinnen-Forscherin war besorgt, dass eher den Patienten die Schuld gegeben werden würde, dass sie sich nicht ausreichend in der Psychoedukation engagierten, falls die Intervention fehlschlagen würde, statt darauf zu achten, ob sie angemessen vermittelt worden ist. Wichtige Faktoren für den Erfolg einer Psychoedukation wären die Umgebung, wo die Intervention stattfindet, die Fähigkeit des Vermittlers, der die Intervention durchführt, und die Einstellung des Stationsteams zu den Patienten, die daran teilnehmen. Die Bedeutung solcher »nichtspezifischen« Faktoren bei allen medizinischen und psychologischen Interventionen wurde deutlich.
- Sind die Methodologie und das Design der Studie angemessen? In der Studie wurde von einer Nutzer-Forscherin darauf hingewiesen, dass unterschiedliche Teams in einer Klinik sehr unterschiedliche Einstellungen zur Psychoedukation über Medikamente haben können, was deutlichen Einfluss darauf haben kann, wie die Patienten auf die Intervention reagieren. Daraufhin wurden spezifische Matching-Methoden eingesetzt und damit die wissenschaftliche Methode der Studie verbessert.
- Wie werden die Daten analysiert und die Ergebnisse interpretiert? Die Interpretation von Daten kann erheblich variieren, sie ist nie wertfrei. Zum Beispiel werden klinische Forscher eher eine positive, »halb volle« Interpretation liefern, um die Wahrscheinlichkeit einer Publikation zu erhöhen oder Geldmittel zu erhalten, während Nutzerinnen-

Forscher eher bereit wären, eine weniger positive, »halb leere« Version zu vermitteln. Die Arbeit mit verschiedenen Interpretationen derselben Daten könnte zu neuen und spannenden Fragen führen, die am Beginn der Studie noch nicht offensichtlich waren.

Wie wird das Projekt und der Beitrag der Nutzer dokumentiert?

Wenn Nutzerinnen an der Studie beteiligt waren, sollten sie auch bei der Dokumentation dabei sein, um sicherzustellen, dass der Einfluss der Nutzer auf die Studie bei einer Publikation erwähnt wird. Ihr Beitrag soll entsprechend gewürdigt werden, z. B. durch eine Koautorenschaft. In dem vorliegenden Projekt zögerte die Consumer-Forscherin, als Koautorin zu erscheinen, da der Fokus der Studie immer noch Krankheitseinsicht und Compliance war. Da der Einfluss der Nutzerinnen auf die Studie jedoch beträchtlicher war als ursprünglich gedacht, entschied sie sich, sowohl als Koautorin bei der publizierten Studie zu erscheinen als auch einen zweiten Artikel zu veröffentlichen, in dem der Prozess der Nutzer-Einbeziehung beschrieben wird.

Wie geschieht die Veröffentlichung und Verbreitung?

Allgemein werden Forschungsergebnisse nur in peer-reviewed akademischen Zeitschriften veröffentlicht oder auf Kongressen vorgetragen. Diese erreichen nur einen relativ kleinen Kreis von Klinikern, die forschungsorientiert sind. Das Department of Health in Großbritannien und Geldgeber haben betont, dass eine viel größere Verbreitung notwendig sei. Besonders die Verbreitung unter Nutzerinnen ist wichtig, da die neue Nutzer-Orientierung des britischen Gesundheitssystems nicht nur evidenzbasierte, zufallsverteilte, kontrollierte Studien verlangt, die bestimmen, welche Interventionen in die klinische Praxis umgesetzt werden sollen, sondern es ist auch eine Forderung der Nutzerinnen selbst (Department of Health 1999). Um Ergebnisse von Forschungsstudien unter den Teilnehmern der Studien zu verbreiten, wurde von CriSP in Süd-London und vom Maudsley NHS Trust vorgeschlagen, sie darüber in einem Rundbrief zu informieren. Oder es könnten zu diesem Zweck Webseiten oder Gespräche und Diskussionen über die Forschungsergebnisse im Rahmen von Nutzer-Netzwerken und lokalen Gemeindegruppen initiiert werden.

Kritische Einschätzung von beiden Seiten

Vonseiten der professionellen Forscher werden folgende Einwände gegenüber einer partnerschaftlichen Forschung mit Nutzerinnenn eingebracht (Rose 2003):

- ein beträchtlicher zusätzlicher Zeitaufwand in allen Phasen der Studie;
- zusätzliche finanzielle Kosten für die Bezahlung der Nutzer-Forscher;
- aufwendige und manchmal anstrengende, da sehr emotionale Diskussionen in bestimmten Phasen des Projektprozesses, um sich gemeinsam über kontroverse Themen und Ziele zu einigen;
- Skepsis und fehlendes Vertrauen aufseiten vieler akademischer Forscher gegenüber der Einbeziehung von Nutzerinnen in die Forschung (z. B. Tyrer 2002).

Vonseiten der Nutzer wird vor allem auf die Status- und Machtunterschiede zwischen Professionellen und Nutzerinnen hingewiesen, ähnlich wie dies im Allgemeinen zwischen jüngeren und leitenden Teammitgliedern bei Forschungsprojekten existiert (vgl. Rose 2003 b):

- Sogar wenn ein User-Forscher über alle erforderlichen akademischen Grade verfügt, wird er nicht die gleiche berufliche Karriere wie der professionelle Forscher erreichen. Psychische Probleme können Karrieren unterbrechen. Diskriminierung und Stigma verhindern immer noch, dass Menschen mit psychischen Problemen sich um Forschungsstellen bewerben und sie bekommen können.
- Es gibt Gehalts- und Statusunterschiede, sodass auch erfahrene Nutzer-Forscher in gemeinsamen Forschungsprojekten als »junior« bzw. unterlegen betrachtet werden.
- Äußerst schwierig ist es, wenn die Nutzerinnen-Professionellen-Beziehung von einer impliziten klinischen Patient-Arzt-Beziehung überdeckt wird, so als ob einige Mitarbeiter den Nutzer-Forscher durch eine doppelte Brille betrachten, zum einen als Forscher und zum anderen als Patienten. Dieser Punkt ist wahrscheinlich der wichtigste in der Psychiatrieforschung, da das Wissen des Patienten aufgrund seiner Diagnose abgewertet werden kann.

Wie Diana Rose (2003 a, S. 1331) sagt: »Der Status der Nutzer kann zur Untergrabung und Degradierung ihrer Meinung verwendet werden, mit der Begründung, dass eine Person nicht gleichzeitig vernünftig und verrückt sein kann.« Bei aller Kritik und allem Zweifel auf beiden

Seiten kann der genuine Beitrag und die aktive Mitarbeit von Nutzerinnen in Forschungsprojekten als wesentlich und unverzichtbar gelten, da die Komplexität des subjektiven Erlebens niemals nur von einer Seite – d.h. von der professionellen – erfasst werden kann. Der besondere Beitrag der Betroffenen ist nicht nur für die klinische Forschung fruchtbar und bereichernd, sondern in vielerlei Hinsicht auch für das gesamte Gesundheitswesen vorteilhaft. Zuallererst brauchen die Nutzer eine spezifische Schulung in Forschungsfragen vonseiten der akademischen Forscher, aber auch Ermutigung zur aktiven Mitarbeit in Forschungsprojekten. Qualifizierte Nutzerinnen – so Rose (ebd.) – sollten die Möglichkeit zur beruflichen Weiterbildung erhalten und, wenn es ihr Wunsch ist, promovieren können, während Nutzer ohne berufliche Langzeitziele unterrichtet und als Moderatorinnen in Fokusgruppen oder als Interviewer tätig werden könnten. Eine umfassende Präsentation des Hintergrundes und der Prinzipien der Nutzerbeteiligung in der Psychiatrieforschung, einschließlich Beispielen und praktischen Ratschlägen von hochkarätigen internationalen Expertinnen, können dem »Handbook of Service User Involvement in Mental Health Research« (Wallcraft et al. 2009) entnommen werden.

Kann man Recovery messen?

In früheren Kapiteln sind wir bereits auf traditionelle Ergebnisvariablen von Verlaufsstudien eingegangen. Auch die Pläne zur Einführung von Remissionskriterien für Schizophrenie, die sich hauptsächlich über Symptomreduktion definieren, wurden vorgestellt. Die Idee, diese um Variablen zum sozialen Funktionieren, der Lebensqualität und Empowerment zu erweitern, wurde besprochen.

Hier geht es nun um die aktuellen Versuche zur Recovery-Messung. Recovery wird dabei in dem spezifischen Sinne des sich entwickelnden neuen Konzeptes, wie es vorgestellt wurde, verstanden. Konsequent zu den beiden Recovery-Perspektiven Ergebnis und Prozess ist dieser Unterschied auch für etwaige Messinstrumente bedeutsam. Klar ist aus dem bereits Gesagten auch, dass für die Entwicklung von Messinstrumenten in diesem Bereich eine Zusammenarbeit zwischen Forscherinnen mit und ohne eigene Erfahrung sowie die Einbeziehung von

Nutzern in möglichst viele Phasen der Forschung wichtige Voraussetzungen sind.

Grundlagen

Ruth Ralph von der Universität Maine und die »Recovery Advisory Group« (Recovery-Beratungsgruppe) – bestehend aus eminenten Forscherinnen aus dem Kreis der Nutzerinnen – unternahmen einen der ersten großangelegten Versuche zur Generierung eines Messinstrumentes. Deren Recovery-Modell, das in beratenden Gruppen entwickelt wurde, ist eine wichtige Grundlage, an der sich die Entwicklung der derzeit vorliegenden Messinstrumente orientierte.

Die Recovery-Beratungsgruppe hat sich unter der Leitung von Ruth Ralph seit 1988 in monatlichen Telefonkonferenzen mit führenden Nutzern zusammengeschlossen, in denen über persönliche Erfahrungen von Recovery diskutiert wurde. Im Jahre 1999 wurde dann ein Recovery-Konzept formuliert, das sowohl veröffentlichte und unveröffentlichte Artikel und Aufsätze von Betroffenen als auch die gesamten Erfahrungen der Beratungsgruppe widerspiegelt.

Ruth Ralph war damals die Forschungsleiterin an einer von sieben nationalen Zentren zur Evaluation von Betroffeneneinrichtungen und arbeitete z. B. mit einer Gruppe von Betroffenen an einem Artikel für den Surgeon General's Report zur psychischen Gesundheit, ein zentraler jährlicher Bericht für die Psychiatrie in den USA. Dieser und andere Artikel zum Thema »Recovery« sind in der Zeitschrift »Psychiatric Rehabilitation Skills« veröffentlicht.

Zur Recovery-Beratungsgruppe gehören außerdem: Jean Risman, Kathryn Kidder M. A., Jean Campbell Ph. D., Sylvia Caras Ph. D., Jeanne Dumont Ph. D., Dan Fisher M. D., Ph. D., J. Rock Johnson J. D., Carrie Kaufmann Ph. D., Ed Knight Ph. D., Ann Loder, Darby Penny, Wilma Townsend, Laura Van Tosh.

Das Konzept soll sowohl Forschungszwecken dienen als auch Betroffenen, Klinikerinnen, Kostenträgern und Gesundheitspolitikern nahegebracht werden, die auf der Suche nach Definitionen und Studien sind, in denen über Recovery informiert wird. Außerdem soll das Konzept auch Eingang finden in die Behandlungskonzepte von herkömmlichen psychiatrischen Einrichtungen, die bisher noch nicht recovery-orientiert arbeiten.

Grundlage für die Entwicklung war die Situation Ende der 90er-Jahre, als in und um die Psychiatrie ein zunehmend starkes Interesse an Recovery sowohl in den USA als auch international bestand. Menschen, die psychiatrische Dienste in Anspruch nahmen, entdeckten ein Konzept, das ihnen die Hoffnung vermittelte, ein gewisses Maß normalen Lebens wieder erreichen zu können.
Recovery erfordert einen Paradigmenwechsel im Denken der Forscherinnen, Administratoren, Programm-Managerinnen, Kliniker sowie der Betroffenen und ihrer Familien in psychiatrischen Einrichtungen. Menschen mit einer psychiatrischen Erkrankung können nicht dauerhaft als Behinderte betrachtet werden. Sie sind zuallererst als Menschen zu sehen, die vorwärts gehen und bessere Zeiten in ihrem Leben haben können.
Gleichzeitig war von Anfang an auch klar, dass Recovery nicht notwendigerweise »Heilung« bedeutet. Es ist ein Weg, um das Beste aus seinem Leben zu machen. Viele Betroffene drücken aus, dass das Ziel einer Rückkehr zum vorherigen Zustand nicht umfassend ihre Reise durch die psychische Krankheit oder das Ergebnis dieser Reise beschreibt. Betroffene, deren Lebensfluss durch die Krankheit unterbrochen wurde, spüren, dass sie über den Punkt hinausgegangen sind, an dem die Krankheit begonnen hat. Recovery zielt also weniger auf die Wiederherstellung eines füheren Zustands als vielmehr auf eine Veränderung, eine Transformation, ein Wachstum, ein Integrieren und einen persönlichen Lernprozess.
Phasen von Recovery: Ein erstes Ergebnis der Untersuchung ist die Erkenntnis, dass Genesungswege nicht linear sind. In den Gruppendiskussionen innerhalb der Beratungsgruppe wurden Phasen diskutiert, durch die einzelne Personen auf dem Weg zum Wohlbefinden gehen. Diese Phasen werden wie folgt benannt:

- Angst,
- Bewusstwerden,
- Erkenntnis,
- Aktionsplan,
- Entschlossenheit, dass es einem gutgeht und
- Wohlbefinden/Recovery.

Nicht alle Phasen werden von jeder einzelnen Person durchlaufen. Auch muss man nicht eine Phase abgeschlossen haben, bevor man in die nächste geht. Manche Personen können eine oder mehrere Phasen intensiver erleben als andere. Es gibt Vorwärts- und Rückwärtsbewegungen zwischen den verschiedenen Phasen während des persönlichen Wachstumsprozesses. Diese Phasen spiegeln die Bewegung zur Recovery und Heilung wider, wie sie in der Literatur sowie aus den Gruppendiskussionen und eigenen Erfahrungen der Forschergruppe beschrieben werden.

Innere und äußere Einflussfaktoren: Das Konzept entwickelte sich weiter mit der Idee, dass Recovery sowohl von inneren als auch von äußeren Faktoren beeinflusst wird. Dabei geht es einerseits darum, was innerhalb einer Person geschieht, und andererseits um die Interaktion mit anderen Menschen. Die inneren Faktoren beinhalten kognitive, emotionale, spirituelle und körperliche Bereiche. Die äußeren Faktoren umfassen die Aktionen und Reaktionen auf äußere Einflüsse sowie die Begegnungen und Auseinandersetzungen mit anderen Menschen und Situationen. Sie beinhalten die Bereiche Aktivität, Selbstversorgung, soziale Beziehungen und soziale Unterstützung.

Zu den äußeren Einflussfaktoren auf Recovery gehören viele, über die die einzelne Person keine Kontrolle hat, die sich aber positiv oder negativ auf den Recovery-Prozess auswirken können. Diese können die Gesundheitspolitik sein oder Entscheidungen und Aktionen des psychiatrischen Gesundheitssystems und Personen, die über Finanzierung und Durchführung von Versorgungsleistungen entscheiden. Des Weiteren sind es soziale Faktoren wie finanzielle Hilfen, Unterstützung bezüglich der Wohnungssituation und Arbeit sowie natürliche Unterstützung durch Familie, Freunde, Gemeinde, religiöse Organisationen und Gleichgesinnte – sowohl organisiert als auch informell. Alle diese Faktoren haben einen Einfluss auf den Recovery- und Veränderungsprozess der Personen, die von einer psychischen Krankheit betroffen sind.

Die förderlichen äußeren Einflüsse lassen sich auch wie folgt zusammenstellen:

- Zusammenarbeit, Respekt, Vertrauen;
- Klinikerinnen, die die Zusammenarbeit bei der Behandlung unterstützen und Vertrauen herstellen durch Zuhören; Ehrlichkeit des Klinikers bei der Vermittlung darüber, welche Hilfe zur Verfügung steht und was notwendig ist;
- Wahl alternativer Behandlungsmethoden, Würdigung von Heilungsvorstellungen aus anderen Kulturkreisen, Information über Behandlungsmöglichkeiten, Medikamente und Wahlfreiheit;

- finanzielle Unterstützung, Hilfe bei der Wohnsituation einschließlich Zusammenführung der Familie, Hilfe bei Jobfindung und Ausbildung, finanzielle Hilfe für die selbstgewählten Behandlungsformen;
- natürliche Unterstützung durch Familie, Freunde, emotionale und spirituelle Unterstützung;
- Hilfe durch und Zusammenarbeit mit Gleichgesinnten, emotionale und materielle Unterstützung, Interessenvertretung.

Hinderliche äußere Einflüsse bestehen in:

- Diskriminierung, Vorurteile;
- Zwangsbehandlung, Drohungen, physische und chemische Einschränkungen durch die Behandlung;
- fehlende Information und Erklärung über die Wirksamkeit von Behandlung und Medikamenten und deren mögliche unerwünschte Wirkungen und Risiken;
- Stigmatisierung aufgrund der Diagnose, Demonstrieren von Machtunterschieden; Missbrauch durch das psychiatrische System und Mitarbeiter;
- Armut, Obdachlosigkeit, Notunterkünfte, Arbeitslosigkeit, kulturelle und ethnische Diskriminierung;
- fehlende oder eingeschränkte Krankenversicherung, eingeschränkter Zugang zu Behandlungseinrichtungen bzw. Behandelnden, fehlende Mittel, für die Behandlung zu bezahlen;
- mangelnde Unterstützung von und fehlendes Verständnis für Unterschiede unter Gleichgesinnten, Wettbewerb statt Zusammenarbeit;
- fehlendes Verständnis von Familie und Freunden, fehlende Ressourcen, Missbrauch, Überfürsorglichkeit, Zwang, sich selbst die Schuld zuzuschreiben, Verleugnung.

Die folgenden Tabellen illustrieren die inneren und äußeren Bereiche hinsichtlich der sechs Phasen. (Quelle: Ralph RO, The Recovery Advisory Group [June 1999] Recovery advisory group recovery model, a work in progress. Presentation at the National Mental Health Statistics Conference, Washington. Internet: www.mhsip.org/recovery, Stand 13.5.2005. Die Tabellen sind eine Übersetzung der Autorinnen.)

TABELLE 1 **Recovery-Modell: Innere Faktoren** (Ralph 1999)

Angst	Bewusstwerden	Erkenntnis	Aktionsplan	Entschlossenheit	Recovery/Wohlbefinden/Empowerment
Verzweiflung, Sorge, als psychisch krank etikettiert zu werden	Bewusstsein darüber, dass sich die Dinge ändern können	Verstehen, wie Veränderung möglich ist	Ich muss etwas tun, um etwas zu verbessern	Entschiedenes Engagement, dass es mir besser geht; ich werde genesen.	Ich kann ein Gefühl des Wohlbebefindens haben; ich bin befähigt, mir selbst und anderen zu helfen
Kognitiv Negative Gedanken	Wissen um die Verzweiflung und deren Ursachen	Erkennen, dass es etwas Besseres gibt	Suche danach, was etwas bewirkt/intellektuelles Erforschen	Erkenntnis, eigene Entscheidungen treffen zu können/Selbstwirksamkeit, Selbstbestimmung, Selbstwert	Positiver Selbstbezug, wirksamer Einsatz der intellektuellen Kraft
Emotional Hoffnungslosigkeit	Bewusstwerden, dass Veränderung stattfinden kann	Positive Unterhaltung mit sich selbst: »Ich kann es«, »Ich werde es versuchen.«	Lernen, mit schwierigen Gefühlen umzugehen	Ich bin hoffnungsvoll, die Zukunft sieht positiv aus	Akzeptieren von emotionalen Höhen und Tiefen und sich nicht von ihnen behindern lassen
Spirituell Sinnlosigkeit, Bedeutungslosigkeit	Realisieren, dass Schmerz des Stillstands größer ist als Schmerz der Veränderung	Suche nach Hilfe von einer »höheren Macht«	Spirituelle Befriedigung finden	Mein Leben hat einen Sinn und Wert	Mitgefühl für sich selbst und andere, Gefühl der Verbundenheit mit anderen
Körperlich Schmerz, Dysfunktion	Bewusstwerden, dass Veränderung körperlichen und emotionalen Einsatz erfordert	Erkennen, dass man mit körperlicher Aktivität beginnen kann	Lerngrundlage für körperliche Schmerzen	Ich setze mich dafür ein, meinen Körper zu respektieren und auf ihn zu achten	Sich für das eigene körperliche Wohlbefinden einsetzen

Weitere Veröffentlichungen von Ruth O. Ralph und Mitarbeitern

Ralph RO, Kidder K, Phillips D (1999) Can we measure Recovery? Internet: www.ccamhr.ca/resources/A_Compendium_of_Recovery_Measures1.pdf (Stand 24.8.2006).

Ralph RO (2002) The dynamics of disclosure: its impact on recovery and rehabilitation. Psychiatric Rehabilitation Journal 26 (2): 165–172.

Ralph RO, Kidder K (2000) What is recovery? A compendium of recovery and reco-very related instruments. Cambridge, MA. Human Services Research Institute.

Ralph RO (2000) Review of recovery literature: A synthesis of a

Recovery-Modell: Äußere Faktoren (Ralph 1999)

Angst	Bewusstwerden	Erkenntnis	Aktionsplan	Entschlossenheit	Recovery/Wohlbefinden/ Empowerment
Aktivität, eingeschränkt, übermäßig oder unterbrochen; Verlust von Kompetenz	Zuhören, beobachten und lernen	Sinnvolle Bewegung, experimentieren, kleine Schritte	Suche nach sinnvollen Aktivitäten, sozialen Aktionen etc.	Erhöhen der eigenen Kompetenz, Bewegung in Richtung Tätigkeit, positiver Verhaltensänderung	Bezahlte sinnvolle Tätigkeiten, ehrenamtliche Hobbys
Selbstfürsorge Mangelnde körperliche, emotionale und spirituelle Selbstfürsorge	Bedürfnis nach Selbstfürsorge wird ausgedrückt, Unterstützung danach wird erfragt	Beginn, sich um sich selbst zu kümmern in einem oder zwei Bereichen	Möglichkeiten lernen, besser für sich selbst zu sorgen	Auf Ernährung sowie medizinische und psychische Gesundheitsvorsorge achten	Einbettung im Alltag; sicherstellen, dass körperliche, emotionale und spirituelle Bedürfnisse abgedeckt sind
Soziale Beziehungen Soziale Isolation, Entfremdung	Ermutigung von anderen annehmen	Soziale Interaktionen mit anderen wollen	Suche nach bedeutungsvollen Begegnungen mit Menschen, die Verständnis haben	Bedeutungsvolle Kontakte aufbauen, mit Freunden, Familie Mitarbeitern	Austausch mit anderen aufgrund eigener Entscheidung; sich für Dinge einsetzen, die einem wichtig sind
Soziale Unterstützung Obdachlosigkeit, Armut, Entbehrung, Not	Lernen, dass es Wege aus der Obdachlosigkeit, Armut und Not gibt	Erkennen, wie mir soziale Unterstützung helfen kann	Um die Hilfe bitten, die ich möchte	Sichere Lebensverhältnisse – Wohnen und finanzielle Unterstützung	Stabilität im Bereich Wohnen und Finanzen. Fähigkeit, den Lebensstandard aufrechtzuerhalten

sample of recovery literature. Alexandria, VA: National Technical Assistance Center.

Ralph RO, Risman J, Kidder K, Campbell J, Caras S, Dumont J, Fisher D, Rock Johnson J, Kaufmann C, Knight E, Loder A, Penny D, Townsend W, Van Tosh L (1999) Recovery advisory group recovery model, a work in progress. Washington DC, Presentation at the National Mental Health Statistics Conference June 1999.

Beispiele publizierter Instrumente

Die Recovery Assessment Scale (RAS)

Aus einer Analyse von Recovery-Geschichten im Rahmen eines Aktionsforschungsprojektes unter Einbeziehung von Betroffenen auf verschiedenen Ebenen entstand ein 41-teiliger Fragebogen, die Recovery Assessment Scale (RAS; Giffort et al. 1995). Dieser Fragebogen hat sich als psychometrisch stabil im Hinblick auf Reliabilität und Validität erwiesen (Corrigan et al. 1999).

Die Analyse eines großen Datensatzes von fast zweitausend ausgefüllten RAS-Fragebögen ergab Ähnlichkeiten zu früher in der Literatur gefundenen Dimensionen (Ralph 2000). Fünf Faktoren konnten unterschieden werden:

- persönliche Zuversicht und Hoffnung;
- Bereitschaft, Hilfe zu suchen;
- Ziel- und Erfolgsorientierung;
- sich auf andere verlassen können;
- nicht von den Symptomen beherrscht werden.

Es stellte sich in den Analysen heraus, dass sich die Faktoren zwar voneinander unterschieden, aber auf komplexe Weise miteinander verbunden sind. Hoffnung spielt eine zentrale Rolle für alle anderen Dimensionen. Je mehr man von Symptomen beherrscht wird, desto schwieriger kann Recovery werden, auch wenn dieser Zusammenhang weniger klar ist als der zwischen Recovery, Selbstwert und Empowerment.
Was noch fehlt, sind weitere Analysen dazu, wie sich die so gemessene Recovery zu anderen Konstrukten wie Lebensqualität verhält und vor allem, ob und wie sich diese Einschätzungen über die Zeit verändern.

Das Recovery Process Inventory (RPI)

Dieses Instrument mit 22 Fragen hat sich in seiner Entwicklung ebenfalls einerseits an den Grundlagen in der Literatur orientiert, andererseits in Diskussionen und Fokusgruppen mit Nutzerinnen von Einrichtungen und professionellen Helfern entwickelt (Jerrell et al. 2006). Erklärtes Ziel dieser Gruppe war, nicht nur zu messen, ob sich jemand »in Recovery« fühlt, sondern auch zu erfassen, in welchem Ausmaß die Einrichtung dazu beiträgt, einen Prozess von Recovery zu fördern und zu unterstützen.
Die sechs Faktoren, die in ersten Analysen gefunden wurden, entsprechen dem Bild, das sich in den bisherigen Untersuchungen ergab: Angst und Hoffnungslosigkeit, Verbindung zu anderen Menschen, Zuversicht, Gegenseitigkeit der Beziehungen, sichere und gute Wohnsituation, Hoffnung und Selbstfürsorge. Wie in anderen Untersuchungen gibt es keine klaren Zusammenhänge zwischen soziodemografischen und diagnostischen Faktoren und Recovery.

Der Recovery Attitudes Questionnaire (RAQ)

Der RAQ-Fragebogen wurde in einer gemeinsamen Anstrengung von Studentinnen und von Forschern mit und ohne eigene Erfahrung von Recovery entwickelt (Borkin et al. 2000). Der Fragebogen dient zur Messung der Haltung, die die Befragten bezüglich der Annahme haben, dass Recovery von schweren psychiatrischen Erkrankungen möglich ist.

Im Rahmen der Validierungsstudien und Untersuchungen verschiedener Personengruppen stellte sich heraus, dass der Fragebogen psychometrisch solide ist. Die ersten Ergebnisse überraschten in interessanter Weise. Professionelle Helferinnen und Betroffene sind am klarsten von Recovery überzeugt, Studenten am wenigsten. Professionelle Helferinnen sehen die Möglichkeiten zu Recovery klar im Zusammenhang mit ihren professionellen Anstrengungen und Interventionen und können sich kaum vorstellen, dass Recovery ohne professionelle Hilfe erfolgen kann. Angehörige indessen sind die Gruppe, die am meisten daran glaubt, dass Recovery ohne professionelle Unterstützung möglich ist. Die Teile, die mit Vertrauen und Glauben zu tun hatten, zeigten, dass es hier kulturelle Unterschiede gibt. Afroamerikanische Befragte hielten Glauben und Gottvertrauen für wichtiger als andere Personen.

Der Fragebogen in der 21-Fragen-Version und der mit nur sieben Fragen kann von zwei der Autorinnen – Mitarbeiterinnen der Universität Cincinnati – bezogen werden (borkinjr@email.uc.edu; steffejj@email.uc.edu).

Die wissenschaftliche Forschung zur Recovery ist enorm aktiv. Durch das Internet sind auch neueste Entwicklungen zugänglich, und über www.power2u.org kann man sich jederzeit über den aktuellsten Stand informieren.

Das Stages of Recovery Instrument (STORI)

Die australischen Forscherinnen Retta Andresen, Peter Caputi und Laindsay Oades entwickelten das Stages of Recovery Instrument (STORI) zur Untersuchung des Recovery-Prozesses in seinen verschiedenen Phasen. Veröffentlicht wurde es im Jahre 2006. Dieselben Autoren hatten in einer früheren Studie bereits ein vorläufiges Fünf-Phasen-Modell entwickelt (Andresen et al. 2003) und damit ein Recovery-Modell geschaffen, das auf den persönlichen Erfahrungsberichten von Nutzern beruht. Sie fanden vier zentrale Recovery-Teilprozesse: (1) Hoffnung finden und aufrechterhalten; (2) die Wiederherstellung einer positiven Identität; (3) einen Sinn im Leben finden und (4) Verantwortung für das eigene Leben übernehmen.

Diese Daten wie auch die zusammengeführten Erkenntnisse mehrerer qualitativer Studien gehen von fünf Recovery-Phasen aus:

1. Moratorium: Eine Zeit des Rückzugs, die von einem tiefen Gefühl des Verlustes und der Hoffnungslosigkeit gekennzeichnet ist;
2. Aufmerksamkeit: das Erkennen, dass nicht alles verloren ist und dass ein erfüllendes Leben möglich ist;
3. Vorbereitung: Bestandsaufnahme von Stärken und Schwächen bezüglich Recovery und Beginn der Arbeit an der Entwicklung von Recovery-Fertigkeiten;
4. Wiederaufbau: Aktives Arbeiten an einer positiven Identität, Setzen bedeutsamer Ziele und Übernahme der Kontrolle über das eigene Leben;
5. Wachstum: Ein erfülltes und sinnreiches Leben, gekennzeichnet durch den eigenverantwortlichen Umgang mit der Krankheit, Resilienz und ein positives Selbstbild (Andresen et al. 2006).

Bei diesem aus vier Teilprozessen und fünf Phasen bestehenden Modell – »ein Modell der persönlichen Erfahrung von Recovery« – folgen die Phasen nacheinander, wobei »Wachstum« das Ergebnis des Recovery-Prozesses ist und die Teilprozesse den jeweiligen psychischen Zustand repräsentieren, während jemand einen Recovery-Prozess durchläuft. Bezüglich des zeitlichen Rahmens und der Mittel, mit denen die Person sich in diesem Prozess bewegt, wird das Modell flexibel gehalten. Das bedeutet, dass »Jeder Mensch seine eigene Quelle der Hoffnung und Wege zur Sinnfindung entdeckt und eine positive Identität entwickeln kann« (ebd.).

Die Autoren verweisen auf Nutzerberichte über das komplexe und nicht lineare Wesen von Recovery, wobei ein Rückfall sogar auf der höchsten Stufe von Recovery möglich ist. Keinesfalls jedoch bedeuten Rückfälle und Verzögerungen, dass jemand auf eine frühere Stufe zurückgefallen ist; ganz im Gegenteil können sie mögliche Quellen von Resilienz sein.

Den Autorinnen zufolge könnte das Recovery-Phasenmodell nach seiner Validierung zur Forschung zu Recovery wie auch für die Ausbildung von professionellen Helferinnen, Nutzerinnen und Pflegepersonen verwendet werden.

Um das Modell zu testen, suchten die Autoren nach bereits existierenden, auf der qualitativen Arbeit mit Nutzern basierenden Messinstrumenten zu Recovery, die in Zeitschriften mit Peer-Review veröffentlicht worden waren und aus für quantitative Analysen geeigneten Selbstbeurteilungsverfahren bestanden. Diese Kriterien erfüllten zwei Messinstrumente: die Recovery Assessment Scale (RAS; CORRIGAN et al. 1999) und das Mental Health Recovery Measure (MHRM; YOUNG u. ENSING 1999). Zunächst wurde geprüft, ob diese beiden Instrumente sich für die Prüfung des Recovery-Phasenmodells eignen. Dazu wurde eine schriftliche Befragung mit 94 Freiwilligen des Neuroscience Institute of Schizophrenia and Allied Disorders (NISAD) durchgeführt. Dieses Institut führt zu Forschungszwecken eine Datenbank, in der Menschen mit Schizophrenie-Diagnose gespeichert sind, die gerne an Forschungsprojekten teilnehmen würden. Daten zu STORI sowie zu psychischer Gesundheit und Wohlbefinden, Hoffnung, Resilienz und Recovery wurden erhoben.

Jeder der fünf STORI-Phasen wurde zehn Themen zugeordnet und jedem Thema zehn Items, was eine 50-Item-Messung mit fünf Subskalen ergab. So findet man für Phase 1 »Moratorium« beispielsweise Items wie »keine Hoffnung auf Recovery«, für Phase 3 »Vorbereitung« Items wie »Selbstvertrauen aufbauen«, für Phase 5 »Wachstum« Items wie »Optimismus für die Zukunft«.

Positive Korrelationen zwischen einer STORI-Phase und anderen Recovery-Messverfahren sprechen für die Validität von STORI. Subskalen waren intern konsistent und Korrelationen zwischen den Subskalen zeigten hohe Konstruktvalidität. Weitere Arbeiten zu STORI zielen darauf ab, das Modell zur Beschreibung der Komplexität von Recovery-Erfahrungen zu verwenden und es auch prospektiven Studiendesigns und Kombinationen mit herkömmlichen Messmethoden zur Verfügung zu stellen, ohne dass es seine Individualität verliert. Wir stimmen der Schlussfolgerung der Autoren zu, dass »die Resultate das STORI zur Messung der Recovery-Erfahrung von Patienten empirisch vorläufig stützen (...) Das Modell hat sich für die klinische Ausbildung bereits als wertvoll erwiesen und könnte auch gut als

Heuristik für die klinische Arbeit und als Rahmen für die Forschung dienen. Eine einfache, relativ kurze Maßnahme zur Erfassung dieses komplexen Konstruktes wäre von unschätzbarem Wert« (ANDRESEN et al. 2006, S. 979). Natürlich ist es mit der Entwicklung neuer Instrumente nicht getan. Damit Recovery Ziel und Orientierung sein kann, muss sich die wissenschaftliche Forschung in der Psychiatrie hinsichtlich ihrer Schwerpunkte und Methoden öffnen und verändern. Bemerkenswert im Hinblick auf Messverfahren ist die Entwicklung von Instrumenten zur Messung des Fortschrittes von Hilfeeinrichtungen in ihrer Umstellung auf Recovery-Orientierung (siehe auch das Kapitel »Recovery – Bedeutung für die klinische Verantwortung«). Weitere Informationen zu diesem Thema und zu vielen anderen bieten die Bibliografien zu recoveryorientierten Instrumenten auf der Website www.power2u.org.

Recovery als Prozess – internationale Forschungsergebnisse

Wendepunkte – mit Widersprüchen leben

Alain TOPOR aus Stockholm hat im Jahre 2001 als einer der ersten eine umfangreiche und sehr differenzierte Dissertation zu dem komplexen Thema »Recovery« vorgelegt und diese veröffentlicht. Sein Anliegen war es, diejenigen Faktoren empirisch zusammenzutragen, die die Menschen selbst in ihrem eigenen Recovery-Prozess als hilfreich und wertvoll erlebt haben. Im ersten Teil der Arbeit gibt er einen fundierten Überblick über die bisherigen Forschungsergebnisse zu Recovery-Prozessen von schwerer psychiatrischer Erkrankung und diskutiert eingehend das Problem der Chronizität. In der Verlaufsforschung unterscheidet er zwischen »totaler Recovery« und »sozialer Recovery«. Der Autor arbeitet heraus, dass der Anteil von Personen mit Recovery-Erfahrung in der klassischen Verlaufsforschung mit – eher unerwarteten – Faktoren zusammenhängt, wie z. B. schwankenden nationalen und lokalen Arbeitslosigkeitszahlen, Definition von Diagnosen und Zugang zu psychiatrischen Einrichtungen. In den letzten Jahrzehnten scheint die Einführung von verschiedenen Behandlungsinterventionen zwar einen positiven Ef-

fekt auf die Rückfallfrequenz, jedoch keine sichtbaren Auswirkungen auf die Recovery-Rate auszuüben (s. S. 177).
Im zweiten, empirischen Teil legte Topor die Ergebnisse seiner umfangreichen qualitativen Interviews mit 16 Personen vor, die aufgrund ihrer langjährigen schweren psychiatrischen Erkrankungen in Behandlung waren. Sie wurden diagnostiziert mit Schizophrenie, affektiven Psychosen, schizoider Störung und Persönlichkeitsstörungen. Die meisten von ihnen hatten die Diagnose »Schizophrenie«. Die Interviewteilnehmerinnen waren zum Zeitpunkt der Studie zwei Jahre und länger nicht mehr in einer stationären Behandlung und bezeichneten sich selbst als ›recovered‹ oder befanden sich laut eigener Aussage im Recovery-Prozess. Die Studie wurde im Rahmen der Nordic Recovery Research Gruppe durchgeführt, der Autor führte sieben der Interviews selbst durch.
Topor und sein Forschungsteam werteten die Interviews mit der qualitativen Methode der »Grounded Theory« von Glaser und Strauss aus. Im Zentrum der Studie standen die unterschiedliche Bedeutung und das subjektive Erleben der Symptome, die Bedeutung von sozialen Beziehungen für die Stabilität und die positive Entwicklung der einzelnen Personen. Die materiellen Bedingungen als Grundlage für die Teilhabe am Leben in der Gemeinschaft sowie die zugrunde liegenden subjektiven Krankheitstheorien bzw. Erklärungskonzepte der Befragten für ihren persönlichen Recovery-Lebensweg wurden ebenfalls aufmerksam untersucht.
In den Aussagen der Interviewpartner wurde deutlich, dass sie während der gesamten Zeit ihrer Erkrankung immer darum gekämpft hatten, mit ihren Symptomen und den Faktoren, die diese verursachen, klarzukommen. Was der Umwelt oftmals als Zeichen der Erkrankung erschien, waren eher die erfolglosen Versuche der Betroffenen, mit ihren existenziellen Problemen umzugehen. Ein wichtiger Recovery-Faktor war das Eintreten in und das Aufrechterhalten von sozialen Beziehungen mit anderen Menschen. Sowohl professionelle Helferinnen aus unterschiedlichen Fachgebieten als auch Familienmitglieder und andere Laienpersonen konnten wesentlich zur Recovery beitragen, insbesondere dadurch, dass sie Kontinuität verkörperten angesichts der verschiedenen Facetten im Leben einer betroffenen Person. Sie traten in Kontakt mit der Person in ihrer vollen Komplexität, sie reduzierten sie nicht auf ihre Diagnose und Patientenrolle. Auch verleugneten diese Bezugspersonen nicht die Tatsache des Leidens der Betroffenen. Als

weiteren wichtigen Faktor für die Recovery-Arbeit wurden die materiellen Bedingungen herausgearbeitet, die darauf Einfluss nahmen, ob eine Person ihre Identität als vollwertiges Mitglied der Gemeinschaft wiedererlangte.

Subjektive Erklärungsmodelle

In zahlreichen Fällen hatte der Autor den Eindruck, dass die Gesprächspartner im Interview selbst zum ersten Mal verschiedene Zusammenhänge zwischen ihrer Erkrankung und verschiedenen Lebensereignissen verstanden hatten. Es kam ihm so vor, als ob er und sein Team die ersten Personen waren, mit denen die Teilnehmerinnen der Studie über ihre Erfahrungen sprachen. Einige der Kommentare zeigten, dass der Autor und sein Team tatsächlich die Ersten waren.

Die Befragten gaben in den Interviews unterschiedliche Erklärungen, mit denen sie ihre eigenen Recovery-Erfahrungen verstanden und einordneten. Diesen Bedeutungszuweisungen lagen bestimmte subjektive Erklärungsmodelle zugrunde, die Alain Topor auf einer Metaebene als psychotherapeutische, medizinische, spirituelle und interaktionale Modelle kategorisierte. Oftmals traten die Modelle nicht einzeln in reiner Form, sondern in kombinierter Weise auf.

Das psychotherapeutische Modell: Personen, die eine psychotherapeutische Behandlung in Anspruch nahmen, lieferten die klarsten Bedeutungszusammenhänge, die mit ihrer Lebensgeschichte und ihrer Kindheit in Verbindung standen. Oftmals hatten negative Kindheitserlebnisse zu zunehmenden Problemen in der Adoleszenz und schließlich zum Zusammenbruch geführt. Für diese Gruppe stand ihre Recovery in enger Verbindung mit der Psychotherapie, die oft mehrere Jahre dauerte. Betroffene ohne eine psychotherapeutische Behandlung interpretierten ihre Erfahrungen ähnlich, sie benutzten in kreativer Weise die Bausteine für sinnvolle Bedeutungen und Erklärungen, die in ihrer Kultur vorhanden sind. Zwar wird psychodynamisches Denken von bestimmten psychiatrischen Interessengruppen in Schweden als ineffektiv und ohne Erklärungswert betrachtet, ist aber in der schwedischen Kultur außerhalb der Psychiatrie fest verankert.

Das medizinische Modell: Alle Studienteilnehmer wurden mit verschiedenen Neuroleptika behandelt, denen sie großteils skeptisch gegenüberstanden. Einerseits benutzte keine der Befragten das medizinische

Modell zur Klärung der Ursachen ihrer Probleme, andererseits erlebten viele die Medikamente als wichtigen Faktor für ihre Recovery. Keiner bezog sich ausschließlich auf das medizinische Modell; und wenn doch, dann nur in Verbindung mit einem oder mehreren anderen Modellen. In der schwedischen Allgemeinbevölkerung und in der Psychiatrie werden medizinische Erklärungsmodelle voll anerkannt.

Das spirituelle Modell: Viele der Lebensgeschichten bezogen sich auf spirituelle Erlebnisse als eine Quelle von Bedeutung und Sinn, sie betrachteten sie seltener als Ursache ihrer Erkrankung. Spirituelle Erlebnisse stellten für einige der Interviewten ein wichtiges Element ihrer Recovery-Prozesse dar. Es scheint so, dass spirituelle Erfahrungen und die Zugehörigkeit zu religiösen Gruppen dabei helfen konnten, das eigene Leben zu bewältigen und einen Weg zur Gemeinschaft aufzuzeigen, der außerhalb der psychiatrischen Welt liegt.

In der schwedischen Psychiatrie wird das spirituelle Erklärungsmodell abgelehnt, es wird als die Spitze des Eisbergs von zugrunde liegenden Symptomen angesehen. Jemand, der spirituelle Bedeutungszusammenhänge herstellt, kann in den Augen der Psychiatrie nicht von der Erkrankung genesen sein. Allerdings haben spirituelle Erklärungsmodelle in der schwedischen Kultur eine starke Position in Institutionen außerhalb der psychiatrischen Domäne, etwa in religiösen Glaubensgemeinschaften.

Das interaktionale Modell: Das interaktionale Modell ist verankert im alltäglichen Denken. Alle Lebensgeschichten der Studienteilnehmer enthielten Beschreibungen von Interaktionen mit anderen Menschen, die – zumindest teilweise – den Ausbruch der Erkrankung auslösten, und von Interaktionen, die auf ihre Krankheitsdauer und ihren Recovery-Prozesses auf vielfältige Weise Einfluss nahmen. In vielen Geschichten waren es die alltäglichen und direkten Interaktionen mit anderen Menschen, die wichtig waren. Den Betroffenen bedeutete es etwas, mit »gewöhnlichen Menschen« Zeit zu verbringen. Dazu zählten auch Mitglieder im psychiatrischen Team, die einen vergleichsweise niedrigen Status in der Hierarchie der Professionellen innehatten. Sowohl von den Psychiatrie-Erfahrenen wie von den psychiatrisch Tätigen werden interaktionale Erklärungsmodelle allgemein als Laienauffassungen und Anekdoten mit geringem wissenschaftlichem Aussagewert betrachtet.

Ein Beispiel aus den Interviews illustriert die Kombination der vier Modelle: Ein Mann erzählte, dass er in seiner Kindheit traumatische

Erlebnisse hatte (psychotherapeutisches Modell), aber seine erste psychotische Krise verbindet er mit Spannungen in seiner Ehe und mit Überarbeitung in seinem Job (interaktionales Modell). Wenn er Erklärungen für seine Recovery abgibt, erwähnt er enge Kontakte zu einem Familienmitglied und zu einem Arzt, mit dem er eine gute Beziehung hat (interaktionales Modell). Er erwähnt seinen Glauben (spirituelles Modell) und dass ihm endlich »die richtige Medizin« verschrieben wurde (medizinisches Modell).

Aussteigen aus der alten Rolle – »role exits«

Die untersuchten Recovery-Geschichten machen deutlich, dass sich die Befragten in einem tiefgreifenden inneren Prozess der Veränderung befanden. Alain Topor stellt eine Verbindung her zwischen dem grundlegenden Veränderungsprozess der von ihm Untersuchten und dem Konzept von »role exits«, das die Forscherin Fuchs-Ebaugh (1988) entwickelt hat. Sie untersuchte diejenigen Prozesse, die Menschen durchlaufen, wenn sie die Identität ihrer alten Rolle verlassen und eine Identität in einer neuen Rolle aufbauen. Die Forscherin hat zu diesem Zweck verschiedene Gruppen untersucht, so etwa Nonnen, die das Kloster verlassen, Transsexuelle, die sich einer Geschlechtsumwandlung unterziehen, Personen mit Alkoholsucht, die sich den Anonymen Alkoholikern anschließen, Ärzte, Polizisten oder Seeleute, die mehr oder weniger freiwillig ihren Beruf aufgeben. Psychiatrisch erkrankte Personen hat sie allerdings nicht untersucht.

Topor erkennt Parallelen zwischen den Prozessen, die diese Personengruppen durchlaufen, und denen seiner Untersuchungsgruppe. Im Allgemeinen durchläuft eine Person verschiedene Phasen: von der Original-Identität der Person über eine Phase des Verlassens der alten Identität mit noch spürbaren Zeichen der Rolle als Ex-Patient, Ex-Nonne, Ex-Polizist etc. bis hin zur neuen Identität durch Identifikation mit der neuen Rolle. Der Einzelne geht dabei bestimmte Schritte in Richtung der neuen Rolle als »Ex« (Topor 2001, S. 172 f.):

Wachsende Unsicherheit: Im ersten Schritt wird die gegenwärtige Rolle infrage gestellt. Die Person zeigt unbewusst Verhaltensweisen, die die Bereitschaft zur Veränderung anzeigen. Die weitere Entwicklung hängt weitgehend von der Umgebung ab, wie sie auf diese ersten Veränderungen reagiert.

Suche nach Alternativen: Ist die Reaktion positiv, fühlt sich die Person ermutigt zu glauben, dass sie die freie Wahl hat. Sie zeigt auf der bewussten Ebene ein verändertes Verhaltensrepertoire und sieht sich nach Menschen oder Bezugsgruppen um, die die erwünschte Veränderung verstärken.

Der Wendepunkt: Entweder allmählich oder plötzlich tritt ein bestimmtes Ereignis ein, das sich als Wendepunkt herausstellt. Ein Wendepunkt geschieht dann, wenn die neue Rolle offen und sichtbar gemacht wird und sich das eigene Gefühl für kognitive Dissonanz verringert. Neue innere und äußere Ressourcen werden mobilisiert. Allerdings hat man noch das Gefühl, »in der Luft zu hängen«, bis sich die neue Identität festigt.

Die Rolle als »Ex«: Die Person muss sich nun vor anderen Menschen mit der neuen Identität bewähren, die sie in der früheren Rolle kannten. Man knüpft auch neue Beziehungen und trifft auf Menschen, die die alte Rolle der Person nicht kennen. Ebenso begegnet man Menschen, die aus derselben Rolle ausgestiegen sind, und anderen, die immer noch in der alten Rolle verhaftet sind.

Allerdings, so betont die Forscherin FUCHS-EBAUGH (1988), läuft ein solcher Rollenausstieg selten glimpflich und glatt ab. Selbst wenn die Person in eine sozial erwünschte Rolle umsteigt, muss sie mit Schwierigkeiten in ihrer Umwelt rechnen. Der Umstieg in die neue Rolle erscheint anderen zweifelhaft und unglaubwürdig oder bestenfalls vorübergehend. Es ist, als ob es unmöglich sei, die frühere Rolle ein für allemal zu verlassen, was die Person, die einen solchen Rollenwechsel vollzogen hat, in eine besonders schwierige Position bringt. Reste der alten Identität haben einen Einfluss auf die gegenwärtigen Erwartungen. Die Person ist in einem ständigen Dilemma: Wenn man die frühere Identität nicht zugibt, kann dies als Täuschung ausgelegt werden. Wenn man wiederum die früheren Aktivitäten zugibt, ist die gegenwärtige Situation in der neuen Rolle gefährdet.

Topor arbeitet Gemeinsamkeiten und Unterschiede heraus zwischen den Personengruppen, die die Forscherin untersucht hat, und seiner Gruppe mit Psychiatrie-Erfahrung. Letztere wird oft auf ihre Diagnose reduziert, ein großer Teil ihres Lebens ist von der Erkrankung betroffen. Ihr soziales Netzwerk schrumpft auf ein Minimum zusammen, das aus der Familie, dem Behandlungsteam und anderen Patienten besteht. Im Recovery-Prozess durchlaufen nicht nur die »Betroffenen« einen

Rollenwechsel, sondern auch deren Familienmitglieder, die ebenfalls auf die Rolle der »betroffenen Familie« reduziert worden sind und die ihr Leben neu ordnen und ihren sozialen Kreis erweitern müssen, um Recovery zu leben.

Krititsche Wendepunkte – »turning points«

Alain Topor entdeckt in den Lebensgeschichten der von ihm Interviewten wichtige Wendepunkte, die dem Krankheitsverlauf an einem bestimmten Punkt eine andere Richtung geben. Er sieht bei der Mehrzahl der Personen eine regelhafte Abfolge von Entwicklungen, die zunächst spiralförmig nach unten verliefen. Erst wenn man ganz unten gelandet ist, fand ein kritisches Veränderungsereignis statt, das notwendig war, damit die Entwicklung nach oben, hin zu einem grundlegend – und nicht nur oberflächlich – veränderten Selbsterleben und zu einer veränderten Identität, stattfinden konnte. Die Betroffenen erlebten diese Erfahrung, wenn man »ganz unten aufschlägt«, mit großen Ängsten, oft Todes- und Verlassenheitsängsten, starken Zweifeln am Leben überhaupt, Desorientierung und Gefühlen der totalen Verlorenheit und Leere. Die verschiedenen Phasen vor und nach einem Wendepunkt, den viele der Befragten durchliefen, beschreibt Topor wie folgt:

Die zerbrechliche Normalität – eine Wendung zum Schlechteren: Die Lebensgeschichten begannen mit einem mehr oder weniger geordneten Leben. Gleichzeitig wurde auf bestimmte Persönlichkeitsanteile oder Situationen zu einem früheren Zeitpunkt verwiesen, welche die Fassade der Normalität bedrohten. Die Betroffenen waren aber in der Lage, sie für eine Weile aufrechtzuerhalten. Der erste psychotische Zusammenbruch geschah entweder als Ergebnis von erhöhter Anspannung und Widerspruch innerhalb der Person oder durch äußere Ereignisse oder in einer Kombination von beidem (z.B. Scheidung der Eltern, Mangel an Zuwendung, Zweifel am Leben). Der Zusammenbruch erfolgte aufgrund des Fehlschlagens von bisher noch funktionierenden Bewältigungsversuchen. Die bis dahin aufrechterhaltene Illusion von Normalität brach zusammen und die Betroffenen kamen zum ersten Mal in Kontakt mit öffentlichen Institutionen, meistens der Psychiatrie. Für einige hatte die Aufnahme in eine psychiatrische Klinik eine Wende zum Positiven zur Folge, für die meisten begann damit eine Spirale abwärts.

Die Spirale abwärts – das Aufschlagen ganz unten: Die persönlichen Berichte enthüllten Geschichten, in denen die einzelnen gezwungen waren, alles aufzugeben, um sich selbst zu finden. Der unterste Punkt in der Spirale abwärts wurde beschrieben mit Gefühlen von totaler Aufgabe ihrer Willenskraft und ihres Identitätsgefühls. Verfrühte Versuche, wieder hochzukommen, schlugen fehl, weil die Zerstörung einer fremden Identität noch nicht abgeschlossen und die neue Identität auf einem falschen, brüchigen Fundament gebaut war. Es war der Zustand von totaler Hoffnungslosigkeit, von dem aus das feste Fundament gebaut wurde und von dem aus die Personen wieder Kraft gewannen. Dieser Zustand ganz unten wurde in vielen der Recovery-Geschichten als Startpunkt beschrieben. Eine Interviewteilnehmerin hat dies wie folgt geschildert:

» (...) etwas hat mir geholfen, zur Ruhe zu kommen, nachdem ich durch diesen Prozess gegangen bin und verrückter und verrückter geworden bin (...) für Jahre wurde ich immer verrückter (...). Ich habe eine Menge daraus gelernt (...), dass man noch ein Stück verrückter werden muss, bevor man wieder hochklettern kann. Und diese Vorstellung macht mir keine Angst mehr. « (Susanne in Topor 2001, S. 185, Übersetzung der Autorinnen)

Aus einer anderen sehr belasteten Lebensgeschichte: Nach vielen psychischen Zusammenbrüchen und stationären Behandlungen erlebte eine junge Frau (Irene) eine oberflächliche Stabilisierung (Partnerschaft, Ausbildung, Job), sie dachte, sie habe es geschafft. Aber das Fundament ihres neuen Selbst war instabil. Mit 18 Jahren ging die Spirale wieder steil abwärts, bis sie unten aufschlug, überwältigt von Todes- und Vernichtungsgefühlen mit Psychosen, Drogenkonsum, einer lebensgefährlichen Infektion und dem drohenden Verlust ihres Kindes. Erst an diesem Punkt »ganz unten«, vier Jahre später, kam die Wende zum Positiven.

Manchmal gab es mehr als nur eine Wendung nach unten, um dann schließlich auf dem »wirklichen« Grund ganz unten zu landen. An solchen Punkten des Zusammenbruchs, wenn gar nichts mehr ging, wurde ein stationärer Aufenthalt und therapeutische Hilfe als Sicherheit, als hilfreich oder gar segensreich erlebt. Die Betroffenen standen völlig ungeschützt da, die Fassade, die ihre Leere bisher überdeckt hatte, war zusammengebrochen. Die Lücke zwischen der Rolle und der eigentlichen Identität konnte nicht mehr überbrückt werden. Wenn man an diesem Punkt landete, wurde in den Recovery-Geschichten oft ein überwältigendes Gefühl der Hoffnungslosigkeit beschrieben. Eine Frau beschrieb ihre Gefühle und ihren Wunsch nach Schutz und Sicherheit in einer Klinik so:

» Als ich zu dem Punkt kam, wo ich nicht mehr die Fassade aufrechterhalten konnte, ging ich in die Klinik. Sie wollten mich zuerst nur für eine Weile krankschreiben, aber ich hatte schon entschieden, dass ich aufgenommen werden wollte. Ich wollte eine 24-Stunden-Versorgung. « (Susanne, ebd., S. 187, Übersetzung der Autorinnen)

» Ich sah alles als völlig hoffnungslos (...). Ich glaubte nicht sehr daran, dass ich jemals als ganze Person wieder herauskommen könnte (...). Aber ich hatte auch keine andere Wahl (...). Die Therapie aufzuhören und zurückzugehen, wie es vorher war, war keine wirkliche Option für mich (...), denn ich bin bereits vorwärtsgegangen (...). Ich konnte nicht mehr zurück (...). Ich fühlte, dass alles, was ich tun konnte, Weitergehen (...) bis zum bitteren Ende war. « (Susanne, ebd., S. 188, Übersetzung der Autorinnen)

Der Wendepunkt nach oben: Manchmal berichteten die Interviewpartner von mehreren Wendepunkten hin zum Besseren. Es gab ganz verschiedene Arten. Der Wendepunkt konnte nach relativ kurzer Zeit eintreten, aber auch erst nach Jahrzehnten, in denen man psychiatrisch versorgt wurde. Ein Wendepunkt wurde entweder aus eigener Kraft herbeigeführt oder trat wegen eines zufälligen äußeren Ereignisses ein, sei es, dass ein anderer Mensch sich besonders für einen Betroffenen einsetzte oder eine Reihe von Zufällen die Ereignisse bestimmten.

Obwohl das Erreichen eines Wendepunkts im Leben oftmals mit dem eigenen Reifungsprozess zusammenhängt, berichteten zahlreiche Teilnehmer der Studie eher von unerwarteten Ereignissen oder Situationen, die sie dazu zwangen, eine Entscheidung zu treffen. Solche Ereignisse hatten nicht die erwarteten negativen Folgen, sondern die Funktion eines Schubs in die richtige Richtung; sie wirkten als eine Art Katalysator. Die Betroffenen hätten auch früher im Leben ähnliche Menschen oder Situationen antreffen können, sie hätten aber nicht dieselbe bedeutsame katalytische Wirkung auf sie gehabt. Solche Veränderungen, wie sie in den Lebensgeschichten erzählt wurden, hatten mit einer echten Begegnung zu tun. Die äußeren Umstände waren es aber nicht alleine. Die Bedeutung, die ihnen zugeschrieben wurde, lag vielmehr in der inneren subjektiven Verfassung des Einzelnen, seiner Persönlich-

keit und in seiner individuellen Autobiografie. Er erkannte die Situation als *die* Gelegenheit und schrieb ihr seine eigene Bedeutung zu. Die Begegnung wurde zu einem wechselseitig kreativen Prozess.
Ein Wendepunkt muss kein dramatisches Ereignis sein. Zentral ist dabei, dass er eine veränderte Wahrnehmung des Einzelnen in Bezug auf sein eigenes Leben, seine Symp-tome und seine Lebensbedingungen auslöst. Der Aufstieg der Betroffenen von ganz unten geschah in kleinen Schritten, mit denen die eigene Kraft gestärkt wurde, um wichtige Lebensentscheidungen zu treffen. Zahlreiche Recovery-Geschichten handeln von der Taktik der kleinen Schritte. Ein Mann schilderte diesen Vorgang wie folgt:

» Aber dann dachte ich für mich: Ich werde versuchen, es in kleinen Stücken zu machen. Ich versuchte einfach, die inneren Knoten immer ein bisschen mehr zu lösen, kleine Schritte zu machen, sodass ich vielleicht irgendwo ankomme, das ist es, was ich für mich dachte (...). Und das ist es, was ich tat. Und die Dinge haben sich gelöst. Und ich tat es immer wieder ein bisschen. Es gelang mir, die Knoten zu lösen, meine ich. « (Sven, ebd., S. 189, Übersetzung der Autorinnen)

Der Aufstieg nach oben: Topor beschreibt die Aufwärtsreise als keinen direkten und linearen Weg. Kosmetische Änderungen, die nur mit materiellen Umständen zu tun hatten (z. B. ein Job, ein Platz zum Wohnen), aber nicht Einfluss hatten auf das Selbstgefühl und die Identität des Einzelnen, führten für eine gewisse Zeit zu oberflächlichen Stabilisierungen. Aber langfristig bestand die Gefahr, dass diese äußeren Änderungen nur dazu dienten, die ursprüngliche Dichtomie »Fassade versus wahres Selbst« zu verstärken und dass der Einzelne wieder den Boden unter sich verlor. Rückfall war ein wiederkehrendes Thema in den Recovery-Geschichten und wurde von den Befragten damit erklärt, dass sie versucht hatten, zu früh ein normales Leben zu führen, ohne einen festen Boden unter sich zu spüren. Zwei fanden dafür folgende Worte:

» Nach einer Zeit bekam ich wieder eine Psychose. Man kann sagen, es war mein eigener Fehler. Ich habe zuviel für die User-Bewegung gemacht und bin zu sehr eingestiegen und habe nicht genügend Ruhe gehabt, und so kam alles durcheinander. Ich machte zu viel und habe mich ausgepowert (...). Ich denke, ich habe zu wenig Zeit für mich selbst genommen. Daher bin ich heute viel vorsichtiger geworden damit. Irgendwie habe ich gemerkt, dass das zusammenhängt mit all diesen psychotischen Erlebnissen.« (Jan, ebd., S. 190, Übersetzung der Autorinnen)

»Ja, ich spüre, dieser Teil von mir ist für immer vorbei ... ist einfach vorbei ... und auf andere Weise denke ich, es ist wie eine lang hingezogene Wiedergeburt.« (Susanne, ebd., S. 191, Übersetzung der Autorinnen)

Alain Topor macht nochmal eindringlich deutlich, dass ein Wendepunkt an sich eine radikale Veränderung der Einstellung ist, von totaler Hoffnungslosigkeit hin zu der Vorstellung, dass sich die eigene Situation vielleicht ändern könnte. In der Praxis wird ein Wendepunkt allerdings erst durch viele kleine Schritte erreicht. Abschließend betont er, dass der Aufstieg von unten nach oben nicht bedeutet, dass man wieder am Ausgangspunkt landet. Das wiedergewonnene oder unmaskierte Selbst ist nicht dasselbe wie vorher. Einige Interviewteilnehmer beschrieben diesen Prozess als eine Wiedergeburt. Die zentrale Bedeutung im Recovery-Prozess sieht Topor in der Rekonstruktion eines inneren Zusammenhangs, eines zentralen roten Fadens, der die verschiedenen Teile im Leben einer Person und innerhalb der Person zusammenfügt und zu einem kohärenten Ganzen formt.

Der zentrale Punkt: Komplexität

Die Analysen der Interviews enthüllten eine übergreifende Kategorie, die Alain Topor als »Komplexität« bezeichnet. Ihr besonderes Kennzeichen ist die Vorstellung von »beidem, gleichzeitig« und nicht »entweder/oder«. Dieses Kennzeichen trifft sowohl zu auf die einzelnen Nutzerinnen, die Menschen um sie herum, die Orte und die Mittel, die Recovery anstoßen und fördern. Es beinhaltet die Möglichkeit, dass man verrückt und rational bzw. krank und gesund zur gleichen Zeit sein kann. Diese analytischen Kategorien enthalten Widersprüche. Alain Topor fand als zentralen Punkt in den Recovery-Geschichten heraus, dass nicht im Vordergrund steht, diese Widersprüche zu lösen, sondern einen Weg zu finden, mit ihnen zu leben. Das heißt, in der Lage zu sein zu leben und man selbst zu sein, dabei weniger Schmerz in diesem Prozess zu erleiden und mit den Widersprüchen umzugehen.

Der Recovery-Prozess scheint seiner Einschätzung nach aus Ereignissen bzw. Koinzidenzen zu bestehen, die genau dann passieren, wenn der Einzelne in der Lage ist, daraus Nutzen für sich zu ziehen und seine eindimensionale Identität als psychiatrischer Patient aufzubrechen und eine komplexere Identität zu entwickeln. Es könnte möglich sein, die Wahrscheinlichkeit zu erhöhen, dass solche Koinzidenzen auftreten, aber sie können nicht geplant werden. Ein Weg, so Topor, würde darin bestehen, die Elemente der Isolation zu beseitigen, mit der die Gesellschaft und öffentliche Institutionen Menschen behandeln, die von der Norm abweichen. Wichtig wäre, diesen Menschen eine Vielzahl von Möglichkeiten und Interventionen anzubieten, die die Pluralität und Verschiedenheit der menschlichen Bedürfnisse widerspiegeln.

Ergebnisse aus vier Ländern

Seit Davidson et al. (2005) – Recovery-Experten aus Italien, Norwegen, Schweden und den USA – liegen Ergebnisse einer internationalen Studie über die vielfältigen Prozesse von Recovery vor. Das Team war interdisziplinär zusammengesetzt mit Forscherinnen und Forschern aus den Bereichen Psychiatrie, Psychologie, Sozialarbeit und Beschäftigungstherapie. Es handelt sich um aufwendige qualitative Untersuchungen von Menschen mit langjährigen psychiatrischen Erkrankungen. Ihre Diagnosen lauteten: »Schizophrenie«, »schwere Depression mit psychotischen Episoden« und »paranoide Psychose«. Die Teilnehmer verfügten über eine Vielzahl von Lebens- und Psychiatrie-Erfahrungen und wurden in den verschiedensten Einrichtungen behandelt, ein Teilnehmer verbrachte viele Jahre auf der Straße. Die Teilnehmer betrachteten sich selbst als ›recovered‹ oder gaben an, dass sie sich im Prozess von Recovery befinden. Zum Zeitpunkt der Studie hatten sie in den letzten zwei Jahren keinen stationären Klinikaufenthalt benötigt.

Es wurden intensive Interviews mit zwölf Teilnehmern in Zentren aus den genannten vier Ländern durchgeführt und mit qualitativen Methoden ausgewertet. Die Interviews wurden transkribiert und ins Englische übersetzt. In Consensus-Gruppen identifizierten die Forscher zentrale Themen, die in den folgenden Bereichen auftauchten:

- Der Umgang der Einzelnen mit ihren Schwierigkeiten.
- Die Rolle materieller Ressourcen.
- Die verschiedenen Rollen der formalen und informellen Gesundheitssysteme.

- Die Bedeutung und die Abwesenheit von signifikanten anderen Menschen.
- Die Bedeutung von sozialen und kulturellen Faktoren.

Die Autoren vermeiden die Definition von Recovery als Ergebnis-Kriterium, wie sie in der klinischen Literatur konzeptualisiert wird. In den klassischen klinischen Studien wird Recovery in Bezug auf Psychosen so definiert, dass man keine Symptome oder andere verbleibende Einschränkungen mehr hat, die mit der Psychose in Verbindung stehen, und dass man unabhängig von der Hilfe anderer funktionieren kann. Stattdessen definieren Davidson et al. Recovery als Prozess, wie er von den Betroffenen selbst und in der Rehabilitationsliteratur beschrieben wird. Danach erfordert Recovery nicht die Verbesserung von Symptomen oder Defiziten, sondern bedeutet – so wie in der Independent Living-Bewegung für Menschen mit einer körperlichen Behinderung – einen Lernprozess, wie man mit seinen anhaltenden Schwierigkeiten und Einschränkungen leben kann, während man sein Leben so erfüllt wie möglich lebt.

Die Autorengruppe startet mit dem Zitat eines jungen Mannes, bei dem Schizophrenie diagnostiziert wurde:

» Auf der Bowlingbahn macht es nichts, ob du psychisch krank bist, ob du ein Ausländer bist, ein Asthmatiker, ein Dyslexiker (...) In einem Bowlingspiel ist jeder ein Bowler. Es ist die Anzahl der Treffer, um die es geht, um nichts anderes. « (Davidson et al. 2005, S. 178, Übersetzung der Autorinnen)

Mit dem Zitat macht die Forschungsgruppe auf einen oft übersehenen Aspekt des Recovery-Prozesses aufmerksam, nämlich, wie die Menschen ihre Zeit Tag für Tag verbringen und was sie mit ihrer Zeit machen. Das Beispiel mit der Bowlingbahn zeigt wie zahlreiche andere, dass sich Recovery auch, wenn nicht sogar hauptsächlich, darauf bezieht, was ein Mensch mit einer Psychose in seinem täglichen Leben tut. Sein Leben spielt sich nämlich im Wesentlichen außerhalb der institutionellen psychiatrischen Versorgungssysteme ab, eben in solchen Gemeindebereichen wie die einer Bowlingbahn. Im Folgenden werden die wichtigsten Ergebnisse der Interviewauswertungen zusammengefasst.

In einem gemeinsamen Abstimmungsprozess fanden die Forscher in den Aussagen der Interviewteilnehmer folgende zentrale Themen:

» • Entschlossenheit der Person, dass es ihr bessergeht, Entwickeln von Selbstkontrolle und Kampf, ein normales Leben zu erreichen;
• Bedürfnis nach materiellen Ressourcen und sich zu Hause zu fühlen,
• das Haus zu verlassen und in normalen Aktivitäten involviert zu sein;
• Vor- und Nachteile der Medikamente, Teilnahme an Nutzerinnengruppen mit gegenseitiger Unterstützung und an verschiedenen psychosozialen Angeboten;
• Bedürfnis, als normaler Mensch akzeptiert zu werden und sich selbst als solcher zu akzeptieren, als jemand, der jenseits seiner Erkrankung existiert;
• Einfluss von Stigmatisierung und Diskriminierung, Respekt für die eigenen Rechte und die Wiederaufnahme einer wichtigen sozialen Rolle durch Arbeit und/oder positive Beziehungen außerhalb des formalen psychiatrischen Versorgungssystems. « (Davidson et al. 2005, S. 183, Übersetzung der Autorinnen)

Der Umgang der Einzelnen mit ihren Schwierigkeiten: Die meisten Betroffenen durchliefen einen längeren Prozess, in dem sie allmählich erkannten, dass mit der Erkrankung etwas Neues in ihr Leben eingetreten war, mit dem sie klarkommen mussten, sollte ihre Erkrankung nicht ihr ganzes Leben dominieren oder zerstören.

Viele waren unvorbereitet auf diese Herausforderung, wussten nichts über psychische Erkrankungen oder hatten falsche Vorstellungen davon. Um auf konstruktive Weise damit umzugehen, waren mehrere Faktoren wichtig. Der allerwichtigste war die Hoffnung auf die Möglichkeit eines anderen, besseren Lebens. Carol, eine Teilnehmerin aus den USA, beschreibt es so:

» Hoffnung ist zu wissen, dass alles, was ist, das ich durchmache, nicht so weitergeht für den Rest meines Lebens, dass es ein Ende davon gibt; und nur weil ich das wusste, konnte ich weitergehen. « (ebd., S. 184, Übersetzung der Autorinnen)

Andere Faktoren waren der Wunsch auf Besserung, der Glaube an sich selbst und sich vorwärtszutreiben, die Übernahme der schwierigen Aufgabe, sich als Person wiederaufzubauen und dies in kleinen Schritten zu tun, die Außenstehenden wie triviale, unbedeutende Leistungen erscheinen mochten. Für die Betroffenen selbst bedeuteten diese Schritte jedoch eine beträchtliche Leistung, Geduld und Ausdauer.

Wichtig waren außerdem die Erkenntnisse, sich in der Gegenwart zu orientieren, sich auf die nächsten anstehenden Schritte zu konzentrie-

ren und sich erreichbare und kurzfristige Ziele zu setzen (z. B. morgens aufstehen, ein Kochrezept aufschreiben, einen Kurs belegen). Diese Dinge konnten nur von der Person selbst getan und ihr nicht von anderen abgenommen werden, auch wenn diese es gut meinten. Mit diesen kleinen Schritten konnten die Interviewteilnehmer ihre Fähigkeiten, Kompetenzen und Talente allmählich wieder aufbauen und sich dadurch weniger wertlos empfinden.
Es war von großer Bedeutung – mithilfe von Informationen, Psychotherapie, Selbsthilfematerial, Internet, eigenem Experimentieren – unterscheiden zu lernen, welche Aspekte der eigenen Erfahrungen mit der Krankheit in Verbindung standen (z. B. Gedächtnisstörung) und welche zum normalen Alltagsleben gehörten.
Um wieder ein normales Leben zu führen, war es wichtig, normale Dinge zu tun, wie z. B. in die Schule zu gehen, einen Job zu finden, Freundschaften zu knüpfen, eine Liebesbeziehung zu haben, an sozialen und Freizeitaktivitäten teilzunehmen und zu akzeptieren, dass es im sogenannten »normalen« Leben außerhalb der Krankheit auch Höhen und Tiefen sowie Freude und Enttäuschungen gibt.
Die Rolle materieller Ressourcen: Um die erwähnten Aktivitäten umzusetzen, half ein privater und sicherer Ort, um für sich zu sein und Kraft zu tanken. Ein Rückzugsort war vor allem bei starken Halluzinationen wichtig. Gerade diese sicheren Orte waren wegen der Psychose und ihrer Konsequenzen (z. B. Obdachlosigkeit) verloren gegangen oder mussten noch erreicht werden als Teil der bevorstehenden Autonomie. Wenn man zu Hause bei der Familie lebte, in einem Wohnheim, in einer Wohnung mit anderen oder in psychiatrischen Einrichtungen, so fehlte ein solcher Rückzugsort.
Die Teilhabe an wichtigen oder auch ganz einfachen Aktivitäten im Alltag (z. B. eine Ausbildung beginnen, einen Kaffee trinken, ins Kino gehen) war hilfreich, um die ansonsten leere Zeit zu strukturieren und zu füllen, aber auch um sinnvolle Dinge, Freude und Vergnügen zu erleben – alles dies trug zu einem positiven Selbstwertgefühl und zu einem Gefühl der Zugehörigkeit bei. Carol (USA) brachte diese Dinge auf den Punkt: »Freude haben ist ein Weg, um aus der Depression zu bleiben.« (ebd., S. 189, Übersetzung der Autorinnen)
Allerdings waren diese Aktivitäten für diejenigen nicht möglich, denen die finanziellen Mittel dazu fehlten oder die aus anderen Gründen nicht daran teilhaben konnten. Die Gegenpole zu den positiven Ressourcen

waren die finanzielle Abhängigkeit vom Staat oder das Angewiesensein auf einen schlecht bezahlten Job. Das Selbstwertgefühl der Teilnehmer war gefährdet, wenn sie den Status »auf Dauer behindert« hatten, wenn sie nur eine Erwerbsunfähigkeitsrente bezogen oder wenn sie einen einfachen Job annehmen mussten, obwohl sie eigentlich aufgrund ihrer Ausbildung überqualifiziert waren.

Die verschiedenen Rollen der formalen und informellen Gesundheitssysteme: Unter den professionellen Helferinnen fanden einige Betroffene diejenigen am hilfreichsten, die die Fähigkeit besaßen, ihnen zuzuhören, statt Gespräche zu führen. Sie schätzten es, wenn die professionelle Helferin es zuließ und aushielt, dass sie ihre eigenen Entscheidungen treffen und somit auch ihre eigenen Fehler machen konnten. Hilfreich war auch, wenn die professionellen Helfer sich aufrichtig kümmerten und wenn sie die Einstellung und Erwartung vermittelten, dass die Betroffenen selbst viel für ihre eigene Gesundung tun können. Mit einer solchen therapeutischen Haltung fühlten sich die Befragten akzeptiert; sie spürten den Respekt für ihren eigenen Willen und ihre eigenen Entscheidungen. Allerdings erlebten sie eine solche therapeutische Haltung eher selten.

Dazu eine Aussage der Interviewteilnehmerin Kari aus Norwegen:

» Wenn dir erlaubt wird, Fehler zu machen auf deinem Weg, ohne dauernd korrigiert zu werden, dann erkennst du, das, was du machst, ist nicht so eine gute Idee. « (ebd., S. 191, Übersetzung der Autorinnen)

Bestätigung finden, Wertschätzung erhalten, akzeptiert werden als Person und als jemand gesehen werden, der etwas anzubieten hat – eine solche Haltung vonseiten der Professionellen, die als selbstverständlich gelten sollte, stößt nach Ansicht der Autoren auf deren Widerstand. Denn die meisten Inhalte während der Ausbildung, in der Praxis und Supervision zentrieren sich mehr auf Probleme und Defizite als auf die Kapazitäten und Erfolge ihrer Patienten.

In den Interviews wurde deutlich, wie wichtig es für die Betroffenen ist, das Ziel Recovery immer wieder von professionellen Helfern vermittelt zu bekommen, etwa durch Ermunterungen, wenigstens für zwei Stunden in das Clubhaus zu gehen, statt im Bett zu bleiben. Ohne das stets aufs Neue vor Augen geführte Ziel Recovery wäre es zur Stagnation und zum Beibehalten des Status quo gekommen.

Eine große Bedeutung hatte der Austausch mit den Mitmenschen, denen die Befragten in den verschiedensten psychiatrischen und psychosozialen Einrichtungen begegneten.

» Wenn ich zu Hause sitze und mich miserabel fühle, ist es, als ob ich der einzige Mensch sei auf der ganzen Welt, dessen Leben so aussieht – dann bin ich einfach nur ein Stück Scheiße. Wenn ich hierher komme und sehe, dass es andere gibt, die dieselbe Art von Leben haben wie ich – gut, wir können uns gegenseitig helfen, geben und nehmen. Das ist es, wie menschliche Beziehungen laufen. « (ebd., S. 190, Übersetzung der Autorinnen)

Während die Beziehungen im formalen Gesundheitssystem eher hierarchisch abliefen, waren sie im informellen Umfeld von gegenseitiger Unterstützung und Ermutigung geprägt. Was besonders den Selbstwert der Einzelnen erhöhte, war, wenn sie anderen helfen konnten und für diese wichtig waren. Jan, ein schwedischer Teilnehmer:

» Indem du anderen hilfst, bist du nicht total wertlos. (...) es ist ein natürliches, menschliches Kennzeichen, wenn du anderen helfen kannst, dann bist du etwas wert (...). Es ist wichtig im Leben, das man sich gebraucht fühlt (...). « (ebd., S. 193, Übersetzung der Autorinnen)

Die Bedeutung und die Abwesenheit von signifikanten anderen Menschen: Den Grund, warum Menschen mit psychotischen Erfahrungen sich gegenseitig unterstützen oder anderen helfen und dadurch ihr Zugehörigkeitsgefühl stärken, fanden Davidson et al. (2005) in zahlreichen Schilderungen: Sie fühlten sich oft isoliert und einsam, hatten wenige Freundschaften oder Bekannte außerhalb der Familie und der Peergruppe in den psychiatrischen Einrichtungen. Ein Gefühl von grundlegender Verlassenheit war qualitativ etwas anderes, als sich einfach für eine gewisse Zeit alleine zu fühlen, was eine Teilnehmerin aus den USA, Tisha, beschrieb:

» Aufwachen und nichts fühlen. Ich kann einfach, weißt du, endlos gehen für immer und nicht, nicht wissen, wohin ich gehe oder was ich tue. Ich fühle es einfach so, wenn ich aufwache, und da ist nichts ... Wenn ich alleine bin, habe ich eine Menge Flashbacks. « (ebd., S. 194, Übersetzung der Autorinnen)

In einigen Fällen konnten Familienmitglieder oder Freunde das starke Verlassenheitsgefühl abmildern bzw. ihr Bedürfnis nach Akzeptanz und Zuwendung annehmen, für andere Interviewteilnehmer übernahmen diese Funktion Gott oder halluzinierte Andere (z.B. Stimmen). Und für einige übernahmen diese Funktion Haustiere.

Die Bedeutung von sozialen und kulturellen Faktoren: Die Autoren konnten keine wesentlichen sozialen oder kulturellen Unterschiede finden, was den Prozess von Recovery betraf, den die Interviewten beschrieben. Es gab also keinen grundlegenden Unterschied zwischen den vier Ländern darin, was die Einzelnen benötigten, um mit der Psychose und den damit verbundenen Einschränkungen umzugehen, sie zu kompensieren und zu überwinden. Die Erklärung dafür vermuten die Autoren entweder in den gemeinsamen anglo- oder westeuropäischen Kulturmerkmalen der vier Länder oder in der Natur von psychischen Erkrankungen über alle Kulturen hinweg.

Den einzigen Unterschied konnten die Forscher in der Umgebung finden, die für Recovery eine Rolle spielt, d. h. die sozialen und kulturellen Faktoren per se. Je nach Vorhandensein von Angeboten wurden unterschiedliche Inhalte berichtet. Die Befragten in Italien z. B. schilderten mehr ihre Arbeitssituation, während die in Schweden ihre Aktivitäten in Clubhäusern und Betroffenen-Organisationen beschrieben. Die nordamerikanischen Interviewpartnerinnen nannten eher ihre Teilnahme an Interessenvertretungen für Nutzer.

Für die Teilnehmer aus allen Ländern war es jedoch am wichtigsten, über ihre Erfahrungen im Umgang mit der Erkrankung und ihre Eingebundenheit in oder ihr Ausgeschlossensein aus der Gemeinschaft zu sprechen. Stigmatisierungserlebnisse und die Zurückweisung durch die eigene Familie wurden als besonders belastend und destruktiv für das eigene Leben und hinsichtlich der Recovery erlebt. Demgegenüber hatten folgende Faktoren eine wichtige Funkion für den Recovery-Prozess: die Erfahrung, dass die eigenen Rechte geachtet werden, ernstgenommen zu werden (z. B. hinsichtlich der Medikamenteneinnahme) und über seine Rechte aufgeklärt zu werden, eine positive soziale Identität wieder aufzubauen, eine sinnvolle Arbeit zu finden, Erfolgserlebnisse zu haben, neue Kontakte aufzubauen – letztendlich wieder zum gewöhnlichen Leben in der Gemeinschaft zurückzufinden.

Die Schilderungen in den Interviews zeigten – so schlussfolgern die Autoren –, dass sich das Leben der Interviewteilnehmer in unterschiedlichem Ausmaß und zu bestimmten Zeitpunkten und Umständen dynamisch zwischen Gesundheit und Psychose hin- und herbewegt. In diesem Sinne ist der Übergang von psychotischen Erfahrungen zu Recovery keine direkte, klar umrissene oder glatte Linie, wie man sich das in einem akuten Krankheitsmodell vorstellen würde. Das Verwobensein von gesunden und kranken Bereichen wird von den Autoren eher als Regel denn als Ausnahme gesehen. Genauso wie es die betroffenen Personen verwirrt, mit der Herausforderung einer Psychose zu leben, so verwirrend und kompliziert ist es für die professionellen Helferinnen und Forscher, mit der Verwobenheit von Gesundheit und Krankheit umzugehen.

Identität und Recovery in persönlichen Schilderungen psychischer Erkrankung

Recovery als Thema für die Beforschung von persönlichen Schilderungen miteinzubeziehen ist eine neue und vielversprechende wissenschaftliche Entwicklung. Jennifer WISDOM und Kolleginnen von der Columbia University (2008) untersuchten »Identitätsthemen« in veröffentlichten selbst erzählten Geschichten von Menschen mit einer schweren psychischen Erkrankung und deren Familienangehörigen. Aus diesen, zwischen 1998 und 2003 in zwei bekannten wissenschaftlichen Zeitschriften (Schizophrenia Bulletin und Psychiatric Services) veröffentlichten Schilderungen wählten die Autorinnen 45 aus und werteten sie qualitativ aus.

Die Verfasser dieser Schilderungen schrieben über die negativen Wirkungen, die die psychische Krankheit auf die Wahrnehmung ihrer selbst und ihrer Familienangehörigen hatte, und die überwunden oder wenigstens in den Griff bekommen werden mussten, um Recovery zu ermöglichen. Nach Wichtigkeit geordnet beschrieben sie:

a) einen Verlust des Selbst,
b) die Dualität von (kranken/gesunden) Identitäten,
c) die Wahrnehmung von Normalität,
d) spezifische Ängste bezüglich Elternschaft und Identität sowie
e) Hoffnung und Versöhnung.

Verlust des Selbst

Die Verfasser beschrieben den Beginn der Erkrankung als »Raub des Selbstgefühls« der Person. Bei vielen führte dies zum Verlust ihrer bisher aufrechterhaltenen Identität. Vorherrschende Themen dieser Phase waren ein Mangel an Hoffnung und eine Konzentration auf Symptome und Krankheiten. Den Forschern zufolge hatten die Verfasser dauerhafte Überzeugen und negative Erwartungen bezüglich der Prognose schwerer psychischer Erkrankungen verinnerlicht. Dies erläutern mehrere Beispiele (WISDOM et al. 2008, S. 491 ff):

→ Beispiel von BEN-DOR (2001):

» Mein Sohn war schon längst fort, Stück für Stück ist er an seinem 16 Jahre dauernden Kampf mit der Schizophrenie gestorben ... Ich hatte nie wirklich Gelegenheit, mich von David zu verabschieden. So langsam, kaum merklich, war er in seine Krankheit verschwunden. «

→ Beispiel von HARTMANN (2002):

» Für mich war [Depression] schon immer mehr als eine Krankheit: Sie hat mir mein Selbstwertgefühl und Selbstvertrauen, meinen Stolz genommen und mich in einen Sumpf der Wertlosigkeit, der Verwirrung und oft auch der völligen Hoffnungslosigkeit geworfen. «

Die Dualität (kranker/gesunder) Identitäten

In diesem Abschnitt stellen die Autorinnen heraus, dass andere Verfasser sich selbst »anhand von Dichotomien beschrieben, die Wahrnehmungen ihrer realen, authentischen Identitäten aufrechterhielten, diese aber von den während einer schlechten Episode erlebten Alternatividentitäten trennten«. Die Alternatividentitäten betrachteten sie zwar als zu sich selbst gehörig, aber getrennt und als solche, »die sie eher nicht mochten oder aus Scham vor anderen verbargen«. Gleichzeitig konnten sie das Gefühl für ihre authentischen Identitäten und »die Hoffnung auf eine Wiederherstellung« behalten. Dies kommt in den folgenden Schilderungen klar zum Ausdruck (WISDOM et al. 2008, S. 491 ff.).

→ Beispiel von WILLIAMS (1998):

» Jemand, der meinen Namen trug, war einmal ein furchtsamer, wütender Mensch, der beinahe jede Nacht in der Notaufnahme auftauchte und dort in eine Schale kotzte oder bei Selbstmorddrohungen regelmäßig von der Polizei eingesperrt wurde ... Aber das war nicht mein wahres Ich. Nicht der, der ich sein will. Auch die anderen Leute, die man durch die Brille der Borderline-Persönlichkeitsstörung sieht, zeigen nicht ihr wahres Ich. «

→ Beispiel von GOLDOWSKY (2003):

» Mein Freund, der Soziologe, erinnert mich daran, dass wir nicht nur Psychiatriepatientinnen sind, sondern auch Schriftsteller, Ärztinnen, Fischer, Ehemänner, Ehefrauen und Kinder. Für so viele von uns ist das psychische Problem eigentlich nur ein Fragment unseres Seins. Aber manchmal verwandeln die gesellschaftlichen Zwänge unsere Krankheit in eine sich selbst erfüllende Prophezeiung. «

Wahrnehmung von Normalität

Die Studie fand heraus, dass vielen Verfassern hauptsächlich daran gelegen war, »normal« zu sein und ein »normales Leben« zu führen. Eine psychische Krankheit zu haben, führte dazu, dass sie sich »unnormal« fühlten. Sie hatten den starken Wunsch, normal zu werden, und manche fühlten sich so hoffnungslos, weil sie, »obwohl sie zwar in der Lage waren, sich ›normal‹ zu verhalten, nie wirklich normal sein würden«. Die Autoren fanden verschiedene Definitionen für »normal«, manche definierten sich selbst nur deswegen als nicht normal, weil sie eine psychische Erkrankung hatten. Ein Mann, bei dem vor Kurzem eine bipoloare affektive Störung diagnostiziert worden war, berichtete, dass ihn »alle anders als vorher behandelten, wegen seiner psychischen Krankheit«.

→ Beispiel von PARKER (2001):

» Ob das Stigma von meinen peers oder von den Profis kam, die mir ›helfen‹ wollten, oder ob von mir selbst – jede Chance auf nur den Anschein eines normalen Lebens schien verloren. «

Mit einem Zitat von einer Mutter, deren Sohn Suizid beging, veranschaulichen die Autoren die »Identitätsdilemmata«, in denen Menschen, die mit psychischen Problemen zu kämpfen haben, sich häufig befinden. Dieses Dilemma wird klar und eindringlich beschrieben:

» Sich auf andere Weise zu verhalten als die als korrekt wahrgenommene, birgt das Risiko, dass die anderen das eigene wertvolle Selbst nicht mehr beachten, und beeinträchtigt das Zugehörigkeitsgefühl. Was also tut jemand mit einer schweren Erkrankung, wenn es nicht möglich ist, sich jederzeit korrekt zu verhalten? Dies sind einige der schwierigsten Aufgaben in Bezug auf Heilung, Recovery und den Aufbau einer Identität, die diese vergangenen Erfahrungen umschließen und gleichzeitig Hoffnung und Wachstum fördern. « (WISDOM et al. 2008, S. 492)

Spezifische Ängste bezüglich Elternschaft und Identität

In manchen Schilderungen konnten die Autoren sehen, dass es für die Betroffenen besonders schmerzhaft war, im Zusammenhang mit ihrer Identität die schwierige Entscheidung zu fällen, ob sie Kinder bekommen sollten oder nicht. Viele, die sich schließlich dagegen entschieden, bereuten dies oder fühlten sich unausgefüllt. Wer sich als unfähig betrachtete oder das Risiko nicht auf sich nehmen wollte, meinte, weniger Rollen- und Identitätsmöglichkeiten zu haben (ebd., S. 492).

→ Beispiel von PERKINS (2003):

» Ständig verspürte ich Zweifel, wenn ich an Schwangerschaft und Mutterwerden dachte ... Meine Mutter versuchte, meinen Schmerz zu lindern, indem sie mir sagte, dass ich auch dann, wenn ich keine eigenen Kinder hätte, ein liebender Mensch und nicht weniger eine Frau wäre. Und ich bräuchte kein Baby, um mich vollwertig zu fühlen, ich wäre es wert und hätte es verdient, einen liebevollen Ehemann zu haben. Auch wenn sie es gut meinte, interpretierte ich ihre Worte so, dass ich nie und nimmer zu einem stabilen Leben mit Kindern fähig sei. Je schneller ich diese Tatsache akzeptierte, desto besser für mich. Ich fühlte mich herablassend behandelt und noch wertloser. «

Hoffnung und Versöhnung

Die Autorinnen fanden auch Verfasserinnen, die trotz der Probleme, die ihnen ihr Identitätswandel bereitete, ihre Hoffnung nicht verloren. Sie hofften noch immer, weitere Fortschritte zu machen und »ihr altes Selbst wiederzugewinnen oder eine neue Identität zu entwickeln«. Manche deuteten an, »dass der ›Kern‹ ihres Selbst wiederkehre«, während eine Frau mit »Denkstimmen« darum kämpfte, diese als Teil ihrer selbst zu integrieren (WISDOM et al. 2008, S. 493), wie die folgenden Zitate illustrieren:

→ Beispiel von GREENBLAT (2000):

» Nun, da ich immer gesunder werde, frage ich mich manchmal, ob die Stimmen wohl einmal ganz aufhören. Werde ich sie vermissen? Ob ich mich ohne sie leer oder einsam fühlen werde, nachdem ich mit ihnen so viele Jahre lang zusammengelebt habe? Denkstimmen sind Teil von mir, von dem, was ich bin und was mich einzigartig macht. Womit werde ich sie ersetzen? Ich werde wohl andere Wege des Einzigartigseins finden. Kann ich das? Ich glaube schon. Ich will es zumindest versuchen. «

→ Beispiel von Hartmann (2002):

» Hoffnung, manchmal sogar blinde Hoffnung, muss irgendwie zu fassen sein. Am besten nicht von einem einsamen Wächter in der Nacht, sondern aus einer echten Gemeinschaft heraus: einem Ort, wo man hingehen kann, sich wertvoll fühlt, an Selbstrespekt gewinnt; eine Arbeit, eine Freundin, ein Nachbar, eine Liebesbeziehung. Das ist das eigentliche Herzblut, das diese nicht enden wollende psychische Krankheit heimlich aussaugt. «

Die Autoren kommen zu dem Schluss, dass die von ihnen analysierten Schilderungen die Zentralrolle der – negativen wie positiven – Identitätsveränderungen bestätigen, die im Kontext psychischer Erkrankung während des Recovery-Prozesses auftreten. Herausforderungen für Selbstbild und Selbstwertgefühl erkannten sie als signifikant. Es sei noch viel zu tun, um in den Veröffentlichungen persönlicher Berichte von Betroffenen auch »positive Stimmen der Recovery« mit einzuschließen. Weil die Hoffnung in der Recovery-Literatur eine wichtige Rolle spiele, sei es wichtig, die relative Abwesenheit der Hoffnung in persönlichen Schilderungen von Recovery zu erkennen und Abhilfe zu schaffen. Der Mangel an Hoffnung spiegelt sich indirekt in der immer noch niedrigen Erwartung und Erfolgsaussicht, mit der die Gesellschaft Menschen mit psychischen Erkrankungen begegnet. Dabei könnte die Hoffnung für Patienten mit einer psychischen Erkrankung, ihre Angehörigen und Behandler, ein wichtiger Katalysator im Recovery-Prozess sein.

Die Schlussfolgerungen der Autorinnen enthalten auch eine Forderung nach der Veröffentlichung weiterer persönlicher Schilderungen stärkenbasierter, patientenzentrierter, doch nicht defizitorientierter Geschichten. Botschaften der Hoffnung, Stärke und Zuversicht werden dringend gebraucht, wozu Klinikerinnen beitragen können: »Ein positives Leben ist möglich für Patienten, die unter einer psychischen Erkrankung leiden, und Recovery-Erzählungen haben das Potenzial, solche Botschaften zu übermitteln« (Wisdom et al. 2008, S. 494).

Recovery im Alltag

Marit Borg und Larry Davidson (2008) führten eine qualitative Studie durch, bei der sie untersuchten, wie Menschen mit einer schweren psychischen Störung die Krankheit und ihre Folgen im Alltag erleben und wie sie den Herausforderungen begegnen und Hindernisse überwinden, um ihren Platz zu finden, im Leben Sinn zu erkennen und in ihrer Rolle als soziales Mitglied ihrer Umgebung Wertschätzung zu erfahren. In dieser Studie wurden narrative phänomenologische Methoden verwendet, die auf Interviews mit Menschen in Recovery basieren. Die Ergebnisse führen die Autorinnen zu dem Schluss, dass die Konzeptualisierung von Recovery bei schweren psychischen Erkrankungen im Kontext des Alltags Gelegenheit bietet, psychische Probleme als integrierten Teil des Lebens zu verstehen. So entfaltet sich Recovery in »normalen« Umgebungen und Aktivitäten. Daher empfehlen die Autoren Klinikerinnen, die Expertise aus dem Alltagsleben mit in ihre Planung einzubeziehen.

Gedacht war die Studie »als Beitrag zu einer wachsenden Wissensbasis, in dem Versuch, schwere psychische Probleme im Alltag eines Menschen zu erforschen, zu verstehen und zu behandeln. Solche Versuche sollten aus einer tiefen Neugier heraus entstehen, einer Neugier für die Person, die immer noch hinter, unter oder neben einer schweren psychischen Erkrankung existiert, und dafür, wie die Betroffenen im Alltag die mit der Krankheit verbundenen Probleme und Herausforderungen erfahren und wie sie damit umgehen« (Borg u. Davidson 2008, S. 130). Berücksichtigt wird dabei der Einfluss kleiner Dinge auf das Leben, wie etwa Mahlzeiten, Geburtstage, Freizeit, Erfahrungen und Ereignisse, die in Studien, die sich auf die Krankheit und Behinderung beschränken, leicht übersehen werden (Davidson et al. 2006 b). Das Alltagsleben wird von den Autoren als der Ort der Handlungen und Interaktionen mit anderen Menschen betrachtet. Mit Gullestad (1989) beziehen sich die Autoren zuerst auf organisatorische und funktionale Aspekte des Alltags wie die konkrete Organisation von Aufgaben und Aktivitäten. Eine zweite Dimension ist der »erfahrende Alltag«. Phänomenologen wie Husserl (1970) haben dies als »Lebenswelt« beschrieben, was vermitteln soll, was dem Menschen über die berichteten Fakten oder Ereignisse hinaus wichtig ist.

In Annahme eines dynamischen Prozesses individueller, materieller und sozialer Themen und der aktiven Autonomie der Person gelangen BORG und DAVIDSON (2008) zu dem Schluss, dass, sobald wir die Wichtigkeit dieser Alltagswelt und ihrer verschiedenen Bestandteile erkennen, unsere größte Schwierigkeit als Forscher und Kliniker darin läge, »die Einfachheit wie auch die Komplexität des Alltags von Menschen mit schwerer psychischer Erkrankung herauszustellen, sie begreifbar und erkennbar zu machen« (S. 131).
Sieben Frauen und sechs Männer wurden in phänomenologisch orientierten qualitativen Tiefeninterviews über ihre Erfahrungen, ihre materielle und soziale Situation, ihre Handlungen und Entscheidungen befragt. Die Teilnehmenden der Studie hatten a) eine permanente Unterkunft, b) sahen sich selbst als in oder nach Recovery von einer schweren psychischen Erkrankung, c) kamen zufriedenstellend mit ihrem Leben zurecht und d) hatten ihr Leben mithilfe von psychosozialen Diensten und/oder anderen Ressourcen verbessern können. Sie hatten unterschiedliche Erfahrungen mit verschiedenen Hilfssystemen vorzuweisen und lebten in unterschiedlichen sozialen Settings. Sie waren zwischen 26 und 54 Jahre alt, zwei waren verheiratet, zwei verlobt, neun waren Single, zwei hatten Kinder, sechs hatten eine höhere Ausbildung. Zwei hatten normale Berufe und ein Einkommen, während die anderen eine Erwerbsunfähigkeitsrente bekamen und trotzdem Teilzeit arbeiteten. Mehrere hatten früher finanzielle Probleme gehabt oder hatten sie noch, was sie als hinderlich für ein sinnvolles Leben in ihrem Umfeld betrachteten. In Bezug auf die klinische Diagnose waren zehn Teilnehmende wegen Schizophrenie behandelt worden, einer wegen einer reaktiven Psychose, einer wegen bipolarer Störung und einer wegen Paranoia. Der Zeitraum seit Krankheitsbeginn betrug zwischen zehn bis über 35 Jahre.
Zum Untersuchungsprozess gehörte auch eine Gruppe aus fünf Personen mit Recovery-Erfahrung, die bei der Projektplanung, den Befragungsinhalten, den Einschlusskriterien und den laufenden Gesprächen während der Analysephase mitwirkten. Die Autorinnen bewerteten den Beitrag dieser Gruppe als sehr wichtig, weil ihr Input von Wissen und Expertise aus erster Hand zu einem noch umfassenderen Verständnis der gelebten Erfahrung in ihrem Kontext führte.
Thematische und schrittweise Analysen identifizierten vier Hauptthemen: 1) Normalsein, 2) es einfach tun, 3) sich das Leben erleichtern und 4) gut zu sich selbst sein.

Normalsein: Normalität hatte in den Geschichten der Teilnehmenden eine sehr konkrete und praktische Bedeutung, wie »Zeit an normalen Orten mit normalen Leuten verbringen«. Alltagsaktivitäten, die sonst als selbstverständlich gelten, werden in schwierigen Zeiten als peinlich, mühsam und nervig erlebt. Eine Teilnehmende beschrieb ihre Kämpfe mit Alltagsaktivitäten wie Einkaufen, Saubermachen, Rechnungen bezahlen so:

» Ach, ich würde mal sagen, dass es [Recovery] so ist, dass ich dann normal funktioniere ... ich gehe arbeiten, was mich einen Riesenbatzen an Zeit und Energie kostet, wahrscheinlich zu viel. Ich bin verheiratet, und das ist auch ein großer Batzen, der, ja, ein ganz wichtiger Teil. Ich denke da an das, was man tut, um durchzuhalten, die Dinge, die man nun einmal tun muss, wie Einkaufen und Saubermachen, Rechnungen bezahlen und genug zum Leben haben. « (Borg u. Davidson 2008, S. 132).

Es kann ein Kampf sein, die Folgen einer psychischen Erkrankungen so in den Griff zu bekommen, dass man in einem normalen Setting verbleiben kann, wie das Beispiel von Nina zeigt, die »zwar leicht ermüdete, ihre Coping-Fähigkeit aber ganz befriedigend fand«. Die Verantwortung »für alle möglichen praktischen Dinge« zu übernehmen war für sie ein Kampf und manchmal beängstigend. Aber sie würde gar nicht anders leben wollen und »freute sich über ihre Unabhängigkeit, war stolz darauf und akzeptierte die Sorgen, die damit verbunden waren«.

»Normal zu sein« bedeutete auch, »sich in einer normalen sozialen Umgebung zu befinden, eine normale Rolle zu spielen, wie mit Eltern zusammen zu sein, mit Geschwistern oder dem Partner und den Kindern«. Viele Teilnehmende sahen im Familienleben eine gewisse Kontinuität und Stabilität, ein Angebot regelmäßiger Kontakte und Aktivitäten. Dazu gehörte auch, sich gegenseitig zu besuchen und einander in praktischen Dingen zu helfen. Es waren aber nicht unbedingt immer diejenigen mit psychischen Problemen, die Hilfe bekamen. Vor allem ging es um ein generelles Geben und Nehmen, einen gegenseitigen Austausch, der eher auf traditionellen Familienmustern statt auf krankheitsbedingten Rollen basierte. Auch in Krisenzeiten einen Teil der täglichen Verantwortungen zu übernehmen, besonders im Zusammenhang mit anderen Menschen, ist oft möglich und auch wichtig.

An einem normalen Ort zu arbeiten, statt einer betreuten Beschäftigung nachzugehen, wurde als wertvoll und sinnvoll erfahren. So bekamen die Menschen die Chance, wenigstens einen Teil ihrer Zeit in Situationen zu verbringen, die eine gemeinsame Normalität vermitteln und in denen diese auch erwartet wird.

Zusammenfassend kennzeichnet sich »Normalsein« auf der einen Seite durch ein »Heraustreten aus den Problemzonen des Lebens« (z.B. aus dem psychiatrischen Setting), auf der anderen Seite dadurch, »dass man nichts weiter als ein normaler Mensch ist, der normale Dinge tut«, und »dass man zur Gruppe (der Normalen) gehört, statt eine Patientin unter anderen Patientinnen zu sein«.

Es einfach tun: In Recovery zu sein, kann »von der Person verlangen, etwas Konkretes zu tun, zur Verbesserung der eigenen Situation«, zum Beispiel:

» Ich identifiziere mich mit dem Nike-Slogan: ›Just do it!‹ Tu's einfach! Das heißt, dass man's einfach tun muss. Na ja, echt ... Wahrscheinlich denke ich über die Dinge nach, sodass ich nicht glaube ... und wenn jemand anderes für mich entscheidet ... Wenn ich lese, dass Recovery zielgerichtet sein soll ... das kann ja nur von Therapeuten stammen, denn wie viele von uns stehen morgens auf und sagen: Wie gehe ich heute meine Ziele an? So was macht man einfach nicht. « (BORG u. DAVIDSON 2008, S. 134)

» Wenn sie nicht aufhören, an die eigene Fähigkeit zu Recovery zu glauben«, finden Betroffene darin eine Quelle der Hoffnung und Wege zu einem besseren Leben. Wie oben zitiert, geht es bei den praktischen Details von Recovery im Grunde darum, sie »einfach zu tun«, indem man »kreativ mit seinen Problemen umgeht und immer wieder nach neuen Lösungen sucht und herausfindet, was funktioniert. « (BORG u. DAVIDSON 2008, S. 134)

Die Teilnehmenden berichteten, dass sie es als hilfreich erlebten, wenn andere positive Erwartungen an sie stellten, beispielsweise ein Ehemann, der seine Frau nicht den ganzen Tag im Bett liegen ließ, und eine »Familie, die nie aufgab und immer davon ausging, dass es ihr besser gehen würde und trotz ihrem Leiden von ihr erwartete, dass sie jeden Morgen aufstand, um sich um den Haushalt und die Kinder zu kümmern«.

Zu akzeptieren, dass sie psychische Probleme hatten«, bedeutete für manche Teilnehmende auch, »ihre Grenzen zu akzeptieren, nicht so viel unternehmen zu können wie früher oder wie sie es gerne getan hätten«. »Es einfach zu tun« kann heißen, Freude darin zu finden, kleine Aufgaben zu bewältigen, die »kleinen Dinge«, auch in Zeiten, wenn man Angst hat, wieder krank zu werden.

Das Leben leichter nehmen: Andere Menschen – wie auch Coping-Strategien und bestimmte Situationen – wurden als hilfreich empfunden, weil sie das »Leben erleichtern«. Psychiatrische Profis, die zugänglich waren, die das Bedürfnis nach Unterstützung in allen praktischen Fragen erkannten und nicht den Eindruck machten, dass sie sich nur für Symptome und Probleme interessierten, waren hochgeschätzt. Auch Hilfe in Bereitschaft zu haben, erleichterte das Leben, zum Beispiel für Martin, der sich auf einer Spezialstation einer Klinik sicher fühlte:

» Ja, ich nutze eine Klinikstation als Asyl, mache da mit, wenn es schlimmer wird. Ich habe eine Abmachung, dass ich ohne großen bürokratischen Aufwand hingehen kann. Ich brauche einfach nur anzurufen und hinzugehen. « (Borg u. Davidson 2008, S. 135)

Hilfreich war auch, über adäquate materielle und instrumentelle Ressourcen zu verfügen, etwa ein Zuhause, in dem man sich sicher und wohlfühlen kann. Die Teilnehmenden beschrieben ihr Zuhause als einen Ort, an dem sie sich entspannen und Frieden finden, den sie auf ihre Weise einrichten und verschönern können, eine Zuflucht und »Plattform, von der aus sie in ihr weiteres Umfeld eintreten, Leute treffen und Beziehungen aufbauen können, zum Beispiel, im Park spazieren, zur Arbeit, in die Kirche oder schwimmen gehen, Fahrrad fahren oder Freunde treffen«.

Herauszufinden, was das Leben erleichtert, ist nicht immer einfach, für Menschen auf dem Weg zu Recovery aber äußerst hilfreich.

Gut zu sich selbst sein: Verschiedene Situationen wurden erwähnt, die »wohltaten, eine kürzere oder längere Zeit lang Frieden schufen oder schöne Erinnerungen aufkommen ließen«. Die Teilnehmenden sprachen darüber, »sich selbst zu verwöhnen, sich etwas Gutes zu gönnen und sich um den eigenen Körper zu kümmern«. Eine Teilnehmerin beschrieb dies mit eigenen Worten:

» Ich bekomme so viel zurück von den guten Erfahrungen. Und ich kann sie wiederaufgreifen, wenn ich ein Stimmungstief habe und mich schlecht fühle, dann kann ich an die guten Momente denken. Gute Erfahrungen sind mir echt wichtig. Die geben dir viel mehr als Dinge und so … « (Borg u. Davidson 2008, S. 137)

Andere Beispiele, wie man »gut zu sich selbst sein« kann, betrafen das Stärken und Aufrechterhalten lebenswichtiger Körperfunktionen und Krankheitsvorbeugung durch die Einnahme von Vitaminen und Zusatzstoffen; etwas allein zu unternehmen, wie allein fernsehen, meditieren, Musik hören; Freunde treffen und reisen mit Freunden. Sich einen gesunden Lebensstil vorzunehmen hieß Körpertraining und eine gesunde, vernünftige Ernährung.

Die Erzählungen dieser Studie handelten oft vom Wunsch, etwas zurückzugeben, die Erfahrungen durch Schreiben oder Vorträge mit anderen zu teilen und ihnen mit Rat und Tat zur Seite zu stehen. Dies ist interessant, weil Patienten und Klienten üblicherweise als empfangener Teil einer Beziehung betrachtet werden und selten Gelegenheit haben, etwas zurückzugeben. »Gut zu sich selbst zu sein« kann also auch bedeuten, gut zu anderen zu sein.

Abschließend schlagen die Autoren vor, aus ihrer Studie vier Konsequenzen für die Praxis zu ziehen (Borg u. Davidson 2008, S. 138f.):

1. Recovery ist zwangsläufig ein sozialer Prozess wie auch ein integrierter Teil des individuellen Alltags. Genau diese kleinen Lebensfunken sind für den individuellen Recovery-Prozess oft ungemein wichtig.
2. Menschen mit einer schweren psychischen Erkrankung erzählen nicht, dass sie ihre Funktionsfähigkeit ganz verloren haben, vielmehr handelt ihre Lebensgeschichte von vielseitigem Interesse, Können und Wissen, das sie vor Krankheitsausbruch erworben hatten und das ihnen weiterhin bei ihrer Recovery nützlich ist.
3. Das gewohnte Umfeld und die gewohnten Aktivitäten erwiesen sich im Gegensatz zu psychiatrischen Settings als für Recovery am wirksamsten. An einem gewohnten Ort konnten die Teilnehmenden ihre Position und Rolle als Familienmitglied, Freundin oder Nachbarin behalten, statt nur eine »psychisch kranke Patientin« zu sein.
4. In Rehabilitation und Behandlung sollten »die Dramen und Trivialitäten des Alltagslebens, aber auch die zur Alltagsbewältigung nötige Expertise zutage gefördert, gehört und geschätzt werden«. Neben der Untersuchung der Probleme und Schwierigkeiten sowie den herkömmlichen Interventionen wie medikamentöser Behandlung und Psychotherapie sollten aber auch praktische, materielle, instrumentelle und soziale Hilfsmaßnahmen sowie geeignete Anpassungen der Umwelt als wichtige therapeutische Interventionen gleichwertig in Betracht gezogen werden.

Qualitative Forschung als ein Königsweg

Der detaillierte und informative Zeitschriftenartikel von DAVIDSON et al. (2008) »Using qualitative research to inform mental health policy« gibt Beispiele, wie qualitative Methoden psychiatrische Versorgungsrichtlinien beeinflusst haben. Laut der eindringlichen Aussage der Autoren, die aus Kanada, Schweden, Norwegen und den USA kommen, wird es zunehmend wichtig, die Gesundheitspolitik davon zu überzeugen, dass Recovery in Zukunft einen Systemwandel auslösen wird. Aufgrund der zentralen Rolle, die die eigenen Erfahrungen der Betroffenen im Recovery-Prozess spielen, würden qualitative Methoden in der psychiatrischen Forschung immer nützlicher, »da die Psychiatrie sich von der Symptomreduktion dahin bewegt, Menschen ein befriedigendes, hoffnungsvolles und sinnreiches Leben innerhalb ihres sozialen Umfelds zu ermöglichen« (DAVIDSON et al. 2008, S. 137).
Aus folgenden Gründen plädieren die Autoren für qualitative Methoden:

- Qualitative Methoden haben »einen ausreichenden Grad der Reife und Genauigkeit erreicht«, um quantitative Forscher, die nach dem Nutzen der qualitativen Forschung fragen, zu inspirieren. Gleichzeitig halten Therapeuten begierig Ausschau nach klinisch relevanter Forschung, suchen Politiker nach brauchbaren Daten.
- Die »seit Kurzem stattfindende Verlagerung auf Recovery als allumfassendes Ziel der psychiatrischen Versorgung« schafft Rahmenbedingungen, die gegenüber qualitativen Untersuchungen des Lebens von Menschen mit schweren psychischen Erkrankungen aufgeschlossen sind.

Die Autorinnen nennen drei sich abzeichnende Verwendungsarten qualitativer Methoden:

a) Als erstes müssten Hypothesen aufgestellt werden, die mithilfe anderer, häufig quantitativer Mittel getestet werden. Das Beispiel für diese wenig umstrittene Verwendung qualitativer Methoden betrifft frühe Erkenntnisse über das mittlerweile anerkannte Problem des Zugangs zur Gesundheitsversorgung für in der Gemeinde lebende Nutzer. Erkannt hatte man dieses Problem bereits in Studien zur Deinstitutionalisierung, in denen Bedenken geäußert wurden bezüglich der wirklichen Lebenserfahrungen von Menschen im Übergang von Langzeithospitalisierung zu einem Leben draußen (DAVIDSON et al. 1996).

b) Qualitative Forschung könnte darauf ausgerichtet sein, die subjektive Erfahrung und den Alltag von Menschen mit einer psychischen Erkrankung zu untersuchen, in der Tradition der Pionierarbeit von Sue ESTROFF (1989) und John STRAUSS (1989). Diese beiden Forscher haben 2008 eindrucksvoll darauf hingewiesen, dass es fragwürdig sei, »ob ein Forschungsfeld, das eine beträchtliche Datenmenge ignoriert, als adäquate Wissenschaft betrachtet werden kann« (STRAUSS 2008).

DAVIDSON et al. (2008) beziehen sich auf die bahnbrechende Arbeit der Yale-Längsschnittstudie (STRAUSS et al. 1985), die das »Prinzip der Nicht-Linearität des Verlaufs« und wichtige neue Einblicke in die Komplexität der Interaktion zwischen dem Individuum und seiner Umwelt lieferten – Entdeckungen, die für Politik und Versorgungssysteme große Bedeutung haben. Dieselben Autoren beziehen sich auch auf qualitative Studien in Skandinavien, die eine ähnliche Bedeutung für die klinische Praxis haben, zwar auf einem anderen, aber doch ähnlich wichtigen Gebiet. Die Entdeckung, wie wichtig es war, in Skandinavien »die Regeln zu brechen« (BORG u. KRISTIANSEN 2004), was heißt, aus den traditionellen Rollen und Grenzen der Therapeuten-Klienten-Beziehung auszusteigen, führte zu wichtigen Diskussionen und Anpassungen der Regeln von und Möglichkeiten für therapeutische Beziehungen (siehe auch den Abschnitt über recoveryorientierte professionelle Helfer im Kapitel »Recovery – Bedeutung für die klinische Verantwortung«, S. 324).

DAVIDSON et al. (2008) weisen noch auf eine andere sehr umfangreiche qualitative Studie hin, die eine Richtlinienänderung im Hinblick auf eine recoverybasierte Reform der psychiatrischen Praxis und des Versorgungsangebots anvisierte. »What helps and what hinders recovery project« (ONKEN et al. 2002) liefert klare Beschreibungen, nicht nur derjenigen Elemente des psychiatrischen Versorgungssystems, die Recovery fördern (z. B. Wahlmöglichkeiten und Unterstützung durch Peers zu haben), sondern auch von denen, die den Recovery-Prozess behindern (z. B. Stigmatisierung und Machtmissbrauch). In einer zweiten Untersuchungsphase wurden Kriterien als Indikatoren für Recovery aufgestellt und getestet sowie ein 42-Item-Nutzer-Selbsteinschätzungsfragebogen und ein 19-Item-Verwaltungsdatensatz (DUMONT et al. 2006) entworfen.

c) Qualitative Forschung könnte auch dazu verwendet werden, um Recovery und die aktive Rolle der Person mit einer Erkrankung zu verstehen, d. h. um »zu definieren, was mit dem Begriff Recovery in Bezug auf eine schwere psychische Erkrankung gemeint ist, und um herauszufinden und zu beschreiben, auf welche unterschiedliche Art und Weise jemand mit einer solchen Störung eine aktive Rolle im eigenen Recovery-Prozess spielen kann« (DAVIDSON et al. 2008, S. 141). In DAVIDSONS (2003) eigenen qualitativen Untersuchungen von Menschen in Recovery, die versuchen, ihren Alltag zu bewältigen, stellte sich zum Beispiel heraus, welch erheblichen Anteil ihrer verfügbaren Energie sie aufwenden, »um normal zu wirken bzw. als normal zu gelten« und » wieder Ordnung, Bedeutung, ein Gefühl von Routine und Normalität in ihrem Alltagsleben herzustellen«.

Recovery – Bedeutung für die klinische Verantwortung

Während Recovery zum größten Teil außerhalb von klinischen Settings geschieht, sind Kliniker vor allem dafür verantwortlich, Menschen mit psychischen Problemen zu helfen und sie darin zu unterstützen, vollen Gebrauch von ihrer Gesundheit und ihrer Resilienz zu machen und ihre Lebensziele zu erreichen. Für die in Psychotherapie und Psychiatrie Beschäftigten bedeutet Recovery nicht nur den Kampf für ein System, das in der Lage ist, allen Menschen evidenzbasierte Interventionen zu bieten, die momentan leider nur verhältnismäßig wenigen Menschen mit einer schweren psychischen Erkrankung zur Verfügung stehen (ANTHONY et al. 2003), sondern auch zu akzeptieren, dass das, was für die Recovery eines einzelnen Menschen wichtig ist, nicht unbedingt auch für die große Mehrheit der Patienten funktioniert. So sind manchmal die ganz spezifischen und individuellen Ansätze am wirksamsten.

Die neuen Indikatoren für die Versorgungsqualität sind Selbstbestimmung der Patientinnen, individuelle Auswahl flexibler Hilfsangebote und Möglichkeiten, Empowerment und Hoffnung stärkende Interventionen sowie Beistand in Situationen kalkulierten Risikos. Im Gegensatz zum Defizitmodell fokussiert die Recovery-Bewegung auf Gesundheitsförderung, individuelle Stärken und Resilienz. Eine Verlagerung weg von der demoralisierenden prognostischen Skepsis hin zu einer rationalen und optimistischen Haltung gegenüber Recovery sowie eine Ausweitung der Behandlungsziele über eine Symptomreduktion und Stabilisierung hinaus erfordern bestimmte Fertigkeiten und neue Kooperationsformen zwischen Behandlern und Nutzern, zwischen Profis unterschiedlichen Hintergrunds sowie zwischen der Psychiatrie und der Öffentlichkeit. Neue Versorgungsregeln, zum Beispiel die Einbeziehung von Nutzern und eine personzentrierte Versorgung, wie auch neue Methoden in der klinischen Zusammenarbeit, z.B. partizipative Entscheidungsfindung und psychiatrische Patientenverfügungen, werden von neuen Vorschlägen ergänzt, die ethisch klarere Regeln zur

Antidiskriminierung und Zwangsbehandlung sowie partizipative Modelle evidenzbasierter Medizin und Richtlinien vorsehen (Rose et al. 2006).

In diesem Kapitel geht es um neue Kommunikationsformen zwischen Behandlern, Angehörigen und Nutzern und die Zusammenarbeit zwischen Fachpersonal mit und ohne eigener Krankheits- und Therapieerfahrung. Vorgestellt werden spannende internationale Entwicklungen, Modelle zum Austausch von Expertise sowie Alternativen. Daten zu recoveryorientierten Beziehungen zwischen Nutzern und professionellen Helfern sowie Beispiele von ebensolchen Programmen, Hilfeangeboten und Initiativen, die einen Systemwandel herbeiführen wollen, beleuchten relevante und konkrete Veränderungen der klinischen Verantwortung in einer Ära von Recovery.

Austausch

Trialog

Die Begriffe »Trialog« (Amering et al. 2002a) oder »Psychose-Seminar« (Bock u. Priebe 2005) beschreiben eine innovative Entwicklung, die es lange Zeit ausschließlich in deutschsprachigen Ländern gegeben hat (Bombosch et al. 2007). In Trialoggruppen treffen sich Betroffene, Angehörige und professionelle Helferinnen regelmäßig zu einer offenen Diskussion »auf neutralem Boden« – außerhalb jeglicher therapeutischer, familiärer oder institutioneller Kontexte – mit dem Ziel, über die Erfahrungen und Folgen von psychischen Problemen und den Umgang damit zu sprechen. Die Gruppen funktionieren auch als Basis und Ausgangpunkt für trialogisches Engagement auf unterschiedlichen Ebenen (z.B. Gremienarbeit zur Qualitätskontrolle), zu verschiedenen Themen (z.B. eine Arbeitsgruppe zum Thema Religion und Psychose) und mit diversen Aktivitäten (z.B. ein trialogisch gestaltetes Training für Polizeibeamte zur Interaktion mit Menschen mit psychischen Problemen).

Im deutschen Sprachraum nehmen rund 5000 Menschen regelmäßig an Trialogen teil (Bock u. Priebe 2005). Trialoge sind preisgünstig und viele Menschen scheinen von der Teilnahme zu profitieren. Zweifellos hat die Trialog-Bewegung Konzepte und eine Sprache hervorgebracht, die sich von dem immer noch weit verbreiteten vorherrschenden engen Diskurs eines medizinischen Modells psychischer Gesundheit und Krankheit unterscheiden. Dabei handelt es sich um eine neue und aufregende Kommunikationsform, eine Gelegenheit, neue Einblicke und Kenntnisse zu gewinnen, eine Chance zur Überwindung von Rollenstereotypen in der Interaktion und einen Übungsplatz für eine gleichberechtigte Zusammenarbeit. Die Teilnehmenden lernen einander als »Experten durch Erfahrung« und »Experten durch Ausbildung« zu akzeptieren. Die so erworbenen Fähigkeiten passen also gut zur recoveryorientierten Arbeit wie auch zur Einbeziehung von Betroffenen und Angehörigen in alle Entscheidungsprozesse bezüglich der Entwicklung von Therapie und Versorgung (SLADE et al. 2008). Die wissenschaftliche Evaluation der Trialoge im Hinblick auf den Prozess und die möglichen Ergebnisse stellt konzeptuelle und methodologische Herausforderungen und befindet sich derzeit noch am Beginn. Vielleicht wird sich das ändern, wenn es auch international mehr Trialoge geben wird. Ein eindrucksvolles Beispiel für die Ausbreitung von Trialogen in städtischen und auch in ländlichen Gegenden ist die aktuelle Initiative des Irischen Trialog Netzwerks (www.trialogue.co).

Offener Dialog

Beim Offenen Dialog, einem Familien-und-Netzwerk-Modell (SEIKKULA u. ARNKIEL 2007) werden Patienten mit einer Psychose fast ausschließlich zu Hause behandelt. Das soziale Netzwerk der Betroffenen ist von Anfang an mit dabei, innerhalb von 24 Stunden nach Kontaktaufnahme. Dasselbe Team trägt die Verantwortung für den ganzen Behandlungsprozess, auch bei Änderung des Settings. Hauptziel ist, einen Dialog mit der Familie in Gang zu bringen und eine neue Sprache zu entwickeln, in der man über die Erfahrung psychotischer Symptome sprechen kann. Im finnischen Westlappland wurde eine historische fünfjährige Verlaufsstudie zum Vergleich zweier Gruppen von ersterkrankten Personen mit einer nichtaffektiven Psychose durchgeführt. Eine Gruppe war im Rahmen des Projekts des Offenen Dialogs behandelt worden, während die andere vor Einführung der Methode behandelt worden war. Bei der Gruppe, die durchgängig im Rahmen des Offenen Dialogs behandelt worden war, hatte sich die Durchschnittsdauer der unbehandelten Psychose, die Anzahl der in der Klinik verbrachten Tage und der Behandlungssitzungen verringert. Zwischen den Gruppen gab es bei den Fünf-Jahres-Therapieergebnissen keine statistisch signifikanten Unterschiede, aber 82 % der im Offenen Dialog behandelten Patienten zeigten keine Restsymptome. 86 % von ihnen kehrten ins Studium oder in die Vollzeitbeschäftigung zurück, nur 14 % bekamen Sozialhilfe. 17 % erlitten während der ersten beiden Jahre einen Rückfall und 19 % während der folgenden drei Jahre. 29 % nahmen während einer der Behandlungsphasen Antipsychotika (Seikkula et al. 2006).

»Offener Dialog« ist ein in Netzwerk-Sprachtheorie verankerter psychiatrischer Ansatz mit klinisch-wissenschaftlicher Tradition in Finnland; international wird das Modell mit Jakku Seikkula an der Universität Jyvaiskyla in Verbindung gebracht (Seikkula u. Arnkil 2007). Gregory Batesons Arbeit und Bachtins dialogische Prinzipien sind die wichtigsten Grundsteine des Offenen Dialoges. Es werden zwei Analysestufen beschrieben: Poetik und Mikropolitik (Seikkula u. Olson 2003). Die erste besteht aus den drei Prinzipien »Toleranz von Unsicherheit«, »Dialogizität« und »Polyphonie in sozialen Netzwerken«, die den therapeutischen Dialog zustande bringen. Hinter der zweiten verbergen sich institutionelle Praktiken, die diese Arbeit unterstützen und Teil des finnischen bedürfnisangepassten Behandlungsmodells sind (Alanen 2001; Aderhold et al. 2003).

Bachtin zufolge »ist zum Verständnis ein aktiver Prozess des Redens und Zuhörens nötig. In jeder Therapierichtung ist Dialog eine Vorbedingung für positive Veränderungen. Weil wir verstehen wollen, warum Dialog in einem Netzwerktreffen zur heilsamen Erfahrung wird, analysieren wir die Grundelemente des Dialoges entlang der Dialogizität und der neurobiologischen Entwicklung. Aus der Perspektive des Therapeuten als Dialogpartner untersuchen wir dialogfördernde Handlungen im Gespräch, in gemeinsamen emotionalen Erfahrungen, bei der Gemeinschaftsbildung und der Gestaltung einer neuen gemeinsamen Sprache. Wir beschreiben, wie Gefühle von Liebe, die sich im Gespräch als starke gegenseitige emotionale Übereinstimmung zeigt, Momente der therapeutischen Veränderung signalisiert« (Seikkula u. Trimble 2005).

Gemeinsame Vision

Die Care Services Improvement Partnership (CSIP) des National Institute for Mental Health in Großbritannien hat kürzlich Beratungsrichtlinien entworfen mit dem Titel »Gemeinsame Vision eines Verständnisses psychischer Erkrankungen« und folgenden Zielen:

» • Identifikation von Möglichkeiten, wie man die psychischen Probleme von Menschen verstehen kann, und Entwicklung einer gemeinsamen Vorstellung, die sowohl von verschiedenen Anbietergruppen als auch von Nutzern und ihren Angehörigen gleichermaßen anerkannt wird;

• Schärfung des Bewusstseins für die große Bandbreite verschiedener Ansätze bezüglich psychischer Probleme und Wohlbefinden;

• Aufbau eines gegenseitigen Verständnisses für diese Ansätze als Ressourcen, um durch einen von NutzernInnen, Helfern und Anbietern gemeinsam bestrittenen Prozess Möglichkeiten des Verstehens zu sammeln, die die besonderen und häufig sehr unterschiedlichen Stärken und Bedürfnisse individueller Nutzer reflektieren. « (www.dh.gov.uk/en/ Consultations/Liveconsultations/DH 080913; 20.08.08)

Bei der gemeinsamen Vision geht es in den Worten der Betroffenen darum, »ein Mitspracherecht zu haben, wie unsere Probleme verstanden werden«, statt »zu Tode untersucht« zu werden oder während des Prozesses die ganze Zeit »nur Bahnhof« zu verstehen. Sie besteht aus drei Hauptkomponenten:

» • aktive Mitarbeit der Nutzer in Übereinstimmung mit Anbietern und Angehörigen beim diagnostischen Prozess, der

• verschiedene Anbieterperspektiven auf gut integrierte Weise miteinander verknüpft, um damit

• eine personzentrierte Diagnostik zu schaffen, die auf Stärken und Resilienz der einzelnen Nutzer aufbaut und gleichzeitig deren Bedürfnisse und Schwierigkeiten identifiziert, als Basis für Recovery und Entwicklung von Selbstmanagementfähigkeiten «,

die auf bewährten Praktiken aufbauen sollten, mit Beiträgen von Nutzern, Helfern und einer Anzahl verschiedener Anbieterperspektiven. Die gemeinsame Vision ist *evidenzbasiert*, insofern als sie »auf einer Reihe von diagnostischen Verfahren aufbaut, die verschiedene Bereiche professioneller und anderer Expertise widerspiegelt«. Sie ist außerdem wertebasiert (Woodbridge u. Fulford 2004), da sie positive (Stärken und Widerstandkräfte) als auch negative (Bedürfnisse und Schwierigkeiten) Aspekte einer psychischen Erkrankung im Prozess einer personzentrierten Diagnostik miteinander abstimmt (www.dh.gov.uk/en/Consultations/Liveconsultations; 17.4.2011).

Sharing Voices Bradford

Sharing Voices Bradford ist ein bahnbrechendes Projekt in Großbritannien mit einem Community Development Ansatz für die gemeindenahe Behandlung sowie einem Aktionsforschungsprojekt mit dem Ziel herauszufinden, »wie eine kritische Perspektive in der Psychiatrie in die Praxis umgesetzt werden kann« (Henderson et al. 2007).

Menschen mit psychischen Problemen spielen hier eine zentrale Rolle, denn dieses Projekt zielt darauf ab:

» • mit behördlichen Hilfeanbietern für eine bessere Bandbreite und Qualität der Versorgung für Menschen ethnischer Minderheiten in Bradford zu kooperieren,

• innerhalb der Gemeinden Kapazitäten zu entwickeln und den ehrenamtlichen Sektor sowie Selbsthilfeaktivitäten zu unterstützen und

• eine breite lokale und nationale Debatte über das Wesen psychischer Gesundheit und Krankheit, ethnische und individuelle Vielfalt anzuregen. «

Es wurden verschiedene Interessengruppen gebildet, etwa nach Religion oder Geschlecht, beispielsweise eine Gruppe für muslimische Frauen, oder gemischte Gruppen, wie z. B. zur Musik. »Sharing Voices« bedeutete für diese Gruppen über einen Zeitraum von drei Jahren:

» • Menschen unterschiedlicher Herkunft zu ermöglichen, Gruppen zu gründen, in denen sie problematische Erfahrungen auf ihre eigene Weise mit anderen teilen konnten;

• diese Menschen darin zu unterstützen, ihr soziales, spirituelles und ökonomisches Potenzial auszuschöpfen;

• Partnerschaften und Netzwerke aufzubauen und zu unterstützen, die die Kapazitäten der staatlichen, privaten und kommunalen Sektoren stärken und Menschen ethnischer Minderheiten den Zugang zu Hilfsangeboten eröffnen;

• die Partizipation von Menschen ethnischer Minderheiten nicht nur in der Versorgungsplanung und -bereitstellung zu erhöhen, sondern auch in anderen kommunalen Angelegenheiten, in staatlichen und privatrechtlichen Foren;

- Menschen, denen es an Ressourcen mangelte, auf die staatlichen und privaten Sektoren und Hilfen hinzuweisen;
- in Dialogen und Debatten, in denen das nicht-medizinische Problemverständnis thematisiert wird, Freiheits- und Bürgerrechte zu verfechten « (HENDERSON et al. 2007, S. 40).

Die Resultate des partizipatorischen Handlungs-Forschungs-Projekts sind auch über Bradford hinaus für wichtige Probleme relevant (HENDERSON et al. 2007, S. 40):

» • Die kommunale Entwicklung bei Sharing Voices besteht aus geschützten Räumen und sich immer weiter ausdehnenden Netzwerken, die den psychiatrischen Bereich mit Sport, Freizeit, Kunst und anderen Organisationen in der näheren Umgebung verbinden. Je umfassender die Organisationen, desto mehr kann das Verständnis psychischer Störungen erweitert und Stigma reduziert werden. Des Weiteren haben die Netzwerke zu einem Anwachsen des sozialen Kapitals und des Gemeindezusammenhalts geführt.
- Die Forschung, die den Wert des ›Peer-Support‹ und der Solidarität zur Förderung von Recovery bei psychischen Erkrankungen klar herausgestellt hat, wird von Sharing Voices unterstützt.
- Die mithilfe von Erfahrungswissen effektivere Bekämpfung von Stigma führt zu erheblichen Vorteilen für die Beteiligten, Gemeinden und Krankenkassen.
- Kommunale Gesundheitsfürsorgeeinrichtungen können entweder ehrgeizig (›radikal‹) oder vorsichtiger sein, müssen die Erwartungen ihrer Angestellten und Gemeinden jedoch entsprechend steuern. «

Auf der Basis der Erfahrungen und Forschungsergebnisse von Sharing Voices Bradford und anderen Beispielen zeigen HENDERSON et al. (2007) Möglichkeiten auf, wie man die Verbindung zwischen kommunaler Entwicklung und psychiatrischer Versorgung stärken kann, etwa durch die Sammlung und Evaluation von Erfolgsstorys von solchen Projekten und »Champions«, die über den Zaun einer »westlichen« Vorstellung von Gemeinde und Psychiatrie hinausblicken und »die gemeindenahe Versorgung noch stärker mit dem Kampf für soziale Gerechtigkeit und gegen soziale Ausgrenzung verkoppeln«.

Alternativen

Recovery verlangt von uns größtes Engagement für Menschenrechte, Patientenrechte, wissenschaftliche und klinische Verantwortung und Versorgung, im Interesse gegenwärtiger und zukünftiger Patienten. Wir lernen von Nutzern, Exnutzern und denjenigen, die sich selbst über das Überwinden von durch das Versorgungssystem zugefügtem Schaden definieren (Überlebende). Bisher läuft die Zusammenarbeit zwischen Menschen mit und ohne eigene Psychiatrie-Erfahrung erfolgreich, braucht aber mehr Unterstützung. Hilfe benötigen auch jene, die an der Entwicklung von Alternativen außerhalb des traditionellen Systems arbeiten. Die Ideen und Konzepte, die unter dem Begriff der »Alternativen« zusammengefasst sind, haben eine Menge zu bieten. Ein paar Beispiele:

Alternatives Conferences

» Seit 1985 unterstützt der Zusammenschluss von Community Support Programmes (CSP) die von Nutzern und für Nutzer der Psychiatrie (auch Expatienten oder Überlebende genannt) organisierten jährlichen nationalen Alternatives Conferences. Diese bieten Nutzern in den USA ein Forum der Begegnung und des Austauschs von Ideen und Informationen. Hier können sie praktische Tipps zu Peer Support und Selbsthilfeeinrichtungen, Interessenvertretung, Empowerment und Recovery geben und bekommen. Außerdem bietet die Tagung Information über Beispiele bester Praxis von psychiatrischen Hilfeangeboten. Das hier vermittelte Wissen hilft Nutzern, eine effektive Behandlung und Versorgung durchzusetzen und das Versorgungssystem zu verbessern. Seit 1992 wechseln sich die Consumer Technical Assistance Centers bei der Ausrichtung der Tagung ab. « (www.mentalhealth.samhsa.gov: 12.4.2011).

Die Titel der letzten Jahrestagungen (www.power2u.org, 21.4.2011) geben einen Eindruck, um was es hier geht. Dabei ist die Liste der Vortragenden immer erstaunlich und die Atmosphäre etwas ganz Besonderes:

- In Freiheit erinnern. In Freiheit entscheiden. In Freiheit träumen (2001)
- Netzwerke stärken und gemeinsam aktiv werden (2002)

- Das Versprechen der Recovery einlösen: neue Freiheit, neue Kraft, neue Hoffnung (2004)
- Arizona an der Spitze des Recovery-Wandels (2005)
- Bahnbrechende Wege zu Recovery durch Transformation (2006)
- Spannweite der Recovery-Bewegung: Kontrolle und Entscheidung der Nutzer (2007)
- Gemeinschaft durch aktive Bürgerbeteiligung (2008)

Alternativen zur Psychiatrie

- »Was hilft mir, sollte ich verrückt werden?
- Wie kann ich vertrauenswürdige Hilfe für einen Verwandten oder eine Freundin in Not finden?
- Wie kann ich mich vor einer Zwangsbehandlung schützen?
- Wie kann ich als Familienangehörige oder Freundin helfen?
- Was sollte ich tun, wenn ich die Arbeit in der Psychiatrie nicht mehr ertrage?
- Welche Alternativen gibt es zur Psychiatrie?
- Wie kann ich mich bei der Schaffung von Alternativen einbringen?
- Mal angenommen, die Psychiatrie würde abgeschafft, was würden Sie stattdessen vorschlagen?«

Dies sind einige der von 61 Autoren bearbeiteten Fragen: (Ex-)Nutzer und Überlebende der Psychiatrie, Ärzte, Therapeuten, Anwälte, Soziologen, Psychiater und Angehörige aus allen Kontinenten, allesamt Autoren in dem von Peter Lehmann und Peter Stastny herausgegebenen und 2007 in den USA und Großbritannien unter dem Titel »Alternatives Beyond Psychiatry« und in Deutschland als »Statt Psychiatrie 2« erschienenen Bandes.

Das Buch enthält Beiträge von Volkmar Aderhold, Laurie Ahern, Birgitta Alakare, Karyn Baker, Ulrich Bartmann, Agnes Beier, Regina Bellion, Wilma Boevink, Pat Bracken, Stefan Bräunling, Ludger Bruckmann, Giuseppe Bucalo, Dorothea S. Buck-Zerchin, Sarah Carr, Tina Coldham, Bhargavi Davar, Anne Marie DiGiacomo, Constance Dollwet, Jeanne Dumont, Merinda Epstein, Sandra Escher, Jim Gottstein, Chris Hansen, Geoff Hardy, Petra Hartmann, Alfred Hausotter, Michael Herrick, Guy Holmes, Andrew Hughes, Theodor Itten, Maths Jesperson, Kristine Jones, Hannelore Klafki, Miriam Krucke, Peter Lehmann, Bruce E.

Levine, Harold A. Maio, Rufus May, Shery Mead, Kate Millett, Maryse Mitchell-Brody, David Oaks, Peter Rippmann, Marius Romme, Marc Rufer, Gisela Sartori, Erich Schützendorf, Jaakko Seikkula, Andy Smith, Zoran Solomun, Peter Stastny, Chris Stevenson, Dan Taylor, Philip Thomas, Jan Wallcraft, David Webb, Uta Wehde, Scott Welsch, Salma Yasmeen, Laura Ziegler und Ursula Zingler. Übersetzungen von Christine Holzhausen, Katy E. McNally und Mary Murphy (www.peter-lehmann-publishing.com; 21.4.2011).

Das Internationale Netzwerk für Alternativen und Recovery (INTAR)

»The International Network Toward Alternatives and Recovery« ist eine internationale Organisation weltbekannter Betroffenenaktivisten, Psychiater, Psychologen, Familienangehöriger und anderer in Psychiatrie und Psychotherapie Beschäftigter, die jährlich zu einem Gipfeltreffen zusammenkommen, um die Annahme zu entkräften, dass Menschen mit Diagnosen wie Schizophrenie oder Bipolarer Störung nie völlig genesen können.

» INTAR ist der Meinung, dass die Würde und Autonomie von Menschen in einer Krise von größter Wichtigkeit sind, dass eine volle Genesung von problematischen/veränderten psychischen Zuständen möglich ist und dass diese beiden Überzeugungen die Antwort der Gesellschaft formen sollten. Aus diesen Gründen halten wir die etablierte Psychiatrie und die öffentlichen Gesundheitssysteme, in denen viele von uns arbeiten, (evtl. zwangsweise) behandelt werden (oder um eine Behandlung für Nahestehende ersuchen) und forschen, für mangelhaft. Daher suchen wir – und manche von uns bieten solche an – nach alternativen Settings, wo Menschen in einer Krise Hilfe, Verbundenheit und Respekt erfahren, und nach Interventionen, die ihrer Wahl und ihrem Bedürfnis entsprechen. Wir kommen aus allen möglichen Richtungen, von Peer-/Nutzer-Organisationen, aus Biomedizin und Psychoanalyse, über östliche Meditation und Familienberatung bis zu akademischer Forschung. Doch jeder und jede Einzelne von uns engagiert sich für den Aufbau geschützter Räume und positiver Beziehungen, in denen die Qual extremer psychischer Zustände mit erprobten Mitteln und erfahrener Präsenz entschärft werden kann. Darunter wesentlich Menschen, die so etwas schon selbst durchlebt haben und wissen, wie sie die so sehr benötigte handfeste Hilfe leisten können. Als ein internationales Netzwerk verpflichten wir uns, die Wirksamkeit solcher Alternativen zu dokumentieren, ihre Verwendung zu vertiefen und auszuweiten und sie denen, die sie brauchen, zugänglicher zu machen. « (www.intar.org; 12.4.2011).

Recovery-Faktoren in der therapeutischen Beziehung und in psychiatrischen Einrichtungen

Recoveryorientierte professionelle Helferinnen

Marit Borg und Kristjana Kristiansen veröffentlichten im Jahre 2004 ihre Studie zum Thema »Recoveryorientierte Professionelle: Helfende Beziehungen in psychiatrischen Einrichtungen«. Beide sind am Department of Social Work and Health Science, Faculty of Social Sciences and Technology Management, Norwegian University of Science and Technology, Oslo, tätig. Im Rahmen von helfenden Beziehungen zwischen Professionellen und Nutzern untersuchten sie diejenigen Faktoren, die aus der subjektiven Perspektive der Nutzer als hilfreich erlebt werden. Die Autorinnen führten eine qualitative Studie anhand von Interviews mit 15 Nutzern durch, die unter schweren psychiatrischen Erkrankungen gelitten haben bzw. leiden. Sie wollten herausfinden, ob es gemeinsame Faktoren für eine hilfreich erlebte Beziehung zwischen Nutzern und professionellen Helfern gibt.

Forschungsprojekte und andere relevante Literatur mit persönlichen Berichten über die Recovery von schwerer psychischer Erkrankung sind sehr selten. Diejenigen Berichte, die veröffentlicht wurden, demonstrieren, dass die therapeutische Beziehung bei der Hilfe zur Recovery eine zentrale Rolle spielt. Bei der vorliegenden Untersuchung sollte das Menschenbild der Professionellen berücksichtigt werden. Zum Beispiel ging es um die Frage: Wird die Person als Mitmensch mit Einsicht, Reflexionsfähigkeit und eigenständiger Erfahrung verstanden oder im Gegenteil als ein Mensch mit einer chronischen Erkrankung, für den man sorgen muss, vielleicht für immer? Studien zu diesem Thema sind für professionelle Helferinnen sehr spannend und wichtig, aber sie sind neben der Seltenheit auch nicht einfach zugänglich. Deshalb möchten wir hier ausführlich auf diese Untersuchung eingehen. Das empirische Material zur Untersuchung der hilfreichen Beziehungen wurde einer umfangreicheren Studie entnommen, die die Frage untersuchte, was im Allgemeinen hilfreich ist für die Recovery von psychischen Erkrankungen (Topor 2001; Borg u. Topor 2003). Die vorliegende Fragestellung lautete, die Charakteristiken von helfenden Beziehungen in psychiatrischen Einrichtungen zu verstehen, insbesondere die verschiedenen Arten, in denen recoveryorientierte professionelle Helfer am wirksamsten mit den Nutzerinnen zusammenarbeiten. Die 15 untersuchten Personen waren wegen Schizophrenie, schizoider Persönlichkeit, paranoider Psychose, affektiver Psychose, Persönlichkeitsstörung und borderlinepsychotischer Persönlichkeit in Behandlung. Für die Studie wurden Personen ausgewählt,

- die sich selbst als »recovered« oder im Prozess von Recovery betrachteten,
- die mit Anforderungen in ihrem Leben gut umgehen konnten,
- die ihr Leben mithilfe von psychiatrischen Einrichtungen und/oder anderen Hilfen verbessert haben und
- die innerhalb der letzten zwei Jahre nicht in stationärer Behandlung gewesen sind.

Durchführung der Studie

Die Interviews begannen mit einer offenen Frage: »Was hat Ihnen geholfen in ihrem Recovery-Prozess?« Insbesondere interessierte das Forscherteam, wie die Teilnehmer mit herausfordernden Lebenssituationen umgingen, einschließlich ihrer Erfahrungen mit Professionellen im Psychiatriesystem, mit seinen Einrichtungen und anderen Quellen von Unterstützung. Es interessierte die Frage, welchen Einfluss die eigene Rolle der Teilnehmer an ihrem Recovery-Prozess hatte, sowie der Einfluss von sozialer Unterstützung und anderen Kontextfaktoren. Diejenigen Aspekte, die die Teilnehmer als besonders wichtig für ihre Recovery identifizierten, wurden vertieft mit weiteren Fragen, um die Vielfältigkeit ihrer persönlichen Erfahrungen zu erfassen. Die Transkripte der auf Tonband aufgenommenen Interviews wurden den Teilnehmern zwecks Durchsicht und Einwilligung zurückgeschickt. Dann las das Forscherteam alle transkribierten Interviews durch, notierte

sich wiederholende Themen, die bezüglich Recovery bedeutsam waren. Es wurden induktiv Zusammenfassungen erstellt und mit dem gesamten Forscherteam diskutiert.
Die auf Gruppenebene erstellten Analysen der Zusammenfassungen wurden für die Identifizierung von spezifischen Recovery-Themen benutzt. Diese Themen beinhalteten

- die aktive Rolle der Person,
- Unterstützung und Einfluss von anderen,
- Ereignisse,
- Umweltfaktoren und
- Verständnis und Bedeutung, die dem Erleben von psychischer Erkrankung und Recovery zugrunde liegen.

Ergebnisse

Die interviewten Teilnehmer an der Studie berichteten über zahlreiche positive und negative Erfahrungen und Herausforderungen auf ihrem Weg in Richtung Recovery. Diese Geschichten über den Recovery-Prozess sind gekennzeichnet durch Phasen von Ängsten, Einsamkeit, Hoffnungslosigkeit und seelischen Schmerzen. Sie enthüllen sowohl den einzelnen Menschen hinter der Diagnose als auch den Menschen in seiner professionellen Rolle als Helferin.

Faktor Mitmenschlichkeit

Was die Teilnehmer am hilfreichsten in ihrer Beziehung mit Professionellen erlebten, waren

- Empathie,
- Respekt und
- eine allgemeine Von-Mensch-zu-Mensch-Haltung.

Dies bezieht genaues Zuhören der Professionellen ein, Interessezeigen an den Prioritäten der Teilnehmer und Offensein im Gespräch mit ihnen, das nicht nur über Probleme geführt werden sollte. Die Teilnehmer legten keinen besonderen Wert auf traditionelle Kriterien professioneller Kompetenz, wie z. B. bestimmte Interventionsprogramme oder Methoden, sondern eher auf die Bereitschaft der Professionellen, Macht zu teilen zugunsten einer Atmosphäre von Vertrauen, innerhalb derer Professionelle und Nutzer die Möglichkeit zur Zusammenarbeit haben. Insgesamt scheinen hilfreiche Beziehungen von folgenden Elementen geprägt gewesen zu sein:

Die augenscheinlich kleinen Dinge und das Gesehenwerden: Die Interviewten hoben in ihren Erzählungen die Bedeutung hervor, von ihren Helferinnen gesehen zu werden. Sie lieferten ganz konkrete persönliche Geschichten über das »Gesehenwerden«. Beispielsweise fragte ein Professioneller, wie es der Mutter einer Interviewteilnehmerin ginge, oder ein Teammitglied eines Tageszentrums erzählte Geschichten über seinen Hund. Eine Krankenschwester schenkte einer Nutzerin eine Rose dafür, dass sie es geschafft hat, in ihrem neuen Job bereits über einen Monat zu bleiben. Diese augenscheinlich kleinen Dinge und oftmals nur einige Worte wurden positiv bewertet von den Menschen in ihrem tagtäglichen Kampf.

Sowohl krank als auch gesund sein können: Die Interviewten schätzten diejenigen professionellen Helferinnen und Einrichtungen, die ihnen erlaubten, sowohl krank als auch gesund zu sein. Die Professionellen waren bereit, die guten wie die schlechten Erlebnisse in der Gesamtheit eines Mitmenschen zu teilen, sowohl die Zeiten von Leid als auch die hoffnungsvollen Zeiten.

Echtes Interesse, Kontinuität und Sicherheit: Einige Interviewteilnehmer berichteten, dass das Kennenlernen oder Finden eines bestimmten Helfers, der Gefühle echten Interesses für sie zeigte, ein wichtiger Wendepunkt in ihrem Leben war. Für andere waren diejenigen Professionellen hilfreich, die an ihrer Seite waren und über viele Jahre mit ihnen zusammen durchhielten. Oder es war ein einzelner Helfer, der einen wichtigen Faden von Kontinuität und Sicherheit repräsentierte, was in schwierigen Zeiten unabdingbar für die Teilnehmer war.

Andererseits hatten Professionelle für einige Interviewteilnehmer einen ziemlich begrenzten Einfluss auf ihren Recovery-Prozess. Recovery hatte eher mit anderen Faktoren zu tun, die hilfreich für sie waren, z. B. der Glaube an Gott, einen Job oder ausreichend Geld zu haben oder einen Hund, der ihnen als Begleiter und Trostspender diente.

Helfer, die täglich zur Verfügung stehen: Als besonders hilfreich erlebt wurden engagierte Helfer, die für die großen und kleinen Herausforderungen im täglichen Leben zur Verfügung standen, besonders in Krisenzeiten, z. B. wenn die Teilnehmer bedrohliche Stimmen hörten, extreme Ängste erlebten oder wenn es schwer war, die praktischen täglichen Aufgaben zu erledigen. In solchen Zeiten wurde ein Professioneller geschätzt, der offen war für die Prioritäten des Hilfesuchenden im Sinne von da zu sein, falls nötig, und dabei zu helfen, was gerade erforderlich war.

Zeit zur Verfügung stellen und einfach da sein: Das »Zur-Verfügung-Stehen« hatte in erster Linie mit Zeit zu tun. Der Hauptbeitrag eines Helfers war, zur Verfügung zu stehen für eine Plauderei, etwas gemeinsam zu tun oder auf verschiedene Arten Unterstützung anzubieten. Es schien wesentlich zu sein, dass der professionelle Helfer Zeit hat, um »einfach da zu sein«, und die Sensibilität hat, die ureigenen und dringlichsten Bedürfnisse des Menschen zu verstehen. Viele Interviewteilnehmer drückten tiefe Dankbarkeit gegenüber Professionellen aus, die ihre professionelle Rolle für eine Weile beiseite ließen und etwas anderes machten als erwartet. Helfer, die ihre eigene »persönliche Zeit« und nicht bezahlte »professionelle Zeit« zur Verfügung stellten, wurden als überraschend und außergewöhnlich erlebt. Eine Teilnehmerin drückte diese Haltung so aus:

» Letztes Mal, als mich Ragna (eine Gemeindeschwester) anrief, war ich nicht einmal in der Lage, eine einzige Frage zu beantworten, ich fühlte mich (...) so miserabel und nutzlos, so schlecht, und sie merkte, während wir telefonierten, dass es mir überhaupt nicht gut ging. Und sie kam und besuchte mich, 3- bis 4-mal im Monat, in ihrer Freizeit, und kam einfach hierher. « (Borg u. Kristiansen 2004, S. 497, Übersetzung der Autorinnen)

Sinn für Humor, gute Gespräche, Hilfe bei praktischen Dingen: Eine Teilnehmerin schätzte den Sinn für Humor des Teams und dass sie mit ihnen mehr als nur über ihre Sorgen sprechen konnte. Dieselbe Teilnehmerin hatte zusätzlich noch andere Helfer, zu denen sie Kontakt aufnehmen konnte, das waren ein Arzt, eine Gemeindeschwester und ein freiwilliger Helfer. Gute Gespräche, ein Besuch in einem Café, sich über längere Zeit kennen, Hilfe bei praktischen Dingen sowie der Umgang mit ihren seelischen Schmerzen und dem Stimmenhören – all das war wichtig für sie.

Geduld, Ausdauer, Kontinuität: Für eine Teilnehmerin war die Geduld, Ausdauer und Kontinuität ihres Psychotherapeuten von besonderer Wichtigkeit. Obwohl er dreimal seine Arbeitsstelle wechselte während ihrer Behandlungszeit, beendete er weder die Therapie mit ihr noch überwies er sie an einen anderen Kollegen. Er nahm sie mit auf seinen professionellen Weg. Er gab ihr Priorität und beide arbeiteten über sechs Jahre zusammen. Wesentlich für sie war die lange Beziehung zu ihrem Therapeuten, dass sie sich zunehmend kennenlernten und die Kontinuität. Sie drückte dies wie folgt aus:

» Was wirklich wichtig ist, dass man nicht viele, aber ein paar gute Helfer über längere Zeit hat. Jemanden, der dabei bleibt, der da ist (...). Das ist, glaube ich das Wichtigste, was mein Therapeut für mich getan hat (...), dass er an meiner Seite geblieben ist über all diese Jahre. « (Borg u. Kristiansen 2004, S. 498, Übersetzung der Autorinnen)

Was ist »therapeutisch«?

Einige der Interviewteilnehmer erwähnten Psychotherapie als hilfreich in ihrem Recovery-Prozess. Was genau als hilfreich erlebt wurde, was sie beinhaltete und warum sie hilfreich war, variierte beträchtlich in den Schilderungen.

Psychotherapeut als Retter: Für einige Teilnehmer bedeutete Psychotherapie einen Wendepunkt in ihrem Leben. Jemanden finden, der hilfreich ist, wurde öfter verglichen mit einem »Retter« oder einer »Retterin«, die einen Prozess in Gang setzt, in dem der Einzelne sich genügend sicher fühlt, um über die inneren Gefühle sowie über die umgebenden chaotischen Umstände zu sprechen. Solche Helfer wurden beinahe als göttlich beschrieben und schienen einen starken Einfluss im Leben der Interviewten gehabt zu haben.

Psychotherapeut als gewöhnliche Person: Anderen Psychotherapeuten wurden weniger göttliche Rollen zugedacht, sie wurden von den Teilnehmern auf gewöhnlichere Weise beschrieben, z. B. als angenehme Gesprächspartner. Begegnungen dieser Art schienen keinen Wendepunkt in ihrem Leben darzustellen, sondern waren eher eine unterstützende Begleitung, vielleicht nur während dieser Phase und mit weniger langfristiger Bedeutung.

Hoffnung und Ermutigung: In den hilfreichen Beziehungen wurden professionelle Helfer dann geschätzt, wenn sie Hoffnung vermittelten und die Teilnehmer dazu ermutigten, weiterzugehen. Eine Art von Stabilität und Kontinuität waren wichtig zu Zeiten, wenn dies niemand anderes im Leben des Menschen anbieten konnte.

Partnerschaftliche statt hierarchische Beziehung: Das Augenmerk lag mehr auf den Menschen als auf den Spezialisten der Psychiatrie. Die Betonung einer menschlichen Beziehung ist nennenswert, da es den Wert einer therapeutischen partnerschaftlichen Beziehung ausmacht, dass sie durch Gleichberechtigung charakterisiert ist. Diejenigen Professionellen, die standardisierte Vorgehensweisen praktizierten und ihren eigenen professionellen Ansichten vor denen der hilfesuchenden Person Priorität gaben, wurden oft von den Interviewteilnehmern als »kalt« oder »nicht wirklich interessiert an mir und meiner Situation« beschrieben.

Auflockern der Regeln

Unerwartete, überraschende Handlungen: Die Interviewteilnehmer erwähnten öfter unerwartete, überraschende Handlungen und Gesten der Professionellen, die von ihnen als »gute« Helfer erlebt wurden. Sie meinten die kleinen Dinge, die für sie eine große Bedeutung hatten. Es waren Verhaltensweisen, die an der Grenze gesehen wurden zu dem, was typischerweise als »professionelles Verhalten« betrachtet wird. Beispielsweise hat eine Gemeindeschwester einer Person über das Wochenende etwas Geld geliehen, da die Sozialhilfe erst am folgenden Montag abgeholt werden konnte. Oder ein Helfer nahm ein Geschenk von einer Frau an und gab mit dieser Geste ihr die Gelegenheit, jemandem anderen etwas zu geben. Solche »guten Helfer« wurden mit warmen und freundlichen Worten beschrieben, wie Freundlichkeit, Geduld, Sinn für Humor, Helfenwollen, Zeitgeben oder auch einfach Handeln auf ganz gewöhnliche Art.

Freundschaftliche Beziehung: Einige Teilnehmer hatten das Gefühl, mit ihren Gemeindeschwestern über alles sprechen zu können, und das Vertrauen, dass sie ihnen jederzeit helfen würden. Durch diese freundschaftliche Beziehung hatte eine der Frauen das Gefühl, der Gemeindeschwester Geschenke geben zu können (wie Gedichte, die sie selbst geschrieben hatte, Zeitschriften oder Musikkassetten) und dass sie diese auch annehmen würde. Dadurch dass sie in Bezug zu ihren Helfern sie selbst sein konnte, erlebte sie sich nicht mehr nur als Patient, sondern als gleichwertiger Mensch.

Geben und Annehmen von Geschenken: Das Geben und Annehmen von Geschenken ist üblich in menschlichen Beziehungen. Durch den Austausch von Geschenken zeigt man sich Respekt und Wertschätzung. Zwischen »Patienten« und Professionellen jedoch sind Geschenke nicht erlaubt, zumindest nicht üblich. Ein solcher Austausch ist gewöhnlich nicht Teil einer bezahlten, helfenden Beziehung. Man nimmt an, dass solche Geschenke zu einer ungesunden Abhängigkeit des Patienten führen oder das therapeutische Bündnis bedrohen könnten. Die Tatsache, dass solche Regeln in der täglichen Praxis aufgelockert werden, sollte Anlass sein zu diskutieren, was ein »gutes« professionelles und therapeutisches Verhalten ausmacht.

Forderungen stellen: Die hilfreichen Professionellen wurden nicht nur als nett und angenehm beschrieben. Es ist nicht ausreichend, nett zu sein, obwohl es natürlich auch manchmal hilft. »Unterstützende Helfer« zu sein bedeutet auch, dass sie Forderungen stellen. Nicht einer Meinung sein oder eine klare Sprache sprechen, wenn es um eine Forderung ging, wurde letztendlich als unterstützend erlebt. Beispielsweise wurden zwei Teilnehmer dazu aufgefordert, in eine Gruppentherapie bzw. Tagesstätte zu gehen, statt den ganzen Tag herumzuhängen, was sie zunächst ablehnten. Was die Situation für beide erträglich machte, war die Unterstützung von einem oder mehreren Helfern, zu denen sie Vertrauen hatten und die ihnen vermittelten, dass eine solche Teilnahme notwendig für sie sei, zumindest in der aktuellen Situation. Wenn nur einige »gute« und vertraute Professionelle in der Nähe waren, konnten Therapieprogramme, die zunächst als sinnlos oder schwierig erlebt wurden, leichter durchgehalten werden.

Über die professionelle Rolle hinausgehen: Die Interviewteilnehmer in der Studie drückten durch ihre Geschichten und Beispiele klar aus, dass lediglich das Wissen der professionellen Helfer über psychische Krankheiten, professionelle Leitlinien und therapeutische Behandlungsprogramme für sie ziemlich inadäquat und unzureichend war, um die Recovery zu unterstützen. Der hohe Wert, den sie denjenigen Helfern zuwiesen, die über ihre professionelle Rolle hinausgingen, ist ein interessantes und ziemlich auffallendes Paradoxon, und es erhebt sich die Frage, um was es bei Professionalismus eigentlich geht oder gehen sollte.

Zusammenfassung

Es ist offensichtlich, dass diejenigen Faktoren, die für Recovery hilfreich im Erleben der Nutzerinnen sind, eine Umorientierung der professionellen Rolle beinhalten. Eine Recovery-Orientierung bedeutet für die Professionellen ein grundsätzliches Umdenken in dem Sinne, dass sie nicht mehr die Experten über das Leben von anderen Menschen sind, sondern diese auf ihren ganz eigenen Wegen mit ihren Problemen und Kämpfen unterstützen und begleiten. Will man gute psychiatrische Einrichtungen entwickeln, dann müssen sie den Bedürfnissen und Vorlieben der Nutzer entsprechen, statt diese an bestehende institutionelle Strukturen anzupassen. Geschätzt wurden diejenigen Professionellen, die den Mut haben, mit dem Reichtum und der Unvorhersehbarkeit des Lebens im Allgemeinen umzugehen. Dies beinhaltet auch, die eigenen Fähigkeiten und beruflichen Erfahrungen im Rahmen einer Zusammenarbeit anzubieten statt einer hierarchisch gestalteten therapeutischen Beziehung.

Menschliche Qualitäten scheinen wichtiger zu sein als Titel, Ausbildungshintergrund oder angewandte Methoden und Techniken. Als hilfreich wurde eine therapeutische Beziehung von den Teilnehmern dann erlebt, wenn Helfer und Hilfesuchende bereit und fähig waren, ihre menschliche Seite zu zeigen, und sich trauten, sie selbst zu sein. Durch das gemeinsame Sich-Zeigen wird Zusammenarbeit und Wechselseitigkeit möglich, was von den Teilnehmern als wichtig, wenn nicht als wesentlich für den Recovery-Prozess erlebt wurde. Die Wechselseitigkeit scheint zu entstehen aus den anerkannten und geteilten Stärken, Schwächen, Möglichkeiten und Grenzen auf *beiden* Seiten.

Recovery ist ein konkreter und praxisbezogener Prozess in einer gemeinsamen Aktion mit verschiedenen Helfern, bei dem der Einzelne wieder Kontrolle über sein eigenes Leben gewinnt und behält sowie Kompetenz und Wissen entwickelt und ausprobiert. Recovery wird als ein aktiver Prozess der Nutzer verstanden und nicht als etwas, das der Professionelle für den »passiven Kranken« tut. Die Aufgabe der professionellen Helferinnen ist, die Fähigkeit der einzelnen Hilfesuchenden zur Recovery zu entdecken, sie dabei zu unterstützen und anzuregen und sie auf diesem Wege zu begleiten.

Das Verständnis von »schwerer psychischer Erkrankung« muss modifiziert werden. Statt einen krankheitsbasierten Ansatz, dem z. B. die diagnostischen Kriterien der Schizophrenie zugrunde liegen, gilt es, einen personenzentrierten Ansatz umzusetzen. Das heißt, die Rolle und die Kompetenz der Helfer in psychiatrischen Einrichtungen sollten mehr in Richtung offener Perspektiven entwickelt werden, um herauszufinden, was dem Einzelnen wirklich hilft und was für seine Recovery hinderlich ist.

Die Autoren dieser Studie weisen darauf hin, dass die Überzeugung von der Aussicht auf Recovery und die Hoffnung auf ein besseres Leben wohl ausschlaggebend sind. Im Gegensatz zum Pessimismus mancher Fachbücher und Kulturen sahen sich die Teilnehmenden nicht als passive Opfer einer chronischen Krankheit. »Hoffnung« und »eine positive Erwartungshaltung für die Zukunft« werden von der Forschung als wichtige Wirkfaktoren genannt. Laut der norwegischen Studie hat die Hoffnung auf ein besseres Leben vielen Teilnehmenden geholfen, ihren Alltag besser zu bewältigen, besonders in Krisenzeiten. Entsprechend wurden auch diejenigen Helfer als hilfreich erlebt, für die der Aufbau einer positiven Beziehung zur hilfesuchenden Person, Optimismus und die inneren Ressourcen im Vordergrund standen. Demgegenüber wurden Helfer, die sich hautsächlich für Symptome und Defizite interessierten, als wenig hoffnunggebend erlebt.

Weitere Veröffentlichungen von Marit Borg

Borg M (2007) The nature of recovery as lived in everyday life: perspectives of individuals recovering from severe mental health problems. Dissertation Oslo University.

Borg M, Sells D, Topor A, Mezzina R, Marin J, Davidson L (2005) What makes a house a home: the role of material ressources in recovery from severe mental illness. Am J Psychiatric Rehabilitation 8 (3): 243–256.

Recovery und Psychopharmakologie

Neue Ziele der pharmakologischen Behandlung von Psychosen

Douglas L. Noordsy, William C. Torrey, Shery Mead, Mary Brunette, Daniel Potenza und Mary Ellen Copeland beschrieben im Jahr 2000, welche Haltungen und Fähigkeiten Psychopharmakologinnen benötigen, um im Recovery-Modell einen sinnvollen Part zu übernehmen. Ihre Definition, die Abgrenzung und Beschreibung von möglichen pharmakologischen Interventionen in einem medizinischen sowie in einem rehabilitativen Modell sind ein gutes Beispiel, welchen Einfluss auf die Praxis der professionellen Helfer eine Orientierung an den neuen Herausforderungen von Recovery – hier der verschreibenden Psychiaterinnen – haben kann.

Zu den Autorinnen

Noordsy, Torrey, Brunette und Potenza sind Psychiater in Dartmouth, USA. Shery Mead und Mary Ellen Copeland sind nichtärztliche Profis, die selbst die Erfahrung einer schweren psychiatrischen Erkrankung gemacht haben. Mary Ellen Copelands Geschichte und Arbeit ist Ihnen bereits aus dem Kapitel über WRAP bekannt. Shery Mead ist ihre Co-Autorin des »Manual on wellness recovery and peer support«. Sie ist eine selbstständig tätige Beraterin und Ausbildnerin im Bereich von »peer-run« psychiatrischen Einrichtungen. »Peer-run« bedeutet, dass eine psychiatrische Einrichtung von einer Person geleitet wird, deren Expertise wesentlich auch daher kommt, dass er oder sie selbst Erfahrung mit einer schweren psychiatrischen Erkrankung gemacht hat. Shery Mead war jahrelang als Leiterin solcher Einrichtungen in New Hampshire tätig. Viele ihrer Vorträge und Ausbildungsprogramme beschäftigen sich mit Alternativen zur Krisenbewältigung und damit, wie sich ein Hilfesystem verändern kann, damit Peer-run-Programme sinnvoll integriert werden können. Ihr besonderes Interesse gilt der nichtpathologisierenden Beschäftigung mit traumatischen Erfahrungen und der Entwicklung von Forschungsmethoden zur Evaluation von Peer-run-Programmen.

Über ihre eigene Geschichte und den Wendepunkt, an dem sie sich gezwungen sah, die Patientinnenrolle aufzugeben und sich dem Aufbau von Betroffenenorganisationen zu widmen, sowie über ihre Publikationen kann man sich auf ihrer Webseite informieren (www.mentalhealthpeers.com, Stand 12.8.2006).

Grundidee

Die Autoren beginnen ihren Artikel mit einer Beschreibung der Erfolge der biologischen Psychiatrie im Hinblick auf die psychopharmakologische Behandlung. Sie weisen auf die Tatsache hin, dass Psychiater häufig ihre Rolle beschränkt auf den biologischen Teil der Behandlung erleben, während andere Berufsgruppen sich um Rehabilitation und um Selbsthilfe kümmern. Jedoch übernehmen Psychiater trotzdem weiterhin Verantwortung in diesen Bereichen, indem sie Patienten gezielt überweisen, den Gesamtbehandlungsplan koordinieren und dabei auch zunehmend die teilweise außerhalb der Psychiatrie entstandenen recoveryorientierten Angebote integrieren. Hier nun entwickeln die Autoren die Idee, dass es durch die Fülle an fragmentierten Angeboten zu einer zu großen Distanz zwischen der Arbeit der Psychosebehandlung nach dem

- medizinischen Modell, dem
- Rehabilitationsmodell und dem
- Recovery-Modell

gekommen ist, die es zu überwinden gilt. Sie formulieren die Forderung, dass Psychopharmakologinnen in der Lage sein sollen, Prinzipien aus allen drei Modellen zu integrieren bzw. je nach individueller Situation unterschiedliche Rollen wahrzunehmen – gemäß dem vorherrschenden Modell der Behandlung einer Person zu einem bestimmten Zeitpunkt. Um zu verstehen, welche Fähigkeiten und Fertigkeiten der psychopharmakologischen Arbeit bei den unterschiedlichen Modellen zum Tragen kommen sollen, beschreiben sie diese drei Modelle nach deren theoretischen Konzepten und den daraus folgenden Konsequenzen für die ärztliche Tätigkeit.

Das medizinische Modell

Das medizinische Modell geht von der theoretischen Grundannahme aus, dass Psychosen Gehirnerkrankungen sind. Daraus ergibt sich, dass die diagnostischen Erhebungen sich wie folgt darstellen:

- Symptome,
- Anamnese,
- Befunde,
- Diagnose nach standardisierten Kriterien,
- Behinderungen.

Die Behandlung ist der theoretischen Basis folgend biologisch ausgerichtet und diagnosegesteuert. Für die Behandlung von Psychosen aus dem schizophrenen Formenkreis gibt es Leitlinien und Empfehlungen, an die sich die Ärzte halten sollen. Das Ziel der Behandlung besteht im Wesentlichen darin, die Symptome zu reduzieren, ohne unerwünschte Wirkungen zu produzieren. Die Forschung beschäftigt sich damit, ursächliche Faktoren zu identifizieren, um den Behandlungserfolg zu optimieren. Die Autoren ziehen eine Parallele zur Parkinsonschen Erkrankung, bei der man durch das Kennenlernen ursächlicher Faktoren – ein Dopamindefizit – eine ursächliche Behandlung mit Dopamin gefunden

hat. Dabei weisen sie darauf hin, dass die genaue Identifizierung der Ursache im Falle der Parkinson-Erkrankung allerdings noch nicht dazu geführt hat, dass die Behandlung deshalb optimal verläuft.
Die ärztliche Rolle in dem beschriebenen medizinischen Modell besteht also darin, eine genaue Diagnose zu stellen und dabei andere Erkrankungen, die ähnliche Bilder hervorbringen können, auszuschließen. Die Diagnose bildet die Grundlage dafür, Medikamente zu verschreiben, die alle Symptome, die mit dieser Diagnose verbunden sind, reduzieren sollen. Dazu kommt noch, dass Zusatzdiagnosen wie eine »Depression« gestellt werden können, die ebenfalls zu einer gezielten pharmakologischen Behandlung führen. Zu dieser Rolle in der psychopharmakologischen Behandlung kommt noch die nötige Koordination mit den medizinischen und nichtmedizinischen Behandlungen durch andere Ärztinnen und andere Berufsgruppen, eine Aufgabe, die nicht immer einfach zu erfüllen ist.

Das Rehabilitationsmodell

Rehabilitation wird klassisch als Intervention gesehen, die das soziale Funktionieren einer erkrankten Person verbessern – über das hinaus, was mit Medikamenten erreicht wurde. Rehabilitationseinrichtungen werden meist von Nichtärzten gestaltet und betrieben. Die theoretische Grundlage für diese Interventionen ist die, dass Psychosen Funktionseinschränkungen verursachen, für die es keine kurativen Behandlungen gibt. Die Behandlung ist ressourcenorientiert und versucht, diejenigen Eigenschaften und Aspekte der Person zu stärken, die dazu verhelfen, ihre Defizite zu überwinden. Grundlagen sind diagnostische Erhebungen zu

- Ressourcen und Fertigkeiten,
- früheren Interessen und Fähigkeiten,
- körperlicher Leistungsfähigkeit und
- Funktionsniveau.

Behandlungen, deren Wirksamkeit dokumentiert ist, decken die Bereiche Arbeitsrehabilitation, Training sozialer Fertigkeiten, Aufbau sozialer Netzwerke und Lebensstilveränderungen wie z. B. Diät und Sport ab. Rehabilitationsziele sind Funktionsoptimierung und Integration in die Gesellschaft. Die wissenschaftliche Forschung im Bereich der Rehabilitation widmet sich der Entwicklung effektiver Methoden zur Funktionsoptimierung. Als Analogie aus anderen Bereichen der Medizin wählen die Autoren die Rehabilitation in der Behandlung von Herzerkrankungen, die nach ähnlichem Muster arbeitet und organisiert ist.

Die Forderungen, die sich aus dem Rehabilitationsmodell an die psychopharmakologisch Behandelnden ergeben, sind vielfältig und beginnen damit, dass sie als Fachärztinnen häufig diejenigen sind, die für die richtige Zuweisung zu rehabilitativen Maßnahmen oder Einrichtungen zum richtigen Zeitpunkt verantwortlich sind. Das heißt, dass Psychiater ein aktuelles Wissen um die lokalen Angebote haben müssen. Damit endet jedoch nicht ihre Verantwortung für die Erfolge der Rehabilitationsmaßnahmen. Es besteht eine klare Notwendigkeit der engen Zusammenarbeit zwischen dem Rehabilitationsteam und den verschreibenden Ärztinnen. Die Medikation muss so gestaltet sein, dass der Alltag mit den Rehabilitationsmaßnahmen ideal funktionieren kann. Das betrifft insbesondere kognitive Störungen und Negativsymptome.

Während die Akutbehandlung oft als Hauptziel die Reduktion produktiver Symptome hat, spielen für die Erfolge in der Rehabilitation die Negativsymptome eine herausragende Rolle. Für die verschreibenden Ärzte ist es in höchstem Maße relevant, regelmäßig Informationen über die Konzentrationsleistungen, Stresstoleranz, Energiereserven etc. im Reha-Setting zu erhalten. Umgekehrt ist es erforderlich, die Kolleginnen, die in der Rehabilitation mit den Patienten arbeiten, über geplante oder erforderliche Änderungen der Medikation zu informieren, weil diese wiederum sich auf die Leistung der Patientinnen im Alltag der Rehahabilitationsmaßnahmen auswirken können. Idealerweise können die verschreibenden Ärztinnen vor Ort – also am Ort der Rehabilitation, am Arbeitsplatz oder Wohnort der Patienten – sehen, wie diese in verschiedenen Funktionen Erfolge oder Schwierigkeiten haben, um herauszufinden, wie die psychopharmakologische Behandlung den Rehabilitationserfolg optimal fördern kann.

Leider ist diese ideale, hier beschriebene Situation nur selten in dieser Weise gewährleistet. Sowohl in den USA als auch in Europa und insbesondere im deutschsprachigen Raum führt die Fragmentierung der psychiatrischen Angebote häufig dazu, dass es anstelle einer alltagsnahen Zusammenarbeit verschiedener Unterstützerinnen und Behandelnder zu einer Situation kommt, in der verschiedene Personen oder

Teams unabhängig voneinander und unkoordiniert Hilfen anbieten. Dadurch werden nicht nur viele Chancen zur Erhöhung der Wirksamkeit der Interventionen verschenkt, sondern es kommt nicht selten vor, dass gegenseitige Behinderungen zum Tragen kommen.

Das Recovery-Modell

Die Autoren erkennen an, dass das Recovery-Modell nicht im professionellen Bereich, sondern aus der Betroffenenbewegung entstanden ist. Häufig kam die Motivation zur Entwicklung von Recovery-Modellen aus großer Unzufriedenheit mit den professionellen Angeboten. Die Autoren schlagen trotzdem vor, das Recovery-Modell nicht als feindselig zu den klassischen Modellen zu sehen, sondern als ergänzend. Die Arbeit in einem Recovery-Modell geht von der Grundannahme aus, dass Menschen mit Psychosen sich eher in sozialen Rollen und Beziehungen neu definieren können als durch ihre Behinderung. Das bedeutet, dass es hier darum geht, Erhebungen zu individuell relevanten Einschränkungen durch die Erkrankung, zum Ausmaß von Teilhabe, Kontrolle über das eigene Leben und die eigene Erkrankung, aber auch zu Einschränkungen durch die Patientinnenrolle und den Institutionalismus als diagnostische Instrumente zu nutzen. Die Behandlung im Rahmen des Recovery-Modells besteht aus einem durch Betroffene vorgegebenen Veränderungsprozess, in dem Kliniker als Beraterinnen, Vermittler und Unterstützerinnen ihre Rolle finden können. Es geht um gemeinsame und um Selbsthilfe-Interventionen, die dazu geeignet sind, Entwicklungen zu fördern, und die die individuellen Möglichkeiten, Hoffnungen und Lebensträume berücksichtigen. Behandelnde Personen müssen bereit sein, gemeinsam mit ihren Patientinnen zu lernen und neue Erfahrungen zu machen. Und sie müssen in der Lage sein, an das Potenzial ihrer Patienten zu glauben im Hinblick auf sinnerfüllte Rollen im Leben anstelle der Patientenrolle. Dazu gehört das klare und ehrliche Ansprechen wichtiger Einschätzungen. »Motivational Interviewing« wird als eine nützliche Methode vorgeschlagen, um Klarheit über Hindernisse zur Erreichung von Zielen und Motivation für gewünschte Veränderungen zu gewinnen. Das Ziel im Recovery-Modell ist ein sinnerfülltes Leben. Dazu gehört die Konzentration auf Gesundheitsförderung anstelle von Konzentration auf die Erkrankung, um eine Änderung des Selbstkonzeptes weg von den Beschränkungen der Patientenrolle zu ermöglichen.

Als Prototypen für das Recovery-Konzept in der Behandlung von Psychosen stellen die Autoren den Paradigmenwechsel in der Krebsbehandlung und die Konzepte der Alkoholabhängigkeitsbehandlung vor, die nahelegen, dass man bei akzeptierter Vulnerabilität ohne Defizite im sozialen Bereich leben kann.
Die Recovery-Forschung steht erst an ihrem Beginn. Es geht derzeit vielerorts um Versuche, Recovery-Prozesse messbar zu machen, Korrelationen zwischen Recovery und traditionellen Outcome-Variablen zu finden und den Beitrag von professionellen Helferinnen zum Recovery-Prozess klarzumachen. Unser Buch widmet sich als Ganzes der Vorstellung des Recovery-Konzeptes im deutschsprachigen Raum. Deshalb hier nur eine kurze Zusammenfassung, was die Autoren dieses Artikels herausgreifen, um zu beschreiben, welche neuen Rollen die Psychopharmakologen in diesem Konzept spielen können.
Zentrale Punkte der erfolgreichen professionellen Arbeit in einem Recovery-Konzept sind die Fähigkeit, Hoffnung zu erhalten und zu erzeugen, das Wissen und die Fähigkeiten zur Entwicklung von Eigenverantwortung zu fördern und Anstrengungen zu unterstützen, um mit dem Leben unabhängig von der Erkrankung fertig zu werden. Konkret bedeutet das z. B., dass Patientinnen klare Informationen über die Prognose ihrer Erkrankung erhalten und Zugang zu den wissenschaftlichen Daten, die häufig zeigen, dass Recovery möglich ist. Die professionellen Helfer müssen sich davor hüten, von sich aus Beschränkungen und schlechte Prognosen als gegeben anzusehen und dadurch Patientinnen zu behindern. Aufgabe der Ärzte ist es, sich über das Machtgefälle, das diese Beziehung prägt, klar zu sein, dieses anzusprechen und Veränderung im Sinne von Verantwortungsübernahme vonseiten der Patientinnen zu ermöglichen. Um eine Praxis der geteilten Entscheidungsfindung zu etablieren, ist einiges an Arbeit zu investieren. Dabei geht es nicht nur darum, medikamentöse Behandlungsvorschläge von Patientinnen ernsthaft zu fördern und zu evaluieren, sondern aktiv Bereiche zu finden, in denen Patienten die Kontrolle übernehmen können – dies auch zu Zeiten, in denen mit Einschränkungen gekämpft wird. Gemeinsame Krisenpläne oder Vorausverfügungen für Zeiten, wo eigenständige Entscheidungen behindert sind, gehören genauso dazu, wie die ständige Arbeit daran, verantwortliche Risiken – z. B. Dosisanpassungen oder Absetz-Schemata – zu ermöglichen, damit Lern- und Lebenserfahrungen gemacht werden können.

Damit Psychopharmakologinnen ihre wichtigen Rollen voll gestalten können, müssen sie also nicht nur die Fertigkeiten, die in den verschiedenen Modellen von ihnen gefragt sind, beherrschen, sondern sie sollten auch diejenigen sein, die für eine Integration der verschiedenen Behandlungsansätze in einem flexiblen und individuellen Gesamtbehandlungskonzept sorgen. Um das Optimum in der Behandlung von Menschen mit Psychosen aus dem schizophrenen Formenkreis unter den Bedingungen heutiger Behandlungsziele, nämlich der vollen Integration der Betroffenen in die Gesellschaft, zu erreichen, gibt es für die Psychopharmakologie viel zu tun und viel zu lernen und nicht zuletzt zu erkämpfen, dass die Zeit, die eine solche optimale Pharmakotherapie benötigt, zur Verfügung steht. Denn derzeit gibt es sie nicht.

Pat Deegans Konzept der »personal medicine«

Pat DEEGAN (2005 b, S. 29), eine Pionierin der Betroffenen- und Recovery-Bewegung in den USA (s. S. 120), die selbst die Erkrankung Schizophrenie überwunden hat, startet ihren sehr informativen Artikel mit dem Satz: »Menschen mit psychiatrischen Behinderungen sind resilient.« Ein schöner Anfang! Sie bezieht sich dabei auf die optimistisch stimmenden Ergebnisse der internationalen Langzeitstudien von Schizophrenie und anderen schweren psychiatrischen Erkrankungen, die Recovery bzw. wesentliche Besserungen bei der Hälfte bis zu zwei Drittel der Betroffenen festgestellt haben. Für Deegan stehen Resilienz und Recovery miteinander in Verbindung, beide seien zwei Seiten eines Multi-Facetten-Phänomens (RIDGWAY 2001, 2004). Die Hauptthese von Deegan lautet: Die Fähigkeit zu Resilienz hört nicht auf, wenn jemand mit einer schweren psychischen Erkrankung diagnostiziert worden ist. Im Gegenteil, gerade diejenigen können als resilient betrachtet werden, die um ihre Recovery kämpfen.

Die Autorin begrüßt, dass die Konzepte von Recovery und Resilienz die klinisch Tätigen dazu veranlassen würden, ihre Aufmerksamkeit von den Krankheitsprozessen hin zum Patienten als ganzer Person in ihrem Lebenskontext zu lenken. Der Fokus richte sich eher auf die Ursachen der Gesundheit als auf die Ursachen der Krankheit, d.h. auf die Salutogenese (ANTONOVSKY 1979). Mit diesem Blickwechsel könnten die Kliniker lernen, nach den selbstentdeckten Gesundheitsressourcen ihrer Klienten zu fragen sowie nach denjenigen Qualitäten oder Strategien, die aus Sicht der Klientinnen gesundheitsfördernd sind. Diese Sichtweise würden schon seit längerer Zeit skandinavische Allgemeinärztinnen in ihrer klinischen Praxis umsetzen (Hollnagel u. Malterud 1995, 1999).

Die vorliegende Untersuchung wurde von der Universität Kansas finanziell unterstützt. Die Ergebnisse werden derzeit in den USA im Rahmen von Fortbildungsveranstaltungen in Form von Videobändern verbreitet. Die Adressaten sind Nutzer und Einrichtungen, die von Nutzerinnen selbst geleitet werden, sowie psychiatrisch Tätige und medizinische Teams. In ihrer Untersuchung war Pat Deegan an der Frage interessiert, wie Personen mit psychiatrischen Erkrankungen die Fähigkeit zur Resilienz im täglichen Leben demonstrierten, insbesondere bei der Einnahme oder Nichteinnahme von Medikamenten. Ihre persönliche Recovery-Erfahrung und ihre Sorge um die Überversorgung mit Neuroleptika motivierten sie zu der vorliegenden Studie.

Durchführung der Untersuchung

Deegan entschied sich für eine qualitative Methode, welche sie zum Verständnis von Resilienz für besonders geeignet hielt. Im Rahmen eines partizipativen Aktionsforschungsdesigns wurden die Untersuchungsteilnehmer mit in die Interpretation und die Verwendung der Ergebnisse einbezogen.

Deegan interviewte eine Gruppe von 29 Personen aus dem US-Bundesstaat Kansas, davon zehn Männer und 19 Frauen im Alter zwischen 20 und 69 Jahren. Ihre Diagnosen lauteten »Schizophrenie«, »bipolare Störung«, »schwere depressive Störung« und »Persönlichkeitsstörung«. Bei fast der Hälfte gab es in ihrer Krankheitsgeschichte einen Substanzmittelmissbrauch. Bis auf drei Personen nahmen zur Zeit des Interviews alle Teilnehmer Psychopharmaka ein. Alle hatten an einem ambulanten psychiatrischen Programm teilgenommen. Sie nutzten seit durchschnittlich 15 Jahren ambulante psychiatrische Einrichtungen. Die Teilnahme an der Studie war freigestellt. Die Befragten wurden über das Forschungsprojekt informiert und erhielten eine Aufwandsentschädigung. Die Daten wurden mit halbstrukturierten Interviews erhoben. Die Teilnehmer wurden gefragt, wie sie dazu kamen, psychiatrische Einrichtungen zu nutzen, und welche Erfahrungen sie mit Psychopharmaka gemacht haben. Schließlich sollten sie einschätzen, was

aus ihrer Erfahrung das Wichtigste sei, das professionelle Helferinnen in Bezug auf die hilfreichen Aspekte bei der Einnahme von Medikamenten wissen sollten.
Die Interviews fanden zu Hause bei den Gesprächspartnern, in öffentlichen Bibliotheken oder in betroffenengeleiteten Einrichtungen statt. Pat Deegan stellte sich persönlich in ihrer Doppelrolle vor: als Psychologin und Forscherin sowie als ehemalige Psychiatriepatientin, die früher selbst Medikamente eingenommen hatte. Damit wollte sie zweierlei mitteilen: erstens, dass sie eine national bekannte Sprecherin und Autorin für die Belange von Psychiatrie-Erfahrenen ist (einige der Untersuchungsteilnehmer kannten sie schon), und zweitens wollte sie mit dieser Selbstöffnung eine vertrauensvolle Interviewatmosphäre herstellen.
Die transkribierten Interviews wurden nach der phänomenologischen Methode von Giorgi ausgewertet, anhand derer ein kontextuelles Verständnis der Erfahrungen der Befragten gewonnen wurde. Die Ergebnisse wurden mehrmals in einer Fokusgruppe kritisch diskutiert, die sich aus den Interviewteilnehmern selbst und einer zusätzlichen Person ebenfalls mit einer psychischen Erkrankung zusammensetzte. Das heißt, alle Teilnehmer der Fokusgruppe hatten eigene Psychiatrie-Erfahrungen.

Ergebnisse

Das interessante Hauptergebnis war, dass auf die Frage nach der Einnahme von Psychopharmaka die Antworten viele individuelle, nichtpharmakologische Strategien enthielten. Eine Reihe von selbstinitiierten Selbsthilfe-Aktivitäten dienen dazu, psychiatrische Symptome zu reduzieren, unerwünschte Folgen zu vermeiden (z. B. Klinikaufnahme) und Stimmung, Gedanken, Verhalten, Aussehen und das persönliche Wohlbefinden zu verbessern.
Die Teilnehmer berichteten, dass sie generell nicht über ihre »personal medicine« mit den professionellen Helferinnen sprachen. Diese hatten sich von sich aus auch nicht nach ihren Stärken erkundigt. Die Einnahme von Psychopharmaka machte dann Sinn, wenn diese einen sinnvollen Platz im Rahmen der individuellen Strategien fanden. Die Medikamente wurden jedoch nicht eingenommen, wenn diese der »personal medicine« im Wege standen und eine verminderte Lebensqualität zur Folge hatten.

»Personal medicine« wurde von den Teilnehmern im Kontext ihres Lebensalltags entdeckt. So fand ein Teilnehmer mit der Diagnose »bipolare Störung«, dass das Lösen von mathematischen Problemen ein wirkungsvolleres Mittel war, seine Stimmung zu stabilisieren, als Medikamente einzunehmen. Er drückte dies in seinen eigenen Worten so aus:

» Ich denke, dass es eine Menge anderer Dinge gibt als Medikamente, die eigentlich keine Medikamente sind. Es gibt Dinge, die du machen kannst, die verändern, was dein Körper macht. Und es müssen keine Medikamente sein (...). Ich denke immer noch, dass einer der besten Stimmungsstabilisatoren im Leben – vielleicht nicht für jedermann, aber für mich – Mathe ist. Das stimuliert deinen intellektuellen Prozess. « (Joe in DEEGAN 2005, S. 32, Übersetzung der Autorinnen)

Alle 29 Interviewteilnehmer nannten ganz individuelle Formen der »personal medicine«, die sie zusätzlich zu oder statt der Einnahme von Psychopharmaka anwendeten. Es wurden zwei Kategorien von »personal medicine« identifiziert:

- Aktivitäten, die den Teilnehmern Bedeutung und Lebenssinn geben;
- spezifische Selbstfürsorge-Strategien.

Aktivitäten, die Bedeutung und Lebenssinn geben: Dazu gehörten positiv gewertete soziale Rollen und Aktivitäten, die den Einzelnen ein Gefühl für Richtung, Sinn und Bedeutung gaben und ihr Selbstwertgefühl erhöhten. Eine Teilnehmerin, die wegen der Diagnose »Schizophrenie« seit ihrer Kindheit in Behandlung gewesen ist, fand heraus, dass das Singen in einer Gruppe ihr half, seit fünf Jahren nicht mehr in stationärer Behandlung sein und keine Medikamente mehr nehmen zu müssen. Sie war die Hauptsängerin der Gruppe.

»Personal medicine« war nicht notwendigerweise Ersatz für Psychopharmaka. Beides wurde oft erfolgreich zusammen benutzt. Eine Frau mit der Diagnose »schwere Depression mit psychotischen Episoden« nahm weiterhin ihre Medikamente ein, während sie zusätzlich persönlich davon profitierte, eine gute Mutter zu sein und in der Gemeinde als Volontärin einen nützlichen Beitrag zu leisten. Für eine andere Teilnehmerin war die Arbeit sehr wichtig. Vollzeitarbeit machte ihr Leben zwar hektisch, füllte es aber mit Sinn, reduzierte ihre Depression und half ihr, nicht in eine Klinik gehen zu müssen.

»Personal medicine« war auch nicht unbedingt frei von Stress. Eine junge Teilnehmerin mit der Diagnose »schwere Depression mit psychotischen Episoden« unterschied zwischen Stress und »gutem Stress«. Sie berichtete dass der Stress, die Universität zu besuchen, erträglich war, weil es ihr einen Sinn gab.

» (Die Universität besuchen.) (...) Es ist stressreich, aber es ist eine gute Art von Stress. Ich meine, es gibt einen Sinn. Einen guten Sinn. Und ich denke, das ist es, warum ich es noch mache. Es hält mich davon ab, an andere Dinge zu denken und zu anderen Quellen (Straßendrogen) zu gehen, um meinen Stress abzubauen. « (Tamika, ebd., S. 32; Übersetzung der Autorinnen)

Spezifische Selbstfürsorge-Strategien: Diese Strategien dienten den Teilnehmern, ihre Gesundheit zu verbessern und psychiatrische Symptome oder ungewollte Folgen davon zu vermindern. Fast die Hälfte der Teilnehmer erwähnte, dass anderen zu helfen auf formale oder informelle Art, einen wechselseitigen Effekt hatte.

» Ich fand heraus, wie ich für mich selbst leben kann, indem ich anderen helfe. « (Thomas, ebd., S. 33, Übersetzung der Autorinnen)

Vielfältige Aktivitäten hatten die Funktion, das eigene Wohlbefinden zu stärken: aktiv bleiben, körperliche Übungen, sich in der Patientenvertretung engagieren, Zeit mit geliebten Menschen verbringen, Sexualität, fischen gehen, mathematische Probleme lösen, einkaufen gehen, Essensgewohnheiten ändern, heftig weinen, mit »normalen« Leuten zusammen sein, alleine sein, in der Natur sein, telefonieren, mit dem Auto fahren, sich einen Tag frei nehmen, sich selbst antreiben, etwas zu tun, Puppen sammeln, sich in die Sonne setzen.

Obwohl viele dieser Aktivitäten ganz gewöhnliche waren, die jeder aus seinem Alltag kennt, hatten sie für die Teilnehmer die Funktion, verschiedene Arten von Stress wie etwa Ängste, Verwirrung, Konzentrationsmangel, Depression, Schlaflosigkeit, Sorgen, Misstrauen, belastendes Stimmenhören und Gedankenrasen abzumildern.

Den professionellen Helfern wird nichts über »personal medicine« erzählt

Der Großteil der Teilnehmer berichtete, dass sie ihrem Psychiater nichts von ihrer »persönlichen Medizin« erzählten. Zum Beispiel hatte eine 42-jährige Teilnehmerin mit schwerer Depression trotz ihrer Medikamente Einschlafschwierigkeiten und kämpfte gegen depressive Verstimmungen an. Sie sah sich nachts öfter Horrorfilme an und fand heraus, dass sie besser einschlafen konnte und ihre Depression besser wurde – wenigstens für eine gewisse Zeit, wenn sie sich bestimmte gewalttätige Szenen immer wieder anschaute. Sie scheute sich, darüber mit ihrem Psychiater zu sprechen, weil sie seine Ablehnung befürchtete. Ein anderer Teilnehmer benutzte als Selbsthilfe Alkohol, Straßendrogen und Tabak, worüber er absichtlich nicht mit seinem Psychiater sprach. Interessant war, dass auch nicht über die »positiven« Selbsthilfe-Aktivitäten freiwillig gesprochen wurde. Nur vier von 29 Interviewten berichteten, dass ihre Psychiater explizit nach ihren Selbsthilfe-Strategien fragten.

Wenn Psychopharmaka zu Störfaktoren für die »personal medicine« werden

Wenn Psychopharmaka zu sehr die Aktivitäten und Wirkung der »personal medicine« behinderten, die ihnen Sinn und Bedeutung gaben, dann setzten einige der Befragten die Medikamente ab. Für eine Teilnehmerin war beispielsweise die Erziehung und die Fürsorge für ihre Kinder das Wichtigste in ihrem Leben. Ihre Erkrankung, eine psychotische Depression, hinderten sie ebenso an der Ausübung ihrer Rolle, eine gute Mutter zu sein, wie bestimmte Psychopharmaka. Ihr fehlte jeglicher Antrieb, für ihre Kinder zu sorgen. Sie gab die Kinder in eine Tagespflege, weil sie dauernd schlafen musste wegen eines bestimmten Medikamentes, das sie schließlich absetzte. Sie fand eine Krankenschwester, die ihr mit einem anderen Medikament half, ihre »personal medicine« (nämlich Mutter zu sein) zu stärken.

» (...) Sie wollte, dass du der beste Mensch bist, der du sein kannst, also versucht sie, das Medikament dafür zu finden. Nicht etwas, das dich einfach, wie ich es nenne, zu einem Zombie macht und du die Symptome loswirst. Sie möchte, dass du die Symptome loswirst, aber sie möchte auch, dass du lebst. « (Nancy, ebd., S. 33, Übersetzung der Autorinnen)

Nach einigen Interviewaussagen interpretierten Kliniker die persönlichen Stärken und selbst gefundenen Gesundheitsressourcen der Betroffenen als Teil ihrer Psychopathologie. Zum Beispiel bewertete eine alleinstehende Mutter von drei Kindern mit der Diagnose »bipolare Störung« ihre Energie und Ausdauer selbst als positiv. Ihr Psychiater hingegen interpretierte dieselben Eigenschaften als Beleg für Hypomanie und verschrieb ihr ein Neuroleptikum. Es war nicht überraschend, dass diese Teilnehmerin nicht das verschriebene Medikament einnahm, das die von ihr positiv bewerteten Stärken behandeln sollte.

» Ich sehe es wirklich nicht als Manie. Ich sehe es als Teil von mir. Ich sehe es einfach als etwas Zusätzliches von mir, wenn ich voller Energie bin. Ich bin in der Lage, etwas zu tun (...). Dies ist das Ich, das ich kenne, aber dann gibt es jemanden, der es als eine Krankheit bezeichnet (...). « (Kim, ebd., S. 33, Übersetzung der Autorinnen)

Diskussion der Ergebnisse

Pat Deegan betrachtet sich selbst nicht als neutrale Beobachterin. Ihr eigener Hintergrund als jemand, der selbst Psychopharmaka eingenommen hatte in seiner Recovery-Geschichte, hatte Einfluss auf das Untersuchungsdesign, auf den hergestellten Kontakt zu den Untersuchungsteilnehmern, auf die Auswertung der Daten und auf den Kontakt, der zu der Fokusgruppe aufgebaut wurde. Sie begrüßte kritische Rückmeldungen vonseiten der Teilnehmer der Fokusgruppe, die alle psychiatrieerfahren waren. Nach Ansicht von Deegan hätten andere qualitative Forscher eventuell unterschiedliche und ebenso gültige Interpretationen der Daten abgegeben, die auch zu einem größeren Verständnis der komplexen Phänomene der Resilienz und »personal medicine« beitragen würden. Allerdings, so vermutet sie, hätten sich die Interviewteilnehmer einem anderen, distanzierteren Interviewer oder Kliniker gegenüber nicht so persönlich geöffnet. In Bezug auf die Repräsentativität der Ergebnisse vermutet Pat Deegan, dass ähnliche Aussagen wie die der Untersuchungsteilnehmer zur »personal medicine« und Recovery auch in Patientengruppen in anderen Ländern anzutreffen sind sowie auch in anderen Patientengruppen, z.B. körperlich chronisch Kranken. Die Autorin hofft, dass zukünftige Studien noch genauer erforschen werden, wie Patienten und Kliniker das Konzept der »personal medicine« so anwenden können, dass es die klinischen Ergebnisse verbessert und Psychopharmaka effektiver verschrieben werden.

Die Teilnehmer der Fokusgruppe – alle erfahren im Umgang mit Psychopharmaka – schätzten die Strategien der »personal medicine« als sehr wertvoll hinsichtlich der eigenen Recovery ein. Aus ihrer Sicht wäre man der eigenen Entscheidungen beraubt, würde man seine Recovery ausschließlich der Wirkung von Psychopharmaka zuschreiben. In einer solchen Situation hätte der Einzelne lediglich die Rolle des »gläubigen Pillenschluckers«. Sie meinten, dass es bei ihrer Recovery darum gehe, das eigene Leben zu ändern und nicht ihre Biochemie. Ihre Recovery sei harte Arbeit und erfordere persönlichen Einsatz, Willen, Vision, Hoffnung, Stärke, Mut, Vorstellungskraft, Verantwortung und Resilienz. Das Konzept der »personal medicine« half ihnen, über ihre täglichen Erfahrungen zu sprechen, und sie fühlten sich dadurch bestärkt.

Pat Deegan möchte mit diesen Ergebnissen viele betroffene Menschen erreichen, z. B. die vielen Selbsthilfegruppen von Betroffenen und Angehörigen. Sie möchte, dass die Menschen angeleitet werden, ihre persönliche Medizin herauszufinden und »kraftvolle Äußerungen« zu entwickeln, um ihren Ärzten und Therapeuten deren Bedeutung zu vermitteln. Eine solche kraftvolle Äußerung könnte etwa lauten:

» Singen baut mich auf und gibt meinem Leben einen Sinn. Singen ist ein Teil, der mir hilft, mich gut zu fühlen. Ich brauche das Singen, um zu genesen. Singen ist eine kraftvolle Medizin für mich. Ich möchte mit Ihnen zusammenarbeiten, um ein Medikament und eine Dosierung zu finden, die meinem Singen nicht in die Quere kommt. « (ebd., S. 34, Übersetzung der Autorinnen)

Die Autorin verweist auf ein ähnliches Konzept von Malterud und Hollnagel (1999) in Skandinavien, die die Patienten dazu einladen, ihre Erfahrungen mit den selbst entdeckten Ressourcen im Gespräch mit ihrem Arzt zu teilen. In diesem Fall gehe die Initiative vom Patienten aus, statt üblicherweise vom Therapeuten.

Was bedeutet die »personal medicine« für die klinisch Tätigen?

Resilienz und »personal medicine« wird im Leben vieler Menschen mit psychiatrischen Diagnosen vorgefunden, Pat Deegan verweist dabei exemplarisch auf die Arbeiten von Strauss et al. (1987) und Roe et al. (2004). Warum sie von ihrem Psychiater nicht danach gefragt werden und warum die Betroffenen nicht darüber sprechen, hängt nach Ansicht von Deegan von der Ausbildung der Mediziner und anderer Kliniker ab, welche nach wie vor ein defizitorientiertes Modell vermittelt. Diese Defizitorientierung geht so weit, dass Strauss (1989, S. 182) – ein bekannter Verfechter des Recovery-Konzeptes in den USA – ein

Beispiel aus seinen zahlreichen Interviews brachte. Darin fragte ihn schließlich eine Frau mit der Diagnose »Schizophrenie«: »Warum fragen Sie nie danach, was ich mache, um mir selbst zu helfen?«

Deegan fordert für die klinische Praxis, dass Klinikerinnen routinemäßig nach den bereits praktizierten Selbsthilfe-Aktivitäten ihrer Patienten fragen sollten, und zitiert Rapp (1998): »Das Modell der Stärken stellt dann eine neue Wahrnehmung bereit. Es erlaubt uns, eher die Möglichkeiten als die Probleme zu sehen, eher die Optionen als die Begrenzungen, eher das Wohlbefinden als das Kranksein.« (Deegan 2005 b, S. 24, Übersetzung der Autorinnen) Um diese Wahrnehmungserweiterung in die Praxis umzusetzen, schlägt Pat Deegan den klinisch Tätigen vor, dass sie ihre Patienten ihre »personal medicine« zusammen mit den verschriebenen Medikamenten auflisten lassen als Teil eines Gesamtbehandlungsplans, den die Patienten dann mit nach Hause nehmen können.

Pat Deegan erwähnt andere Studien – auch über Asthmatikerinnen –, die herausgefunden haben, dass die Einnahme von Medikamenten dann problematisch war, wenn wertgeschätzte persönliche Attribute und Aktivitäten der Patienten als Symptome ihrer Erkrankung interpretiert wurden und für die dann Medikamente verschrieben wurden (vgl. Rogers et al. 1998, Britten et al. 2004, Scherman u. Lowhagen 2004).

Zusammenfassend sagt die Autorin, dass die Einnahme von Medikamenten dann verbessert werden kann, wenn die klinisch Tätigen die Patienten nach ihren persönlichen Bedürfnissen fragen und danach, was ihnen außer den Medikamenten noch hilft. Dann werden Medikamente als Unterstützung und nicht als Behinderung im Recovery-Prozess erlebt. Im idealen Fall sollte die Behandlung mit Psychopharmaka die »personal medicine« verstärken.

Ein Programm zur Unterstützung der gemeinsamen Entscheidungsfindung

DVDs mit dreiminütigen Filmepisoden, in denen Menschen darüber erzählen, wie »personal medicine« ihre Recovery unterstützt hat, stehen im Mittelpunkt eines Softwareprogramms, das beim gemeinsamen Entscheidungsfindungsprozess bezüglich der Einnahme von Psychopharmaka helfen soll (Deegan et al. 2008). Ein Zentrum zur Hilfe bei Entschei-

dungen (Decision Support Center, DSC) in einer Klinik ist eine von drei Säulen eines »Recovery-basierten Programms zur Unterstützung psychiatrischer Klienten bei Entscheidungsunsicherheiten in der Medikation« (DEEGAN 2007), das von Pat Deegan (s. S. 120) entwickelt wurde und zurzeit verbreitet und wissenschaftlich evaluiert wird.
Deegans eigene Erfahrung mit Psychopharmaka zwischen Compliance und Fortschritt aus der Sicht des Psychiaters führte zu ihrer erschütternden Feststellung: »In dieser Unterwelt habe ich Jahre meines Lebens verloren. Obwohl ich mit der Behandlung konform ging und mich stabil hielt in der Gemeinde, erholte ich mich nicht.« Sie machte aber auch eine ganz andere Erfahrung: »Psychopharmaka zu verwenden als Teil meiner Recovery-Reise« (DEEGAN 2007, S. 63). Damit es zu solch einer Veränderung kommen kann, müssen Klienten und Psychiater viel lernen (DEEGAN 2007; DEEGAN u. DRAKE 2006). DEEGAN (2007) untersucht die Komplexität des Entscheidungsprozesses bezüglich der Frage, ob man während des Recovery-Prozesses Medikamente einnehmen sollte oder nicht. Ihrer Meinung nach ist es wichtig, auf dem Weg zu einem erfolgreichen therapeutischen Bündnis die starke Vereinfachung und Entmenschlichung der Gegenüberstellung von »Compliance versus Non-Compliance« zu überwinden und anzuerkennen, dass die Ablehnung von Medikation manchmal ein Zeichen von Resilienz und Hoffnung sein kann, kein Krankheitssymptom. Wichtig sind auch Respekt und Interesse für die »authentische Bemühung, im Recovery-Prozess Psychopharmaka anwenden zu lernen« (DEEGAN 2007, S. 63), sowie zu verstehen, dass es viele Gründe für »Entscheidungskonflikte« gibt.
Deegan definiert eine gemeinsame Entscheidungsfindung als:

- »eine personzentrierte Alternative zur üblichen Auffassung der medikamentösen Compliance« (DEEGAN 2007, S. 62);
- einen ethischen Imperativ;
- konform mit dem traditionellen Aufbau eines therapeutischen Bündnisses;
- »einen Ansatz, der der Bevormundung durch die Medizin und deren Forderung nach Compliance überlegen ist« (DEEGAN et al. 2008);
  im Sinne der Prämisse zweier Experten, die »Informationen austauschen müssen, um zur bestmöglichen Entscheidung bezüglich der Behandlung zu kommen und durch diesen Prozess eine Brücke zwischen akademischem und persönlichem Wissen zu bauen«;

- eine das Schweigen brechende und dialogfördernde emanzipatorische Praxis (DEEGAN 2007, S. 64).

Um Menschen bei ihren Entscheidungskonflikten beim Prozess der gemeinsamen Entscheidungsfindung zu unterstützen, entwickelte Deegan (2007, S. 67) ihr Programm entlang dreier Prinzipien:

1. »Psychopharmaka werden mit dem Ziel der Recovery verwendet«;
2. »Psychopharmka müssen der ›personal medicine‹ und dem übergeordnetem Ziel der Recovery dienen«;
3. »Das Ziel des Behandlungsteams (bezüglich der Medikation) ist, Klienten bei Entscheidungskonflikten zu unterstützen, um die Einnahme von Psychopharmaka und ›personal medicine‹ im Recovery-Prozess optimal zu gestalten.«

Alle drei Prinzipien beziehen sich auf die folgenden drei Interventionen:

1. einen Peer-to-peer-Workshop;
2. ein von Betroffenen geleitetes Zentrum zur Hilfe bei Entscheidungen;
3. Ausbildung von Betreuungspersonal.

Ein solches Zentrum wurde ein Jahr nach seiner Einrichtung in einer konventionellen Klinik evaluiert. Es wurde 622 Mal von 189 Nutzern frequentiert (DEEGAN et al. 2008). In einer freundlichen Umgebung wurden nicht nur gesunde Snacks und allerhand Informationen angeboten, sondern auch die Nutzung eines Internet-Softwareprogramms, mit dem Klienten einen einseitigen computergeschriebenen Bericht erstellen können. Darin beschreiben sie ihre Probleme, Sorgen und Ziele, unter Berücksichtigung von Entscheidungsunsicherheiten, die beispielsweise auf unerwünschte Wirkungen zurückzuführen sind. Mithilfe verschiedener Formate und Peer-Support können auch Menschen mit Lese- und Schreibschwierigkeiten und mangelnden Computerkenntnissen das Programm nutzen. Der ausgedruckte Bericht über eine Seite wird an den Arzt weitergeleitet. So dient er als Interaktionsbasis im Sinne der gemeinsamen Entscheidungsfindung, vermittelt aber auch leichten Zugriff für weitere Unterstützungsmaßnahmen wie Informations- und Entscheidungshilfen, um die der Klient eventuell gebeten hat.
Ergebnisse des Pilotprojekts (DEEGAN et al. 2008) zeigen deutlich, dass dieses bahnbrechende Programm, mit dem die Klienten sich verstärkt

Ausdruck verschaffen können, den Dialog bereichert, das gemeinsame Verständnis schärft und Sorgen ans Tageslicht bringt, die sonst verschwiegen würden oder unverstanden blieben, aber zu wichtigen Änderungen in der Betreuung führen können.

Evaluierung der Implementierung von Recovery-Orientierung in Einrichtungen

Recovery Self Assessment (RSA)

Das Recovery-Selbst-Asessment (RSA) wurde von Maria O'Connell und Mitarbeitern an der Yale University zur Messung des Ausmaßes der Umsetzung von recoveryorientierten Praktiken in Einrichtungen entwickelt. 967 Teilnehmende (Leitende, Helfer, Betroffene in Recovery und deren Bezugspersonen) von 78 psychiatrischen und Suchtprogrammen im US-Bundesstaat Connecticut füllten den Evaluationsfragebogen aus (O'Connell et al. 2005). Eine Analyse ergab folgende fünf Faktoren:

Faktor 1: Lebensziele: Enthält 11 Items, die das wahrgenommene Ausmaß zeigen, in dem Personal bei der Entwicklung und Verfolgung individuell definierter Lebensziele, wie Beschäftigung und Ausbildung, behilflich ist.

Faktor 2: Beteiligung: Enthält 8 Items, die das wahrgenommene Ausmaß zeigen, in dem Menschen in Recovery sich an der Entwicklung und Einrichtung von Programmen/Diensten, Personalschulungen und Beirats-/Managementbesprechungen beteiligen.

Faktor 3: Bandbreite der Behandlungsoptionen: Enthält 6 Items, die das wahrgenommene Ausmaß zeigen, in dem eine Einrichtung Verbindungen zu Peer-Mentoren herstellt und verschiedene Behandlungsoptionen sowie Hilfe beim Einstieg in nicht psychiatrische Aktivitäten anbietet.

Faktor 4: Entscheidungsfreiheit: Enthält 6 Items, die das wahrgenommene Ausmaß zeigen, in dem Nutzer Zugang zu ihren Behandlungsakten haben und das Personal davon absieht, Nutzer zu einer Entscheidung zu manipulieren, sondern die Entscheidungen der Nutzer respektiert.

Faktor 5: Individuell zugeschnittene Angebote: Enthält 5 Items, die das wahrgenommene Ausmaß zeigen, in dem Angebote auf individuelle

Bedürfnisse, Kulturen und Interessen zugeschnitten sind und wie sie sich auf den Aufbau von Beziehungen zu Gemeindeaktivitäten konzentrieren.

Datenanalysen der RSA-Gesamtauswertung zeigen signifikant niedrigere Werte für Recovery-Orientierung für die Helfer als für die Personen in Recovery. Bei den einzelnen Faktoren waren die Werte z. B. bezüglich der Lebensziele der Helfer wiederum signifikant niedriger als die der Leitenden. Auch bei den Werten bezüglich Beteiligung und individuell zugeschnittener Angebote waren die Werte der Helfer signifikant niedriger als die der Betroffenen und auch der Familienangehörigen/Bezugspersonen/Interessenvertreter. Bezüglich Entscheidungsfreiheit und Bandbreite der Behandlungsoptionen gab es keine signifikanten Unterschiede zwischen den Gruppen.

Die Autoren fanden es ermutigend, dass die am höchsten bewerteten Items bei Einrichtungen gefunden wurden, die vor allem darauf abzielen, Menschen dabei zu helfen, über das Symptommanagement hinaus ihre eigenen Ziele und Interessen zu erkunden. Hinsichtlich der Nutzerbeteiligung wurden jedoch genau diese Einrichtungen am schlechtesten bewertet, und zwar bei den Items Planung, Management und Versorgung. Das interpretierten die Autoren als Bestätigung der Literatur, in der darauf hingewiesen wird, dass für »Profis in Recovery« eine der schwierigsten Aufgaben darin besteht, im Team einander als gleichwertig zu betrachten.

Überraschend ist, dass die Betroffenen durchweg höhere Werte angaben als die Profis. Dies betrachteten die Autoren »als möglichen Selektionseffekt als Folge davon, dass Leitung und Helfer die Befragten nicht nach dem Zufallsprinzip ausgewählt« hatten. Dies sei ein gutes Beispiel für die »üblichen Schwierigkeiten bei Umfragen zur Nutzerzufriedenheit« (O'Connell et al. 2005, S. 383). Ein weiteres Problem sei, dass die Leute »nur das kennen, womit sie selbst konfrontiert waren«, und dass »wenn jemand keine Alternativen kennt, es einfacher ist, mit dem zufrieden zu sein, was man hat« (S. 383). Ein Lösungsvorschlag der Autoren: Ideal für das RSA wäre, das Messinstrument standort-, teilnehmer- und personalübergreifend unter Wahrung der Anonymität der Befragten und an der Mehrheit der Nutzer und der Helfer anzuwenden.

In Zukunft sollten, so die Autoren, die RSA-Werte im Verhältnis zu anderen recoveryorientierten Konstrukten wie Lebensqualität, Zufriedenheit mit der Leistung und Empowerment untersucht werden. Außerdem sollte die Forschung in Zukunft auch den Grad der Übereinstimmung untersuchen zwischen subjektiv wahrgenommener recoveryorientierter Praxis, ihrer tatsächlichen Umsetzung und objektiveren Genauigkeitsmessungen (wie z. B. Datenanalysen der Krankengeschichten, Richtlinien und Vorgehensweisen).

Messung der Recovery-Orientierung im Krankenhaus

Laut den Autoren Salyers, Tsai und Stultz von der Universität Indiana, USA (Salyers et al. 2007) wird es zunehmend wichtig, ergänzend zu den Recovery-Ergebnismessungen auch den Prozess des Anbietens von recoveryorientierten Hilfen zu messen. Recoveryorientierte Programme würden die Beziehung zu Nutzern fördern, die Betonung auf die Auswahlmöglichkeiten der Nutzer legen und Hoffnung machen. Elemente der Recovery-Orientierung seien unter anderem die Erkenntnis, dass Menschen mit einer psychischen Erkrankung die gleichen Bedürfnisse und Wünsche haben wie andere auch (Anthony 2004); Vorrang der Entscheidungsfreiheit der Nutzer in allen Fragen der Behandlung, Wohnen, Arbeiten und Medikation (Drake et al. 2003) sowie der Fokus auf die Stärken der Nutzer (Rapp u. Wintersteen 1989). Klarer wird dies noch durch eine Aufzählung dessen, was Recovery nicht ist, zum Beispiel: Programme, die nur auf die Einhaltung der Medikation und auf Stabilisierung abzielen oder die eine bevormundende oder gewaltandrohende Haltung einnehmen und die Nutzer davon abhalten, autonom zu sein.

Mithilfe der 36-Item-Version des Recovery Self Assessment (RSA) (O'Connell et al. 2005) maßen die Autoren die psychometrischen Eigenschaften einer Stichprobe von 302 Mitarbeitern eines staatlichen Krankenhauses in Indiana. Außerdem verwendeten sie den revidierten Life Orientation Test (Scheier et al. 1994) zur Messung des persönlichen Optimismus sowie eine adaptierte Version der Consumer Optimism Scale (Grusky et al. 1989). Als Vergleichsgruppe diente eine kleinere Stichprobe aus Mitarbeitern psychosozialer Dienste in der Gemeinde (N = 182), aufgrund der Hypothese, dass diese mehr auf Recovery ausgerichtet seien als die im Krankenhaus tätigen. Der Stab des Krankenhauses bestand aus Pflegern, Psychiaterinnen, Psychologen, Rehabilitationstherapeuten, Sozialarbeiterinnen und anderen, in der Mehrheit weiße Frauen.

Resultate:

- Das RSA wies eine gute bis ausgezeichnete interne Konsistenz und Test-Retest-Reliabilität auf sowie eine adäquate konvergente und diskriminante Validität.
- Personalangehörige mit einem höheren Grad an Optimismus erkannten bei den Nutzern ein größeres Potenzial und betrachteten deren Autonomie als recoveryorientiert. Eine positive Sicht der Nutzer war positiv korreliert mit einer positiven Sicht ihrer allgemeinen Autonomie.
- Das RSA unterschied zwischen Krankenhaus und gemeindenahen ambulanten Diensten. Wie erwartet, erzielten Letztere bezüglich der Nutzererwartungen und auf allen fünf Subskalen der wahrgenommenen Recovery signifikant höhere Werte als das Krankenhaus.
- Während andere Unterschiede von moderat bis groß ausfielen, waren die absoluten Werte für das Krankenhauspersonal nicht besonders niedrig, wobei die Durchschnittswerte für die RSA-Faktoren 3,1–3,4, für den Nuterzoptimismus 2,8 und für den persönlichen Optimismus 3,5, jeweils auf einer 5-Punkte-Skala, betrugen. Natürlich kann ein gewisser Grad sozialer Erwünschtheit nicht ausgeschlossen werden.

Die Anbieterversion der RSA-Skala ist zur Messung recoveryorientierter Dienstleistungen, inklusive Krankenhäuser, potenziell geeignet. Die Darstellung der Recovery-Orientierung würde jedoch vervollständigt, wenn man – wie ursprünglich vorgesehen – die Werte vonseiten der Nutzer und deren Bezugspersonen mit einbezöge.

Das Recovery Knowledge Inventory (RKI)

Ein zweiter Beitrag zum Prozess der Operationalisierung von Recovery ist das RKI. Es beschreibt die Entwicklung und Umsetzung von Kenntnissen und Haltungen zu recoveryorientierten Praktiken psychiatrischer Einrichtungen. Entwickelt und im gesamten Bundesstaat von Connecticut, USA, angewendet wurde das RKI von Bedregal, O'Connell und Davidson (2006) von der Yale Universität.

Obwohl die Autoren das Auftreten des Recovery-Konzeptes im psychiatrischen System gutheißen, äußern sie auch Bedenken. Bemerkenswert sei, dass »die ursprüngliche Recovery-Forschung von Strauss, Carpenter, Harding, Ciompi und anderen mehr als dreißig Jahre gebraucht hat, um von der psychiatrischen Rehabilitation auf die breitere klinische Arena überzugreifen, wo sie die gesamte psychiatrische Praxis beeinflussen kann« (BEDREGAL et al. 2006, S. 97). Die Autoren befürchten, dass Forscher und Anwender bei der schnellen Verbreitung des Recovery-Konzeptes mit seinen vielen verschiedenen Definitionen und den noch zahlreicheren praktischen Ansätzen die einmalige Gelegenheit verpassen könnten, einen Wandel der Psychiatrie in Richtung »Recovery-orientierter Versorgungsysteme« zu bewirken (ebd., S. 96). Eine Strategie zur Rettung von Recovery vor diesem Schicksal, so hoffen sie, könnte darin bestehen, die Eigenschaften der recovery-orientierten Versorgung so klar und spezifisch wie möglich zu operationalisieren.

Das RKI liefert eine Beschreibung der Items und die vorläufigen psychometrischen Eigenschaften des Messinstruments. Verwenden ließe es sich laut Autoren »als Bedarfsanalyse zur adäquaten Schulung des Personals im Hinblick auf eine Recovery-orientierte Versorgung« (BEDREGAL et al. 2006, S. 97). Der Fragebogen wurde als Teil einer bundesstaatlichen Initiative in Connecticut entwickelt, um alle therapeutischen Angebote mehr auf Recovery auszurichten. Um die verschiedenen Bedeutungen zu integrieren und ein Werkzeug zur Analyse der recoveryorientierten Versorgung zu schaffen, wurde Recovery weitgehend verstanden als »Redefinition der eigenen Krankheit als nur ein Aspekt innerhalb eines multidimensionalen Selbst, das fähig ist, trotz des Leidens an den andauernden Wirkungen und Nebenwirkungen einer psychischen Erkrankung, bzw. darüber hinausgehend, bedeutsame Ziele und Bestrebungen zu identifizieren, zu wählen und zu verfolgen« (BEDREGAL et al. 2006, S. 97). Folgende Eigenschaften wurden für eine recoveryorientierte Versorgung als wesentlich erachtet:

- nutzergesteuert,
- individuell ausgerichtet,
- kulturell kompetent,
- Selbstbestimmung fördernd,
- stärkenbasiert,
- zu Entscheidungs- und Risikofreudigkeit ermutigend,
- krankheits- und symptombewältigend,
- die Erkrankung ins Selbstbild integrierend,
- die Mitwirkung bei sinnvollen Aktivitäten fördernd,
- Stigma überwindend,
- das Ich neu definierend,

- hoffnunggebend,
- nichtlinear-prozesshaft.

Zur Messung der Kenntnisse von und Einstellung zu verschiedenen Gebieten der Recovery wurde nach empirischen Erwägungen und Diskussionen mit verschiedenen Interessenvertretern ein 36-Item-Fragebogen konzipiert. Die Analyse der ausgefüllten Fragebögen von 144 Mitarbeitern neun verschiedener Einrichtungen ergab folgende Dimensionen:

Faktor I: Rollen und Verantwortung für Recovery: Enthält sieben Items bezüglich Risiko, Entscheidung sowie verschiedene Rollen und Verantwortungen von Betroffenen in Recovery und professionellen Helferinnen.

Faktor II: Nichtlinearität des Recovery-Prozesses: Enthält sechs Items bezüglich der Rolle des Krankheits- und Symptommanagements und der Nichtlinearität der Recovery.

Faktor III: Die Rolle der Selbstdefinition und Peers für Recovery: Enthält fünf Items bezüglich der identitätsstiftenden Aktivitäten und einem Leben, das mehr ist als das eines »Psychiatriepatienten« oder »Abhängigen«.

Faktor IV: Erwartungen im Hinblick auf Recovery: Enthält zwei Items bezüglich Erwartungen, z. B.: Nicht jeder ist dazu in der Lage, den Recovery-Prozess aktiv zu gestalten.

Die wichtigsten Ergebnisse in Bezug auf die Ausbildung: Mitarbeiter gaben die höchsten Werte für Faktor III an, die Rolle der Selbstdefinition und der Peers für Recovery, d. h., dass Anbieter sich bewusst darüber waren, dass ein Mensch in Recovery das Bedürfnis hat, eine positive Identität zu entwickeln, die über die eines »Psychiatriepatienten« oder »Abhängigen« hinausgeht, und dass die Unterstützung der Peers bei diesem Prozess wichtig ist.

Die zweithöchsten Werte erbrachte Faktor I, Rollen und Verantwortungen für Recovery, was zeigt, dass das Personal ein gutes Verständnis hatte für die im Behandlungs- und Rehabilitationsprozess wichtigen differenzierten Rollen und Verantwortungen beider Seiten (Anbieter und Klient).

Nur die dritthöchsten Werte ergaben sich beim Personal für Faktor IV, Erwartungen im Hinblick auf Recovery, was bedeutet, dass dem Personal weniger klar war, wie Klienten realistische und doch hoffnungsvolle Erwartungen im Hinblick auf ihre Mitwirkung in ihrer eigenen Recovery und im Leben allgemein entwickeln können.

Die niedrigsten Werte zeigten sich jedoch bei Faktor II, Nichtlinearität des Recovery-Prozesses, was bedeutet, dass das Personal wenig Kenntnis hatte vom Wesen des Recovery-Prozesses, einschließlich seiner Nichtlinearität. Es wurde also nicht begriffen, dass Krankheits-und Symptommanagment der Recovery nicht nur vorausgehen, sondern auch Teil von ihr sein können (z. B. braucht jemand nicht unbedingt symptomfrei sein, um sich in Recovery zu befinden). Gering war das Bewusstsein auch im Hinblick auf die vielen Arten von Recovery, die über die formalen Behandlungs- und Rehabilitations-Settings hinausgehen (Bedregal et al. 2006, S. 101).

Abschließend betonen die Autoren die potenziell wichtigen Implikationen für die Aus- und Weiterbildung, indem sie die für Anbieter mehr oder weniger vertrauten Aspekte der Recovery-Orientierung identifizieren, mit dem Ziel, die Einstellungen, Auffassungen und das Wissen des Personals zu erweitern und dessen Kompetenz zu steigern.

Developing Recovery Enhancing Environments Measure (DREEM)

Das Messinstrument zur Entwicklung von Recovery fördernden Umgebungen (DREEM) wurde von Patricia Ridgeway (Campbell-Orde 2005) erdacht, für Großbritannien von Allott und Higginson (www.recoverydevon.co.uk, 12.4.2011) bearbeitet und in einer kleinen, aber sehr fähigen Zusammenarbeit zwischen Nutzern und Personal in einer stationären Rehabilitationsklinik in Devon angewandt (Dinniss et al. 2007; www.recoverydevon.co.uk, 12.4.2011). Mit DREEM kann man die Wichtigkeit von Recovery-Elementen sowie die Effektivität, mit der diese von einer Einrichtung unterstützt werden, messen und damit die Bewertungen der Nutzer und des Personals vergleichen, um anhand der Unterschiede und Ähnlichkeiten die Schwächen, Stärken und Bedürfnisse einer Einrichtung, die sich in Richtung Recovery verändern möchte, zu benennen. Obwohl über die psychometrischen Kategorien bisher wenig bekannt ist, ist das Instrument von der Durchführbarkeit und Augenscheinvalidität her recht zufriedenstellend.

Systemwandel

Das US-Gesundheitsministerium hat in seiner Konsenserklärung klar zum Ausdruck gebracht, dass für ein recoveryorientiertes Gesundheitssystem »eine Reform nicht ausreicht« und dass »ein Wandel nicht durch beiläufige Korrekturen erfolgt, sondern durch tiefgehende Veränderungen in Art und Umfang«, die »eine Veränderung der psychiatrischen Versorgung von der Wurzel her anpacken, damit sie den Bedürfnissen von Einzelnen und Familien selbstredend entspricht« (http://www.samhsa.gov/federalactionagenda/NFC_execsum.aspx; 20.06.11). HOPPERS (2007) Einschätzung der Politik der Recovery, dass »nach etwa zehn Jahren Arbeit ein massiver Systemwandel immer noch aussteht« (S. 872), passt auch zu seiner Bemerkung, dass »es unklug war, die operationale Genauigkeit im Interesse der effizienteren Verbreitung der guten Nachricht zu opfern« (S. 873). Was die Bemühungen für eine echte Veränderung im Hinblick auf eine stärkenorientierte Agenda angeht, erwarte er »Reibereien mit traditionellen Entscheidungsfindungsprozessen« (S. 877).
Ähnlich nüchtern ist die Einschätzung von MEEHAN et al. (2007) aus der australischen Perspektive: »Möglicherweise ist ein (statt nur in Worte) in die Tat umgesetzter Übergang zu einer recoveryorientierten Versorgung so radikal wie der Übergang von der institutionalisierten zur gemeindenahen Versorgung vor Ort« (S. 181).

Recoveryorientierte Hilfeangebote

Am zuversichtlicheren Ende des Spektrums befindet sich Wesley SOWERS (2005) von der American Association of Community Psychiatrists. Ihm zufolge werde die Kampagne für Recovery »als organisatorisches Prinzip für den Wandel der psychosozialen Versorgung anerkannt«, was »eine wesentliche kulturelle Umwälzung« darstelle:

- Bevormundende, krankheitsorientierte Perspektiven werden von partnerschaftlichen, Autonomie fördernden Ansätzen ersetzt.
- Der Mythos der Chronizität und Abhängigkeit wird von einer Botschaft der Hoffnung und des persönlichen Wachstums, der Selbstbestimmung und der Entscheidungsfreiheit abgelöst.
- Anbieter und Nutzer arbeiten verstärkt zusammen.

Das Recovery-Modell, das Wachstum und Veränderung des Systems ermöglicht, biete wertvollen Rat bei dieser »extrem schwierigen Aufgabe«, welche »Wachsamkeit, Hingabe, Geschick, Geduld, Demut und harte Anstrengung« erfordere sowie »Aufgeschlossenheit und die Bereitschaft, Hilfe anzunehmen«. Letztere würde im Sinne eines Recovery-Modells dazu führen, dass »Menschen in Recovery wie Partner in diesem Prozess behandelt und so unterstützt würden« (Sowers 2005, S. 760).

Dafür wurden Richtlinien geschaffen (»guidelines for recovery-oriented services«, ROS), die im klinischen Konsens mithilfe von Literaturanalysen und unter Einbezug von Interessengruppen entstanden und sich an die Systeme richten, um Qualität und Qualitätsmanagement im Sinne der Recovery zu verbessern. Für drei Funktionsbereiche und mehrere ihrer Elemente wurden Recovery fördernde Merkmale definiert und durch vorliegende Evidenz unterstützt:

- Administration (Auftrag und Vision: strategische Planung, organisatorische Ressourcen; Ausbildung: kontinuierliche Weiterbildung, Qualitätsverbesserung, Ergebniskontrolle);
- Behandlung (ein breites Angebotsspektrum, Patientenverfügungen, kulturelle Kompetenz, Planungsprozesse; Integration von Sucht- und psychiatrischen Hilfsangeboten, die Themen Zwangsmaßnahmen sowie Isolierung und Fixierung);
- Hilfen (Interessenvertretung und gegenseitige Unterstützung, Zugangserleichterungen zu Hilfsmaßnahmen, Familienbetreuung, Beschäftigung und Ausbildung, Wohnen).

Exemplarische Indikatoren dieser Elemente bieten Orientierung wie auch Möglichkeiten zur Evaluation. Zum Beispiel sind die Indikatoren für das Element »Kontinuierliche Qualitätsverbesserung (CQI) des Bereichs »Administration«:

A) »Prozess zur Gewährleistung, dass Nutzerinnen in den Aktivitäten der CQI als gleichwertige Partner der Profis mit einbezogen werden.

B) Ausreichendes Budget für die Mitwirkung von Nutzern bei CQI-Aktivitäten« (Sowers 2005, S. 763).

Das Modell der American Association of Community Psychiatrists (Sowers 2005) wurde als eines der ersten im deutschsprachigen Raum aufgegriffen. So entwickelten Bridler und Lötscher an der Universität Zürich ein Messinstrument für die Recovery-Orientierung psychiatrischer Einrichtungen und beschäftigen sich mit konkreten Umsetzungen von Recovery-Orientierung in die klinische Praxis (persönliche Mitteilung).

Recovery-Orientierung in der Versorgung: Richtlinien aus Boston und London

Recoveryorientierte psychiatrische Programme (ROMHP)

Marianne Farkas und William Anthony sind zwei eminente Forscher über Rehabilitation bei schweren psychiatrischen Erkrankungen und in leitenden Funktionen am renommierten Zentrum für psychiatrische Rehabilitation der Universität von Boston tätig. Seit Jahrzehnten gehören sie zu den weltweit führenden Forschern und sind die maßgebliche Instanz zur Feststellung des wissenschaftlichen Standards in diesem Bereich und entscheidend für viele wichtige Entwicklungen in der Psychiatrielandschaft. Sie gehören auch zu denjenigen etablierten Profis, die sehr früh den Recovery-Gedanken aufgegriffen und sich damit auseinandergesetzt haben, was Recovery-Orientierung in Zeiten evidenzbasierter Psychiatrie bedeutet, also eines psychiatrischen Angebots, das sich auf wissenschaftliche Beweise seiner Wirksamkeit berufen muss. Auf einen möglichen Konflikt dieser beiden Prinzipien sind wir auch im Abschnitt »Recovery und evidenzbasierte Medizin« eingegangen.
In zahlreichen Publikationen in Büchern, Zeitschriften und in Planungs- und Entscheidungsgremien haben Anthony und Farkas auf wissenschaftlichem Hintergrund Ideen und Forderungen entwickelt, die den Recovery-Gedanken sinnvoll aufnehmen und in Forschung und Praxis einbauen. Manche ihrer – leider allesamt nur in Englisch erschienenen Publikationen – haben sie gemeinsam mit Betroffenen-Aktivisten geschrieben, wie zuletzt mit Judi Chamberlin vom National Empowerment Center, Washington (Farkas et al. 2005).
Mit klaren Worten beschreiben die Autoren, welche große Veränderung eine Recovery-Orientierung für die psychiatrische Arbeit bedeutet. Fast das ganze letzte Jahrhundert über ging es in der Behandlung und Rehabilitation von Menschen mit schweren psychiatrischen Erkrankungen um Rückfallverhütung und Stabilisierung. Ein Hauptziel der psychiatrischen Langzeitbehandlung in den letzten Jahren war es, Krankenhausaufenthalte zu verkürzen, zu vermindern oder ganz zu

verhindern. Das bedeutet, dass auch die wissenschaftliche Forschung sich fast ausschließlich mit diesen Zielen beschäftigt hat. Recovery-Konzepte spielten dabei keine Rolle. Das heißt nun bestimmt nicht, dass nicht einzelne Leute – Patienten, Profis und Angehörige – darauf hingearbeitet haben, aber die Ziele der Behandlung wurden niemals so formuliert; die Behandlung wurde nicht danach untersucht, wie vielen Leuten sie bei der Recovery helfen kann. Die psychiatrischen Hilfsangebote wurden nicht danach organisiert, wie sie Recovery-Konzepte umsetzen können.

Das verändert sich nun deutlich. Viele Einrichtungen, Organisationen und Individuen wollen recoveryorientiert arbeiten.

ROMHP ist eine Abkürzung für recoveryorientierte psychiatrische Programme (Recovery Oriented Mental Health Programs). Die Autoren weisen darauf hin, dass der Ausdruck »Programm« in unterschiedlichen Bedeutungen verwendet wird. Immer jedoch ist damit gemeint, dass es eine Hilfseinrichtung gibt, z. B. einen psychosozialen Dienst, der verschiedene Angebote macht, z. B. ambulante Einzel- und Gruppentherapien, tagesklinische Hilfen, Arbeitsrehabilitation, aber auch vieles andere mehr. Solch ein Dienst oder eine Einrichtung definiert für sich, was sie ist und sein will, wie sie arbeitet, welche Aufgaben sie hat. Sie formuliert Leitlinien und informiert ihre Kunden darüber. Sie sucht und bildet die Mitarbeiterinnen dementsprechend aus. Auch Qualitätssicherung und Evaluation orientieren sich an den Zielen und Aufgaben der Einrichtung. Wie dieses Selbstverständnis aussieht und wie die Formulierung der Aufgaben und Ziele sowie deren Kontrolle stattfindet, sind alles Qualitäten, die dazu beitragen können, dass eine Einrichtung recoveryorientiert ist oder eben nicht.

Zunehmend bringen Forscher – wie auch Farkas et al. – zum Ausdruck, dass es nicht nur darum gehen kann, bestimmte Teile eines Hilfsangebotes, z. B. die Medikamente oder die Tagesklinik, in ihren Auswirkungen zu untersuchen, sondern dass die wissenschaftliche Forschung auch die Grundhaltung der Einrichtung, ihr »mission statement«, ihr Selbstverständnis und ihre Werte erfassen muss. Es gibt Hinweise darauf, dass diese Werte, die Überzeugungen, das Menschenbild, welche der Arbeit in einem Dienst zugrunde liegen, mehr dazu beitragen, wie dieser sich auswirkt, als einzelne Teile des Angebots oder die Frage, wie viel (von was und wem) was bewirken kann. Auch das, was Recovery-Orientierung einer psychiatrischen Hilfseinrichtung ausmacht, ist wahrscheinlich zu einem großen Teil in diesen Werten verborgen. Farkas, Gagne, Anthony und Chamberlin – in Berufung auf frühere Publikationen – identifizieren und beschreiben vier Schlüsselwerte, die notwendig sind, um recoveryorientiert zu praktizieren:

Personenorientierung: Personenorientierung bedeutet, dass sich das Hilfsangebot in allererster Linie an eine individuelle Person richtet – mit all ihren Stärken, Talenten und Interessen, aber auch ihren Grenzen. Das ist im Gegensatz zu sehen zur Konzentration auf die Person als »Fall«, mit Zeichen einer Erkrankung und einer Diagnose, aus der sich die Hilfsangebote ableiten. In vielen Recovery-Konzepten und -Plänen spielt es eine bedeutsame Rolle, wie auf den Menschen zugegangen wird. DAVIDSON und STRAUSS (1992) sowie Pat Deegan (s. S. 122) und viele andere haben darauf hingewiesen, dass Menschen immer mehr sind als Patientinnen und dass es ihnen guttut, als ganze Menschen betrachtet zu werden. Sie dürfen nicht nur in ihrer Patientenrolle wahrgenommen werden, sondern in ihren vielen Rollen, Möglichkeiten und Beschränkungen gesehen und verstanden werden. Deegan weist explizit darauf hin, dass professionelle Helferinnen, die diese ganzheitliche Sicht der Menschen, die ihnen als Patientinnen begegnen, verweigern, ihnen damit Schaden zufügen können.

Betroffenen-Einbeziehung: Das Angebot konzentriert sich auf das Recht zu einem partnerschaftlichen Umgang bei allen Recoveryaspekten. Das bedeutet auch das Recht auf Mitbestimmung in der Planung, Organisation und Evaluation der Einrichtung durch die Menschen, denen es bei ihrer Recovery helfen soll. Aus der Rehabilitationsforschung weiß man, dass diejenigen Personen mehr Erfolg haben, die in sinnvoller Weise in die Organisation und Evaluation der Angebote einbezogen werden. Betroffenen-Einbeziehung wird immer mehr zu einem Qualitätskriterium in Organisation, Planung und Evaluation (s. S. 351).

Selbstbestimmung/Wahlfreiheit: Die Einrichtung legt ihren Schwerpunkt auf das Recht aller Personen auf individuelle Entscheidungen und Auswahl bei allen Aspekten ihrer Recovery. Das betrifft unter anderem die Bereiche Betreuungsziele, Auswahl der Hilfen, die dem Erreichen dieser Ziele dienen sollen, sowie eigene Entscheidung bezüglich des Zeitpunkts von Kontakt oder des Verzichts auf Kontakt zur Einrichtung. Es ist mehrfach in der Literatur davor gewarnt worden, Compliance, also das simple Mitmachen bei von professionellen Helferinnen vorgeschlagenen Maßnahmen, zu überschätzen. Im Gegenteil muss auch daran gedacht werden, dass es sein kann, dass es die Person schwächt, die sich in dieser Weise von der Entscheidung anderer abhängig macht und fühlt.

Wachstumspotenzial: Die Einrichtung konzentriert sich auf das jedem Menschen innewohnende Potenzial zur Genesung – unabhängig davon, ob sie oder er im Moment von Erkrankung und Behinderung überwältigt ist, mit Schwierigkeiten kämpft oder mit Behinderungen lebt. Immer wieder muss gesagt werden: Hoffnung ist ein essenzieller Bestandteil jeglicher Recovery-Orientierung. Die Konzentration auf das Potenzial jedes Menschen, zu wachsen, bedeutet eine Verpflichtung dazu, die Hoffnung sowohl für die Profis als auch für die Teilnehmenden an den Programmen zu erhalten. Für die Einrichtung heißt das, sich daran zu messen, wie viel Hoffnung und Glaube an Möglichkeiten des Wachstums gelebt wird. Es bedeutet, die Arbeit so zu gestalten, dass Fortschritte erkannt und anerkannt werden. Dabei kann es dazu kommen, dass die Angebote verändert und an dieses Hauptziel der Arbeit angepasst werden müssen.

Was bedeutet das für Organisation, Administration und Personalpolitik?

Auftrag und Leitbild: Der Auftrag ist nicht mehr – wie es traditionell heißt – Betreuung sicherzustellen in Form umfassender Versorgung mit größtmöglicher Betreuungskontinuität, sondern Menschen so zu helfen, dass sie erfolgreich und zufrieden in der Umgebung und unter den Umständen leben können, die sie sich selbst aussuchen. Leitbilder entstehen in Diskussion mit den Klientinnen und sind jederzeit allen zugänglich.

Richtlinien: Oft werden Betroffenen noch heute verknüpfte Angebote offeriert, wie z. B.: Es muss diese oder jene tagesstrukturierende Einrichtung besucht werden, damit man in dieser oder jener betreuten Wohnung wohnen kann. In recoveryorientierten Einrichtungen wäre es nötig, dass jede Person selbst bestimmen kann, welche Unterstützungen sie in welchem Ausmaß und zu welchem Zeitpunkt nutzt, um ihre Recovery zu fördern. Richtlinien sind in einer Sprache verfasst, die alle verstehen können, und schließen Statements ein, die sich auf die benutzte Sprache beziehen, z. B. »Person first!«, also nicht die Diagnose als Eigenschaftswort wie in »schizophrene Menschen«, sondern »Menschen mit einer Diagnose, Personen mit Problemen, Behinderungen, in Recovery etc.«.

Vorgehensweisen: Allgemeine Informationspakete sollen ersetzt werden durch Orientierungsschritte, die individualisierte Kommunikationsmittel nutzen. Klienten bekommen die Informationen, die sie auf die Art haben wollen, die ihnen angenehm ist. Die Orientierung beinhaltet wesentlich auch Informationen darüber, was das Programm anbieten kann und was nicht. Erwartungen des Programms werden ebenso explizit gemacht wie die Möglichkeiten für Klientinnen, Feedback zu geben und sich in die Gestaltung einzubringen. Insbesondere sollten hier z. B. auch Richtlinien zum Umgang mit den Krankengeschichten vorkommen: »Einblick in die Dokumentation ist jederzeit für Klienten möglich.« Klientinnen haben darüber hinaus Gelegenheit, die Dokumentation auch schriftlich zu kommentieren oder zu verändern. Vorgesehen ist, dass Stärken, Talente und Interessen ebenso dokumentiert werden wie Schwierigkeiten und Problembereiche.
Qualitätssicherung: Anstelle von behördlich verordneten Ergebnismessungen, die die Programme einhalten können, auch wenn sie wenig Relevanz für Klientinnen haben, werden die Ergebnisse an den Kriterien gemessen, die von den Klientinnen ausgewählt werden. Die Einrichtungen sollten Qualitätssicherungsteams nutzen, in denen alle Gruppen – Mitarbeiterinnen, Nutzer und Angehörige, aber auch andere interessierte Teile der Öffentlichkeit – vertreten sind.
Physische Umgebung: Wie schon in einer der ersten europäischen Untersuchungen zur Klientinnenzufriedenheit thematisiert, sprechen auch Farkas und ihre Kollegen das Problem der Nutzung der Sanitärräume an. Toiletten und andere Hygiene-Einrichtungen sollen allen gleichermaßen zur Verfügung stehen. »Für Personal« versus »Für Klientinnen« macht keinen Sinn, sondern gibt die unangenehme Perspektive »wir, die Gesunden« versus »ihr, die Kranken« vor, die der Personenorientierung zuwiderläuft. Klienten sollten sich für eine angenehme Gestaltung der Umgebung erfolgreich engagieren können.
Vernetzung mit der Gemeinde: Programme sollten nicht nur mit anderen professionellen Einrichtungen vernetzt sein, sondern auch mit der Gemeinde. Andernfalls entsteht durch Freizeitgestaltung, kirchliches Leben und Ausbildungen im Rahmen psychiatrischer Einrichtungen eine separate Welt ohne Anschluss an das echte Leben, dann werden persönliches Wachstum und Integration erschwert.
Personalauswahl: Üblicherweise erfolgt die Personalauswahl nach Kriterien der einschlägigen beruflichen Qualifikation und den Jahren der

Erfahrung im Beruf. Recoveryorientierte Programme müssen darauf achten, dass Personal gefunden wird, das Wissen über Recovery, die richtigen Einstellungen und geforderten Fähigkeiten besitzt, um im Sinne von Recovery arbeiten zu können. Therapeutische Beziehungen spielen eine große Rolle bezüglich des Gelingens oder Misslingens von Recovery-Anstrengungen. Die Fähigkeit zum Erhalten von Hoffnung, der Glaube an Entwicklungsmöglichkeiten und eine nichtdiskriminierende Haltung Klientinnen gegenüber sind unabdingbare Eigenschaften von Personal in recoveryorientierten Einrichtungen. Als günstig hat es sich erwiesen, wenn ein Teil des Personals nicht nur die beruflichen Kompetenzen mitbringt, sondern auch Wissen aus eigener Erfahrung mit psychiatrischen Krisen.

Ausbildung: Ein großer Teil der traditionellen Ausbildung ist dazu geeignet, Mitarbeiter darauf vorzubereiten, mit Schwierigkeiten umzugehen. Es wird vermittelt, wie mit Rückfällen umzugehen ist, mit Mangel an Compliance, mit Gefährlichkeit. Mitarbeiterinnen werden nicht darauf vorbereitet, mit Erfolg umzugehen und mit dem Potenzial, das in den Klienten steckt. Sie sind nicht ausreichend damit vertraut, Zuspitzungen und Krisen in die Gesamtentwicklungslinie des Lebens der Person einzuordnen. Also muss sich die Ausbildung dahingehend verändern. Dazu braucht es Kommunikation und Interaktion mit Personen, die Krankheit und Behinderungen überwunden haben, die Recovery leben.

Leitung: Neu für die Supervision durch die Leitung sind auch hier die Recovery-Werte. Aufstiegs- und Profilierungsmöglichkeiten orientieren sich an dem Wissen der Mitarbeiterinnen über Recovery-Werte und deren Fähigkeiten zur Unterstützung von Recovery-Prozessen. Dazu gehören z. B. das Ermöglichen von gut informierten Entscheidungen der Klienten und das Akzeptieren dieser Entscheidungen, auch wenn man selbst nicht so entscheiden würde.

Eine solche recoveryorientierte Praxis könnte einerseits dazu beitragen, die bereits bestehenden Ziele der evidenzbasierten Psychiatrie erfolgreicher als bisher umzusetzen. Andererseits können sich zusätzliche Ziele ergeben, die mehr mit Recovery zu tun haben. Dazu gehören z. B. Selbstwert, Empowerment und subjektives Wohlbefinden. Die klare Beschreibung der Recovery-Orientierung einer Einrichtung ermöglicht es potenziellen Klientinnen und anderen interessierten Personen, die Einrichtung zu beurteilen. Die Betreiber können messen, wo ihre Stärken und Schwächen im Hinblick auf Recovery-Orientierung sind. Für Forscherinnen würde es möglich, spezifisch zu untersuchen, welche Implikationen das Recovery-Konzept für die evidenzbasierte Psychiatrie hat.

Ein Vier-Phasen-Modell

Im Rahmen des staatlichen Gesundheitssystems in England gibt das Institut für Seelische Gesundheit regelmäßig Berichte und Richtlinien für die Entwicklung einer optimalen Praxis der Recovery heraus. Als Beispiel diente die Vorgehensweise der Gesundheitsbehörde in Ohio, USA, zur Umstellung auf Recovery-Orientierung.

Mehrere Bedeutungen von Recovery werden vom Institut formuliert. Sie reichen von der Wiederherstellung von Gesundheit, dem Erleben eines Prozesses von Recovery bis zum Erreichen von akzeptabler Lebensqualität und Zufriedenheit trotz bestehender Behinderungen oder fortlaufendem Erkrankungsprozess. Herausgehoben ist die Bedeutung von Recovery als ein individueller Prozess zur Bewältigung der negativen Auswirkungen einer psychiatrischen Erkrankung oder Störung, auch wenn diese weiter besteht. Recovery ist, was Menschen erleben, wenn sie dazu ermächtigt werden, ein sinnvolles Leben mit einem guten Gefühl der Zugehörigkeit in ihrer Gemeinde zu führen. Zu beurteilen hat das die Person selbst.

England hat von Ohio (Townsend et al. 1999) ein Phasen-Modell für Recovery übernommen. Die beschriebenen Phasen beginnen mit einem Zustand, in dem jemand unselbstständig, abhängig und hilfebedürftig ist (»dependent«), aber sich nicht bewusst ist, was überhaupt los ist (»unaware«). In diesem ersten Stadium, **»dependent/unaware«**, ist oft unklar, was die eigenen Probleme und Bedürfnisse sind, und es besteht gar keine Idee, was zu erreichen ist, oder gar keine Motivation, etwas zu verändern. In dieser Zeit braucht es viel Geduld der Umgebung und der Hilfesysteme. Es ist eine große Herausforderung, hier nicht resignativ und entwertend vorzugehen, sondern sich auch über lange Zeit zu bemühen, Informationen – oft in vielen kurzen Interaktionen – zu vermitteln und Bewusstheit zu fördern.

Personen, die gelernt haben, sich auf das Hilfesystem zu verlassen, und sich einigermaßen mit ihrer Erkrankung auskennen, aber kein Zutrauen in die eigenen Fähigkeiten entwickeln, gehören oft zur zweiten Phase, **»dependent/aware«**, d. h., sie leben im Bewusstsein ihrer Abhängig-

keit. Das kann eine Folge von Institutionalismus sein. Die Helferinnen neigen dazu, Dinge für die Patienten zu erledigen, anstatt mit ihnen gemeinsam zu arbeiten. Patientinnen leiden unter dem Stigma und sozialer Exklusion. Selbstwert und Selbstwirksamkeit sind gering. Das Leben ist geprägt von unerfüllten Träumen und Sehnsüchten.
Im dritten Stadium, **»independent/aware«**, können Personen – wieder – Verantwortung für sich selbst und ihr Vorgehen übernehmen. Sie erkennen, dass und wie sie selbst zu ihrem Wohlergehen etwas beitragen müssen, und können selbst Unterstützung finden. Bestimmte Lebensstile werden als riskant identifiziert und es wird auf die eigene Gesundheit geachtet. In dieser Phase entwickeln Menschen auch oft die Fähigkeit, die eigene Geschichte zu erzählen, und beginnen anderen Menschen zu helfen. Beziehungen beruhen nun auf Gegenseitigkeit. Manche übernehmen Aufgaben und Führungsrollen in der Interessenvertretung und in anderen gesellschaftlichen Bereichen. Sich auf das psychiatrische System zu verlassen, wird wesentlich weniger notwendig und verliert an Attraktivität. Jetzt ist es für das Hilfesystem wichtig, Klientinnen zu ihren Aktivitäten außerhalb zu ermutigen und ihre Unabhängigkeit zu unterstützen.
Die vierte Phase, **»interdependent/aware«**, bedeutet, sein eigenes Leben zu leben und zu steuern. Unterstützung findet man, wann und wie man sie braucht. Interventionen, die der Gesundheit dienen – wie Psychotherapie und/oder medikamentöse Hilfen –, können weiterlaufen, ohne dass Menschen deswegen Teil des psychiatrischen Systems bleiben. Sie haben ihre Karrieren anderswo. Wenn sie im System bleiben, dann in einer aktiven Rolle, z. B. als bezahlte Mitarbeiterinnen oder als Bürgerhelfer. Häufig können professionelle Helferinnen dabei unterstützend wirken, den Abschied von der Patientenrolle zu schaffen. Es muss dabei klar sein, dass man jederzeit zurückkehren kann, falls Hilfe oder Krisenintervention nötig ist.
Menschen lassen sich natürlich nicht hundertprozentig in solche Kästchen einteilen, aber sich zu überlegen, welche Phase aktuell Bedeutung hat, kann sehr hilfreich sein. Klar ist auch, dass manche Leute einzelne Phasen mehrmals durchlaufen können.
Für alle vier Phasen wird eingehend und sehr detailliert formuliert, was sie für Klientinnen, Kliniker und für die Unterstützung in der Gemeinde bedeuten, und zwar separat für die neun Kernbereiche der Betreuung – klinische Behandlung, Familienunterstützung, Selbsthilfe, Arbeit

und sinnvolle Tätigkeit, Macht und Kontrolle, Stigma, Teilnahme am Gemeindeleben, Ressourcenzugang und Ausbildung. Diese umfangreiche Matrix ist die Vorgabe für die professionelle Arbeit. Sie gibt die Anforderungen und das Tätigkeitsprofil vor. Aus ihr leitet sich auch der Bedarf an Qualifikationen, Fähigkeiten, Aus- und Weiterbildung sowie Supervision ab.

Kernkompetenzen

Die Definition von Kernkompetenzen spielt eine essenzielle Rolle für die Aus-, Fort- und Weiterbildung und die Personalentwicklung in allen Gesundheits- und Sozialbereichen. Sie vermitteln klar, welche Minimalanforderungen und Basiskompetenzen von Mitarbeiterinnen in recoveryorientierten Diensten erwartet werden. Die zehn Kernkompetenzen betreffen und beschreiben die folgenden Bereiche:

- partnerschaftlicher Arbeitsstil,
- Respekt für Vielfalt und Verschiedenheit,
- ethische Praxis,
- Diskriminierung und Ausgrenzung bekämpfen,
- Recovery fördern,
- Stärken und Bedürfnisse erkennen,
- personenzentrierter Ansatz,
- Dinge bewegen,
- sinnvolles Risiko,
- persönliche Weiterentwicklung.

Ziel solcher orientierenden Vorgaben ist es, eine neue Kultur in den psychiatrischen Hilfsangeboten und therapeutischen Beziehungen herzustellen. Sowohl Inhalt als auch Form der Kommunikation und Organisation sollen ausdrücken und fördern, dass es Hoffnung gibt. Die Werte und Ziele der Einzelpersonen und ihre Stärken müssen im Mittelpunkt der Bemühungen stehen. Das Recht auf Partizipation und Selbstbestimmung sowie der Schutz vor Diskriminierung müssen ins Zentrum der Anstrengungen für Recovery rücken. Die Entwicklung aus den Beschränkungen der Patientenrolle zu einem selbstbestimmten, sinnerfüllten Leben ist das Ziel aller Hilfen.
Zuletzt noch ein Satz, der bei der Implementierung von Recovery-Konzepten in Kalifornien gefallen ist:

Als 2004 die »Proposition 63« erfolgreich war, die hunderte Millionen von Dollar für die psychiatrische Versorgung in Kalifornien freimachte, hielt Mark Ragins, der medizinische Leiter von »Village«, einem sehr bekannten integrierten Angebot in Los Angeles, einen Vortrag vor der kalifornischen Rehabilitationsgesellschaft. Das Thema war die Implementierung der Proposition 63 im Sinne einer Transformation des psychiatrischen Versorgungssystems hin zu einer Recovery-Orientierung. Er berichtet von seiner Lieblingsrückmeldung bei der Evaluation unter den Zuhörerinnen: »Das Ganze klingt unrealistisch, aber je genauer man es betrachtet, desto durchführbarer erscheint es.« (im Internet: www.village-isa.org, Stand 28.4.2011)
Der 2008 vom Sainsbury Centre for Mental Health veröffentliche Richtlinienentwurf »Making Recovery a Reality« (www.scmh.org.uk) ist ein großartiges Beispiel für eine internationale Sprache und den sich abzeichnenden Konsens im Hinblick auf Recovery. Er enthält nicht nur Erfahrungen und Meinungen aus Großbritannien, sondern auch aus Australien (STORI, s. S. 279) und den USA (META, www.recoveryinnovations.org, 14.4.2011; WRAP, s. S. 147; Davidson et al. 2006). »A common purpose: recovery in future mental health services« aus dem Jahr 2008 ist eine gemeinsame Stellungnahme von Care Services Improvement Partnership (CSIP), Social Perspectives Network (SPN), dem Royal College of Psychiatrists (RCPsych) und dem Social Care Institute for Excellence (SCIE), die eine Übersicht von Konzepten und Entwicklungen von Recovery mit Beispielen aus aller Welt bietet (www.scie.org.uk/publications/positionpapers/pp08.asp, 14.4.2011).
Ramon et al. (2007) richten das Augenmerk auf die Situation in Großbritannien, wo besonders Wert auf die soziale Inklusion gelegt wird (www.socialinclusion.org.uk, 14.4.2011), und auf den Einfluss der Arbeit von Repper und Perkins (2003) zum Erfahrungsreichtum der Nutzerinnen und den Möglichkeiten Hoffnung inspirierender Beziehungen. Bezugnehmend auf Australien und UK kommen sie zu dem Schluss, dass »in Großbritannien der Wandel – die Verlagerung hin zur Nutzer-Perspektive – vielleicht stärker und klarer war, aber die Umsetzung der Richtlinien lässt immer noch größtenteils auf sich warten (Ramon et al. 2007, S. 119). In Australien bot das Collaborative Recovery Model (Oades et al. 2005) zwar landesweit Kurse an, doch »aufgrund von großen Schwierigkeiten beim Transfer hat die Ausbil-

dung von Klinikern keine fachgerechte Umsetzung von recoverybasierten Praktiken erbracht« (Slade et al. 2008, S. 132). Hoffnung mache hingegen der wachsende Einfluss der Nutzerbewegung (Ramon et al. 2007) sowie der Fortschritt bei der Erforschung von Recovery und der Kompetenzen des psychiatrischen Personals (Slade et al. 2008).

Praxisrichtlinien für die recoveryorientierte psychosoziale Versorgung

Die Recovery-Initiative in Connecticut hatte von Anfang an das Ziel, im ganzen Bundesstaat einen Wandel zu erzeugen, durch »einen völlig neuen Ansatz zur Planung und Behandlung« in mehreren zusammenhängenden Schritten:

» • Entwicklung von Leitwerten und Kernprinzipien, die auf dem Input von Menschen in Recovery basieren;
• Errichtung von recoverybasierten Richtlinien und Rahmenbedingungen;
• Aufbau von Arbeitskompetenzen und Fertigkeiten durch Training, Ausbildung und Beratung;
• Strukturwandel bei Programmen und Einrichtungen;
• Anpassung der finanziellen und verwaltungstechnischen Richtlinien zugunsten von Recovery;
• Kontrolle, Evaluation und Anpassung dieser Bemühungen. « (Davidson et al. 2007, S. 24).

Die Integration von Menschen in Recovery sowie eine Recovery-Definition, die nicht mit dem medizinischen Modell, sondern mit dem Behinderungs-/Bürgerrechtsmodell korrespondiert – »ein Prozess der Wiederherstellung des Zugehörigkeitsgefühls, der Bildung einer krankheitsunabhängigen positiven Identität und des Wiederaufbaus eines Lebens trotz oder innerhalb der von der Krankheit auferlegten Grenzen« –, schaffen die Voraussetzungen für eine »Operationalisierung von Recovery« (Davidson et al. 2007, S. 26).

Connecticuts recoveryorientierte Praxis enthält neun Grundelemente von Recovery:

1. Unterstützung von anderen erhalten,
2. Erneuerung von Hoffnung und Engagement,
3. Beteiligung an sinnvollen Aktivitäten,
4. Neudefinition des Selbst,

5. Integration der Krankheit,
6. Überwindung von Stigma,
7. Übernahme von Kontrolle,
8. Umgang mit Symptomen,
9. Empowerment und Wahrung der Bürgerrechte (Davidson et al. 2005 c).

Diese wurden im Detail formuliert im Hinblick auf:

- die Person in Recovery (»Meiner Meinung nach bedeutet Recovery ...«);
- den direkten Helfer (»Ich kann Menschen bei ihrer Recovery unterstützen, indem ich ...«);
- die Leitung/Verwaltung (»Ich kann eine Organisation, die Recovery unterstützt, leiten, indem ich ...«).

Die Praxisleitlinien der recoveryorientierten psychosozialen Versorgung stehen auf http://www.ct.gov/dmhas/LIB/dmhas/publications/practice-guidelines.pdf; 20.6.2011. Darin sind acht Schwerpunkte aufgeführt:

A. Priorität der Partizipation,
B. Förderung des Zugangs und der Mitwirkung,
C. Zusicherung der Versorgungskontinuität,
D. Anwendung stärkenbasierter Diagnostik,
E. Angebot individualisierter Recovery-Planung,
F. Funktion als »Recovery-Guide«,
G. Engagement zur Entwicklung der Gemeinde,
H. Identifizierung und Thematisierung von Barrieren für Recovery.

Die Besonderheiten jedes Schwerpunkts werden erklärt und durch konkrete Handlungsschritte und Richtlinien ergänzt. Die Konsequenzen in der Praxis werden durch lehrreiche Beispielen illustriert, wie etwa: »Sie wissen, dass Sie der Partizipation von Menschen in Recovery Priorität geben, wenn ...« (Antworten A1–A14, zum Beispiel A1: »Menschen in Recovery sind regelmäßig eingeladen, von sich selbst zu erzählen und/oder ihr Wissen an Personal und Betroffene weiterzugeben.« Und A2: »Menschen in Recovery sind proportional ein wichtiger Teil der Leitung, des Beirats oder anderer Leitungsgremien und Arbeitsgruppen.«)

Für alle Schwerpunkte werden wie im folgenden Beispiel Anweisungen gegeben: »Was Sie von Menschen in Recovery hören, wenn Sie die

Priorität auf ihre Partizipation setzen: ›Ich wusste, dass ich in Recovery war, als ich jemand anderem helfen konnte, der in der gleichen furchtbaren Lage war wie ich früher. Aber ich denke daran, wo ich heute stehe: gesund, clean, eine richtige Oma. Und als Peer-Provider wieder auf den Arbeitsmarkt zurückzukehren macht mich glücklich, dadurch merke ich, dass ich das kann. Ich kann das wirklich. Und wenn ich das kann, dann kann das jeder. Wenn sie mich sehen, bekommen andere Leute neue Hoffnung.‹«

Ein weiteres Beispiel: »Sie wissen, dass Sie die Funktion eines Recovery-Guide haben, wenn Sie …« Antworten F1–F16, zum Beispiel F7: »Man darf seine Gefühle ausdrücken, auch Wut und Unzufriedenheit, ohne dass das als Symptom oder Rückfall gewertet wird.« Wer bemerkt, dass Sie die Funktion eines Recovery-Guide haben, könnte Ihnen Folgendes rückmelden: »Als er mich fragte: ›Wie kann ich Ihnen denn am besten helfen?‹, dachte ich: ›Na toll, ein richtiger Anfänger, ist nicht der der Fachmann? Der soll mir gefälligst sagen, wo's langgeht!‹ Aber jetzt habe ich verstanden. Ich muss selbst entscheiden, was ich zu meiner Recovery brauche. Aber ich musste erst lernen, dass es okay ist, andere danach zu fragen. Das war der Knackpunkt.«

Das Recovery Self Assessment (RSA; O'Connell et al. 2005; s. S. 351) und das Recovery Knowledge Inventory (RKI; Bedregal et al. 2006; s. S. 354) wurden oft und gerne verwendet, damit Anbieter und die bei der Versorgung Beteiligten auf verschiedenen Ebenen herausfinden können, welche Praktiken hilfreich und welche hinderlich sind und wie breit die Haltungen und Kenntnisse gefächert sind (Davidson et al. 2007).

Der Gesundheitsbeauftragte von Connecticut Kirk Jr. hat nicht nur das Recovery Education and Training Institute gefördert, sondern auch die Centers of Excellence and Exemplary Programmes entwickelt, die besonders Wert auf den so wichtigen Peer-Support legen. Er, Peter Rockholz vom Connecticut Department of Mental Health and Addiction Services, Arthur C Evans, der ehemalige Vize-Beauftragte, sowie die Recvovery-Experten Davidson, Tondora und O'Connell (Davidson et al. 2007) sehen sich noch nach Jahren des Erfolgs im Frühstadium des Veränderungsprozesses. Was sie daraus gelernt haben, wollen sie an andere weitergeben:

1. »Entscheidend ist, dass Menschen in Recovery den Weg weisen«, und es ist wichtig, wenn auch nicht immer einfach, den schweren, doch

häufigen Fehler zu vermeiden, davon auszugehen, dass man Recovery »für und an Menschen« tun kann.

2. Initiiert wird ein Wandel, indem »aktuelle Richtlinien, Praktiken, Vorgehensweisen, Dienstleistungen und Hilfsangebote verändert und angepasst werden und sich an Recovery orientieren, Recovery bewirken und fördern«. Recovery-Orientierung ist weder ein Zusatz noch geht es darum, zu warten, dass irgendwo und irgendwann die Ressourcen schon auftauchen. Recovery geschieht vielmehr, indem innerhalb eines Systems verschiedene Initiativen, wie zum Beispiel evidenzbasierte Praxis oder kulturelle Kompetenz, integriert und zur Unterstützung von Recovery neu ausgerichtet werden.

Peer-Support und nutzergesteuerter Wandel

Wenn die Aussage des US-Gesundheitsministeriums stimmt, dass in der psychiatrischen Versorgung eine »Revolution« nötig sei, dann wird diese Revolution darin bestehen, »die Rolle des Menschen mit einer schweren Erkrankung umzudenken«. Damit wollten Peebles et al. 2007 dazu aufrufen, nicht nur an der eigenen Recovery zu arbeiten, sondern auch andere Betroffene dabei zu unterstützen, ihnen ein Vorbild und Mentor zu sein. Auf diese Weise, so Peebles, kann man anderen Peer-Support vorleben, mit ihnen darüber sprechen und ihnen die innovativen Initiativen des Georgia Peer Specialist Programme vorstellen.

Solomon (2004) hat Peer-Support als »sozial-emotionale, häufig auch praktische Unterstützung« definiert, »die gegenseitig erfolgt oder von Menschen gegeben wird, die Erfahrung mit einer psychischen Störung haben, mit dem Ziel, eine erwünschte soziale oder persönliche Veränderung zu bewirken« (ebd., S. 393). Peer-Support kann entweder ehrenamtlich oder bezahlt sein und in sechs verschiedenen Kategorien geleistet werden:

1. Selbsthilfegruppen,
2. Online-Selbsthilfe,
3. von Betroffenen ausgeführte Dienstleistungen,
4. von Betroffenen geleitete Dienste,
5. Peer-Partnerschaften,
6. Peers als Mitarbeiter.

Nach der Definition von Peebles et al. (2007) handelt es sich dabei um »ein oder mehrere Personen mit einer psychischen Krankheitsgeschichte, deren Zustand sich signifikant verbessert hat und die anderen Menschen mit einer schweren psychischen Krankheit, die noch nicht so weit in ihrem Recovery-Prozess fortgeschritten sind, Hilfe und/oder Unterstützung bieten« (Davidson et al. 2006c). Diese Auffassung, die mehr dem Konzept der »Peer-Provider« oder »Consumer-Provider« (Chinman et al. 2006) entspricht, geht von einer hilfreichen, asymmetrischen Beziehung aus, die sich irgendwo zwischen einer klassischen »einseitigen Behandlungsbeziehung« und einer bei Selbsthilfeinitiativen üblichen »wechselseitigen Beziehung« befindet.
Noch gibt es wenig Evidenz für die Vorteile des Peer-Support, sie nimmt aber zu. Demnach wurde bei den Empfängern von Peer-Support eine Abnahme und Verkürzung der stationären Behandlungen sowie eine Verbesserung hinsichtlich der sozialen Unterstützung, der Funktionsfähigkeit und der Lebensqualität, des Selbstbewusstseins und Optimismus festgestellt; bei den Peer-Providern eine Verbesserung der Lebensqualität und eine Reduktion der Krankenhausaufenthalte sowie Haltungsänderungen bei den Mitarbeiterinnen ohne gelebte Erfahrung im Sinne einer Reduktion von Stigmatisierung und Negativität (Peebles et al. 2007). Bezüglich der Herausforderungen im Hinblick auf Rollenkonflikte, Beziehungen, Verschwiegenheitspflicht sowie Schwierigkeiten aufgrund eines Mangels an Ressourcen, Training, Unterstützung und Supervision für die Peers und deren Enttäuschungen und Stigmatisierungserfahrungen, schlagen Peebles et al. (2007) gemeinsam mit Mowbray et al. (1998) vier Wege vor, die eine Veränderung im System bewirken sollen:

- Aufmerksamkeit auf strukturelle Probleme richten, zum Beispiel die Definition von Rollen und Aufgaben, Personalentwicklung und Strategien zur beruflichen Förderung;
- Verbesserung der Supervision;
- Umdenken der professionellen Rollen, Zulassungsbedingungen, Berechtigungsverfahren;
- Weitergabe klarer Informationen über die Rolle der Peer-Provider für Nutzer.

Zertifizierte Peer-Spezialisten

Seit 1999 wird Peer-Support durch Medicaid, einem US-amerikanischen Gesundheitsfürsorgeprogramm, finanziell gefördert und von sogenannten »Certified Peer Specialists« ausgeführt, die von der Appalachian Consulting Group (ACG) in Georgia (www.trainingteams.org, 15.4.2011) ausgebildet und geprüft werden. Bis 2007 waren 300 Peers ausgebildet und zertifiziert worden und rund 10 Millionen Dollar jährlich für Peer-Support-Maßnahmen ausgegeben (Peebles et al. 2007). Seither hat sich die ACG unter der Leitung von Larry Fricks aktiv darum bemüht, anderen Bundesstaaten und Initiativen bei den Ausbildungs- und Zertifizierungsprogrammen zu helfen (www.trainingteams.org/trainingteam3.0/PDF/SelfHelpNetwork/CPS Appalachian Consulting Group Information 083107.pdf, 20.8.08).

Basierend auf der Arbeit von Pat Deegan (s. S. 120 in diesem Buch) hat Ike Powell ein landesweites ACG-Ausbildungsprogramm entworfen. Demnach gibt es für die Beeinträchtigung durch eine psychiatrische Behinderung drei Hauptursachen:

- Symptome,
- Stigma,
- negatives Selbstbild.

Des Weiteren gibt es fünf Phasen oder Möglichkeiten des Umgangs damit:

1. Sie sind von den Symptomen überfordert.
2. Sie fügen sich in die Diagnose, ohne eine Möglichkeit für Recovery zu erkennen, und werden abhängig vom System.
3. Sie zweifeln allmählich daran, was ihr Leben mehr einschränkt: die Diagnose oder ihre eigenen Überzeugungen.
4. Sie bestreiten das, was sie ursprünglich als Grenzen angesehen bzw. von anderen gehört haben.
5. Sie wachsen schließlich über das System hinaus und holen sich außerhalb davon Hilfe.

Das Georgia/ACG-Ausbildungsprogramm »hilft Peers, jede Phase zu erkennen und zu verstehen, wie Menschen auf einer Stufe ›stecken bleiben‹ können und was man tun kann, damit Menschen es schaffen, ihr Leben wieder in den Griff zu bekommen« (Peebles et al. 2007).

Peebles et al. (2007) schreiben die Erfolge dieser und anderer Pionier-

arbeiten u. a. den Initiativen von Del Vecchio et al. (2000) – einer »sehr gut organisierten und zielgerichteten Nutzerbewegung« – zu und freuen sich auf die Resultate einer derzeit durchgeführten randomisierten Kontrolluntersuchung von Georgias Peer-Support-Angeboten. Einige vielversprechende Ergebnisse liegen bereits vor (Peebles et al. 2009).
Informationen über Peer-Support in der Psychiatrie finden sich auf der Website der National Association of Peer Specialists (www.naops.org; 15.4.2011), auf der auch der Bericht des Peer Specialist Compensation/ Satisfaction 2007 Survey steht.

Step Up

In einem 2007 erschienenen Artikel im National Council Magazine (www.power2u.org/articles/fisher/consumers-step-up.html, 15.4.2011) schreibt Dan Fisher (s. S. 111) über die Enttäuschungen und Risiken bezüglich des oben erwähnten Ansatzes. Er beklagt die gravierenden Veränderungen des Konzepts von Peer-Support und Recovery durch dessen Institutionalisierung als bezahlter Dienst. Supervision durch traditionell geschulte Kliniker, die wenig Verständnis für Peer-Support und Recovery aufbringen, habe dazu geführt, dass das medizinische Modell wieder stärker beachtet und Recovery mit Remission verwechselt wird. Bezüglich der »Zukunft, wo jeder, der eine psychische Krankheit hat, genesen würde«, kühne Vision der New Freedom Commission des US-amerikanischen Präsidenten (2003), deren Mitglied er war, lautet sein Fazit, dass Nutzerinnen »sie beinahe völlig umgestalten müssen«. Er verbindet mit seiner Frage »Wie würde ein nutzergesteuertes, umgewandeltes, recoverybasiertes System aussehen?« ein wiederholtes Bekenntnis zur Expertise von betroffenen Menschen und zu deren führenden Rolle bei der Umgestaltung:

- S: Service und Unterstützung müssen nutzergesteuert sein.
- T: Trainingsmaßnahmen müssen nutzergesteuert sein.
- E: Evaluation und Forschung müssen nutzergesteuert sein.
- P: Planung und Richtlinien müssen nutzergesteuert sein.

Die 2007 gegründete National Coalition of Mental Health Consumer/Survivor Organizations (www.ncmhcso.org, 15.4.2011) sollte die Kräfte der Bewegung vereinen – »United for Power and STEP UP«.

In ihrer Absichtserklärung spricht die Koalition über die authentische Stimme der Nutzerbewegung, die den Wandel mit einer Recovery-Vision einleitet, die »weit über eine Behandlung hinausgeht, weil sie *alle* Elemente eines guten Lebens umfasst – Wohnung, Bildung, Arbeit, Beziehungen und volle Teilhabe in der Gesellschaft«, und in der oben zitierten Zukunftsvision der New Freedom Mental Health Commission ein Echo fand.
Die politischen Prioritäten der Koalition umfassen die Finanzierung von Peer-Modellen, eine Reform der Sozialhilfe, die die Rückkehr auf den Arbeitsmarkt erleichtert, sowie stärkere Kontrolle über den Einfluss der Pharmaindustrie und die Wahrung der Menschenrechte (www.ncmhcso.org; 15.4.2011). Die Koalition rät zu einem »neuen Konsens für die Psychiatrie«:

- **Recovery:** Recovery ist real und allen Menschen möglich. Dafür brauchen wir Hilfen und Unterstützung, wo unsere Würde, unsere Wahlfreiheit und unsere Rechte respektiert werden und wo wir für unsere von uns selbst definierten Bedürfnisse im realen Leben Hilfe bekommen. Zu diesen Angeboten müssen auch von Nutzern geleitete und durchgeführte Programme gehören.
- **Selbstbestimmung:** Selbstbestimmung ist für Recovery unabdingbar. Wir müssen unser Leben selbst bestimmen können.
- **Umfassende Wahlmöglichkeiten:** Wir brauchen Wahlmöglichkeiten, die unseren selbstdefinierten Bedürfnissen entsprechen. Wir brauchen eine große Bandbreite an recoveryorientierten Dienstleistungen und Hilfsangeboten, durch die wir unsere Ziele erreichen können. Dazu gehören Hilfen beim Wohnen, bei Ausbildung und beruflicher Entwicklung, die alle nutzergesteuert sein können. Wir brauchen diese Chancen, um uns voll in die Gesellschaft und unser Umfeld integrieren zu können.
- **Stimme:** Wir müssen bei unserer Recovery und bei den dafür notwendigen Richtlinien mitreden können. Wir sind die authentischste Stimme im Psychiatriesystem, da Entscheidungen über unsere psychische Gesundheit unser Leben in allen Aspekten beeinflussen. Wir bringen unsere gelebte Erfahrung mit ein, daher müssen wir bei allen Dialogen und Entscheidungen auf allen Ebenen im Zentrum stehen. Das ist Empowerment.
- **Menschsein:** Wir sind vollständige Personen und werden uns für die Beseitigung von Stigma und Diskriminierung einsetzen. Wir haben die gleichen Träume wie alle anderen um uns herum und können selbst

entscheiden. Eine barrierefreie Gesellschaft ist auch frei von Diskriminierung und Stigma. (www.ncmhcso.org, 15.4.2011)

Die Koalition unterstützt die Konsenserklärung von SAMHSA in Bezug auf Recovery (s. S. 32) und engagiert sich in Zeiten evidenzbasierter Praxis dafür, den Bereich mit »der ganzen Bandbreite ihrer Erfahrungen« zu bereichern, gemäß ihrem bemerkenswerten Slogan: »Wir sind die Evidenz!«
Dieser radikale und ehrliche Aufruf schließt sich so der sich allmählich abzeichnenden Evidenzbasis für Recovery-Orientierung an. Hauptgewicht liegt dabei auf dem dringenden Ruf nach einem partnerschaftlichen Konzept, mit dem sich die Erfahrungen aller Beteiligten und die multiplen Evidenzformen auf allen Ebenen verwenden lassen. Eine gut koordinierte Kooperation von Betroffenen, Profis, Angehörigen, Interessenvertretern sowie Expertinnen aus dem Gesundheitswesen bietet gerade jetzt eine wesentliche Chance: Mit ihr können wir Stigmatisierung, Diskriminierung und soziale Ausgrenzung, die nicht nur die klinischen, sondern auch viele andere Bemühungen um Recovery derzeit ernsthaft beschränken, reduzieren. Wenn diese Aufgabe auch riesig erscheint, könnten die Kombination von Weisheit und Energie der Betroffenen- und Angehörigenbewegung und die in der Psychiatrie weltweit von vielen Klinikern und Akademikerinnen aktuell angestrebte Überwindung von reduktionistischen und uninspirierten Konzepten einen entscheidenden Wandel hervorbringen.

Recovery in Hollywood – »A beautiful mind«

Während Psychose im Film traditionell die Rolle von unheimlichen oder gar gefährlichen Motivationslagen spielt, hat im Jahr 2001 eine spektakuläre Recovery-Geschichte grandiosen Publikumserfolg gefeiert. Millionen Menschen haben den Hollywood-Film »A Beautiful Mind« (Regie: Ron Howard) gesehen, der mit vier Oscars Triumphe gefeiert hat.

»A beautiful mind« ist eine Verfilmung der Biografie des Mathematik-Nobelpreisträgers John Nash und ein echter Hollywood-Film mit spannender Handlung, überraschender Lösung, einem Happy End und einer einfachen Botschaft. John Nash ist im Film ein sozial eher unverträgliches Genie mit nur einem Freund. Dennoch lässt er sich von einer wunderbaren Frau erobern. In dem spannenden Spionagethriller stellt sich seine Rolle als Wissenschaftler für den Geheimdienst in Zeiten gefährlicher heißer und kalter Kriege als Illusion heraus, als Wahn, dessen Figuren nur in John Nashs kranker Wahrnehmung existieren. Eine Wendung, die für das Publikum mindestens ebenso schockierend ist wie für den Helden selbst. Es kommt noch schlimmer, als etwas später nicht nur die dunklen Gestalten verschwinden, sondern Nash auch den einzigen Freund verliert. Auch der Freund war nur eine Halluzination. Stattdessen warten Spott, Einsamkeit, psychiatrische Zwangsbehandlungen auf ihn. Dennoch hält die Gattin zu ihm, und am Schluss bekommt er den Nobelpreis. Bis dahin hat er gelernt, Realität und Halluzination auseinanderzuhalten und sich unter Schmerzen von den halluzinierten Freunden verabschiedet. Belohnt wird er mit dem Respekt der Kolleginnen. Das alles ist sehr berührend und am Ende zum Heulen schön.

Eine einfache Botschaft – aber welche? Geniale Mathematiker sind verrückt? Als Genie kann man sogar die Schizophrenie überwinden? Liebe heilt alles?

Die Frage nach der Botschaft war sicherlich ein Grund für die Flut von Publikationen über den Film im Zusammenhang mit seiner Bedeutung für die Schizophrenie. Ein anderer Grund war, dass – ganz im Gegensatz zur Realität – John Nash im Film gegen Ende behauptet, dass er »neue Medikamente« nehme, die ihm helfen. Da es weithin bekannt ist, dass Nash selbst in Wirklichkeit seine antipsychiatrische Haltung nie aufgegeben hat und auch seinem ebenfalls an Schizophrenie erkrankten Sohn keine medikamentöse Behandlung empfiehlt, stellte sich natürlich sofort die Frage, warum hier von der Realität so deutlich abgewichen wurde. Vermutet wurde die Einflussnahme der Pharmaindustrie, der Psychiatrie sowie der US-amerikanischen Angehörigenvereinigung.

Eine andere wichtige Diskussion nach der Erstausstrahlung des Films betraf die Frage, ob die in dieser Geschichte gezeigte »beautiful recovery«, also die Rückkehr zu Gesundheit und sinnerfülltem Leben nach Jahren schwerer Erkrankung, typisch für die Schizophrenie, typisch für Hollywood oder typisch für Nobelpreisträger ist. Dan Fisher, Fred Frese und andere Menschen, die selbst an Schizophrenie gelitten haben oder leiden und trotzdem im beruflichen und Familienleben erfolgreich sind, meldeten sich zu Wort, um ihre eigenen Geschichten als Beweis dafür zu zitieren, dass Recovery für viele Menschen möglich ist. Dem schlossen sich Forscher und Entscheidungsträgerinnen aus dem psychiatrischen Feld an. John Nash ist als Mathematikgenie eine Ausnahmeerscheinung. Genesung von Schizophrenie kommt hingegen regelmäßig vor – auch bei Nichtgenies. Dass diese Tatsachen zum Verlauf schizophrener Erkrankungen mit dem Film und den folgenden Beiträgen in den Massenmedien breit bekannt wurden, könnte einen wichtigen Beitrag dazu leisten, die weit verbreitete Fehleinschätzung zur »Unheilbarkeit« der Schizophrenie zu korrigieren.

Was John Nashs Geschichte auszeichnet, ist die soziale Unterstützung, die er auch in sehr schlechten Zeiten nicht verlor. Die akademische Gemeinde in Princeton schloss ihn nicht aus. Er wurde in der Umgebung seines Arbeitsplatzes geduldet – auch zu den langen Zeiten, in denen er komplett »ver-rückt« war. Das hatte natürlich damit zu tun, dass sein Beitrag durch seine mathematischen Entdeckungen so unermesslich hoch eingeschätzt wurde. So verlor er zwar viel an »Normalität«, ja wurde auch mit einigem an Spott und Häme konfrontiert, aber er verlor nie ganz den Bezug zu seiner Arbeitswelt und damit der Welt früherer Erfolge. Dies ist sicherlich bemerkenswert und leider für die meisten Menschen mit Psychose-Erkrankungen ganz und gar nicht der

Fall. Auch, dass Nash bereits verheiratet war, als die Erkrankung diagnostiziert wurde, und dass seine Frau trotz vieler Schwierigkeiten und Unterbrechungen zu ihm gehalten hat, ist untypisch.

Dass es Nash schließlich nach langen Jahren wahnhafter Interpretationen möglich war, sich aus seinem Wahn »herauszudenken« und seine Halluzinationen als solche zu erkennen und zu akzeptieren, ohne sie sein Leben dominieren zu lassen, ist die andere wesentliche Geschichte, die im Film erzählt wird. Hier scheint nicht so sehr sein Genie am Werk gewesen zu sein als wiederum die persönliche und soziale Entwicklung. Von Nash ist bekannt, dass er auf die Frage, warum er bei seiner überragenden Intelligenz so viele Jahre lang den »Unsinn« seiner Wahnideen für bare Münze genommen habe, antwortete, dass es ihm so vorkomme, als ob alle diese Ideen aus derselben »Quelle« stammen wie seine bahnbrechenden mathematischen Ideen. Trotzdem fand er irgendwann einen Weg aus dem Wahn heraus und zurück zur Mathematik. Nash selbst macht dafür Veränderungen im seinem Verhältnis zu anderen Menschen verantwortlich. Er habe gelernt, den Menschen in seiner Umgebung mehr Gewicht zu geben, ihre Bedeutung für sein Leben, das sehr stark von Selbstbezogenheit geprägt gewesen war, zu erkennen und zuzulassen.

Uns hat der Film sehr berührt. Und es fasziniert uns der Gedanke, dass für Millionen von Menschen der Star Russell Crowe, das Genie John Nash und die gefürchtete »Schizophrenie« in einer Filmerfahrung zusammenkommen, deren Happy End man nicht so schnell vergisst.

Zur Bedeutung der Entdeckung von Recovery für die Autorinnen

Die Wichtigkeit der Schilderung der persönlichen Erfahrung von Personen mit psychiatrischen Diagnosen hat uns in der Weise beeindruckt, dass wir die Herausforderung annehmen wollen, auch als Autorinnen und Klinikerinnen hier ein wenig von uns selbst ganz persönlich zu erzählen.

Michaela Amering

Nicht nur meine Kolleginnen, auch manche meiner Freunde und meine Familie wundern sich oft darüber, dass ich soviel Zeit mit Betroffenen verbringe und der Betroffenenbewegung so viel Aufmerksamkeit schenke. Auch selbst wundere ich mich manchmal und denke über meine Beweggründe nach.
Und viele Betroffene fragen sich: Was zieht sie an einer Psychiaterin oder einem Psychiater an? Welche Machtkonstellationen sind in solchen Beziehungen am Werk?
Harald Hofer war einer der wichtigsten Menschen in meinem Leben. Als er zum ersten Mal mit der Psychiatrie konfrontiert war, war er ein junger Mann und die Psychiatrie der 70er-Jahre am Werk. Wie schon in seiner Kindheit mit einem alkoholkranken Vater und einer sadistischen Großmutter und vielen Jahren im Heim erlebte Harald die Psychiatrie, die sich als Hilfe anbot bzw. aufzwang, als gefährlichen Angriff. Seine persönliche Erfahrung stellte er in den Dienst der Betroffenenbewegung. Sein Einsatz, sein Kampfgeist und seine Weisheit haben in Österreich viel bewegt. Aber auch viel zu wenig, und sein früher Tod hinterlässt eine schmerzliche Lücke.
In den Jahren unserer Freundschaft kam es immer wieder zu schweren Auseinandersetzungen, die sich um Macht drehten. Es dauerte viele Jahre, bis Harald uns auf einer gleichen Ebene sehen konnte, und er hat uns keinen Schritt und keine Auseinandersetzung auf dem Weg dorthin

erspart. Wir haben beide oft gelitten unter den Schwierigkeiten unserer Freundschaft und wir haben beide immens profitiert von ihr. 2004 konnte ich Harald beim Sterben begleiten. Mithilfe des stationären und besonders auch des mobilen Hospiz konnte er bis zum Schluss selbstbestimmt leben. Das war möglich, weil er so stark und klug war, mit seinen Schmerzen, Ängsten und den Verrücktheiten der Situation so umzugehen, dass es gelang. Es war aber nur möglich, weil ich bereit war, mich zu verpflichten, ihn wie einen nächsten Angehörigen zu betreuen und gleichzeitig die Verantwortung für etwaige Schwierigkeiten, die mit seiner Schizophrenie-Diagnose zusammenhängen könnten, zu übernehmen. Ein Hospiz, das ihn abgelehnt hatte, hat mir sehr eindrucksvoll erklärt, dass ihr Team den Widerspruch zwischen der Hospiz-Ideologie – nichts gegen den Willen des Patienten zu tun – und der der Psychiatrie, nämlich Patientinnen auch gegen deren Willen behandeln zu müssen, nicht ertragen könne. Harald hatte nicht nur genügend Freunde, die mithalfen, und eine Patientenverfügung, sondern auch einen Pfleger, der sein Komplize wurde und der tatsächlich nicht nur pflegerisch im engeren Sinn mit ihm arbeitete, sondern ein Helfer und Verbündeter im Alltag – auch im ver-rückten – war.

Ron Coleman hat mich für meine Arbeit in Birmingham rekrutiert und mir damit eine meiner wichtigsten Psychiatrie-Erfahrungen beschert. Wenn Laurie Ahern zu mir sagt »Was du sagst, hat Relevanz für uns. Wir können zuhören, wenn du über Psychose und über die Psychiatrie sprichst, wir hören gerne, was du sagst«, dann validiert das meine Arbeit. Wilma Boevink schreibt mir, dass sie beeindruckt ist davon und dass es wichtig war, dass ich so frühzeitig meine eigenen Dilemmata in der psychiatrischen Arbeit formuliert habe, und ich kann stolz sein auf meine Zweifel und mein Fragen und Infragestellen. Christian Horvath und crazy industries lassen mich nicht nur an ihren vielen tollen Ideen und Aktionen teilhaben, sondern geben mir Feedback über meine Arbeit, die mich punktgenau Stärken und Schwächen einschätzen lässt.

Ich bin Wissenschaftlerin und habe im Rahmen meines Jobs zu lesen und zu hören, was die klügsten Menschen der wissenschaftlichen Psychiatrie zu sagen haben. Das betrachte ich als großes Privileg, das ich sehr genieße.

Ein anderes Privileg ist die Aufnahme in die betroffenenorientierte Subkultur. Die Erfahrungen von Menschen, die selbst betroffen sind und nun für andere sprechen, sind in einer besonderen Weise wertvoll für mich. Michaela Jägersberger, Stephanus Binder, Peter Lehmann, Jasna Russo, Hannelore Klafki, Antje Müller, Regina Bellion und ihre vielen Kolleginnen im Rampenlicht sind ungewöhnliche Persönlichkeiten, die sehr spezielle Talente haben und Leistungen bringen, die hervorragend sind. Ihnen allen ist gemeinsam, dass sie überzeugend argumentieren, dass ihre Geschichten, ihre Wege, ihre so eindrucksvollen Entwicklungen keine Ausnahmen sind, sondern dass Recovery für alle wichtig und möglich ist. Ich bin zu der Überzeugung gelangt, dass sie Recht haben.

Ich habe tagtäglich mit Menschen zu tun, die zeitweise ihren Verstand verlieren. Ich beneide sie nicht. Ich fühle mich zu ihnen hingezogen, ich möchte ihnen helfen. Manchmal kann ich es. Leider verstehe ich noch immer nicht, warum manche von uns bisweilen psychotisch werden und zu anderen Zeiten wieder nicht. Oder warum manche gar keine Psychosen bekommen. Das kränkt mich sehr, das sollte man verstehen, als Psychiaterin und überhaupt als Mensch. Ich hoffe, dass ich selbst niemals psychotisch werde, und wenn, möchte ich, dass sehr behutsam mit mir umgegangen wird. Vielleicht sogar mit besonderem Respekt, denn ich glaube, dass man den verdient in einer solchen Situation. Die Ursachen psychiatrischer Krankheiten sind, wie ich glaube, sehr komplexe Kombinationen von Faktoren, die man nicht selbst bestimmt und die auch nicht auf eine einzelne Ursache zurückzuführen sind. Ich denke auch mit Lessing: »Wer über gewisse Dinge den Verstand nicht verliert, der hat keinen zu verlieren.«

Ich habe mich damit abgefunden, gesund und unsensibel wie ein Gürteltier zu sein. Ich versuche, das Elend und die Ungerechtigkeiten und Ungereimtheiten dieser Welt auszuhalten, indem ich sie einfach zu den meisten Zeiten vergesse, indem ich mir die Dinge nicht allzu nahegehen lasse, indem ich wegschaue. Und ich bin sehr froh darüber, dass es mir halbwegs gelingt.

Ich glaube auch nicht, dass mir jemand etwas abnimmt, indem er oder sie verrückt wird. Oder dass etwas besonders Produktives herauskommen muss, wenn man von psychotischen Ängsten überflutet wird und vor den immer gleichen Gedanken, Stimmen und Anmutungen Angst hat. Aber ich habe großen Respekt vor den Menschen, die mitunter ein solch intensives Ausgesetztsein gegenüber den Risiken, Abgründen, Geheimnissen und Ironien der menschlichen Existenz erleben und die das überleben können. Ich lerne viel von diesen Überlebenden – Helden, wie sie meine Freundin Margit Schmolke nennt. Die Klarheit und Authentizität, die sie den Menschen abverlangen, die um sie herum sind, tun mir gut. Ihr Mut gibt mir Hoffnung. Ich möchte gerne etwas davon zurückgeben. Recovery-Konzepte scheinen mir der richtige Rahmen dafür zu sein.

Margit Schmolke

Als Psychotherapeutin und als Forscherin ist mir das Anliegen der Recovery-Bewegung immer wichtiger geworden. Die Beiträge von Nutzerinnen über ihre Arbeit und ihre persönlichen Geschichten auf verschiedenen Kongressen und Tagungen haben mich immer emotional bewegt und überzeugt. Interessant für mich war, dass mein Forschungsinteresse Ende der 90er-Jahre an den gesunden und kreativen Seiten von psychisch erkrankten Personen in die gleiche Zeit fiel, als die diversen Forschungsprojekte und Arbeiten zu Recovery durchgeführt und veröffentlicht wurden. Ich hatte damals noch keinerlei Kenntnis davon und finde es spannend, wie sich die verschiedenen Fäden aus unterschiedlichen Richtungen hin zum Recovery-Konzept zusammenfinden. Bei meiner langjährigen klinischen Arbeit in der Dynamisch-Psychiatrischen Klinik Menterschwaige in München habe ich glücklicherweise einige wichtige Mentoren gehabt, die mir die Augen geöffnet sowie einen emotionalen Zugang und Verständnis ermöglicht haben für das schwere emotionale Leid der Patienten, aber auch für ihre einzigartigen Stärken und Ressourcen. Dies war durch das gemeinsame Erkunden ihrer individuellen Biografie möglich. Sie konnten einen Weg finden, ihre ureigenen Ressourcen für sich und ihr Leben zu nutzen. Dieser Prozess dauerte manchmal lange, ging über viele Umwege und wiederholte stationäre Aufenthalte. In meiner therapeutischen Tätigkeit am Bellevue-Hospital in New York begegnete ich vielen Personen mit schweren psychiatrischen Erkrankungen. Auch bei ihnen waren Recovery-Kräfte verborgen und es war schwer auszuhalten, erkennen zu müssen, dass sie oft brachlagen oder niemanden interessierten. Was ich gelernt habe, ist, dass ein Recovery-Prozess einfach seine Zeit braucht und seine eigene Dynamik hat und wir Kliniker die Geduld nicht verlieren dürfen.

Für mich beglückende Momente war die »Entdeckung der Gesundheit« und vielfältiger Bewältigungs- und Regulationsmöglichkeiten von Personen inmitten von schweren emotionalen Belastungen und psychiatrischen Symptomen, die ich bei der Auswertung von Interviews mit Personen mit der Diagnose »Schizophrenie« für meine Doktorarbeit machen konnte. Diese Arbeit ist im Psychiatrie Verlag 2001 erschienen. Heute würde ich allerdings unbedingt den Titel ändern in »Menschen mit der Diagnose Schizophrenie«, also im Sinne von person-first. Ich freue mich sehr, zusammen mit Michaela Amering dieses Buch zu veröffentlichen, die mir die Idee von Recovery nahegebracht hat und mit der ich das Interesse an den oft unkonventionellen und überraschenden Entwicklungswegen und Wendungen im Leben von Personen in schweren persönlichen Krisen teile. Es war eine wunderbare, erkenntnisreiche und Ressourcen schaffende Zusammenarbeit!

Literatur

ADERHOLD V (2007) Partizipativer Umgang mit Neuroleptika. Subjektorientierte kooperative Psychopharmakatherapie psychotischer Menschen. In: KNUF A, OSTERFELD M, SEIBERT U (Hg.) Selbstbefähigung fördern. 5. überarbeitete Auflage. Psychiatrie Verlag, Bonn.

ADERHOLD V, ALANEN YO, HESS G, HOHN P (Hg.) (2003) Psychotherapie der Psychosen – Integrative Behandlungsansätze aus Skandinavien. Psychosozial Verlag, Gießen.

ADEWUYA AO, MAKANJUOLA ROA (2005) Social distance towards people with mental illness amongst Nigerian university students. Soc Psychiatry Psychiatr Epidemiol 40: 865–868.

ALANEN YO (2001) Schizophrenie – Entstehung, Erscheinungsformen und die bedürfnisangepasste Behandlung. Huber und Lang, Stuttgart.

ALBEE GW, GULLOTTA TP (1997) Primary prevention's evolution. In: ALBEE GW, GULLOTTA TP (eds.), Primary Prevention Works (pp 3–22). Thousand Oaks, CA: Sage.

ALLARDYCE J, GEABEL W, ZIELASEK J, VAN OS J (2007) Deconstructing Psychosis Conference February 2006: The Validity of Schizophrenia and Alternative Approaches to the Classification of Psychosis. Schizophrenia Bulletin 33/4: 863–867.

AMERING M (2002) Multiprofessionelle Behandlung (fast) ohne Bett: Beispiele und Diskussion aus UK und USA. In: Regina SCHMIDT-ZADEL, Heinrich KUNZE/Aktion Psychisch Kranke (Hg.) (2002) Mit und ohne Bett: personenzentrierte Krankenhausbehandlung im Gemeindepsychiatrischen Verbund. S. 242–258. Psychiatrie Verlag, Bonn.

AMERING M (2005) Psychotherapie bei Stimmenhören. In: KATSCHNIG H, AMERING M (Hg.) Stimmenhören. Medizinische, psychologische und anthropologische Aspekte. Facultas, Wien.

AMERING M (2006) Wie könnte eine sinnvolle Frührehabilitation für an Schizophrenie Erkrankte in der Gemeinde aussehen? – Wege zu einem neuen Standard in der Gemeindepsychiatrie. Wiener Medizinische Wochenschrift 156, 3/4: 79–87.

AMERING M (2008) Recovery - warum nicht? Editorial. Psychiatr Prax 35: 55–56.

Amering M, Bottlender R (2009) Das Konzept der Chronizität psychischer Erkrankungen ist aufzugeben. Psychiatr Prax. 36 (1): 4–6.

Amering M, Denk E, Griengl H, Sibitz I, Stastny P (1999) Psychiatric wills of mental health professionals: a survey of opinions regarding advance directives. Soc Psychiatry Psychiatr Epidemiol 34: 30–34.

Amering M, Hofer H, Rath I (2002a) The »First Vienna Trialogue« – experiences with a new form of communication between users, relatives and mental health professionals. In: Lefley HP, Johnson DL (eds.), Family interventions in mental illness: International perspectives (pp 105–124). Westport, CT, London: Praeger.

Amering M, Sibitz I, Gössler R, Katschnig H (2002b) Wissen-genießen-besser leben. Ein Seminar für Menschen mit Psychoseerfahrung. Psychiatrie Verlag, Bonn.

Amering M, Schmolke M (2009) Recovery in mental health. Reshaping scientific and clinical responsibilities. London: Wiley-Blackwell.

Amering M, Stastny P, Hopper K (2005) Psychiatric advance directives: qualitative study of informed deliberations by mental health service users. Br J Psychiatry 186: 247–252.

Ammon G (1983) Das Prinzip der Sozialenergie im holistischen Denken der Dynamischen Psychiatrie. Dyn Psychiat 16: 169–184.

Anderson M, Jenkins R (2003) Mental health promotion and prevention. Dyn Psychiat 36: 231–246.

Andreasen NC, Carpenter WT, Kane JM, Lasser RA, Marder SR, Weinberger DR (2005) Remission in schizophrenia: proposed criteria and rationale for consensus. American Journal of Psychiatry 162: 441–449.

Andresen R, Caputi P, Oades L (2006) Stages of recovery instrument: development of a measure of recovery from serious mental illness. Australian and New Zealand Journal of Psychiatry 40: 972–980.

Andresen R, Oades L, Caputi P (2003) The experience of recovery from schizophrenia: towards an empirically-validated stage model. Australian and New Zealand Journal of Psychiatry 37: 586–594.

Angermeyer MC, Buyantugs L, Kenzine DV, Matschinger H (2004) Effects of labelling on public attitudes towards people with schizophrenia: are there cultural differences? Acta Psychiatr Scand 109: 420–425.

Angermeyer MC, Matschinger H (2003) Public beliefs about schizophrenia and depression: similarities and differences. Soc Psychiatry Psychiatr Epidemiol 38: 526–534.

Angermeyer MC, Matschinger H (2004) Public attitudes to people with depressions: have there been any changes over the last decade? J Affect Discord 83: 177–182.

Angermeyer MC, Matschinger H (2005) Causal beliefs and attitude to people with schizophrenia. Trend analysis based on data from two population surveys in Germany. Br J Psychiatry 186: 331–334.

Anthony W (1993) Recovery from mental illness. The guiding vision of the mental health service system in the 1990s. Psychosocial Rehabilitation Journal 16: 11–23.

Anthony W (2006) Personal accounts: what my MS has taught me about severe mental illnesses. Psychiatric Services 57: 1081–1082.

Anthony W, Rogers ES, Farkas M (2003) Research on evidence-based practices: future directions in an era of recovery. Community Mental Health Journal 39: 101–114.

Anthony, WA (2004) The principle of personhood: The field's transcendent principle. Psychiatric Rehabilitation Journal 27 (3): 205.

Antonovsky A (1979) Health, stress and coping. Jossey-Bass, San Francisco.

Antonovsky A (1987) Unraveling the mystery of health. How people manage stress and stay well. Jossey-Bass, San Francisco.

APA – American Psychiatric Association (1994) Diagnostic and statistical manual of mental disorders, 4th ed. American Psychiatric Association, Washington, DC.

APA – American Psychological Association (2008) The road to resilience. www.apahelpcenter.org (July 25, 2008).

APAL (2004) Guia Latinoamericana de diagnostico psiquiatrico (GLADP). Editorial de la Universidad de Guadalajara, Mexico.

Appelbaum PS (2003) Ambivalence codified: California's new outpatient commitment statute. Psychiatr Services 54: 575–576.

Banzato CEM, Mezzich JE, Berganza CE (eds.) (2005) Philosophical and methodological foundations of psychiatric diagnosis. Psychopathology 38: Special Issue, Juli/August 2005.

Barmer Ersatzkasse (Hg.) (1998) Wie sich die Gesundheitsfördernde Schule buchstabiert. Wuppertal.

Bauer J (2004) Das Gedächtnis des Körpers. Wie Beziehungen und Lebensstile unsere Gene steuern. Piper, München.

Beck M, Dietrich S, Matschinger H, Angermeyer MC (2003) Alcoholism: low standing with the public? Attitudes towards spending financial resources on medical care and research on alcoholism. Alcohol Alcohol 38: 602–605.

Becker T, Kilian R (2006) Psychiatric services for people with severe mental illness across western Europe: what can be generalized from current knowledge about differences in provision, costs and outcomes of mental health care? Acta Psychiat Scand 113 (Suppl 429): 9–16.

Becker T, Vazquez-Barquero JL (2001) The European perspective of psychiatric reform. Acta Psychiatr Scand 104 (Suppl 410): 8–14.

Bedregal LE, O'Connell MJ, Davidson L (2006) The Recovery Knowledge Inventory: Assessment of mental health staff knowledge and attitudes about recovery. Psychiatric Rehabilitation Journal 30 (2): 96–103.

Bell MD, Zito W (2005) Integrated versus sealed-over recovery in schizophrenia BORRTI and executive function. The Journal of nervous and mental disease 193: 3–8.

Bell MD, Zito W (2005) Integrated versus sealed-over recovery in schizophrenia BORRTI and executive function. The Journal of nervous and mental disease 193, 3–8.

Bender D, Lösel F (1998) Protektive Faktoren der psychisch gesunden Entwicklung junger Menschen: Ein Beitrag zur Kontroverse um saluto- und pathogenetische Ansätze. In: Margraf J, Siegrist J, Neumer S (Hg.), Gesundheits- oder Krankheitstheorie? Saluto- versus pathogenetische Ansätze im Gesundheitswesen. S. 177–145. Springer, Berlin, Heidelberg.

Ben-Dor S (2001) Personal account. Schizophrenia. Schizophrenia Bulletin 27: 329–332.

Bentall RP (2003) Madness explained. Psychosis and human nature. Penguin Books, London.

Berger H (1999) Health promotion – a change in the paradigms of psychiatry. In: Berger H, Krajic K, Paul R (eds.), Health promoting hospitals in practice: developing projects and networks. HPH Series, Vol 3 (pp 42–53). Health Promotion Publications, Gamburg.

Berger H (2003) Gesundheitsförderung – ein neuer Weg in der Psychiatrie. Psychiat Prax 30 (Suppl 1): 14–20.

Berger H (2006 a) Die Förderung seelischer Gesundheit und die Prävention seelischer Krankheiten – Luxus oder Notwendigkeit? Psychiat Prax 33: 150–151.

BERGER H (2006 b) What is empowerment of users in the mental health care system, how does it take place and is there any evidence that it can yield better recovery rates and more satisfaction overall within the system. HEN Report (in preparation).

BERHE T, PUSCHNER B, KILIAN R, BECKER T (2005) »Home treatment« für psychische Erkrankungen. Begriffsklärung und Wirksamkeit. Nervenarzt 76: 822–831.

BERKMAN LF (1995) The role of social relations in health promotion. Psychosomatic Medicine 57 (3): 245–254.

BHUI K, RÜDELL K, PRIEBE S (2006) Assessing explanatory models for common mental disorders. J Clin Psychiatry 67: 964–971.

BLEULER M (1972) Die schizophrenen Geistesstörungen im Lichte langjähriger Kranken- und Familiengeschichten. Thieme, Stuttgart, New York.

BOCK T (1992) Wieviel Krankheit braucht der Mensch? – Risiken der Prävention aus der Sicht der Psychiatrie. In: PAULUS P (Hg.): Prävention und Gesundheitsförderung. Perspektiven für die psychosoziale Praxis. S. 109–118. GwG-Verlag, Köln.

BOCK T (2006) »Eigensinn und Psychose. Non-Compliance als Chance«. Paranus-Verlag, Neumünster.

BOCK T, BUCK D, ESTERER I (2000) Es ist normal, verschieden zu sein. Psychose-Seminare & Hilfen zum Dialog. Arbeitshilfe 10. Psychiatrie Verlag, Bonn.

BOCK T, PRIEBE S (2005) Psychosis seminars: an unconventional approach. Psychiatr Services 56 (11): 1441–1443.

BOEVINK W (2002) Two sides of recovery. Lecture, 10th Triptych Congress, Roermond, Netherlands, November, Internet: www.peter-lehmann-publishing.com/articles/boevink_recovery.htm (Stand 12.9.2006).

BOEVINK W (2003) Recovery: Mitreden – mitmachen – selbst aktiv werden. Wie in den Niederlanden Psychiatrie-Erfahrene Partizipation neu definieren. Psychosoziale Umschau 18 (3): 37–39.

BOEVINK W (Hg.) (2007) Recoverygeschichten. Das gemeinschaftliche Erarbeiten von Erfahrungswissen in der Psychiatrie. Trimbos-instituut, Utrecht.

BOMBOSCH J, HANSEN H, BLUME J (2007) Trialog praktisch. Paranus-Verlag, Neumünster.

BORG M, DAVIDSON L (2008) The nature of recovery as lived in everyday experiences. Journal of Mental Health 17 (2): 129–140.

Borg M, Kristiansen K (2004) Recovery-oriented professionals: helping relationships in mental health services. Journal of Mental Health 13 (5): 493–505.

Borkin JR, Steffen JJ, Ensfield LB, Krzton K, Wishnick H, Wilder K, Yangarber N (2000) Recovery attitudes questionnaire: development and evaluation. Psychiatric Rehabilitation Journal 24: 95–102.

Brenner HD, Junghan U, Pfammatter M (2000) Gemeindeintegrierte Akutversorgung. Möglichkeiten und Grenzen. Nervenarzt 71: 691–699.

Buckner JC, Mezzacappa E, Beardslee WR (2003): Characteristics of resilient youths living in poverty: the role of self-regulatory processes. Dev Psychopathol 15 (1): 139–162.

Bühringer G, Bühler A (2004) Prävention von Depression und Sucht. In: Hurrelmann K, Klotz T, Haisch J (Hg.): Lehrbuch Prävention und Gesundheitsförderung. S. 179–189. Hans Huber, Bern.

Campbell J (1997) How consumers/survivors are evaluating the quality of psychiatric care. Evaluation Review 21: 357–363.

Campbell J, Schraiber R (1989) The well-being project: mental health clients speak for themselves. Sacramento CA: California Department of Mental Health.

Campbell-Orde T, Chamberlin J, Carpenter J, Leff HS (2005) Measuring the promise: a compendium of recovery measures, Vol II. http://www.power2u.org/downloads/pn-55.pdf (28.7.11).

Camus A (2005) Der Mythos des Sisyphos. Rowohlt, Reinbek bei Hamburg.

Chamberlin J (1979) On our own: patient-controlled alternatives to the mental health system. McGraw-Hill, New York.

Charles C, Gafni A, Whelan T (1997) Shared decision-making in the medical encounter: what does it mean? (Or it takes at least two to tango). Social Science and Medicine 44 (5): 681–692.

Chinman M, Young AS, Hassel J, Davidson L (2006) Toward the implementation of mental health consumer provider services. Journal of Behavioural Health Services Research 33/2: 176–195.

Cicchetti D, Rogosch FA (1997) The role of self-organization in the promotion of resilience in maltreated children. Development and Psychopathology 9: 797–815.

Ciompi L, Hoffmann H, Broccard M (Hg.) (2001) Wie wirkt Soteria? Eine atypische Psychosebehandlung kritisch durchleuchtet. Hans Huber, Bern.

CIOMPI L, MÜLLER C (1976) Lebensweg und Alter der Schizophrenen. Eine katamnestische Langzeitstudie bis ins Senium. Springer, Berlin u. a.

CLONINGER CR (2004) Feeling good: the science of well-being. Oxford University Press, New York.

COATSWORTH JD, DUNCAN L (2003) Fostering resilience. A strenghts-based approach to mental health. A CASSP discussion paper. Pennsylvania CASSP Training and Technical Assistance Institute. Harrisburgh, PA.

COHEN LJ (1994) Psychiatric hospitalization as an experience of trauma. Archives of Psychiatric Nursing, Vol VIII (2): 78–81.

COLEMAN R (1999) Recovery – an alien concept. Handsell Publishing, Gloucester, UK.

COLEMAN R, BAKER P, TAYLOR K (2006) »Working towards recovery«. P&P Press, UK.

COLOMBO A, BENDELOW G, FULFORD B, WILLIAMS S (2003) Evaluating the influence of implicit models of mental disorder on processes of shared decision making within community-based multi-disciplinary teams. Soc Sci Med 56 (7): 1557–70.

CONNOR KM, DAVIDSON JR (2003) Development of a new resilience scale: the Connor-Davidson Resilience Scale (CD-RISC). Depression and Anxiety 18 (2): 76–82.

Consumers in NHS Research (1999) R & D in the NHS: How can you make a difference? Leeds: NHS Executive.

Consumers in NHS Research Support Unit (2001) Involving consumers in research and development in the NHS: briefing notes for researchers. London: Consumers in NHS Support Unit.

COPELAND ME (1997) Wellness Recovery Action Plan. Peach Press, Dummerston, VT.

COPELAND ME (2008) Remembering Kate – A story of hope. www.mentalhealthrecovery.com/art_kate.php (Retrieved August 18, 2008).

CORRIGAN PW (2006) Recovery from schizophrenia and the role of evidence-based psychosocial interventions. Expert Rev Neurother 6: 993–1004.

CORRIGAN PW (2007) How Clinical Diagnosis Might Exacerbate the Stigma of Mental Illness. Social Work 52: 31–39.

CORRIGAN PW, GOFFORT D, RASHID F, LEARY M, OKEKE I (1999) Recovery as a psychological construct. Community Mental Health Journal 35: 231–239.

Corrigan PW, Penn DL (1999) Lessons from social psychology on discrediting psychiatric stigma. Am Psychol 54: 765–76.

Corrigan PW, Salzer M, Ralph RO, Sangster Y, Keck L (2004) Examining the factor structure of the Recovery Assessment Scale. Schizophrenia Bulletin 30: 1035–1041.

Cox J, Campbell A, Fulford KWM (2006) Medicine of the person. Kingsley Publishers, London.

Crane-Ross D, Lutz WJ, Roth D (2006) Consumer and case manager perspectives of service empowerment: relationship to mental health recovery. J Behav Health Serv Res 33: 142–55.

Crow T (2002) Should Schizophrenia as a Disease Entity Concept Survive into the Third Millenium? In: Schizophrenia. WPA Series Evidence and Experience in Psychiatry, Vol 2, Second Edition (eds. Maj M, Sartorius N), pp 40–43. John Wiley, London.

Crumlish N, Whitty P, Kamali M, Clarke M, Browne S, McTigue O, Lane A, Kinsella A, Larkin C, O'Callaghan E (2005) Early insight predicts depression and attempted suicide after 4 years in first-episode schizophrenia and schizophrenieform disorder. Acta Psychiat Scand 112: 449–455.

Davidson L (2003) Living outside mental illness: qualitative studies of recovery in schizophrenia. NYU Press, New York, N.Y.

Davidson L, O'Connell MJ, Staehli M, Weingarten R, Tondora J, Evans AC (2005 a) Concepts of recovery in behavioral health: history, review of the evidence, and critique. Internet: www.dmhas.state.ct.us/recovery/concepts.pdf (Stand 24.8.2006).

Davidson L, Harding C, Spaniol L (2005 b) Recovery from mental illness: research evidence and implications for practice. Centre for Psychiatric Rehabilitation. Boston University.

Davidson L, Borg M, Marin I, Topor A, Mezzina R, Sells D (2005 c) Process of recovery in serious mental illness: findings from a multinational study. American Journal of Psychiatric Rehabilitation 8: 177–201.

Davidson L, Hoge MA, Godleski L et al. (1996) Hospital or community living? Examining consumer perspectives on deinstitutionalization. Psychiatric Rehabilitation Journal 19: 49–58.

Davidson L, O'Connell M, Tondora J, Styron T, Kangas K (2006 a) The Top Ten Concerns About Recovery Encountered in Mental Health System Transformation. Psychiatric Services 57/5: 640–645.

DAVIDSON L, SHAHAR G, STAEHELI MR, SELLS D, TONDORA J (2006b) Play, pleasure, and other positive life events: »Non-specific« factors in recovery from mental illness? Psychiatry 69 (2): 151–163.
DAVIDSON L, CHINMAN M, SELLS D, ROWE M (2006c) Peer support among adults with mental illness: a report from the field. Schizophrenia Bulletin 32: 443–50.
DAVIDSON L, RAKFELD J, STRAUSS J (2010) The Roots of the Recovery Movement in Psychiatry. Lessons Learned. Wiley, London.
DAVIDSON L, RIDGWAY P, KIDD S, TOPOR A, BORG M (2008) Using qualitative research to inform mental health policy. The Canadian Journal of Psychiatry 53 (3): 137–144.
DAVIDSON L, ROE D (2007) Recovery from versus recovery in serious mental illness: One strategy for lessening confusion plaguing recovery. Journal of Mental Health 16/4: 459–470.
DAVIDSON L, TONDORA J, O'CONNELL M, KIRK T, ROCKHOLZ P, EVANS AC (2007) Creating a Recovery-Oriented System of Behavioral Health Care: moving from Concept to Reality. Psychiatric Rehabilitation Journal 31: 23–31.
DAVIDSON L, STRAUSS JS (1992) Sense of self in recovery from severe mental illness. Br J Med Psychol 65: 131–145.
DAWSON J, SZMUKLER G (2006) Fusion of mental health and incapacity legislation. Br J Psychiatry 188: 504–509.
DEEGAN P (1992) The independent living movement and people with psychiatric disabilities: taking back control over our own lives. Psychosocial Rehabilitation Journal 15: 3–19.
DEEGAN P (1996) Recovery and the conspiracy of hope. Paper, presented at the Sixth Annual Mental Health Services Conference of Australia and New Zealand, Brisbane, Australia.
DEEGAN P (2005 a) Recovery as a journey of the heart. In: DAVIDSON L, HARDING C, SPANIOL L (eds.), Recovery from severe mental illnesses: research evidence and implications for practice, Vol 1. Center for Psychiatric Rehabilitation, Trustees of Boston University: 57–68.
DEEGAN P (2005 b) The importance of personal medicine: a qualitative study of resilience in people with psychiatric disabilities. Scandinavian Journal of Public Health 33, Suppl 66: 29–35.
DEEGAN P (1988) Recovery: the lived experience of rehabilitation. Psychosocial Rehabilitation Journal 11: 11–19.

DEEGAN PE (2007) The lived experience of using psychiatric medication in the recovery process and a shared decision-making program to support it. Psychiatric Rehabilitation Journal 31 (1): 62–69.

DEEGAN PE, DRAKE RE (2006) Shared decision-making and medication management in the recovery process. Psychiatric Services 57 (11): 1636–1639.

DEEGAN PE, RAPP C, HOLTER M, RIEFER M (2008) Best practices: A program to support shared decision making in an outpatient psychiatric medication clinic. Psychiatric Services 59: 603–605.

DEL VECCHIO P, FRICKS L (2007) Guest Editorial. Special Issue on Mental Health Recovery and System Transformation. Psychiatric Rehabilitation Journal 31/1: 7–8.

DEL VECCHIO P, FRICKS L, JOHNSON JR (2000) Issues of daily living for persons with mental illness. Psychiatric Rehabilitation Skills 4: 410–23.

Department of Health (1998) Research – what's in it for consumers? Report of the standing advisory committee on consumer involvement in the NHS Research & Development Programme. London: Department of Health.

Department of Health (1999) Patient and public involvement in the new NHS. London: Department of Health.

Department of Health (2000) Working partnerships. consumers in research. Third annual report. London: Department of Health.

Department of Health (2001) Making it happen – a guide to delivering mental health promotion. HMSO, London.

DESISTO MJ, HARDING CM, MCCORMICK RV, ASHIKAGA T, BROOKS GW (1995) The Maine and Vermont three-decade studies of serious mental illness. I u. II. Matched comparison of cross-sectional outcome. Br J Psychiatry 167 (3): 331–338 u. 338–42.

DETELS R, MCEWAN J, BEAGLEHOLE R, TANAKA H (eds.) (2002) Oxford textbook of public health. 4th ed. Oxford University Press.

Deutsches Ärzteblatt für Psychologische Psychotherapeuten und Kinder- und Jugendlichenpsychotherapeuten: Dokumentation 109. Deutscher Ärztetag, Heft 6, Juni 2006, S. 280–284. Bundesärztekammer und Kassenärztliche Vereinigung, Köln.

DIETRICH S, BECK M, BUJANTUGS B, KENZINE D, MATSCHINGER H, ANGERMEYER MC (2004) The relationship between public causal beliefs and social distance toward mentally ill people. Australian and New Zealand Journal of Psychiatry 38: 348–354.

DIETRICH S, MATSCHINGER H, ANGERMEYER M (2006) The relationship between biogenetic causal explanations and social distance toward people with mental disorders: results from a population survey in Germany. Int J Soc Psychiatry 52: 166–174.

DIETZ A, PÖRKSEN N, VOELZKE W (Hg.) (1998) Behandlungsvereinbarungen. Vertrauensbildende Maßnahmen in der Akutpsychiatrie. Psychiatrie Verlag, Bonn.

DILLING H, MOMBOUR W, SCHMIDT MH (Hg.) (1991) Weltgesundheitsorganisation. Internationale Klassifikation psychischer Störungen. ICD-10, Kapitel V: (F) Klinisch-diagnostische Leitlinien. Huber, Bern u. a.

DINNIS S, ROBERTS G, HUBBARD C, HOUNSELL J, WEBB R (2007) Making DREEM come true. Mental Health Today, Jul-Aug: 30-3.

DRAKE RE, MUESER KT, TORREY WC, MILLER AL, LEHMANN AF, BOND GR, GOLDMANN HH, LEFF HS (2000) Evidence-based treatment of schizophrenia. Curr Psychiatry Rep 2: 393–397.

DRAKE RE, ROSENBERG SD, TEAGUE GB, BARTELS SJ, TORREY WC (2003) Fundamental principles of evidence-based medicine applied to mental health care. Psychiatric Clinics of North America. Special Issue: Evidence-based practises in mental health care. 26 (4): 811–820.

DRAYTON M, BIRCHWOOD M, TROWER P (1998) Early attatchment experience and recovery from psychosis. British journal of clinical psychology 37: 269–284.

DREßIG H, SALIZE HJ (2004) Zwangsunterbringung und Zwangsbehandlung psychisch Kranker in den Mitgliedsländern der Europäischen Union. Psychiat Prax 31: 34–39.

DUMONT J, CAMPBELL J (1994) A preliminary report for the Mental Health Reform Report Card Task Force of the MHSIP Ad Hoc Advisory Group. Rockville MD: Center for Mental Health Services.

DUMONT JM, RIDGWAY P, ONKEN SJ et al. (2006) Mental health recovery: what helps and what hinders? A national research project for the development of recovery facilitating performance indicators. Phase II technical report: development of the Recovery Oriented Systems Indicators (ROSI) measures to advance mental health systems transformation. Alexandria (VA): National Technical Assistance Center, National Association of State Mental Health Program Directors.

DUNBAR MM (1991) Shaking up the status quo: how AIDS activists have challenged drug development and approval procedures. Food, Drug and Cosmetic Law Journal 46: 673–706.

Duyme M, Dumaret A-C, Tomkiewicz S (1999) How can be boost IQs of »dull children«?: A late adoption study. Proc. Natl. Acad. Sci USA 96: 8790–8794.

Edward K, Warelow P (2005) Resilience: When coping is emotionally intelligent. Journal of the American Psychiatric Nurses Association 11 (2): 101–102.

Engel GL (1976) Psychisches Verhalten in Gesundheit und Krankheit. Huber, Bern.

Estroff SE (1989) Self, identity, and subjective experiences of schizophrenia: in search of the subject. Schizophr Bull. 15 (2): 189–96.

Farkas M (2007) The vision of recovery today: what it is and what it means for services. World Psychiatry 6/2: 4–10

Farkas M, Gagne C, Anthony W, Chamberlin J (2005) Implementing recovery oriented evidence based programs: identifying the critical dimensions. Community Mental Health Journal 41: 141–158.

Faulkner A (2000) Strategies for living: A report of user-led research into people's strategies for living with mental distress. London: Mental Health Foundation.

Faulkner A, Thomas P (2002) User-led research and evidence-based medicine. British Journal of Psychiatry 180: 1–3.

Fengler J (2004) Resilienz und Salutogenese – Wie wir den Helferberuf ertragen, gestalten und genießen können. In: Gunkel S, Kruse G (Hg.): Salutogenese und Resilienz – Gesundheitsförderung, nicht nur, aber auch durch Psychotherapie? S. 349–368. Hannoversche Ärzte-Verlags-Union, Hannover.

Fenton WS, Crystal RB, Heinssen RK (1997) Determinants of medication compliance in schizophrenia: empirical and clinical findings. Schizophrenia Bulletin 23: 637–651.

Finzen A (2001) Psychose und Stigma. Stigmabewältigung – zum Umgang mit Vorur-teilen und Schuldzuweisung. Psychiatrie Verlag, Bonn.

Finzen A (2003) Schizophrenie – die Krankheit behandeln. Psychiatrie Verlag, Bonn.

Finzen A (2004) Schizophrenie – die Krankheit verstehen. Psychiatrie Verlag, Bonn.

Fisher B, Neve H, Heritage Z (1999) Community development, user involvement, and primary health care. Editorials. BMJ 318: 749–750.

Fleischhacker WW (2002) Pharmacological Treatment of Schizophrenia. In: Schizophrenia. WPA Series Evidence and Experience in Psychiatry, Vol 2, Second Edition (eds. MAJ M, SARTORIUS N), pp 75–113. John Wiley, London.

FOSTER JR (1997) Successful coping, adaptation and resilience in the elderly: an interpretation of epidemiologic data. Psychiatric Q 68 (3): 189–219.

FRANKE A, BRODA M (Hg.) (1993) Psychosomatische Gesundheit. Versuch einer Abkehr vom Pathogenese-Konzept. DGVT-Verlag, Tübingen.

FREIDL M, LANG T, SCHERER M (2003) How psychiatric patients perceive the public's stereotype of mental illness. Soc Psychiatry Psychiatr Epidemiol 38: 269–275.

FREITAS AL, DOWNEY G (1998) Resilience: A dynamic perspective. International Journal of Behavioral Development 22 (2): 263–285.

FRESE FJ, STANLEY J, KRESS K, VOGEL-SCIBILIA S (2001) Integrating evidence-based practices and the recovery model. Psychiatric Services 52: 1462–68.

FRIBORG O, HJEMDAL O, ROSENVINGE JH, MARTINUSSEN M (2003) A new rating scale for adult resilience: what are the central protective resources behind healthy adjustment? International Journal of Methods in Psychiatric Research 12: 65–76.

FRUEH BC, DALTON ME, JOHNSON MR, HIERS TG, GOLD PB, MAGRUDER KM, SANTOS AB (2000) Trauma within the psychiatric setting: conceptual framework, research directions, and policy implications. Administration and Policy in Mental Health 28/2: 147–154.

FRUEH BC, KNAPP RG, CUSACK KJ, GRUBAUGH AL, SAUVAGEOT JA, COUSINS VC, YIM E, ROBINS CS, MONNIER J, HIERS TG (2005) Patients' reports of traumatic or harmful experiences within the psychiatric setting. Psychiatric Services 56: 1123–1133.

FUCHS Ebaugh HR(1988) Becoming an ex. The process of role exit. The University of Chicago Press, Chicago.

GADAMER H-G (1993) Über die Verborgenheit der Gesundheit. 2. Auflage. Suhrkamp, Frankfurt/M.

GAEBEL W, BAUMANN A, WITTE AM, ZAESKE H (2002) Public attitudes towards people with mental illness in six German cities: results of a public survey under special consideration of schizophrenia. Eur Arch Psychiatry Clin Neurosci 252: 278–87.

GARDNER W, LIDZ CW, HOGE SK, MONAHAN J, EISENBERG MM, BENNETT NS, MULVEY EP, ROTH LH (1999) Patients' revision of their beliefs about the need for hospitalization. Am J Psychiatry 156 (9): 1385–1391.

Garmezy N (1974): Children at risk: The search for the antecedents of schizophrenia. Part I: Conceptual models and research methods. Schizophrenia Bulletin 8: 14–90.

Garmezy N (1985): Competence and adaptation in adult schizophrenia patients and children at risk. In: Cancro R, Dean SR (eds.), Research in the schizophrenic disorders: The Stanley R. Dean Award Lectures, Vol 2. New York: Spectrum Publications.

Garmezy N (1991) Resiliency and vulnerability to adverse developmental outcomes associated with poverty. American Behavioral Scientist 34: 416–430.

Geanellos R (2005) Adversity as opportunity: living with schizophrenia and developing a resilient self. International Journal of Mental Health Nursing 14: 7–15.

Gehrke A (2003) Ausbruch aus dem Angstkäfig – Ein Stimmenhörer berichtet. Paranus Verlag, Neumünster.

Glover H (2003) A series of thoughts on personal recovery. Online im Internet: URL: www.mentalhealth.org.uk (Stand 24.8.2006).

Glover H (2005) Recovery based service delivery: are we ready to transform the words into a paradigm shift? Australian e-Journal for the Advancement of Mental Health (AeJAMH) 4(3): 1–4

Glover H. (1999) Challenging Mental Impotence, A Perspective from Queensland, Australia, edited Allott P, Centre for Community Mental Health, UCE.

Goldowsky M (2003) On confronting myself and the world. Psychiatric Services 54: 823–824.

Goodare H, Lockward S (1999) Involving patients in clinical research. BMJ, 319, 724–725.

Goodman LA et al. (1997) Physical and sexual assault history in women with serious mental illness: prevalence, correlates, treatment, and future research directions. Schizophr Bull 23 (4): 685–96.

Greenblat L (2000) First person account: understanding health as a continuum. Schizophrenia Bulletin 26: 243–245.

Greve N, Osterfeld M, Diekman, B (2007) Umgang mit Psychopharmaka. Ein Patienten-Ratgeber. BALANCE buch + medien, Bonn.

Grobe J (ed) (1995) Beyond Bedlam. Contemporary women psychiatric survivors speak out. Third Side Press, Chicago.

GROSSMANN KE (2003) Emmy Werner: Engagement für ein Lebenswerk zum Verständnis menschlicher Entwicklung über den Lebenslauf. In: BRISCH KH, HELLBRÜGGE T (Hg.): Bindung und Trauma. Risiken und Schutzfaktoren für die Entwicklung von Kindern. S. 15–33. Klett-Cotta, Stuttgart.

GRUSKY O, TIERNEY K, SPANISH MT (1989) Which community mental health services are most important? Administration and Policy in Mental Health 17 (1): 3–16.

GULLESTAD M (1989) Kultur og hverdagsliv (Culture and everyday life). Oslo, Norway: Det bla bibliotek. Universitetsforlaget.

GUNKEL S, KRUSE G (2004) Salutogenese und Resilienz – Gesundheitsförderung, nicht nur, aber auch durch Psychotherapie? In: GUNKEL S, KRUSE G (Hg.), Salutogenese und Resilienz – Gesundheitsförderung, nicht nur, aber auch durch Psychotherapie? S. 5–68. Hannoversche Ärzte-Verlags-Union, Hannover.

GUNZELMANN T, LEPPERT K, SCHUMACHER J, STRAUß B, BRÄHLER E (2003) Resilienz als Faktor für Wohlbefinden bei Älteren. Psychotherapie, Psychosomatik, Medizinische Psychologie 53.

HÄFNER H (2005) Das Rätsel Schizophrenie. Eine Krankheit wird entschlüsselt. C.H. Beck, München.

HAMANN J, LOH A, KASPER J, NEUNER B, SPIES C, KISSLING W, HÄRTER M, HEESEN C (2005) Partizipative Entscheidungsfindung. Implikationen des Modells des »Shared Decision Making« für Psychiatrie und Neurologie. Der Nervenarzt. Online publiziert: 14. Juni 2005.

HANSON RF, SELF-BROWN S, FRICKER-ELHAI A, KILPATRICK DG, SAUNDERS BE, RESNICK H (2006) Relations among parental substance use, violence exposure and mental health: The national survey of adolescents. Addict Behav [Epub ahead of print].

HANSSON L (2006) Determinants of quality of life in people with severe mental illness. Acta Psychiat Scand 113 (Suppl 429): 46–50.

HARDING C (2005) Recovery, resilience, and schizophrenia. Paper presented at the Section Symposium on »Recovery, Hope and Schizophrenia« chaired by Amering M & Schmolke M, World Congress of Psychiatry of WPA, September 10–15, 2005, Cairo.

HARDING CM, BROOKS GW, ASHIKAGA T, STRAUSS JS, BREIER A (1987) The Vermont longitudinal study of persons with severe mental illness, II: Long-term outcome of subjects who retrospectively met DSM-III criteria for schizophrenia. Am J Psychiatry 144 (6): 727–35.

Harding CM, Brooks GW, Ashikaga T, Strauss JS, Breier A (1987) The Vermont longitudinal study of persons with severe mental illness, I: Methodology, study sample, and overall status 32 years later. Am J Psychiatry 144 (6): 718–726.

Hartmann CE (2002) Personal accounts: life as death: hope regained with ECT. Psychiatric Services 53: 413–414.

Hasson-Ohayon I, Kravetz S, Roe D, David AS, Weiser M (2006) Insight into psychosis and quality of life. Comprehensive Psychiatry 47: 265–269.

Hatfield AB, Lefley HP (1993) Surviving mental illness. Stress, coping and adaptation. Guilford Press, New York.

Hauser S, Allen J, Golden E (2006) Out of the Woods: Tales of Resilient Teens. Harvard University Press, Cambridge, MA.

Henderson C, Flood C, Leese M, Thornicroft G, Sutherby K, Szmukler G (2004) Effect of joint crisis plans on use of compulsory treatment in psychiatry: single blind randomised controlled trial. British Medical Journal 329: 136.

Henderson P, Seebohm P, Munn-Giddings, Thomas P, Yasmeen S (2007) Community Development and Community Care. Reflections on practice and policy. Journal of Community Work and Development 9: 35–45.

Herman JL (2003) Die Narben der Gewalt. Traumatische Erfahrungen verstehen und überwinden. Junfermannsche Verlagsbuchhandlung, Paderborn.

Herrman H (2001) The need for mental health promotion. Australian and New Zealand Journal of Psychiatry 35 (6): 709–715.

Herrman H (2005) Public health perspectives on resilience and positive health. Vortrag gehalten auf dem Symposium »Resilience in mental health promotion: interdisciplinary perspectives«, Chairs: M Schmolke & O Ray. Weltkongress der World Psychiatric Association (WPA), 10.–15. September 2005, Kairo.

Herrman H, Moodie R, Walker L, Verins I (2003) International collaborations on mental health promotion: a Western Pacific initiative. Dyn Psychiat 36: 272–289.

Herrman H, Saxena S, Moodie R (eds.) (2005) Promoting mental health: concepts, evidence and practice. A report of the World Health Organisation, in collaboration with the Victorian Health Promotion Foundation and the University of Melbourne. WHO, Geneva.

Herrman H, Saxena S, Sturgeon S, Rajkumar S, Lecic-Tosevski D, Jenkins R (2006) What does psychiatry have to do with mental health? WPA's role in population health. Symposium at the World Psychiatric Association International Congress, July 12–16, Istanbul.

Herrman H, Shekhar S, Moodie R (eds.) (2004) Promoting mental health: concepts, evidence and practice. A report of the World Health Organisation, in collaboration with the Victorian Health Promotion Foundation and the University of Melbourne. Summary Report. WHO, Geneva.

Hildenbrand B (2005) Resilienz, Fallverstehen und Folgerungen für Beratung und Therapie. Vortrag, Tagung zum Thema »Resilienz – Gedeihen trotz widriger Umstände«, Ausbildungsinstitut für systemische Therapie und Beratung, Zürich, 9.–12. Februar 2005.

Hinterhuber H (1973) Zur Katamnese der Schizophrenien. Eine klinisch-statistische Untersuchung lebenslanger Verläufe. Fortschr. Neurol. Psychiatr. 41: 527–558

Hollnagel M, Malterud K (1995) Shifting attention from objective risk factors to patients' self-assessed health resources: a clinical model for general practice. Fam Pract 12: 423–429.

Holtz TH (1998) Refugee trauma versus torture trauma: a retrospective controlled cohort study of Tibetan refugees. Journal of Nervous and Mental Disease (1): 24–34.

Holzinger A, Beck M, Munk I, Weithaas S, Angermeyer MC (2003) Das Stigma psychischer Krankheit aus der Sicht schizophren und depressiv Erkrankter. Psychiatr Prax 30: 395–401.

Holzinger A, Kilian R, Lindenbach I, Petscheleit A, Angermeyer MC (2003) Patients' and their relatives' causal explanations of schizophrenia. Soc Psychiatry Psychiatr Epidemiol 38: 155–62.

Holzinger A, Müller P, Priebe S, Angermeyer MC (2002) Die Prognose der Schizophrenie aus der Sicht der Patienten und ihrer Angehörigen. Eine explorative Studie. Psychiat Prax 29: 154–159.

Hopper K (2007) Rethinking social recovery in schizophrenia: what a capabilities approach might offer. Soc Sci Med. 65 (5): 868-79.

Hopper K, Harrison G, Janca A, Sartorius N (2007) Recovery from Schizophrenia: An International Perspective: a Report from the WHO Collaborative Project, the International Study of Schizophrenia. Oxford University Press.

Hopper, K (1996) Regulation from without: The shadow side of coercion. In: Dennis D, Monahan J (eds.), Coercion and Aggressive Community Treatment: A New Frontier in Mental Health Law. Plenum Press, New York.

Horvath C (1996) Stigma aus der Sicht der Selbsthilfe. In: Ertl M, Keintzel B, Wagner RP (1996) Ich bin tausend Ich. Probleme, Zugänge und Konzepte zur Therapie von Psychosen. edition pro mente, Wien.

Horvath C (2002) Schizophrenie – die Sicht eines Betroffenen. In: Amering M, Sibitz I, Gössler R, Katschnig H (2002) Wissen – genießen – besser leben. Ein Seminar für Menschen mit Psychoseerfahrung. Psychiatrie Verlag, Bonn.

House JS (2001) Social isolation kills, but how and why? Editorial Comment. Psychosomatic Medicine 63: 273–274.

Huber G, Gross G, Schuettler R (1979) Schizophrenie. Eine Verlaufs- und sozialpsychiatrische Langzeitstudie. Springer, Berlin, Heidelberg, New York.

Hurrelmann K, Klotz T, Haisch J (2004) Einführung: Krankheitsprävention und Gesundheitsförderung. In: Hurrelmann K, Klotz T, Haisch J (Hg.), Lehrbuch Prävention und Gesundheitsförderung. S. 11–19. Hans Huber, Bern.

Husserl E (1970) The crisis of European sciences and transcendental phenomenology (D. Carr, Trans.). Evanstown, IL: Northwestern University Press.

Hutchinson DS, Gagne C, Bowers A, Russinova Z, Skrinar GS, Anthony WA (2006) A framework for health promotion services for people with psychiatric disabilities. Psychiatric Rehabilitation Journal 29 (4): 241–250.

Hutchinson DS, Henry A (2006) The health promotion of people with psychiatric disabilities. Introduction. Psychiatric Rehabilitation Journal 29 (4): 239–240.

International Early Psychosis Association Writing Group (2005) International clinical practice guidelines for early psychosis. Brit J Psychiatry 187 (Suppl 48): s120–s124.

Iwaniec D, Larkin E, Higgins S (2006) Research review: risk and resilience in cases of emotional abuse. Child and Family Social Work 11 (1): 73.

Jacobson N, Greenley D (2001) What is recovery? A conceptual model and explication. Psychiatric Services 52: 482–485.

JAMISON KR (2002) Meine ruhelose Seele. Bertelsmann, München.

JERRELL JM, COUSINS VC, ROBERTS KM (2006) Psychometrics of the recovery process inventory. Journal of Behavioral Health Services & Research. Epub ahead.

KALTIALI-HEINO R, LAIPPALA P, SALOKANGAS RKR (1997) Impact of coercion on treatment outcome. International Journal of Law and Psychiatry, Vol 20 (3): 311–322.

KATSCHNIG H (2006) Das kann doch nicht alles gewesen sein. Die wissenschaftliche Psychiatrie hat ein auf Symptomen beruhendes Remissionskriterium für die Schizophrenie definiert. Psychosoziale Umschau 4: 9.

KATSCHNIG H, AMERING M (2005) Stimmenhören. Medizinische, psychologische und anthropologische Aspekte. Facultas, Wien.

KATSCHNIG H, FREEMAN H, SARTORIUS N (eds.) (2006) Quality of life in mental disorders, Second Edition. John Wiley & Sons, UK.

KAVANAGH K, DUNCAN-MCDONNELL D, GREENWOOD K, TRIVEDI P, WYKES T (2003) Educating inpatients about their medications: is it worth it? Journal of Mental Health 12: 71–80.

KELLY J, MURRAY RM (2002) A Century of Schizophrenia is Enough. In Schizophrenia. WPA Series Evidence and Experience in Psychiatry, Vol 2, Second Edition (eds. MAJ M, SARTORIUS N), pp 65–68. John Wiley, London.

KERSTING K (2003) Lessons in resilience. APA online. Monitor on Psychology 34 (8). www.apa.org/monitor/sep03/lessons.html (July 25, 2008).

KICKBUSCH I (2003) The contribution of the World Health Organization to a new public health and health promotion. American Journal of Public Health 93: 383–388.

KING G, WILLOUGHBY C, SPECHT JA, BROWN E (2006) Social support processes and the adaptation of individuals with chronic disabilities. Qualitative Health Research 16 (7): 902–925.

KJELLIN L, ANDERSSON K, CANDEFJORD IL, PALMSTIERNA T, WALLSTEN T (1997) Ethical benefits and costs of coercion in short-term inpatient psychiatric care. Psychiatric Services 48/12: 1567–1570.

KNUF A (2004) Vom demoralisierenden Pessimismus zum vernünftigen Optimismus. Eine Annäherung an das Recovery-Konzept. Soziale Psychiatrie 1/2004: 38–41. Auch im Internet: www.beratungs-und-fortbildung.de/Recovery.pdf (Stand 12.8.2006).

KNUF A (2011) Empowerment in der psychiatrischen Arbeit. Reihe Basiswissen. Psychiatrie Verlag, Bonn.

KNUF A (Hg.) (2005) Leben auf der Grenze. Erfahrungen mit Borderline. Psychiatrie Verlag, Bonn.

KNUF A, OEHNINGER S (2005) Wieder gesund werden. pro mente sana aktuell 1/05.

KNUF A, TILLY C (2006) Borderline – Das Selbsthilfebuch. Psychiatrie Verlag, Bonn.

KNUF A, OSTERFELD M, SEIBERT U (2007) Selbstbefähigung fördern. Empowerment und psychiatrische Arbeit. 5. überarbeitete Aufl. Psychiatrie Verlag, Bonn.

Kommission der Europäischen Gemeinschaften (2005) Grünbuch: Die psychische Gesundheit der Bevölkerung verbessern – Entwicklung einer Strategie für die Förderung der psychischen Gesundheit in der Europäischen Union. Brüssel.

KRAUSE-GIRTH C, OPPENHEIMER C (Hg.) (2004) Lebensqualität und Beziehungen. Geschlechtersensible Betreuung psychisch Kranker. Psychiatrie Verlag, Bonn.

KRUMM S, BECKER T (2006) Der Einbezug von Nutzern psychiatrischer Angebote in die psychiatrische Versorgungsforschung. Psychiat Prax 33: 59–66.

KUNZE H (2003) Die Idee des personenzentrierten Ansatzes. In: SCHMIDT-ZADEL R, KUNZE H/AKTION PSYCHISCH KRANKE (Hg.), Die Zukunft hat begonnen. Personenzentrierte Hilfen – Erfahrungen und Perspektiven. S. 17–29. Psychiatrie Verlag, Bonn.

LAM JN, GROSSMAN FK (2006) Resiliency and adult adaptation in women with and without self-reported histories of childhood sexual abuse. Journal of Traumatic Stress 10 (2): 175–196.

LÄNGLE G, BORBE R, KÖSTER M (2003) Konzepte beruflicher Rehabilitationsvorbereitung für schizophrene Patienten während der Akutbehandlung. Rehabilitation 42: 314–318.

LAUB J, SAMPSON R (2003) Shared Beginnings, Divergent Lives: Delinquent Boys to Age 70. Harvard University Press, Cambridge, MA.

LAUBER C, NORDT C, BRAUNSCHWEIG C, RÖSSLER W (2006) Do mental health professionals stigmatize their patients? Acta Psychiat Scand 113 (Suppl 429): 51–59.

LAUGHARNE R, PRIEBE S (2006) Trust, choice and power in mental health: a literature review. Soc Psychiatry Psychiatr Epidemiol. 41 (11): 843–852.

Lauveng A (2010) Morgen bin ich ein Löwe. Wie ich die Schizophrenie besiegte. Btb-Verlag, München.

Lebel J, Goldstein R (2005) The economic cost of using restraint and the value added by restraint reduction or elimination. Psychiatric Services 56: 1109–1114.

Lecic-Tosevski D, Christodoulou N, Herrman H et al. (2003) WPA Consensus statement on psychiatric prevention. Dyn Psychiat 36: 307–315.

Lefley HP (1993) Involuntary treatment: concerns of consumers, families, and society. Innovations and Research 2 (1): 7–9.

Lehmann P (1993) Theorie und Praxis des Psychiatrischen Testaments. In: Kemper K, Lehmann P (Hg.), Statt Psychiatrie. Peter Lehmann Antipsychiatrieverlag, Berlin.

Lehmann P (1997) Theory and practice of the psychiatric will: timely precautions to turn away forced treatment and to defend human rights. Abstracts of the World Congress of The World Federation for Mental Health, July 6–11, Lahti, Finland: 297.

Lehmann P, Stastny P (2007) Statt Psychiatrie 2. Peter Lehmann Antipsychiatrie-Verlag, Berlin.

Leppert K (2002) Resilienzskala (RS). In: Brähler E, Schumacher J, Strauß B (Hg.), Diagnostische Verfahren in der Psychotherapie. Band 1. Diagnostik für Klinik und Praxis. S. 295–298. Hogrefe, Göttingen.

Leucht S, Heres S (2006) Epidemiology, clinical consequences, and psychosocial treatment of nonadherence in schizophrenia. J Clin Psychiatry 67 (Suppl 5): 3–8.

Liberman RP, Kopelowicz A (2005) Recovery from schizophrenia: a concept in search of research. Psychiatr Serv 56 (6): 735–742.

Lidz CW (1998) Coercion in psychiatric care: what have we learned from research? J Am Acad Psychiatry Law 26: 4: 631–637.

Lidz CW, Mulvey EP, Hoge SK, Kirsch BL, Monahan J, Bennett NS, Eisenberg M, Gardner W, Roth LH (2000) Sources of coercive behaviours in psychiatric admissions. Acta Psychiatr Scand 101: 73–79.

Lidz CW, Mulvey EP, Hoge SK, Kirsch BL, Monahan J, Eisenberg M, Gardner W, Roth LH (1998) Factual sources of psychiatric patients' perceptions of coercion in the hospital admission process. Am J Psychiatry 155 (9): 1254–1260.

LINK BG, PHELAN JC (2001) Conceptualizing stigma. Annual Review of Sociology 27: 363–385.

LOBNIG H, KRAJIC K, PELIKAN JM (1999) The international WHO-network on Health Promoting Hospitals: State of development of concepts and projects. In: BERGER H, KRAJIC K, PAUL R (eds.), Health Promoting Hospitals in Practice: Developing Projects and Networks. HPH Series, Vol 3. Health Promotion Publications, Gamburg.

LÖSEL F (1994) Resilience in childhood and adolescence. Children Worldwide 21: 8–11.

LÖSEL F (2005) Resilienz in Kindes- und Jugendalter. Vortrag, gehalten auf dem Internationalen Kongress zum Thema »Resilienz – Gedeihen trotz widriger Umstände«, Ausbildungsinstitut für systemische Therapie und Beratung, 9.–12. Februar 2005, Zürich.

LÖSEL F, BENDER D (1994) Lebenstüchtig trotz schwieriger Kindheit. Psychische Widerstandskraft im Kindes- und Jugendalter. Psychoscope 18 (7): 14–17.

LOVELL AM (1996) Coercion and social control: a framework for research on aggressive strategies in community mental health. In: DENNIS DL, MONAHAN J (eds.), Coercion and aggressive community treatment. A new frontier in mental health law. The Plenum Series in Social/Clinical Psychology. Plenum Press, New York.

LUDWIG AM, FARRELLY F (1966) The code of chronicity. Arch Gen Psychiatry 15: 562–8.

LUTHAR SS, CICCHETTI D, BECKER B (2000) The construct of resilience: a critical evaluation and guidelines for future work. Child Development 71 (3): 543–562.

LUTZ R, MARK N (1995) Zur Gesundheit von Kranken. In: LUTZ R, MARK N (Hg.), Wie gesund sind Kranke? Zur seelischen Gesundheit psychisch Kranker. S. 11–24 Verlag für Angewandte Psychologie, Göttingen.

LYSSY R (2001) Swiss Paradise. Rüffer & Rub, Zürich.

MAJ M, SARTORIUS N (eds.) (2002) Schizophrenia. WPA Series Evidence and Experience in Psychiatry, Vol 2, Second Edition. John Wiley, London.

MALTERUD K, HOLLNAGEL M (1999) Encouraging the strengths of women patients: a case study from general practice on empowering dialogues. Scand J Public Health 27: 254–259.

MASTEN AS (2001) Ordinary magic: resilience processes in development. American Psychologist 56: 227–238.

MASTEN AS, REED MG (2002) Resilience in Development. In: SNYDER CR, LOPEZ SJ (eds.), Handbook of Positive Psychology. Oxford University Press, New York.

MATSCHINGER H, ANGERMEYER MC, LINK BG (1991) Variation der Antwortstrukturen in Abhängigkeit vom Grad der persönlichen Betroffenheit – eine Methodenstudie am Beispiel der »Discrimination-Devaluation-Scale«. PPmP Psychother Psychosom med Psychol 41: 278–283.

MCGLASHAN TH (1987) Recovery style from mental illness and long-term outcome. J Nerv Ment Dis 75 (11): 681–5.

MCGLASHAN TH, DOCHERTY JP, SIRIS S (1976) Integrative and sealing over recoveries from schizophrenia: distinguishing case studies. Psychiatry 39: 325–338.

MCGLASHAN TH, WADESON HS, CARPENTER WT, LEVY ST (1977) Art and recovery style from psychosis. Journal of Nervous and Mental Disease, 164: 182–190.

MCGORRY PD (1992) The concept of recovery and secondary prevention in psychotic disorders. Australian and New Zealand Journal of Psychiatry 26: 3–17.

MEAD S, COPELAND ME (2005) What recovery means to us: consumers perspectives. In: DAVIDSON L, HARDING C, SPANIOL L Recovery from mental illness: research evidence and implications for practice. Centre for Psychiatric Rehabilitation. Boston University.

MEEHAN TJ, KING RJ, BEAVIS PH, ROBINSON JD (2008) Recovery-based practice: do we know what we mean or mean what we know? Australian and New Zealand Journal of Psychiatry 42: 177–182.

MEISE U, SULZENBACHER H, KEMMLER G, SCHMID R, ROSSLER W, GUNTHER V (2000) »... nicht gefährlich, aber doch furchterregend«. Ein Programm gegen Stigmatisierung von Schizophrenie in Schulen. Psychiatr Prax 27: 340–6.

MEYER H, TAIMINEN T, VUOURI T, ÄIJÄLÄ A, HELENIUS H (1999) Post-traumatic stress disorder symptoms related to psychosis and acute involuntary hospitalization in schizophrenic and delusional patients. The Journal of Nervous and Mental Disease 187 (6): 343–352.

MEZZICH JE (2003) Comprehensive diagnosis as formulation and process towards health promotion. Dyn Psychiat 36: 221–319.

MEZZICH JE (2005) Positive health: conceptual place, dimensions and implications. Psychopathology 38 (4): 177–179.

MEZZICH JE, ÜSTÜN TB (2002) International Classification and Diagnosis: critical experience and future directions. Psychopathology 35: Special Issue. März/Juni 2002.

MODESTIN J, HUBER A, SATIRLI E, MALTI T, HELL D (2003) Long-term course of schizophrenic illness: Bleuler's study reconsidered. Am J Psychiatry 160 (12): 2202–8.

MOOKADAM F, ARTHUR HM (2004) Social support and its relationship to morbidity and mortality after acute myocardial infarction: systematic overview. Archives of Internal Medicine 164 (14): 1514–1518.

MOWBRAY CT, MOXLEY DP, COLLINS ME (1998) Consumers as mental health providers: first-person accounts of benefits and limitations. J Behav Health Serv Res 1998 Nov; 25 (4): 397–411.

MUESER K, CORRIGAN P, HILTON D, TANZMAN B, SCHAUB A., GINGERICH S, ESSOCK S, TARRIER N, MOREY B, VOGEL-SCIBILIA S, HERZ M (2002) Illness management and recovery: a review of the research. Psychiatric Services 53: 1272–1284.

MULLEN KD (1986) Wellness: The missing concept in health promotion programming for adults. Health Values 10 (3): 34–37.

NASAR S (2002) Genie und Wahnsinn. Piper, Zürich.

National Institute for Mental Health in England (2004) Emerging best practices in mental health recovery. NHS. Internet: www.nimhe.csip.org.uk (Stand 24.8.2006).

New York City Department of Health and Mental Hygiene (2003) There is no health without mental health. NYC Vital Signs 2 (3): 1–4. Internet: www.nyc.gov/health/survey (Stand 30.12.2006).

NEWMANN R (2005) APA's resilience initiative. Professional Psychology: Research and Practice 36 (3): 227–229.

NOORDSY DL, TORREY WC, MEAD S, BRUNETTE M, POTENZA D, COPELAND ME (2000) Recovery-oriented psychopharmacology: redefining the goals of antipsychotic treatment. J Clin Psychiatry 61 (Suppl 3): 22–29.

NUBER U (2005) Resilienz: Immun gegen das Schicksal? Psychologie Heute 32, September 2005: 20–24.

O'CONNELL MJ, TONDORA JS, CROOG G, EVANS AC, DAVIDSON L (2005) From rhetoric to routine: Assessing recovery-oriented practices in a state mental health and addiction system. Psychiatric Rehabilitation Journal 28 (4): 378–386.

OADES L, DEANE F, CROWE T, LAMBERT WG, KAVANAGH D, LLOYD C (2005) Collaborative recovery: an integrative model for working with individuals who experience chronic and recurring mental illness. Australasian Psychiatry 13: 279–284.

OGAWA K, MIYA M, WATARAI A, NAKAZAWA M, YUASA S, UTENA H (1987) A long-term follow-up study of schizophrenia in Japan – with special reference to the course of social adjustment. British Journal of Psychiatry 151: 758–765.

OLDS D, HILL P, MIHALIC S, O'BRIEN R (1998) Blueprints for Violence Prevention. Book Seven: Prenatal and Infancy Home Visitation by Nurses. Boulder, CO: Center for the Study and Prevention of Violence.

ONKEN SJ, CRAIG CM, RIDGWAY P, RALPH RO, COOK JA (2007) An Analysis of the Definitions and Elements of Recovery: A Review of the Literature. Psychiatric Rehabilitation Journal 31/1: 9–22.

ONKEN SJ, DUMONT JM, RIDGWAY P et al. (2002) Mental health recovery: what helps and what hinders? A national research project for the development of recovery facilitating performance indicators. Phase I research report: a national study of consumer perspectives. Alexandria (VA): National Technical Assistance Center, National Association of State Mental Health Program Directors.

OPP G, FINGERLE M, FREYTAG A (Hg.) (1999) Was Kinder stärkt. Erziehung zwischen Risiko und Resilienz. Ernst Reinhardt, München.

ORLEY J (1998) Application of promotion principles. In: JENKINS R, ÜSTÜN TB (eds.), Preventing mental illness: mental health promotion in primary care (pp 469–477). Wiley, Chichester.

OSHIO A, KANEKO H, NAGAMINE S, NAKAYA M (2003) Construct validity of the Adolescent Resilience Scale. Psychol Rep 93: 1217–1222.

OTHAGANONT P, SINTHUVORAKAN C, JENSUPAKARN P (2002) Daily living practice of the life-satisfied Thai elderly. Transcult Nurs 13 (1): 24–29.

PARKER C (2001) First person account: landing a Mars lander. Schizophrenia Bulletin 27: 717–718.

PAULUS P, BRÜCKNER G (2000) Wege zu einer gesünderen Schule. DGVT-Verlag, Tübingen.

PEEBLES S, MABE A, FENLEY G, BUCKLEY PF, BRUCE TO, NARASIMHAN M, FRINKS L, WILLIAMS E (2009) Immersing Practitioners in the Recovery Model: An Educational Program Evaluation. Community Mental Health Journal 45: 239–245.

PEEBLES SA, MABE PA, DAVIDSON L, FRICKS L, BUCKLEY PF, FENLEY G (2007) Recovery and Systems Transformation for Schizophrenia. Psychiatr Clin N Am 30: 567–583.

PERKINS L (2003) Personal accounts: mental illness, motherhood, and me. Psychiatric Services 54: 157–158.

PESCOSOLIDO B, GARDNER CB, LUBELL KM (1998) How people get into mental health services: stories of choice, coercion and »muddling through«. Social Science & Medicine 46: 275–286.

POLLARD JA, HAWKINS JD, ARTHUR MW (1999) Risk and protection: Are both necessary to understand diverse behavioural outcomes in adolescence? Social Work Research 23: 145–158.

PRIEBE S (2003) Zukunft psychiatrischer Versorgung – Träume und Alpträume. Psychiat Prax 30 (Suppl 1): S48–S53.

PRIEBE S, BROKER M, GUNKEL S (1998) Involuntary admission and posttraumatic stress disorder symptoms in schizophrenia patients. Compr Psychiatry 39 (4): 220–224.

PRIEBE S, MCCABE (2006) The therapeutic relationship in psychiatric settings. Acta Psychiatr Scand 113 (Suppl 429): 69–72.

Pro mente sana aktuell (1999) »Gesundheitsförderung und Prävention: Stiefkind Psychiatrie«, H 2.

PULL CB (2002) The Diagnosis of Schizophrenia: A review. In: Schizophrenia. WPA Series Evidence and Experience in Psychiatry, Vol 2, Second Edition (eds. MAJ M, SARTORIUS N), pp 1–37. John Wiley, London.

PUSCHNER B, BORN A, GIESSLER A, HELM H, BECKER T, ANGERMEYER MC (2005) Compliance-Interventionen in der medikamentösen Behandlung Schizophrenieerkrankter. Befunde aktueller Übersichtsarbeiten. Psychiat Prax 32: 62–67.

RABINOWITZ J, LEVINE SZ, HAIM R, HÄFNER H (2007) The course of schizophrenia: Progressive deterioration, amelioration or both? Schizophrenia Research 91: 254–258.

RAEBURN J, ROOTMAN I (1998) People-centred health promotion. Wiley, Chichester.

RALPH RO & The Recovery Advisory Group (1999) Recovery advisory group recovery model, a work in progress. Presentation at the National Mental Health Statistics Conference, June 1999, Washington. Internet: www.mhsip.org/recovery (Stand 13.5.2005).

RALPH RO (2000) Review of recovery literature: A synthesis of a sample of recovery literature. Alexandria, VA: National Technical Assistance Center.

Ralph RO, Kidder K (1999) Can we measure recovery? A summary of recovery instruments. National Conference on Mental Health Statistics. Rockville MD: Center for Mental Health Services.

Ramon S, Healy B, Renouf N (2007) Recovery from mental illness as an emerging concepts and practice in Australia and the UK. Int J Soc Psychiatry 53/2: 108–122.

Raphael B, Schmolke M, Wooding S (2005) Interrelationships between mental and physical health and illness. In: Herrman H, Saxena S, Moodie R (eds.), Promoting mental health: concepts, evidence and practice. A report of the World Health Organisation, in collaboration with the Victorian Health Promotion Foundation and the University of Melbourne. WHO, Geneva.

Rapp CA (1998) The strengths model. Oxford University Press, New York.

Rapp CA, Wintersteen R (1989) The Strengths model of case management: Results from twelve demonstrations. Psychosocial Rehabilitation Journal 13 (1): 23–32.

Ray O (2005) Psycho-neuro-endocrino-immunology perspectives on resilience. Vortrag, gehalten auf dem Symposium »Resilience in Mental Health Promotion: Interdisciplinary Perspectives«, Chairs: Schmolke M, Ray O. Weltkongress der World Psychiatric Association (WPA), 10.–15. September 2005, Kairo.

Read J, Perry BD, Moskowitz A, Connolly J (2001) The contribution of early traumatic events to schizophrenia in some patients: a traumagenic neurodevopmental model. Psychiatry 64 (4): 319–345.

Repper J, Perkins R (2003) Social inclusion and recovery: a model for mental health practice. Elsevier Health Sciences, London.

Resnick SG, Fontana A, Lehman AF, Rosenheck RA (2005) An empirical conceptualization of the recovery orientation. Schizophr Res 75: 119–128.

Resnick SG, Rosenheck RA, Lehman AF (2004) An exploratory analysis of correlates of recovery. Psychiatric Services 55: 540–547.

Rettenbacher MA, Burns T, Kemmler G, Fleischhacker WW (2004) Schizophrenia: attitudes of patients and professional carers towards the illness and antipsychotic medication. Pharmacopsychiatry 37: 103–109.

RIBA M (2005) The value of resilience in psycho-oncology. Vortrag, gehalten auf dem Symposium »Resilience in mental health promotion: interdisciplinary perspectives«, Chairs: SCHMOLKE M, RAY O. Weltkongress der World Psychiatric Association (WPA), 10.–15. September 2005, Kairo.

RICHARDSON G (2002) Mental health promotion through resilience and resiliency education. International Journal of Emergency Mental Health 4 (1): 65–76.

RICOEUR P (1990) Time and narrative. University of Chicago Press, Chicago, Ill.

RIDGEWAY P, MCDIARMID D, DAVIDSON L, BAYES J et al. (2002) Pathways to recovery: A strengths recovery self-help workbook. University of Kansas School of Social Work, Office of Mental Health Research and Training, Lawrence, KS.

RIDGWAY P (2001) ReStorying psychiatric disability: learning from first person accounts of recovery. Psychiatr Rehabil Journal 24: 335–43.

RIDGWAY P (2004) Resilience and recovery from psychiatric disabilities: Links in concepts and research. A working paper. Lawrence, KS: University of Kansas.

RIECHER A, RÖSSLER W, LÖFFLER W, FATKENHEUER B (1991) Factors influencing compulsory admission of psychiatric patients. Psychol Med 21 (1): 197–208.

RIECHER-RÖSSLER A, GSCHWANDTNER U, BORGWARDT S, ASTON J, PFLÜGER M, RÖSSLER W (2006) Early detection and treatment of schizophrenia: how early? Acta Psychiat Scand 113 (Suppl 429): 73–80.

RIECHER-RÖSSLER A, RÖSSLER W (1993) Compulsory admission of psychiatric patients – an international comparison. Acta Psychiatrica Scandinavica 87: 231–236.

RIEDEL-HELLER SG, MATSCHINGER H, ANGERMEYER MC (2005) Mental disorders – who and what might help? Help-seeking and treatment preferences of the lay public. Soc Psychiatry Epidemiol 40: 167–174.

RITSHER JB, OTILINGAM PG, GRAJALES M (2003) Internalized stigma of mental illness: psychometric peoperties of a new measure. Psychiatry Research 121: 31–49.

RITSHER JB, PHELAN JC (2004) Internalized stigma predicts erosion of morale among psychiatric outpatients. Psychiatry Research 129: 257–265.

ROBERTS G, HOLLINS S (2007) Recovery: our common purpose? Advances in Psychiatric Treatment 13: 397–399.

Robins CS, Sauvageout JA, Cusack KJ, Suffolette-Maierle S, Frueh CB (2005) Consumers' perceptions of negative experiences and »sanctuary harm« in psychiatric settings. Psychiatric Services 56: 1134–1138.

Rode S, Wagner P, Bräunig P (2006) Psychotherapie bei bipolaren Störungen – randomisiert kontrollierte Wirksamkeitsstudien. Psychiat Prax 33 (Suppl 1): s77–84.

Roe D, Chopra M, Rudnick A (2004) Persons with psychosis as active agents interacting with their disorder. Psychiatr Rehabil Journal 28: 122–128.

Roessler W, Salize HJ, Cucchiaro G, Reinhard I, Kernig C (1999) Does the place of treatment influence the quality of life of schizophrenics? Acta Psychiatr Scand 100: 142–8.

Rogers A, Day JC, Williams B, Randall F, Wood P, Healy D, Bentall RP (1998) The meaning and management of neuroleptic medication: a study of patients with a diagnosis of schizophrenia. Soc Sci Med 47: 1313–1323.

Rogner O, Frey D, Havemann D (1987) Der Genesungsverlauf von Unfallpatienten aus kognitionspsychologischer Sicht. Zeitschrift für Klinische Psychologie 16 (1): 11–28.

Röhrle B, Sommer G (Hg.) (1999) Vorwort. Prävention und Gesundheitsförderung. Fortschritte der Gemeindepsychologie und Gesundheitsförderung. Band 4. DGVT-Verlag, Tübingen.

Roick C, Deister A, Zeichner D, Birker T, König H-H, Angermeyer MC (2005) Das Regionale Psychiatriebudget: Ein neuer Ansatz zur effizienten Verknüpfung stationärer und ambulanter Versorgungsleistungen. Psychiat Prax 32: 177–184.

Rolshoven H, Rudel P (1993) Das formelle Psychiatrische Testament: Gebrauchs-anweisung und Mustertext. In: Kemper K, Lehmann P (Hg.), Statt Psychiatrie. Peter Lehmann Antipsychiatrieverlag, Berlin.

Romme M, Escher S (2003) Stimmenhören akzeptieren. Neunplus1-Verlag, Berlin.

Rose D (2001) Users' Voices: The perspective of mental health service users on community and hospital care. London: Sainsbury Centre for Mental Health.

Rose D (2003 a) Having a diagnosis is a qualification for the job. BMJ 326: 1331.

ROSE D (2003 b) Collaborative research between users and professionals: peaks and pitfalls. Psychiatric Bulletin 27: 404–406.

ROSE D, FLEISCHMANN P, WYKES T, LEESE M, BINDMAN J (2003) Patients' perspectives on electroconvulsive therapy: systematic review. BMJ 326: 1363.

ROSE D, THORNICROFT G, SLADE M (2006) Who decides what evidence is? Developing a multiple perspectives paradigm in mental health. Acta Psychiatr Scand 113 (Suppl 429): 109–114.

Royal College of Psychiatrists (1995) Fact sheet on ECT. London, RCP.

ROYLE J, OLIVER S (2001) Consumers are helping to prioritize research. BMJ 253: 48–49.

RÜSCH N, ANGERMEYER M, CORRIGAN P (2005) Das Stigma psychischer Erkrankung: Konzepte, Formen und Folgen. Psychiat Prax 32: 221–232.

RUTTER D, MANLEY C, WEAVER T, CRAWFORD MJ, FULOP N (2004) Patients or partners? Case studies of user involvement in the planning and delivery of adult mental health services in London. Soc Sci Med 58: 1973–1984

RUTTER M (1985) Resilience in the face of adversity. Protective factors and resistance to psychiatric disorder. British Journal of Psychiatry 147: 598–611.

RUTTER M (1995) Psychosocial adversity: Risk, resilience and Recovery. Southern African Journal of Child and Adolescent 7 (2): 75–88.

RUTTER M (1999) Resilience concepts and findings: implications for family therapy. Journal of Family Therapy 21 (2): 119–144.

RUTTER M (2005) The promotion of resilience in the face of adversity. Vortrag, gehalten auf der Tagung zum Thema »Resilienz – Gedeihen trotz widriger Umstände«, Ausbildungsinstitut für systemische Therapie und Beratung, Zürich, 9.–12. Februar 2005. Auf CD im Auditorium-Verlag, Schwarzach/M.

RUTTER M (2006) Implications of resilience concepts for scientific understanding. Ann. N. A. Acad. Sci. 1094: 1–12.

SACHS G, KATSCHNIG H (2001) Kognitive Funktionsstörungen bei schizophrenen Psychosen. Psychiat Prax 28: 60–68.

SADLER JZ, FULFORD B (6) Should patients and their families contribute to the DSM-V process? Psychiatr Serv 55 (2): 133–8.

SALYERS MP, TSAI J, STULTZ TA (2007) Measuring recovery orientation in a hospital setting. Psychiatric Rehabilitation Journal 31 (2): 131–137.

SARTORIUS N (2002) Iatrogenic stigma of mental illness. BMJ 324: 1470–1471.

SAXENA S, THORNICROFT G, KNAPP M, WHITEFORD H (2007) Resources for mental health: scarcity, inequity, and inefficiency. The Lancet 370: 878–889.

SAYCE L (2000) From psychiatric patient to citizen. Overcoming discrimination and social exclusion. MacMillan Press, London.

SCHEIER MF, CARVER CS, BRIDGES MW (1994) Distinguishing optimism from neuroticism (and trait anxiety, self mastery, and self-esteem): A reevaluation of the Life Orientation Test. Journal of Personality and Social Psychology 67 (6): 1063–1078.

SCHERMAN MH, LOWHAGEN O (2004) Drug compliance and identity: reasons for non-compliance – experiences of medication from persons with asthma/allergy. Patient Education and Counseling 54: 3–9.

SCHMIDT-ZADEL R, KUNZE H, AKTION PSYCHISCH KRANKE (Hg.) (2002) Mit und ohne Bett: personenzentrierte Krankenhausbehandlung im Gemeindepsychiatrischen Verbund. Psychiatrie Verlag, Bonn.

SCHMIDT-ZADEL R, KUNZE H, AKTION PSYCHISCH KRANKE (Hg.) (2003) Die Zukunft hat begonnen. Personenzentrierte Hilfen – Erfahrungen und Perspektiven. Psychiatrie Verlag, Bonn.

SCHMOLKE M (2001) Gesundheitsressourcen im Lebensalltag schizophrener Menschen. Eine empirische Untersuchung. Psychiatrie Verlag, Bonn.

SCHMOLKE M (2005) The concept of resilience in psychological research. Vortrag, gehalten auf dem Symposium »Resilience in mental health promotion: interdisciplinary perspectives«, Chairs: M Schmolke, O Ray. Weltkongress der World Psychiatric Association (WPA), 10.–15. September 2005, Kairo.

SCHMOLKE M, LECIC-TOSEVSKI D (eds.) (2003) Editorial. Health promotion – an integral component of effective clinical care. Special Issue. Dynamische Psychiatrie 36: 221–230.

SCHORE A (2001) Effects of a secure attachment relationship on right brain development, affect regulation, and infant mental health. Infant Mental Health Journal 22 (1–2): 7–66.

SCHRANK B, SEYRINGER ME, BERGER P, KATSCHNIG H, AMERING M (2006) Schizophrenie und Psychose im Internet. Psychiatr Prax 33: 277–281.

SCHREINER-KÜRTEN K (2003) Gesundheitsförderung und Prävention. Eine gesamtgesellschaftliche Querschnittsaufgabe! Report Psychologie 28 (4): 214–215.

SCHÜRMANN I (1997) Beziehungsformen zwischen Langzeitnutzern und Professionellen im Kontext der Moderne. In: ZAUMSEIL M, LEFERINK K (eds.), Schizophrenie in der Moderne – Modernisierung der Schizophrenie. S. 239–279 Edition Das Narrenschiff im Psychiatrie Verlag, Bonn.

SEEDHOUSE D (2002) Total mental health promotion: mental health, rational fields and the quest for autonomy. Wiley, Chichester.

SEIKKULA J, Aaltonen J, Alakare B, Haarakangas K, Keränen J, Lehtinen K (2006) Five year experience of first episode non affective psychosis in open dialogue approach: Treatment principles, follow –up outcomes and two case studies. Psychotherapy Research 16 (2): 214–228.

SEIKKULA J, ARNKIL TE (2007) Dialoge im Netzwerk – Neue Beratungskonzepte für die psychosoziale Praxis. Neumünster: Paranus-Verlag.

SEIKKULA J, OLSON ME (2003) The open dialogue approach to acute psychosis: its poetics and micropolitics. Fam Process 42 (3): 403–418.

SEIKKULA J, TRIMBLE D (2005) Healing elements of therapeutic conversation: dialogue as an embodiment of love. Fam Process 44 (4): 461–475.

SELIGMAN M, PETERSON C (2003) Positive clinical psychology. In: ASPINWALL LG, STAUDINGER UM (eds.), A psychology of human strengths. Fundamental questions and future directions for a positive psychology (pp 305–317). American Psychological Association, Washington DC.

SELIGMAN MEP (1975) Helplessness: on depression, development and death. Freeman, San Francisco.

SENSKY T (1990) Patients' reactions to illness. British Medical Journal 300: 622–623.

SHARFSTEIN SS (2005) Presidential address: advocacy for our patients and our profession. American Journal of Psychiatry 162: 2045–2047.

SHAW K, MCFARLANE A, BOOKLESS C (1997) The phenomenology of traumatic reactions to psychotic illness. The Journal of Nervous and Mental Disease 185 (7): 434–441.

SHIH M (2004) Positive stigma: examining resilience and empowerment in overcoming stigma. Annals, AAPSS 591: 175–185.

Shin S, Lukens EP (2002) Effects of psychoeducation for korean americans with chronic mental illness. Psychiatric Services 53: 1125–1131.

Sibitz I, Amering M (2003) Wissen – genießen – besser leben: Ein Seminar für Menschen mit Psychoseerfahrung. Pro mente sana aktuell zum Themenschwerpunkt »NutzerInnen-Orientierung: Ein Konzept wird konkret«, Heft 3: 30–31.

Sibitz I, Katschnig H, Goessler R, Amering M (2006) Wissen – genießen – besser leben. Ein Seminar für Psychoseerfahrene zur Verbesserung der Lebensqualität und Verringerung der Verletzlichkeit. Erste Erfahrungen und Ergebnisse. Psych Prax 33: 170–176.

Sibitz I, Swoboda H, Schrank B, Priebe S, Amering M (2008) Einbezug von Betroffenen in Therapie- und Versorgungsentscheidungen: professionelle HelferInnen zeigen sich optimistisch. Psychiatr Prax 35: 128–134.

Sibitz I, Unger A, Woppmann A, Zidek T, Amering M (2011) Stigma Resistance in Patients With Schizophrenia. Schizophr Bulletin 37 (2): 316–23.

Sibitz, I, Amering M, Goessler R, Unger A, Katschnig H (2007) One year outcome of low intensity booster sessions versus care as usual in psychosis patients after a short term psychoeducational intervention. Eur Psychiatry 22: 203–210.

Silverstein SM, Bellack AS (2008) A scientific agenda for the concept of recovery as it applies to schizophrenia. Clinical Psychology Review, doi: 10.1016/j.cpr.2008.03.004.

Slade M (2009) Personal Recovery and Mental Illness: A Guide for Mental Health Professionals. Cambridge University Press.

Slade M, Amering M, Oades L (2008) Recovery. An international perspective. Epidemiologia e Psichiatria Sociale 17/2: 128–137.

Slade M, Hayward M (2007) Recovery, psychosis and Psychiatry: research is better than rhetoric. Acta Psychiatr Scand 116: 81–83.

Smith GM, Davis RH, Bixler EO, Lin HM, Altenor A, Altenor RJ, Hardentstine BD, Kopchick GA (2005) Pennsylvania State Hospital system's seclusion and restraint reduction program. Psychiatric Services 56: 1115–1122.

Smith M, Coleman R (2003) Stimmenhören verstehen und bewältigen. Psychiatrie Verlag, Bonn.

Smolka M, Klimitz H, Scheuring B, Fähndrich E (1997) Zwangsmaßnahmen in der Psychiatrie aus der Sicht der Patienten. Nervenarzt 68: 888–895.

Solomon P (2004) Peer support/peer provided services underlying processes, benefits, and critical ingredients. Psychiatric Rehabilitation Journal 27/4: 392–401.

Sowers W (2007) Recovery: an opportunity to transcend our differences. Psychiatr Serv 58 (1): 5.

Sowers W/Quality Management Committee of the American Association of Community Psychiatrists (2005) Transforming systems of care: the American Association of Community Psychiatrists guidelines for recovery oriented services. Community Ment Health J 41 (6): 757–774.

Stastny P (2000) Strukturelle Etablierung von Empowerment-Projekten. Chancen und Grenzen am Beispiel der USA. In: Knuf A, Seibert U (Hg.) Selbstbefähigung fördern. Empowerment und psychiatrische Arbeit. Psychiatrie Verlag, Bonn.

Stastny P, Amering M (2006) Consumer-interests and the quality of life concept – common ground or parallel universes? In: Katschnig H, Freeman H, Sartorius N (eds.), Quality of life in mental disorders, Second Edition. S. 175–183. John Wiley & Sons, UK.

Stastny P, Lehmann P (2007) Alternatives beyond Psychiatry. UK (Shrewsbury), USA (Eugene): Peter Lehmann Publishing.

Steinert T (2002) Gewalttätiges Verhalten von Patienten in Institutionen. Vorhersagen und ihre Grenzen. Psychiat Prax 29: 61–67.

Steinert T, Baur M, Arbeitsgemeinschaft Prävention von Gewalt in der Psychiatrie (2004) Erfassung und Reduktion von Zwangsmaßnahmen im psychiatrischen Krankenhaus. Psychiat Prax 31, Suppl 1: 18–20.

Strauss JS (1989) Subjective experiences of schizophrenia: toward a new dynamic psychiatry – II. Schizophrenia Bulletin 15: 179–187.

Strauss JS (2008) Prognosis in Schizophrenia and the Role of Subjectivity. Schizophrenia Bulletin 34/2: 201–203.

Strauss JS, Hafez H, Lieberman P et al. (1985) The course of psychiatric disorders. III: longitudinal principles. British Journal of Psychiatry 155: 128–132.

Strauss JS, Harding CM, Hafez H, Liberman P (1987) The role of the patient in recovery from psychosis. In: Strauss JS, Böker W, Brenner H (eds.), Psychosocial treatment of schizophrenia (pp 160–166). Hans Huber, Toronto.

SVANBERG POG (1998) Attachment, resilience and prevention. Journal of Mental Health 7 (6): 543–578.

SWARTZ MS, SWANSON JW, WAGNER HR, BURNS BJ, HIDAY VA (2001) Effects of involuntary outpatient commitment and depot antipsychotics on treatment adherence in persons with severe mental illness. The Journal of Nervous and Mental Disease 189 (9): 583–592.

TAIT L, BIRCHWOOD M, TROWER P (2003) Predicting engagement with services for psychosis: insight, symptoms and recovery style. British Journal of Psychiatry 182: 123–128.

TAIT L, LESTER H (2005) Encouraging user involvement in mental health services. Advances in psychiatric treatment 11: 168–175.

TELFORD R, FAULKNER A (2004) Learning about service user involvement in mental health research. Journal of Mental Health 13 (6): 549–559.

THORNICROFT G (2006) SHUNNED discrimination against people with mental illness. Oxford University Press: Oxford

THORNICROFT G, TANSELLA M (2005) Growing recognition of the importance of service user involvement in mental health service planning and evaluation. Epidemiol Psychiatr Soc 14 (1): 1–3.

THORNTON H (2002) Patient perspectives on involvement in cancer research in the UK. European Journal of Cancer Care 11: 205–209.

TONES K, TILFORD S (2003) An empowerment model of health promotion. In: SIDELL M, JONES L, KATZ J, PEBERDY A, DOUGLAS J (eds.), Debates and dilemmas in promoting health. A Reader. 2nd Edition. Palgrave, McMillan/OPU, Basingstoke.

TOOTH B, KALYANASUNDARAM V, GLOVER H, MOMENZADAH S (2003) Factors consumers identify as important to recovery from schizophrenia. Australasian Psychiatry 11, Suppl 1: 70–77.

TOPOR A (2001) Managing the contradictions. recovery from severe mental disorders. Stockholm Studies of Social Work 18. Akademitryck AB, edsbruk, Sweden.

TOWNSEND W, BOYD S, GRIFFIN G, LARKINS HICKS P, HOGAN M (1999) Emerging best practices in mental health recovery. Ohio Department of Mental Health. Internet: www.tacinc.org/Docs/HS/MHRecovery.pdf (Stand 24.8.2006).

TRIVEDI P, WYKES T (2002) From passive subjects to equal partners. Qualitative review of user involvement in research. The British Journal of Psychiatry 181: 468–472.

Turner-Crowson J, Wallcraft J (2002) The recovery vision for mental health services and research: a British perspective. Psychiatr Rehabil J 25 (3): 245–254.

Tyreman S (2005) The expert patient: outline of UK government paper. Med Health Care Philos 8: 149–151.

Tyrer P (2002) Commentary: Research into mental health services need a new approach. Psychiatric Bulletin 26: 406–407.

U.S. Department of Health and Human Services (1999) Mental health: A report of the surgeon general – executive summary. U.S. Department of Health and Human Services, Substance Abuse and Mental Health Services Administration (SAMHSA), Center for Mental Health Services, National Institute of Mental Health, Rockeville, MD.

U.S. Presidential Commission on Mental Health (2003) Achieving the promise: transforming mental health care in America. Final Report. DHHS Pub N: SMA-03-3832. Rockville, Maryland, Dept Health and Human Services.

Utschakowski J, Sielaff G, Bock T (2009) Vom Erfahrenen zum Experten. Wie Peers die Psychiatrie verändern. Psychiatrie Verlag, Bonn.

van Os J, Burns T, Cavallaro R, Leucht S, Peuskens J, Helldin L, Bernardo M, Arango C, Fleischhacker W, Lachaux B, Kane JM (2006) Standardized remission criteria in schizophrenia. Acta Psychiat Scand 113: 91–95.

Vogelsanger V (1999) Gesünder durch Selbsthilfegruppen. Pro mente sana aktuell zum Themenschwerpunkt »Gesundheitsförderung und Prävention: Stiefkind Psychiatrie«, Heft 2, S. 14–15.

Wagnild GM, Young HM (1993) Development and psychometric evaluation of the Resilience Scale. Journal of Nursing Measurement 1 (2): 165–178.

Wahl OF (1999) Mental health consumers' experience of stigma. Schizophr Bull 25: 467–78.

Walker L, Rowling R (2002) Debates, confusion, collaboration and emerging practice. In: Rowling L, Martin G, Walker L (eds.), Mental health promotion and young people: concepts and practice (pp 1–9). McGraw Hill, Sydney.

Wallcraft J, Schrank B, Amering M (2009) Handbook of Service User Involvement in Mental Health Research. London: Wiley-Blackwell.

WALSH F (1998) Strengthening family resilience. Guilford Press, New York.

WARE N, HOPPER K, TUGENBERG T, DICKEY B, FISHER D (2007) Connectedness and citizenship: Redefining social integration. Psychiatric Services 58: 469–474.

WARE NC, HOPPER K, TUGENBERG T, DICKEY B, FISHER D (2008) A theory of social integration as quality of life. Psychiatr Serv. 59 (1): 27–33.

WARNER R (1999) The emics and etics of quality of life assessment. Soc Psychiatry Psychiatr Epidemiol. 34 (3): 117–21.

WARNER R (2002) Reducing the Stigma Associated with Schizophrenia. In Schizophrenia. WPA Series Evidence and Experience in Psychiatry, Vol 2, Second Edition (eds. MAJ M, SARTORIUS N), pp 290–292. John Wiley, London.

WARNER R (2004) Recovery from schizophrenia. psychiatry and political economy. 3rd edition. Brunner-Routledge, New York.

WARNER R (2007) Review of Recovery from Schizophrenia: an International Perspektive. A report from the WHO Collaborative Project, the International Study of Schizophrenia. American Journal of Psychiatry 164: 1444–5.

WARNER R, TAYLOR D, POWERS M, HYMAN J (1989) Acceptance of the mental illness label by psychotic patients: effects on functioning. Am J Orthopsychiatry 59: 398–409.

WELTER-ENDELIN R, HILDENBRAND B (Hg.) (2006) Resilienz – Gedeihen trotz widriger Umstände. Carl-Auer, Heidelberg.

WERNER E (2005) Lessons from the lives of individuals who thrived despite adversity. Vortrag, gehalten auf der Tagung »Resilienz – Gedeihen trotz widriger Umstände«, Ausbildungsinstitut für systemische Therapie und Beratung, Zürich, 9.–12. Februar 2005, Zürich. Auf CD im Auditorium-Verlag, Schwarzach/M.

WERNER EE (1989) Sozialisation: Die Kinder von Kauai. Spektrum der Wissenschaft 12 (6): 118–123.

WERNER EE (1993) Risk, resilience and recovery: perspectives from the Kauai longitudinal study. Development and Psychopathology 5: 503–515.

WHO (1986) Ottawa Charter of health promotion. WHO, Geneva.

WHO (1999a) WHO's new global strategies for mental health. Factsheet 217.

WHO (1999 b) Strengthening mental health promotion. Fact Sheet No 220, April 1999, revised November 2001.
WHO (2001) The World Health Report 2001. Mental health: new understanding, new hope. WHO, Geneva.
WHO (2005 a) Europäischer Aktionsplan für psychische Gesundheit. WHO, Helsinki.
WHO (2005 b) Europäische Erklärung zur psychischen Gesundheit. WHO, Helsinki.
WHO European Ministerial Conference on Mental Health (2005) Mental health action plan for Europe: Facing the challenges, building solutions. Helsinki, Finland, 12–15 January 2005. EUR/04/5047810/7.
WHO, UNESCO & UNICEF (1992) Comprehensive school health promotion. Suggested guidelines for action. Hygie 11 (3): 8–15.
WIERSMA D (2006) Needs of people with severe mental illness. Acta Psychiat Scand 113 (Suppl 429): 115–119.
WILLIAM B, HEALY D (2001) Perceptions of illness causation among new referrals to a community mental health team: ›explanatory models‹ or ›exploratory map‹? Soc Sci Med 53: 465–476.
WILLIAMS L (1998) A »classic« case of borderline personality disorder. Psychiatric Services 49: 173–174.
WISDOM JP, BRUCE K, AUZEEN SAEDI G, WEIS T, GREEN CA (2008) »Stealing me from myself«: identity and recovery in personal accounts of mental illness. Australian and New Zealand Journal of Psychiatry 42: 489–495.
WOLFF S (1995) The concept of resilience. Aust N Z J Psychiatry 29 (4): 565–574.
WOODBRIDGE K, FULFORD B (2004) Whose values? A work-book for value-based practice in mental health care. The Sainsbury Centre for Mental Health, London.
WPA (2003) Essentials of the World Psychiatric Association's International Guidelines for Diagnostic Assessment (IGDA). British Journal of Psychiatry 182, Suppl 45: 37–66.
WPA (August 2002) WPA consensus statement on psychiatric prevention. Approved by the WPA General Assembly, Yokohama, Japan.
WUSTMANN C (2004) Resilienz. Widerstandsfähigkeit von Kindern in Tageseinrichtungen fördern. Beltz, Weinheim.
WÜSTNER K (2001) Subjektive Krankheitstheorien als Gegenstand der

genetischen Beratung am Beispiel des Wiedemann-Beckwith-Syndroms. Psychother Psychosom Med Psychol 51: 308–319.

Wykurz G, Kelly D (2002) Developing the role of patients as teachers: literature review. BMJ 325: 818–822.

Young SL, Ensing DS (1999) Exploring recovery from the perspective of people with psychiatric disabilities. Psychiatric Rehabilitation Journal 22: 219–231.

Zinkler M (2006) Psychiatrische Fachpflege und gemeindepsychiatrische Versorgung am Beispiel London. Wiener Medizinische Wochenschrift 156, 3/4: 118–121.

Zinkler M, Priebe S (2002) Detention of the mentally ill in Europe – a review. Acta Psychiatrica Scandinavica 106: 3–8.

Zygmunt A, Olfson M, Boyer CA, Mechanic D (2002) Interventions to improve medication adherence in schizophrenia. Am J Psychiatry 159: 1653–1664.

Nützliche Internet-Adressen zu Recovery

www.euro.who.int
www.ex-in.info
www.faelle.org
www.hearing-voices.org.uk
www.hpps.net
www.hsr.iop.kcl.ac.uk/sure
www.imhpa.net
www.intar.org
www.irrsinnig-menschlich.de
www.mdri.org
www.mentalhealth.org.uk
www.mentalhealthpeers.com
www.mentalhealthrecovery.com
www.nesp.cc
www.oesg.at
www.openthedoors.de
www.paritaet-berlin.de
www.patdeegan.com
www.pmooe.at
www.power2u.org
www.promentesana.ch
www.qrd.ion.ucl.ac.uk/consumer.htm
www.roncolemanvoices.com
www.dieschwalbe.at
www.scottishRecovery.net
www.stimmenhoeren.de
www.trialogue.co
www.village-isa.org
www.wpa-net.org
www.stimmenhoeren.at

Register

Stichwortregister

A Adherence **199**
Alternativen
- Statt Psychiatrie **322**
- INTAR **323f.**
Arbeitsleben, Teilhabe am **214f., 308**

B BASTA (Bayrische Antistigma-Aktion) **249**
Bedürfnisangepasste Behandlung **222**
Behandlung
- stationär **204, 211f., 257, 374**
- integrativ **75, 89, 167, 212f., 220f.**

C Chronifizierung **73, 138, 164-167, 177f., 214**
Compliance **34, 135, 159, 166, 193, 199-202, 206, 208, 223, 266, 349, 362**
C.O.P.S. **109, 110**

D Diagnose **25, 50, 84, 118, 151, 170-193, 221, 225, 235f., 336**
DREEM (Developing Recovery Enhancing Environments Measure) **357**

E Empowerment **10, 77, 95-99, 111-120, 127, 158, 159-162, 166, 195, 243-245, 265-268, 276, 277, 314, 321, 371, 377**
evidenzbasiert **91, 99-102, 217, 257-259, 269, 318, 365f., 373**
EX-IN **10, 48**

G Gesundheitsförderung **18, 51, 68f., 72-96, 314, 338**

H Hoffnung **18, 26, 30, 32, 38, 40, 51, 67, 97, 113, 114, 124-127, 132, 133-137, 139, 144, 180, 181ff., 186, 191-193, 276, 278, 280, 303f., 329, 333, 363, 368-370**
Holder of Hope **133, 134f.**
Home Treatment **186, 211**
Hospitalisierung **133, 173, 174, 177, 205, 212, 311**

I Inklusion **245f., 247, 369**
INTAR (The International Network Toward Alternatives And Recovery) **323f.**
Irrsinnig menschlich **249**

K Krankheitseinsicht **193-198, 202, 221, 266, 269**
Krankheitskonzept **29, 162, 194f., 197, 208, 212**
Krankheitsmodell **162, 193, 230f., 234f., 284ff., 299**

L Lebensfeldorientierung **213-215**
Lebensqualität **92-96, 218f., 234**

N Narratives Forschungsprojekt **39ff., 92**
Nutzerbeteiligung **10, 41-50, 271, 351ff.**
Nutzergeleitete Einrichtungen **45, 98, 111, 115, 118, 120, 152, 342**

O Offener Dialog **316f.**

P PACE **112, 113f., 116-119**
partizipativ **34, 42, 223, 314, 315, 341**
Peer **32, 46, 94, 111, 115, 117-119, 129, 133, 146, 320, 321, 323, 334, 350, 356, 373-377**

- Zertifizierte Peerspezialisten **375 f.**
Personalentwicklung **368, 374**
Personal medicine **340-348**
Personenorientierung **24, 362, 364**
Prävention **51-53, 64, 68 f., 72-82, 86, 89, 91 f., 209**
Prognose **18, 25, 59, 126, 155, 174 f., 177, 178-183, 185, 192 f., 227, 228, 230, 300**
Psychoedukation **180, 199 f., 212, 238, 257, 264 f., 267**
Psychopharmaka **119, 123, 153, 174, 223, 224, 227, 234, 235, 341-343, 345-350**
psychosoziale Versorgung **24, 153, 370**
- Praxisrichtlinien zur Recovery-Orientierung **370-373**

Q Qualitative Forschung **95, 101, 258, 300-313**
Qualitätssicherung **361, 364**

R RAS (Recovery Assessment Scale) **277, 278, 281**
Recovery Advisory Group **272, 275**
Recovery-Initiativen **37-41, 112 ff., 153 f.**
Recovery-Messung **271 f., 277-282, 351-358**
Recovery-Phasen **273, 280, 281**
Recovery-Prinzipien **124, 153**
Recovery-Prozess **39, 50, 96, 99, 109, 122, 124, 151, 154, 274, 279 f., 282-311, 325, 332, 348**
Rehabilitation **12, 130-132, 138, 178, 182 f., 215 f., 294, 310, 334-338, 353 f., 357, 360-362**
Remission **17, 102-104, 185, 271, 376**
Resilienz **17, 27, 50-72, 80, 95, 138, 202, 240, 241-243, 280, 281, 340 f., 346-351**
- Langzeitstudien **58 ff., 340**
Resilienzforschung **53-55, 58-72**
Risikomanagement **39**
- Kreativer Umgang mit Risiken **39**
RKI (Recovery Knowledge Inventory) **354 f., 372**
ROMHP (Recoveryorientierte psychiatrische Programme) **360-366**
RSA (Recovery-Self-Asessment) **351-354, 372**

S Schutzfaktoren **55, 59, 60, 66, 68, 70-72, 74**
Selbstbestimmung **21, 30-34, 96, 99, 113, 124, 257, 276, 314, 355, 362, 368, 377**
Selbstfürsorge **90, 126, 277 f., 343 f.**
Selbsthilfe **86, 93, 99, 106, 119, 120, 131, 140, 144, 147, 153, 159-162, 212, 213, 250-254, 338, 342, 345, 348, 373 f.**
Selbsthilfebewegung **28, 29, 45, 167, 250-254**
Selbststigmatisierung **17, 226, 237-240**
SRN (Scottish Recovery Network) **39 f.**
Step Up **376-378**
Stigma **35, 39, 115, 156, 160, 167, 186, 190, 220, 225-250, 256, 262, 270, 275, 320, 355, 371, 375, 377, 378**
- Iatrogenes Stigma **232-235**
Stimmenhörer **106, 109, 249, 250-254**
STORI (Stages of Recovery Instrument) **279-282, 369**
SURE (Service User Research Enterprise) **261 f., 264**
Systemwandel **311, 315, 358-378**
therapeutische (helfende) Beziehung **201, 202, 210, 258, 324-333, 365**

T Trialog **10, 11, 49, 223, 249, 315, 316**

U Unheilbarkeitsmythos **164, 171, 380**
Unterversorgung **178, 217-220**
US Department of Health and Human Services **35**

V Verlaufsstudien **172-178, 190, 282**

W Wellness **80-91, 140-149**

Wohlbefinden **33, 62, 78, 87-91, 94, 140, 146-148, 243, 276 f., 344**
WPA (Weltpsychiatrieverband) **10, 13, 14, 75, 76, 79, 185, 189, 231, 426**
WRAP **147-149, 334, 369**
Z Zwangsmaßnahmen **94, 203-211, 224, 322, 359**

Personenregister

A Ahern, Laurie **111-120, 322, 383**
Anthony, William **25, 38, 256 f., 360, 362**
Antonovsky, Aron **55, 76, 84**
B Bateson, Gregory **317**
Bender, Doris **52, 60**
Berger, Hartmut **76-79**
Bleuler, Eugen **122, 163, 171, 173, 174**
Bock, Thomas **84, 85, 202, 223, 315**
Boevink, Wilma **149-157, 322, 383**
Borg, Marit **305-310, 324, 328, 329, 333**
Bradstreet, Simon **38**
Camus, Albert **30, 54**
C Chamberlin, Judi **119, 360, 362**
Ciompi, Luc **171, 174, 190, 354**
Coleman, Ron **45, 105-110, 190, 250, 254, 383, 426**
Copeland, Mary Ellen **89, 140-149, 333, 334**
D Davidson, Larry **98, 174, 293, 294, 295, 298, 305-313, 354, 362, 370, 371, 372, 374**
Deegan, Pat **25, 26, 44, 120-132, 183, 340-351, 362, 375, 426**
Deiters, Rainer **49**
E Escher, Sandra **252, 322**
Estroff, Sue **312**
F Farkas, Marianne **24, 257, 360, 361, 362, 364**
Fisher, Dan **36, 111-120, 272, 376, 380**
Frese, Fred **101, 102, 380**
G Geanellos, Rene **61**
Glover, Helen **9, 30, 50, 132-139**
H Häfner, Heinz **171, 174, 175, 181, 189, 190, 191, 210**
Harding, Courtenay **52, 171, 174, 354**
Hofer, Harald **160, 162, 382**
Hopper, Kim **33, 34, 96, 208, 358**
Horvath, Christian **158-162, 170, 190, 383**
Hutchinson, Dianne **89, 90, 91**
K Knuf, Andreas **49, 97, 99, 166, 192, 193, 222**
Kraepelin, Emil **122, 163, 172, 173, 174, 183, 189 f.**
Kristiansen, Kristjana **312, 324, 328, 329**
L Lösel, Friedrich **52, 53, 54, 60**
M Mezzich, Juan **12-14, 51, 85**
P Peebles, Scott **373, 374, 375, 376**
Perkins, Rachel **22, 255, 303, 369**
R Ralph, Ruth **94, 272, 276, 277, 278**
Repper, Julie **255, 369**
Romme, Marius **252, 323**
Rose, Diana **255, 261, 262, 270, 271, 315**
Russo, Jasna **49, 384**

Rutter, Michael 44, 52, 53, 55, 69, 70, 71, 72
S Sayce, Liz 245
Schore, Allan 64
Seikkula, Jaku 316, 317, 323
Slade, Mike 23, 25, 31, 255, 316, 370
Stastny, Peter 50, 93, 322, 323
Strauss, John 255, 283, 312, 347, 354, 362
Svanberg, Per 64
T Topor, Alain 84, 282-293, 325, 333
Trivedi, Premila 264
W Wallcraft, Jan 10, 22, 260, 271, 323
Warner, Richard 95, 176-178, 182, 198, 244
Werner, Emmy 54, 58-60
Wisdom, Jennifer 300-304
Wykes, Til 264

Andreas Knuf

Empowerment in der psychiatrischen Arbeit

Reihe Basiswissen

3\. Auflage 2011

ISBN-Print: 978-3-88414-409-1
ISBN-PDF: 978-3-88414-711-5
144 Seiten, 14,90 Euro, 23,50 SFr

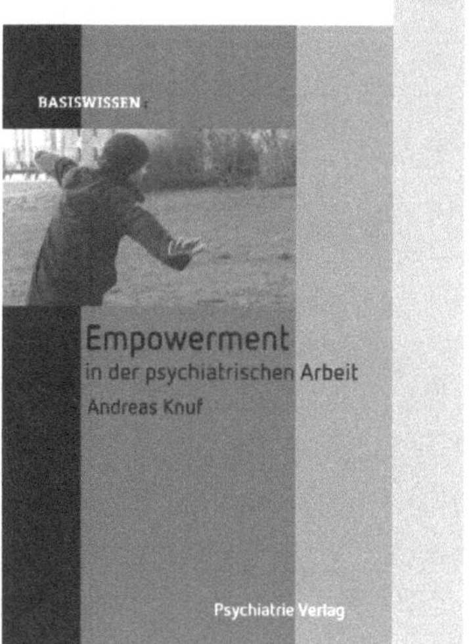

»Andreas Knufs ›Empowerment in der psychiatrischen Arbeit‹ könnte man auch als das ›kleine Buch der Hoffnung‹ bezeichnen – nicht nur für den erkrankten Menschen, sondern auch für den psychiatrisch Tätigen.
In der Reihe Basiswissen des Psychiatrieverlages ist es als praktisches und anregendes Arbeitsbuch mit vielen Hinweisen zur Selbstreflexion der ›Profis‹ genau richtig angesiedelt. Hier kann nicht nur Wissen aufgefrischt, sondern v.a. die eigene Haltung zum Empowerment überprüft werden. (...)
Allen psychiatrisch Tätigen wird das Buch aber nicht nur zur Selbstprüfung, sondern eben auch als Hoffnungsträger dienen – immer dann, wenn ein scheinbarer Stillstand in der Arbeit eintritt. Knuf schreibt, Empowerment sei das Gegenteil des Burn Out – und leistet seinen Beitrag dazu mit dem vorliegenden Band. Ein weiterer, sehr lohnender Titel der Reihe Basiswissen.«
Sabine Eimecke, socialnet.de

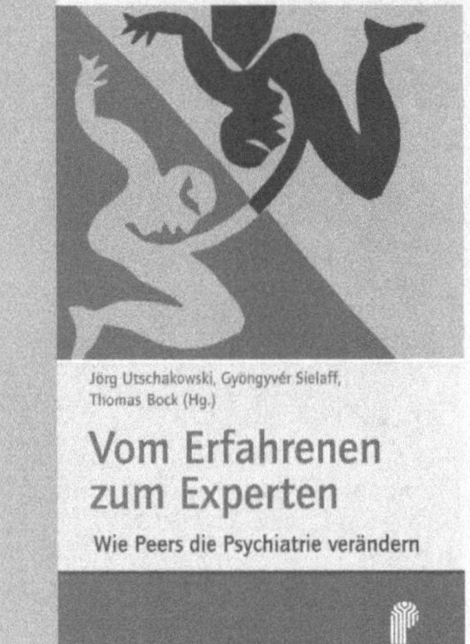

Jörg Utschakowski, Gyöngyver Sielaff, Thomas Bock (Hg.)

Vom Erfahrenen zum Experten

Wie Peers die Psychiatrie verändern

3.Auflage 2012

ISBN-Print: 978-3-88414-470-1

ISBN-PDF: 978-3-88414-737-5

240 Seiten, 24,95 Euro, 37,90 SFr

Bock, Utschakowski und Sielaff schildern in »Vom Erfahrenen zum Experten« Erfahrungen mit der Peer-Arbeit. Sie gehen auf die Voraussetzungen sowohl für die Psychiatrieerfahrenen ein, die sich als Peer qualifizieren wollen, als auch für die Institutionen, die mit Peers arbeiten wollen. Es regt zu einem Umdenken bei den in der Psychiatrie Tätigen an und setzt den Recovery-Ansatz praktisch um.

»Das Buch führt umfassend in ein aktuelles Thema ein. Es beschreibt einen weiteren Meilenstein auf dem Weg durch die Psychiatrie-Landschaft in Richtung Menschenwürde, Selbstfindung, Selbstbestimmung, Integration und gesellschaftlicher Anerkennung von Menschen mit psychischen Erkrankungen. Dieser Weg ist angesichts der vielen Sackgassen, die sich in dieser Landschaft auftun, weiterführend, ohne dass der Blick von ideologischen Mauern eingeschränkt wird. Auch Hindernisse werden beschrieben – aber der Weg ist begehbar und beglückend.«
Prof. Dr. Marianne Bosshard, socialnet.de

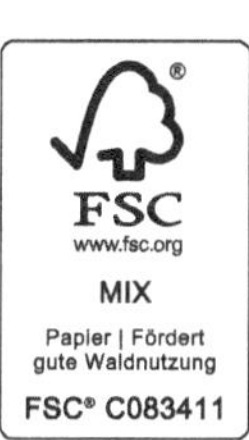

Zeitfracht Medien GmbH
Ferdinand-Jühlke-Straße 7
99095 Erfurt, Deutschland
produktsicherheit@kolibri360.de